本书获

2014年贵州省出版发展专项资金资助

新编中草药图谱及经典配方
4

主　　编　杨卫平　夏同珩
副主编　李朝斗　陈谦海

编辑委员（按姓氏笔画顺序排列）

贵州出版集团
贵州科技出版社

图书在版编目（CIP）数据

新编中草药图谱及经典配方.4 / 杨卫平，夏同珩主
编. — 贵阳：贵州科技出版社，2014.5（2025.1重印）

ISBN 978-7-5532-0188-7

Ⅰ.①新… Ⅱ.①杨…②夏… Ⅲ.①中草药—图谱
②中草药—验方 Ⅳ.①R282.7-64②R289.5

中国版本图书馆CIP数据核字（2014）第056926号

出版发行　贵州出版集团　贵州科技出版社
地　　址　贵阳市中天会展城会展东路A座（邮政编码：550081）
网　　址　http://www.gzstph.com　http://www.gzkj.com.cn
经　　销　全国各地新华书店
印　　刷　北京兰星球彩色印刷有限公司
版　　次　2014年5月第1版
印　　次　2025年1月第2次
字　　数　295千字
印　　张　10.25
开　　本　880 mm×1 230 mm　1/32
印　　数　3 000册
书　　号　ISBN 978-7-5532-0188-7
定　　价　65.00元

前　言

当前，环境问题已成为影响人类生存、经济发展和社会进步的一大问题，世界各国民众普遍关注，各国政府也高度重视，积极投入人力、物力，努力开展科学研究和对被破坏的生态及环境进行治理。与人类生老病死关系最为密切的医药卫生事业，也是环境问题的一个重要方面，一样颇受世人关注。生产各种用于防病、治病的化学药品，需要耗费大量的人力、物力、财力，也能对环境造成一定的影响。全世界工业化、现代化的高度发展，使人们生活在钢筋混凝土的高楼大厦缝隙之中，遭受汽车尾气、工业废气及各种噪声的刺激，再加上工作紧张，难免身心疲惫，渴求返璞归真，回到农耕田园生活之中；与此同时，也对防病治病提出了新的要求，希望能更多地使用天然药物，以避免或减少化学药物在防病、治病中的毒副作用对身体的伤害。这个要求，并不过分，同时也是最现实、能实现的要求。中医中药延续了几千年，在从事诊病治病的医疗实践中，历代医药人员努力工作，积累了丰富的诊病用药经验，使中国医药成了世界医药宝库的一个重要组成部分。中医中药防病治病的宝贵经验，可供世界各国借鉴和参考，这就为人们使用天然药物来防病治病打下了基础。为了充分发挥中草药这一天然药物毒副作用小、易取易得和在防病治病中的优势，本书作者在野外拍摄了近10万张有关中草药的照片，并从中挑选出近1 800种常用中草药的照片，为其撰写相关文字，编著成了《新编中草药图谱及经典配方》一书，分六册出版。

全书编排顺序是：植物药按植物分科科名的汉语拼音字母顺序排列，对每一科中的种类，基本上按拉丁学名的字母顺序排列；动物药、矿物药则排列在植物药之后。每个药按来源及药用部位（含拉丁名）、本草论述、形态特征（含生境及分布）、性味功效、常用配方（一般3～5首）、主要化学成分、现代研究等条目列项叙述；每个药配有1～2张具有鉴别特征的在生长实地拍摄的彩色照片。本书具有条理清晰、层次分明、内容新颖、文字简练、图文并茂、通俗易懂的特点。可供执业医师、中医药专业医学生参考学习，也可供广大中医药爱好者使用。

本书在编写过程中，参阅了国内较多的相关书籍及刊物，不能一一作谢，在此，特向相关参考书或文章的作者表示诚挚的谢意。

本书主编杨卫平和编辑委员云雪林、陈芳、刘明、周静、刘冬、梅颖、冷丽、何前松、吴筱枫系贵阳中医学院教师。

由于编著者的学识水平及见识有限，书中难免有疏漏和谬误之处，敬请广大读者批评指正，以备再版时订正，对此特表衷心感谢。

编　者

目　　录

川 乌

【来源及药用部位】毛茛科植物乌头*Aconitum carmichaeli* Debx. 的块根。

【本草论述】《本经》："主中风，恶风，洗洗汗出，除寒湿痹。咳逆上气，破积聚寒热。"

【形态特征】多年生草本。茎直立，下部光滑无毛，上部散生少数贴伏柔毛。叶互生，具叶柄；叶片卵圆形，掌状3深裂，两侧裂片再2裂，边缘具粗齿或缺刻。总状花序顶生，花序轴与小花梗上密生柔毛；花蓝紫色，萼片5，上萼片高盔状，高2～2.6cm，侧萼片长1.5～2cm；花瓣2，有长爪；雄蕊多数；心皮3～5。蓇葖果3～5。花期6～7月，果熟期7～8月。

生于山地草坡或灌丛中，栽种为主。分布于四川、陕西、贵州、云南、湖北等地。

【性味功效】辛，热；有大毒。祛风除湿，温经、散寒止痛。

【常用配方】1.治跌打损伤、无名肿毒　川乌头适量，捣碎外敷患处。2.治乌鸦筋　川乌头用柴灰炮制，每次3～6g，久煎后服。3.治痈疽肿痛　川乌（炒）、黄柏（炒）各30g，研末，唾液调涂之，留头，干则以米泔润之。

【主要化学成分】含乌头碱，次乌头碱，中乌头碱，塔拉胺，消旋去甲乌药碱，异塔拉定和新乌宁碱等。

【现代研究】药理研究显示有抗炎，镇痛，降血糖，扩张血管，中枢神经系统麻痹，抗癌，消炎和肾上腺皮质兴奋等作用。人口服乌头碱的致死量约为2～5mg。现代临床用于治疗肩关节周围炎，腰腿痛；也用于手术麻醉和治疗癌症疼痛等。

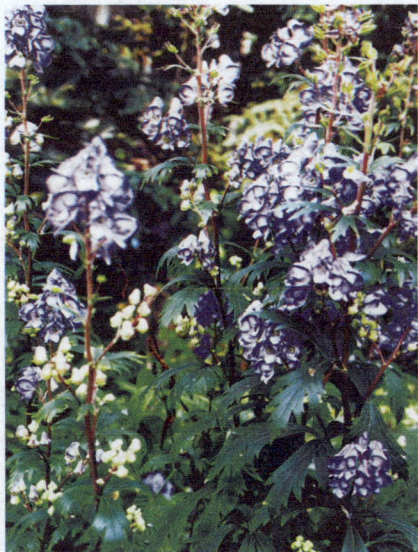

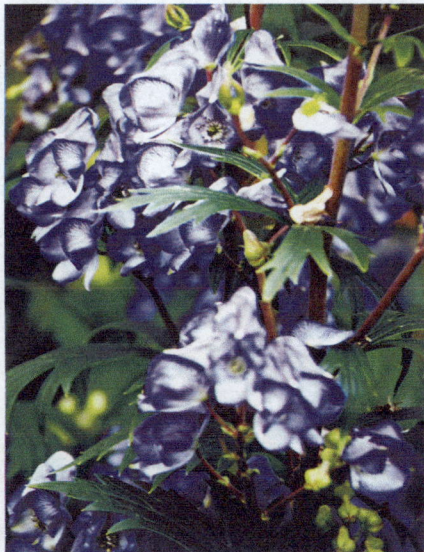

关白附（白附子）

【来源及药用部位】毛茛科植物黄花乌头*Aconitum comanumi* (Lévl.) Raipaics. 的块根。

【本草论述】《名医别录》："主心痛，血痹，面上百病，行药势。"

【形态特征】高50~120cm。块根通常倒卵形或纺锤形，常两个连生。茎直立。叶互生，具柄；叶片近五角形，掌状3全裂达基部，全裂片再一至二回羽状深裂成线形或线状披针形小裂片，先端锐尖。总状花序单一或分枝；花萼淡黄色；雄蕊多数；心皮3，子房被紧贴的白色短毛。蓇葖果3，被毛。花期8~9月，果熟期9~10月。

生于荒山坡的灌木丛或高草丛中。分布于东北和华北地区。

【性味功效】辛、甘，热；有毒。祛风痰，逐寒湿，定惊痫。

【常用配方】**1.治癫痫** 皂角60g，关白附15g，半夏、天南星、乌梢蛇、全蝎各90g，蜈蚣半条，僵蚕45g，姜汁糊丸绿豆大，每服3丸，米汤送下。**2.治中风半身不遂** 关白附、白僵蚕、全蝎（去毒）各等份，研末，每次3g，热酒调服。**3.治痰厥头痛** 关白附、半夏、天南星各等份，研末，生姜汁蒸，为丸绿豆大，每次15g，饭后生姜汁送下。

【主要化学成分】含次乌头碱，关附甲素，关附乙素，翠雀花碱，胡萝卜苷，油酸，亚油酸和棕榈酸等。

【现代研究】药理研究显示有钙通道阻滞，减慢心率，显著抗炎等作用。现代临床用于治疗癫痫，脑血栓和不明原因头痛等。

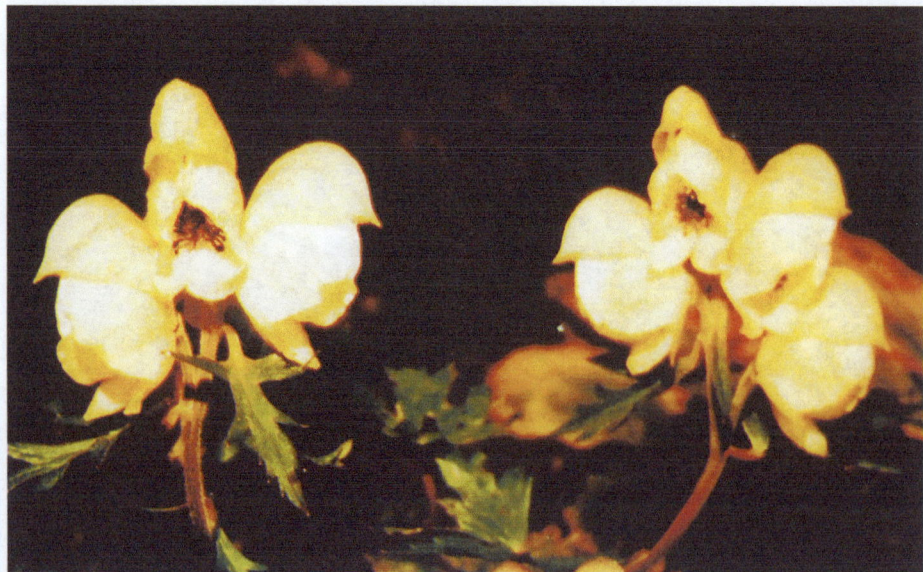

草 乌

【来源及药用部位】毛茛科野生植物北乌头 *Aconitum kusnezoffii* Reichb 的块根。

【本草论述】《本经》："主中风，恶风，洗洗出汗，除寒湿痹。"

【形态特征】多年生草本，高70～150cm。块根纺锤形或倒卵形，常2～5个连生，外皮黑褐色。茎直立，光滑。叶互生，有柄；叶片近革质，卵圆形，深裂，两侧裂片再裂，各裂片边缘具粗锯齿或缺刻。总状花序或紧缩为圆锥花序；花紫蓝色，上萼片盔形，侧瓣近圆形；花瓣2，雄蕊多数，子房5个。蓇葖果长圆形。

生于灌木丛、山坡及林缘。分布于贵州以及东北、内蒙古、河北、山西等地。

【性味功效】辛、温；有大毒。祛风除湿，散寒止痛。

【常用配方】1.用于局部麻醉　草乌20g，杜衡根10g，生姜10g，泡酒外搽。2.**治挫伤**　草乌、垂盆草各适量，捣烂外敷。3.**治关节冷痛**　草乌、生姜、葱白各适量，捣烂外包。4.**治一切痈肿毒**　草乌、贝母、天花粉、南星、芙蓉叶等份，为末，醋调涂四周，中留头出毒，如干用醋润之。(《景岳全书》)

【主要化学成分】含乌头碱，次乌头碱，中乌头碱，附子碱，去甲猪毛碱，尼奥林和多量淀粉等。

【现代研究】药理研究显示有镇痛，强心等作用。现代临床用于治疗骨折，风湿病关节冷痛，无名肿毒和痈肿疮疖等。

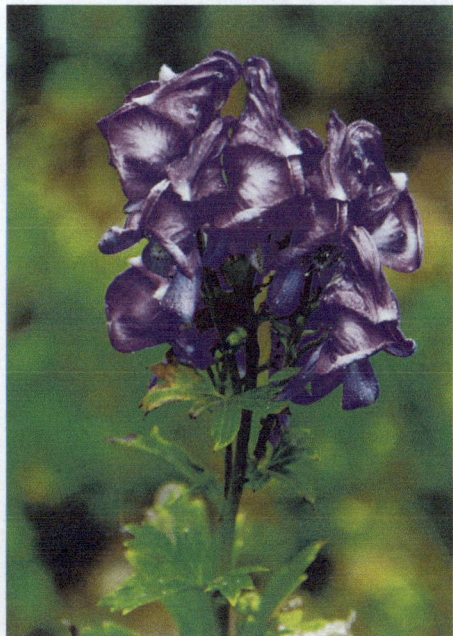

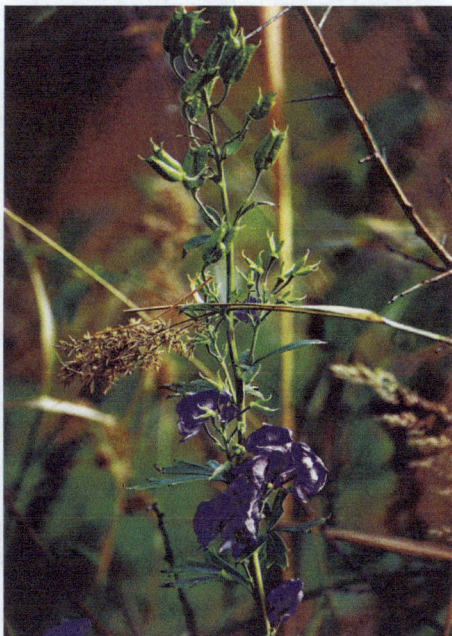

藤乌头（大苋）

【来源及药用部位】毛茛科植物藤乌*Aconitum hemsleyanum* Pritz. 的根。

【本草论述】《浙江天目山药植志》："镇痉，镇静，降低血压，发汗，利尿。"

【形态特征】多年生缠绕草本。块根长圆锥形，长可达6cm。蔓茎于向阳的一侧呈紫色，光滑，有分枝。叶互生，宽圆卵形，叶片掌状深裂，中央裂片最大；裂片边缘疏生钝齿；叶基部楔形或浅心形，两面光滑无毛。花序含2～12小花，萼片5，蓝紫色，花瓣状，上萼片盔形，雄蕊多数。蓇葖果长圆筒形。

生于山坡树丛或叶缘路边阴湿处。分布于贵州、云南、四川、湖北、湖南、陕西、河南、江苏和浙江等地。

【性味功效】辛，温；有大毒。发汗，镇痉止痛，解毒消疮。

【常用配方】1.治无名种毒　藤乌适量，以米汤在粗碗上磨成糊状，外敷患处；已溃烂破口者要留头。2.治跌打损伤　藤乌头1.5g，水煎，冲酒服；或将根与豆腐煮制后晒干，酒炒研细粉，每次吞服0.6g。3.治癣疮　藤乌头适量，研末水调敷。

【主要化学成分】块根含滇乌头碱，乌头碱和乙酰乌头碱等。

【现代研究】现代临床用于治疗无名肿毒，跌打损伤肿痛和皮肤真菌性感染等。

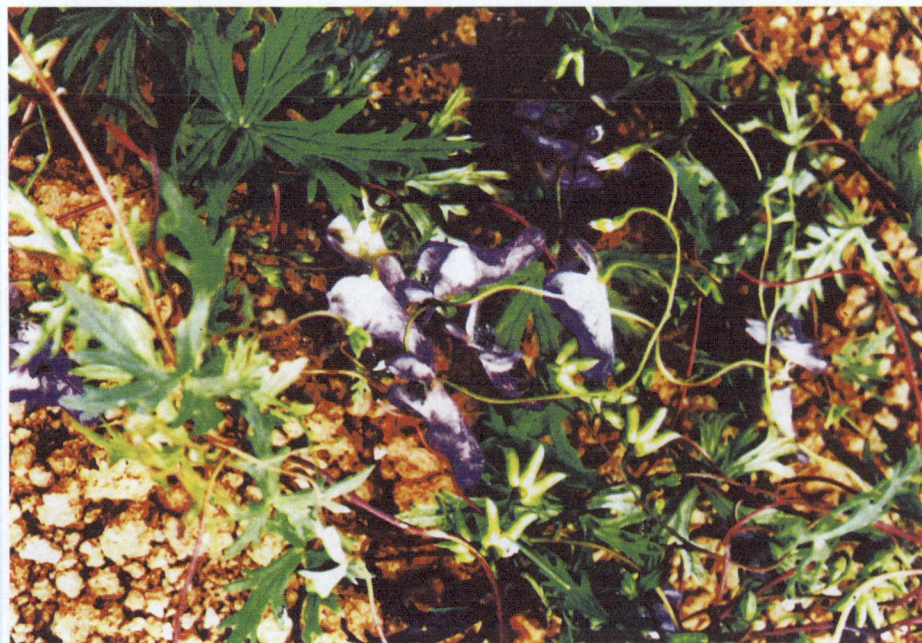

活血莲（墨七）

【来源及药用部位】毛茛科植物花葶乌头*Aconitum scaposum* Franch.或聚叶花葶乌头*Aconitum scaposum* Franch. var. *vaginatum*(Pritz.) Rapaics的根。

【本草论述】《贵州民间药物》："活血调经，止痛。"

【形态特征】**花葶乌头：**多年生草本，高35～67cm。根近圆柱形。茎直立，稍密被反曲的淡黄色短毛。叶互生，基生叶3～4，有长柄；叶片肾状五角形，基部心形，3裂，深超过中部，边缘有粗齿，侧裂片斜扇形；茎生叶小，2～4；叶柄鞘状。总状花序有花15～40；花梗被淡黄色长毛；小苞片生花梗基部；花两性，两侧对称；萼片5，花瓣状，蓝紫色；花瓣2，拳卷；雄蕊多数；心皮3。蓇葖果。种子多数，倒卵形。花期8～9月，果熟期9～10月。

生于海拔1 200～2 000m山地沟谷或阴湿林中。分布于陕西、江西、河南、湖北、四川和贵州等地。

【性味功效】苦、辛，温；有毒。活血调经，散瘀止痛。

【常用配方】**1.治跌打损伤**　活血莲、见血飞、赤芍各15g，水酒各半煎服。**2.治月经不调**　活血莲、赶血王各9g，泡酒服。**3.治风湿痹痛**　活血莲3g，老鹳草10g，伸筋草20g，泡酒服。**4.治骨折伤痛**　活血莲15g，泡酒内服外搽。

【主要化学成分】根含花葶乌头宁，花葶乌头碱和IN–去乙酰乌头碱等。

【现代研究】现代临床用于治疗风湿病关节肿痛，跌打损伤，骨折，月经不调和肺结核等。

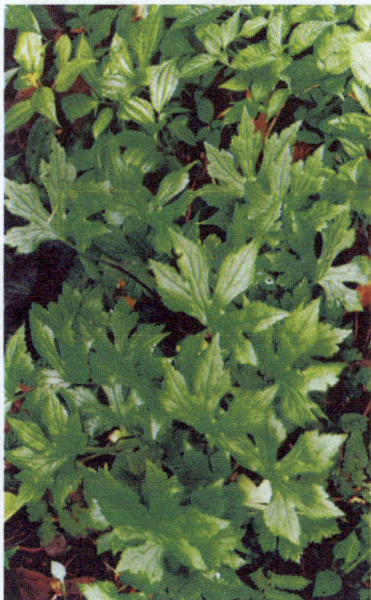

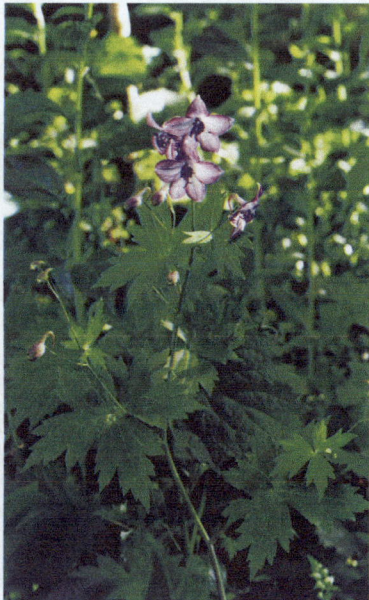

高乌头（麻布七）

【来源及药用部位】毛茛科植物高乌头*Aconitun sinomontanum* Nikai的根。

【本草论述】《陕西中草药》："活血散瘀，消肿止痛，祛风湿。治跌打损伤，骨折，风湿腰腿痛，劳伤，疮疖，瘰疬。"

【形态特征】多年生草本。根圆柱形。茎直立，微具棱。叶互生，基生叶1，茎生叶4～6；具长柄，无毛，叶片肾形或圆形，基部深心形，3深裂几达基部。总状花序顶生，下部具分枝，花梗基部1苞片，中部具2小苞片；花紫色；萼片5，淡紫色；花瓣2；雄蕊多数。蓇葖果，无毛。花期6～9月，果熟期7～10月。

生于山坡草地或林中。分布于河北、山西、陕西、甘肃、湖北、湖南、四川和贵州等地。

【性味功效】苦、辛，温；有毒。祛风除湿，理气止痛，活血消肿。

【常用配方】1.**治跌打损伤** 高乌头15g，泡酒，早晚服。2.**治心悸** 高乌头3g，木香1.5g，甜酒蒸服。3.**治胃气痛** 高乌头6g，水煎服。4.**治瘰疬，疮疖** 高乌头、金线吊葫芦各适量，捣烂敷患处。

【主要化学成分】根含牛扁酸单甲酯，刺乌头碱及毛茛叶乌头碱等。

【现代研究】药理研究显示有抗炎，解热和局部麻醉等作用。现代临床用于治疗风湿病关节肿痛，跌打损伤，骨折，风湿病腰腿痛，劳伤，疮疖和瘰疬等。

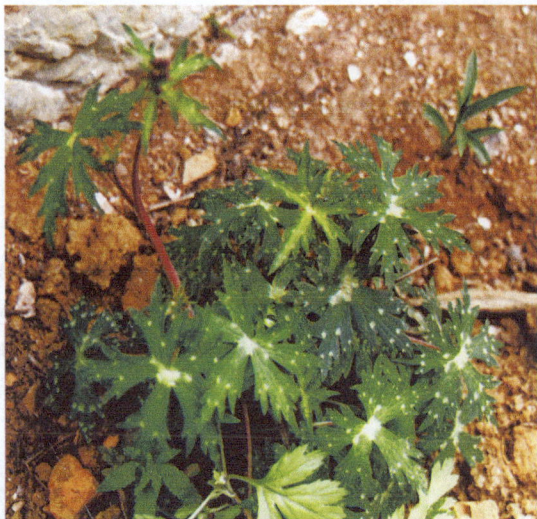

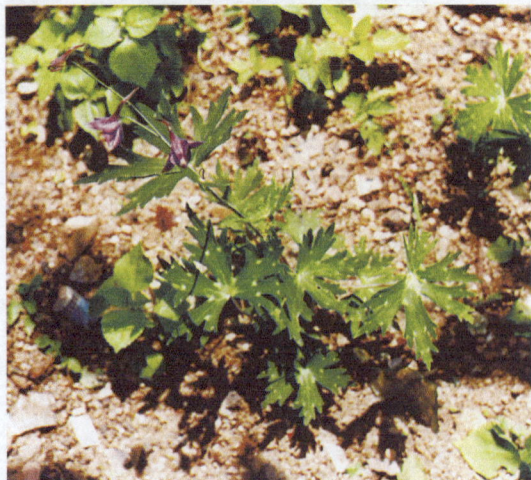

九节菖蒲

【来源及药用部位】毛茛科植物阿尔泰银莲花*Anemone altaica* Fisch.ex C.A.Mey 的根茎。

【本草论述】《中药志》："开窍醒神，散湿浊，开胃；外用解毒杀虫。治热病神昏谵语，癫痫发狂，下痢；因湿浊阻于胃中而致呕吐不食等。外敷治痈疽疥癣。"

【形态特征】多年生草本。根茎横走，圆柱形，黄白色，节间长，具多数须状细根及鳞片痕迹。基生叶1或无，三出复叶，小叶片长圆形至卵圆形，三深裂或近全裂，花茎单一，细长，总苞片叶状三出，具柄；花单朵，顶生，花梗密被灰白色柔毛；萼片7～10片，花瓣状，白色或稍带紫色，长圆形或长倒卵形，无花瓣；雄蕊多数，花丝丝状，花药椭圆形；心皮多数，分离，螺旋状排列，被白色短毛。瘦果卵圆形或新月形。

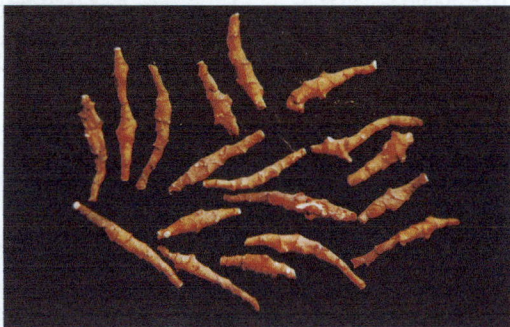

生于山野丛林中。分布于河南、陕西、山西、甘肃以及内蒙古等地。

【性味功效】辛、温。化痰开窍，祛风除湿，消食醒脾，解毒。

【常用配方】1.治小儿急惊风，高热抽搐　鲜九节菖蒲9g，捣烂滤汁，加姜汁数滴灌服。2.治耳聋　九节菖蒲12g，水煎服；或鲜九节菖蒲捣烂，取汁滴耳。3.治胸腹闷胀，消化不良　九节菖蒲9g，莱菔子15g，六曲12g，水煎服。

【主要化学成分】根茎主要含脂肪酸和挥发油。

【现代研究】药理研究显示有镇静，镇痛等作用。现代临床用于治疗久痢不止，心悸健忘，神志不清，多梦，癫痫，痰鸣，消化不良以及脘腹胀痛等。

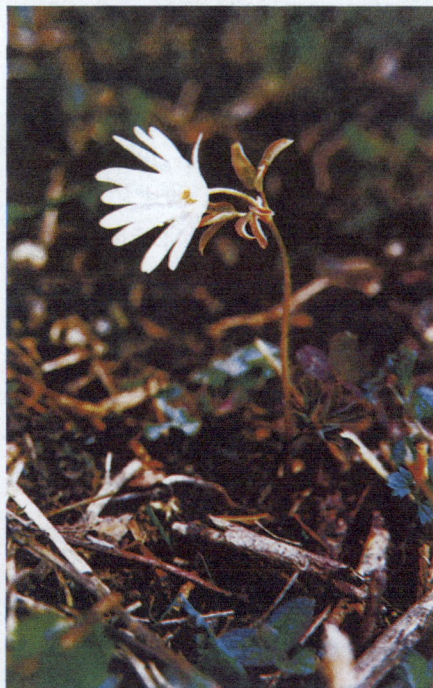

草玉梅（见风青）

【来源及药用部位】毛茛科植物草玉梅 *Anemone rivularis* Buch.-Ham. ex DC 的根或全草。

【本草论述】《广西中药资源》："治咽炎、胃痛、压痛、风湿、跌打。"

【形态特征】多年生草本。基生叶3~6cm；叶片肾状五角形，3全裂。聚伞花序1~3回分枝，长10~30cm；总苞片3，具鞘状柄，宽菱形，3裂；萼片6~8，白色，无花瓣；雄蕊多数。瘦果狭卵形。

生于林缘、路旁、田坎及水沟边。分布于贵州、云南等地。

【性味功效】苦，微寒；有小毒。清热解毒，散瘀止痛。

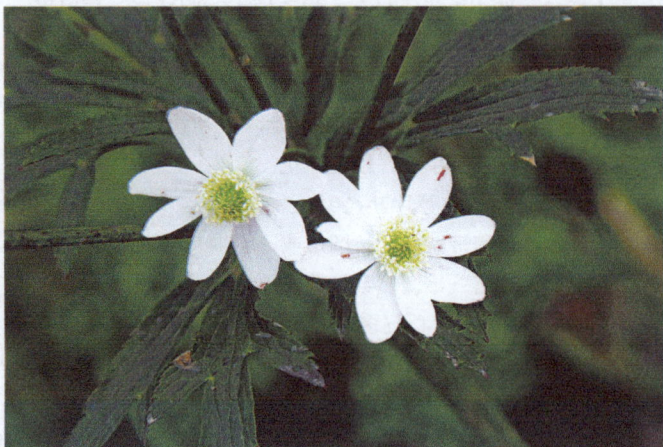

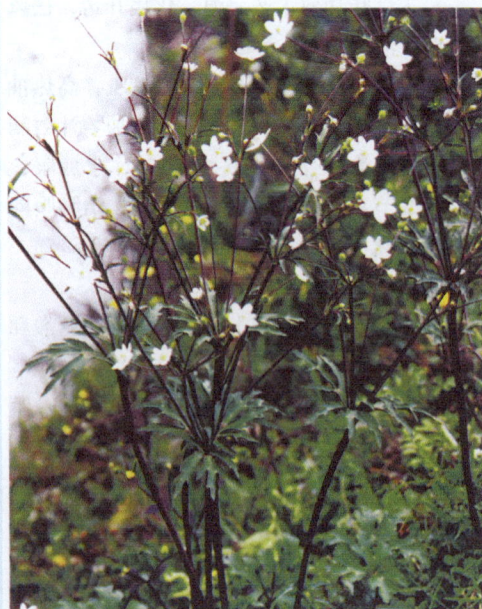

【常用配方】**1.治乳蛾肿痛** 草玉梅、地苦胆各10g，水煎服。**2.治肺痨咳嗽** 草玉梅、白折耳各20g，炖肉吃。**3.治骨折** 草玉梅、四块瓦、叶上花根各适量，捣烂外包。**4.治风湿痹证疼痛** 草玉梅、红禾麻根各适量，捣烂外包。

【主要化学成分】根含白桦脂酸，草玉梅皂苷和虎掌草皂苷等。

【现代研究】药理研究显示有明显止咳、祛痰，抑制金黄色葡萄球菌、痢疾杆菌、草绿色链球菌等作用。现代临床用于治疗黄疸型肝炎，风湿病筋骨疼痛，肝硬化，慢性肝炎，扁桃体炎和急性咽喉炎等。

野棉花（打碗花）

【来源及药用部位】毛茛科植物野棉花*Anemone vitifolia* Buch.-Ham.的茎叶或根。

【本草论述】《滇南本草》："下气，杀虫。"

【本草论述】多年生草本，高60～100 cm。根木质化，倒圆锥形，深褐色。茎、叶柄、花柄密被细软白毛。基生叶有长柄，三出复叶，顶生小叶片卵形，3裂，两侧小叶斜卵形，3～5裂，茎生叶对生，叶片较小。花单生于花枝分叉处，常2～4朵簇生。花被5，白色或淡红色；雄蕊多数；雌蕊圆锥形或卵形。瘦果多数，集成球状，密生白毛。花期7～10月，果熟期8～11月。

生于山地草坡、疏林中或沟边。分布于湖南、四川南部、云南、贵州、西藏东南部和南部等地。

【性味功效】苦、辛，温；有毒。清热利湿，理气，杀虫。

【常用配方】**1.治水湿泄泻**　野棉花根(研末)3g，开水吞服。**2.治脘腹疼痛**　野棉花根(研末)1.5g，开水吞服。**3.治蛔虫病**　野棉花根(切细)、白蜡各3g，炒鸡蛋2个吃。**4.治鼻疖**　野棉花全草捣烂，以布包塞鼻。**5.治疟疾**　野棉花根9g，蒸甜酒吃；另以1.5g捣绒包寸口，起泡后刺破，流出清水后，包干净纱布以防感染。

【主要化学成分】全草含微量的毛茛苷。

【现代研究】现代临床用于治疗急性肠炎水泻，胃痛，蛔虫病，疟疾和细菌性痢疾等。

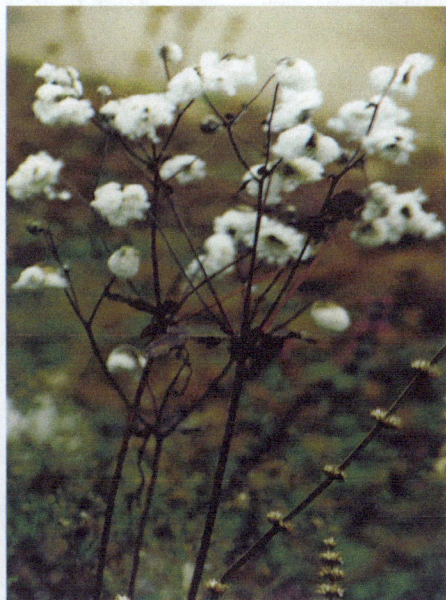

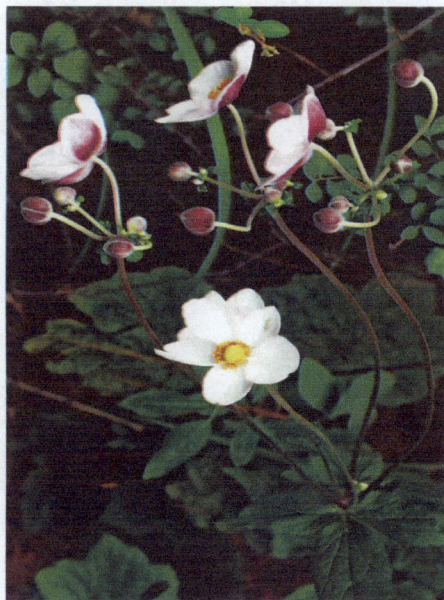

水黄连（水八角）

【来源及药用部位】 毛茛科植物裂叶星果草*Asteropyrum cavaleriei* (Lé vl. et Vant.) Drumm.et Hutch.的根和全草。

【形态特征】多年生草本。根茎短，具多数被褐色短毛的长须根。叶根生，具长柄；叶片盾状着生，广卵形或近三角形，先端钝，边缘具不规则浅齿，上面近边缘处有短柔毛，下面有时带紫红色斑点。花茎由根茎生出，花顶生，单一或2～4朵包于苞片中。

生山坡、草地、林下。分布于贵州、湖北、广西、四川、云南等地。

【性味功效】苦，微寒。清热解毒，利水消肿。

【常用配方】**1.治黄疸病** 水黄连、女儿红各30g，水煎服。**2.治水肿** 水黄连30g，水煎服。**3.治腹水** 水黄连研末，每次1.5g，开水吞服。**4.治湿热痢疾** 水黄连20g，委陵莱15g，水煎服。

【主要化学成分】根及根茎含掌叶防己碱，木兰花碱及少量小檗碱。

【现代研究】现代临床用于治疗痢疾，水肿，腹水和黄疸等。

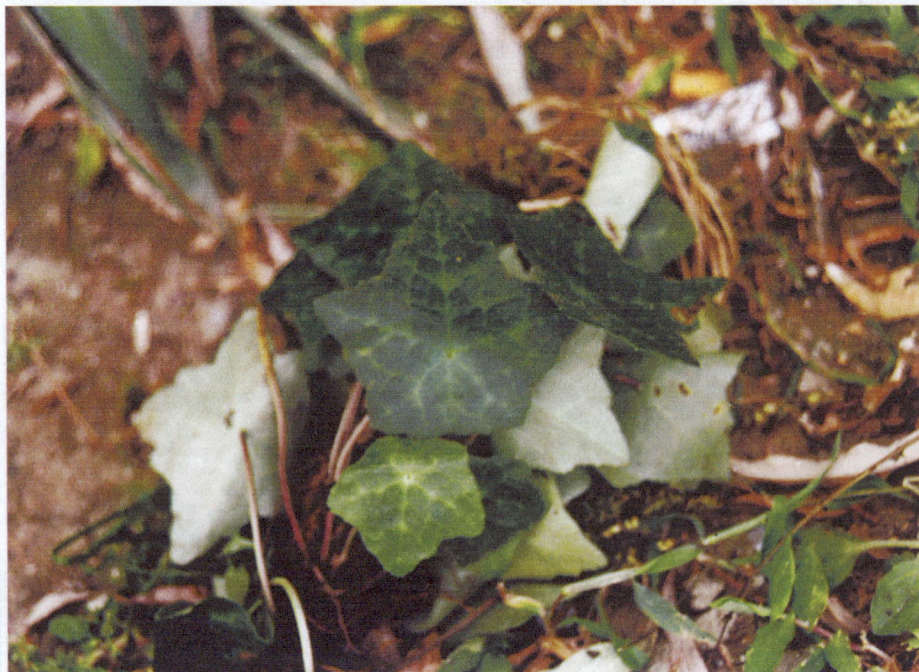

升 麻

【来源及药用部位】毛茛科植物升麻*Cimicifuga foetida* L.的根茎。

【本草论述】《本经》："主解百毒，辟温疾、瘴邪。"

【形态特征】多年生草本，高1～2m。根茎呈不规则块状，有洞状茎痕，须根多而长。茎直立，分枝。数回羽状复叶，叶柄密被柔毛，小叶片卵形或披针形，边缘有深锯齿，上面绿色，下面灰绿色，两面被短柔毛。复总状花序着生于叶腋或枝顶；花两性，萼片5，白色，具睫毛；雄蕊多数；心皮2～5枚，被腺毛，胚珠多数。蓇葖果长矩圆形，略扁。种子6～8枚。花期7～8月，果熟期9月。

生于林下、山坡草丛中。分布于西南、西北、华北及江苏等地。

【性味功效】辛、甘，微寒。发表透疹，清热解毒，升举阳气。

【常用配方】**1.治风热外感头痛，麻疹不透，乳蛾，痄腮**　升麻、葛根、前胡、黄芩、栀子各等份，研为粗末，每次12g，水煎温服。**2.治口热生疮，咽喉肿痛**　升麻10g，黄连4.5g，研末，绵裹含，咽汁。**3.治胃热齿痛**　升麻12～15g，水煎，热漱咽之。**4.治气虚久泻脱肛，胃、子宫下垂**　升麻、柴胡、陈皮各6g，党参、黄芪、当归各12g，水煎服。

【主要化学成分】含升麻碱，升麻素，水杨酸，咖啡酸，阿魏酸，鞣质及脂肪酸等。

【现代研究】药理研究显示有镇痛，抑制心脏、减慢心率及降低血压，抑制人体子宫颈癌细胞和明显缩短凝血时间等作用。现代临床用于治疗子宫脱垂，胃下垂，便血和茛菪类药物中毒等。

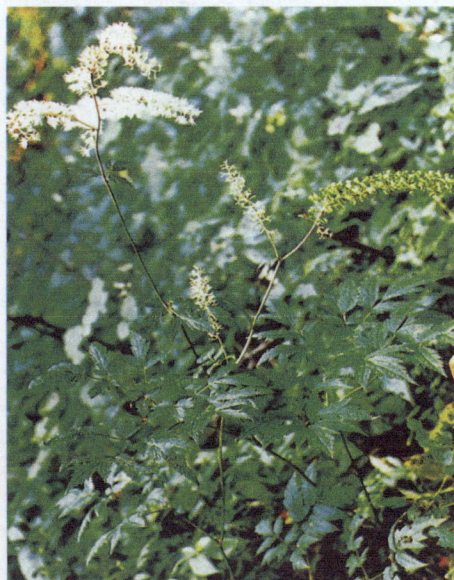

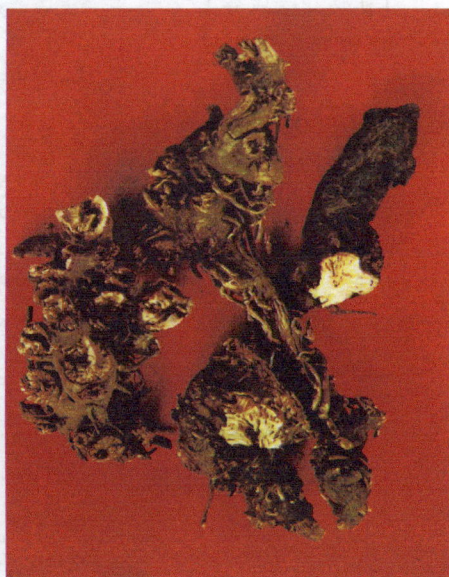

三叶升麻（升麻）

【来源及药用部位】毛茛科植物大三叶升麻*Cimicifuga heracleifolia* Kom. 的根茎。

【本草论述】《本经》："主解百毒，辟温疫，瘴气邪气，毒蛊。"

【形态特征】多年生草本。茎直立。叶为二回三出复叶，茎部叶有长柄；小叶卵形至广卵形，中央1片小叶常再3浅裂，边缘有粗大锯齿，两面均被柔毛。花序复总状，被灰色柔毛；花两性；萼片5，花瓣状，早落；雄蕊多数；心皮3～5，分离，光滑无毛，有短柄。蓇葖果3～5。花期7～8月，果熟期8～9月。

生于林下灌木丛中。分布于辽宁、吉林、黑龙江等地。

【性味功效】辛、甘、微寒。发表透疹，清热解毒，升举阳气。

【常用配方】**1.治疗风热头痛** 三叶升麻、苍术、薄荷、荆芥穗各10g，水煎服。**2.治疗麻疹不透** 三叶升麻10g，葛根20g，蝉蜕、浮萍各12g，水煎服。**3.治疗温毒发斑** ①三叶升麻12g，石膏30g，大青叶、紫草各6g，水煎服。②三叶升麻10g，黄芩、黄连、玄参各6g，水煎服。

【主要化学成分】大三叶升麻含生物碱等。

【现代研究】药理研究显示有解热、镇静、抗炎及镇痛等作用。现代临床用于治疗子宫脱垂，胃下垂，便血和茛菪类药物中毒等。

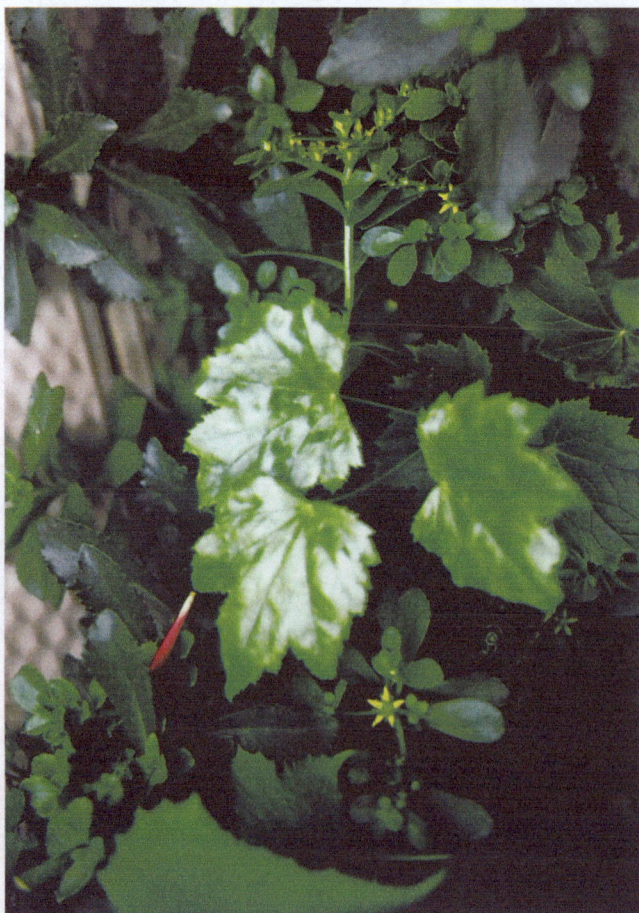

女萎木通（女萎）

【来源及药用部位】毛茛科植物女萎*Clematis apiifolia* DC.的藤茎或叶。

【本草论述】《唐本草》："主风寒洒洒，霍乱泻痢，肠鸣游气上下无常，惊痫，寒热百病，出汗。"

【形态特征】落叶攀援藤本。茎近方形，紫色，被白色柔毛。三出复叶对生；小叶卵形，中间小叶较大，上部有时3裂，先端尖，基部圆形，边缘中部以上具2～3缺刻状钝齿，中部以下全缘，两面均被伏短柔毛；叶柄细长。聚伞花序圆锥形；花白色，萼片4；花瓣无，雄蕊多数；花药较花丝短，黄色；心皮多数。瘦果狭卵圆形。花期8月。

生于山野，有栽培。分布于湖南、安徽、江苏、浙江、江西、福建、台湾、广东、广西、云南和贵州等地。

【性味功效】辛、温；有小毒。祛风除湿，温中理气，利尿消食。

【常用配方】1.**治筋骨疼痛**　女萎藤15g，蔓性千斤拔15g，路边荆9g，老钩藤6g，水煎服。2.**治小儿大肠虚冷脱肛**　女萎250g，烧熏下部。3.**治乳汁不下**　女萎30g，通草6g，沙参9g，炖猪脚食。4.**治漆疮皮肤瘙痒**　女萎茎叶，加食盐捣烂敷患处；或将茎叶煎汤熏洗。

【主要化学成分】根含三萜类，甾醇类等。

【现代研究】现代临床用于治疗跌打损伤，小儿久泻脱肛，产后乳汁不下和过敏性皮炎瘙痒等。

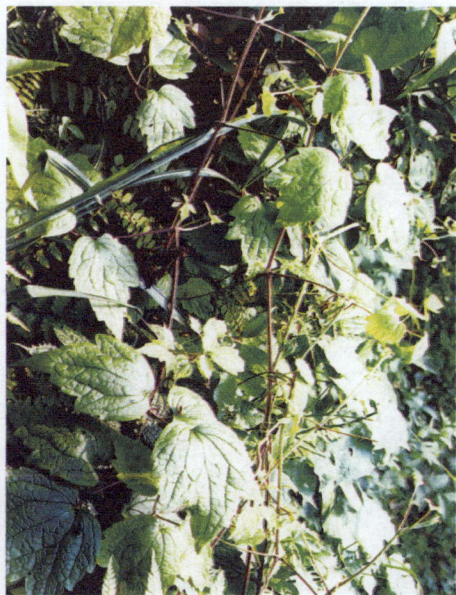

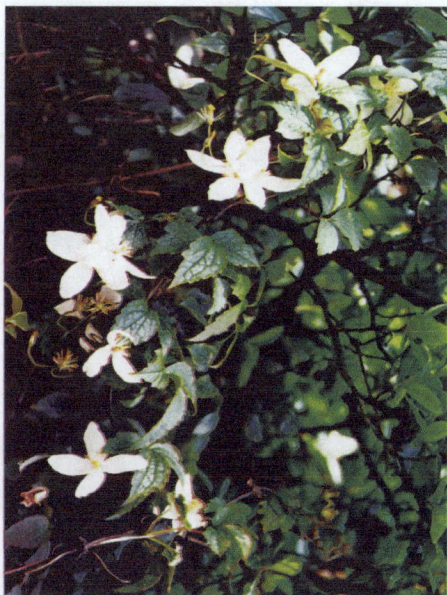

威灵仙

【来源及药用部位】毛茛科植物威灵仙*Clematis chinensis* Osbeck 的根及根茎。

【本草论述】《开宝本草》："主诸风，宣通五脏，去腹内冷气，心膈痰水久积，癥瘕痃癖气块，膀胱蓄脓恶水，腰膝冷痛及疗折伤。久服之，无温疫疟。"

【形态特征】落叶藤本，植株干后变黑色。根茎不规则块状，具细纵棱。羽状复叶对生，小叶通常5，卵形或卵状披针形，先端渐尖，基部宽楔形至圆形，主脉3条，全缘；茎上部的小叶柄常扭曲攀援。花白色，花萼片4～5；雄蕊多数，雌蕊心皮4～6，离生，被毛。瘦果扁卵形。花期7～8月，果熟期9～10月。

生于山坡、山谷林中或路旁。分布中南、华南及西南大部分地区。

【性味功效】苦，温。祛风除湿，通络止痛。

【常用配方】**1.治风湿性关节痛**　威灵仙、半枫荷各20g，水煎服。**2.治跌打损伤**　威灵仙、五花血藤、紫金标各20g，泡酒服。**3.治乳痈**　威灵仙、蒲公英各适量，捣烂外敷。**4.治疟疾**　鲜威灵仙根少许、捣烂敷列缺穴，发痒除去。

【主要化学成分】含原白头翁素，常春藤皂苷元和齐墩果酸等。

【现代研究】药理研究显示有镇痛，使食道蠕动节律增强、频率加快、幅度加大，抑制金黄色葡萄球菌、痢疾杆菌等作用。现代临床用于治疗风湿性关节炎，癫痫，外伤出血和骨质增生疼痛等。

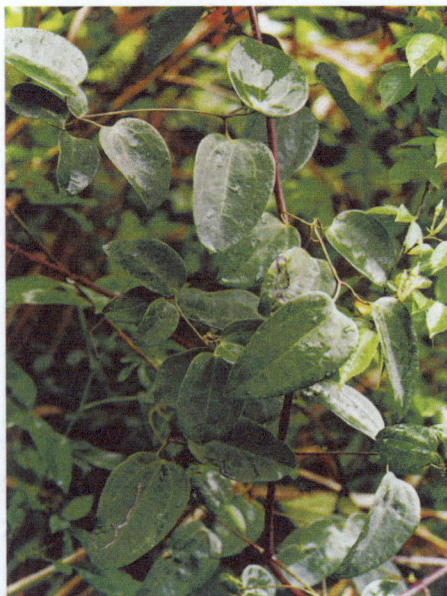

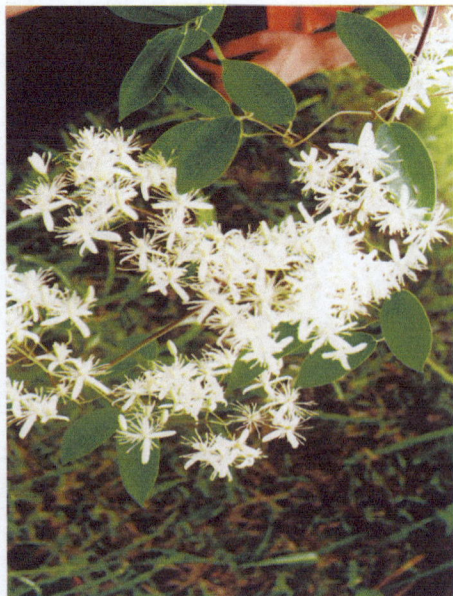

铁线莲（拦路虎）

【来源及药用部位】毛茛科植物铁线莲 *Clematis florida* Thunb.的根及全草。

【本草论述】《滇南本草》："上行温暖脾胃，止呕吐恶心，吞酸吐酸。……下行入肾，扶助命门相火衰弱。"

【形态特征】草质藤本，长约1～2m。茎棕色或紫红色，具6条纵纹，节部膨大，被疏短柔毛。叶对生，2回三出复叶，小叶狭卵形或披针形，先端钝尖，基部圆形或阔楔形，全缘，无毛。花单生或为圆锥花序，花梗近无毛，在中下部生1对叶状苞片，有黄色柔毛；萼片6，白色；花瓣无；雄蕊多数，紫红色。瘦果倒卵形，扁平，边缘厚。花期1～2月，果熟期3～4月。

生于低山区丘陵地带灌木林中。分布于江西、浙江、江苏、湖北、湖南、广东、广西和贵州等地。

【性味功效】苦，寒。清热解毒，利尿消肿，通经下乳。

【常用配方】1.治虫蛇咬伤 鲜铁线莲全草，捣烂，敷患处。2.治风火牙痛 鲜铁线莲根，加食盐捣烂，敷患处。3.治眼起星翳 鲜铁线莲根，捣烂，塞鼻孔。4.治喉痛 铁线莲3g，泡开水慢慢咽下。

【现代研究】现代临床用于治疗咽喉肿痛，水肿，小便淋涩，闭经及产妇乳汁不下等。

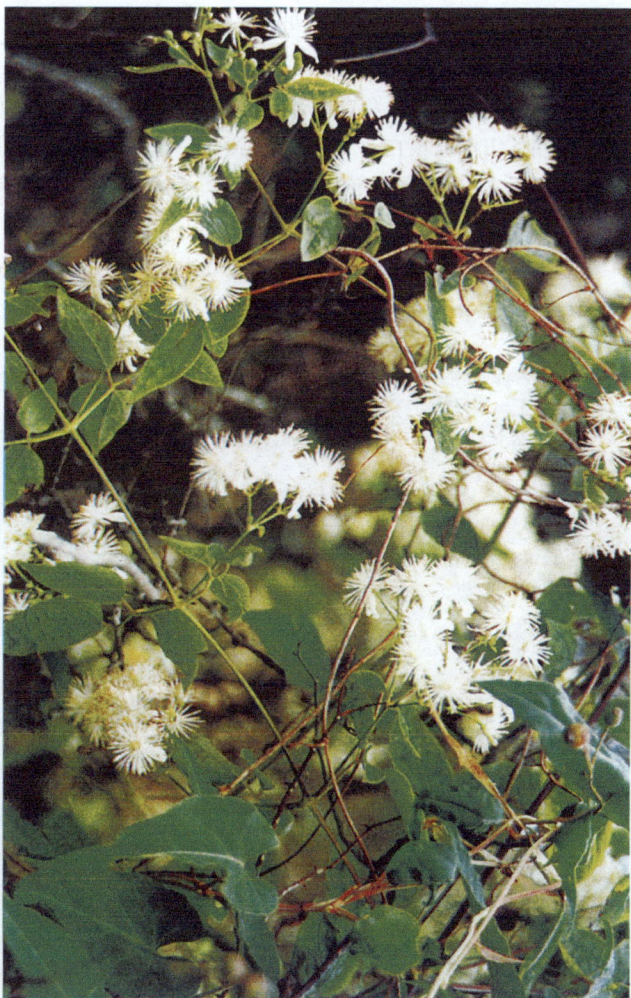

山木通

【来源及药用部位】毛茛科植物山木通*Clematis finetiana* Lévl. et Vant.的根及茎、叶。

【本草论述】《植物名实图考》："茎：通窍，利水。"

【形态特征】半常绿攀援灌木。茎红褐色，有条纹。三出复叶或单叶对生；叶柄旋卷；小叶披针形、宽卵形或卵状长方形，基部心形或圆形，先端尖或长尖；全缘，革质。单花或3~5花成总状花序，腋生；苞片线形，先端具3齿；花梗长5~12cm，有毛；花柄中间有时有微小苞片；花白色，花被4，雄蕊多数，花丝扁平；雌蕊甚密，子房及花柱均有长直毛。瘦果纺锤形而扁。

生于山野、灌木林下。分布于我国长江流域及浙江、福建、广东、广西、云南和贵州等地。

【性味功效】苦，温。祛风活血，利尿通淋。

【常用配方】**1.治关节肿痛** 鲜山木通叶适量，捣烂敷贴痛处，做发疱剂。**2.治风湿性腰痛** 山木通根15g，研末，猪腰子一对，去掉其中白膜，药末放置于内，茶叶包裹，煨熟服食。忌盐。**3.治跌打损伤** 鲜山木通茎叶60g，茜草根15g，水酒各半煎服，每日1剂。

【现代研究】现代临床用于治疗急性关节炎肿痛，风湿病和跌打损伤等。

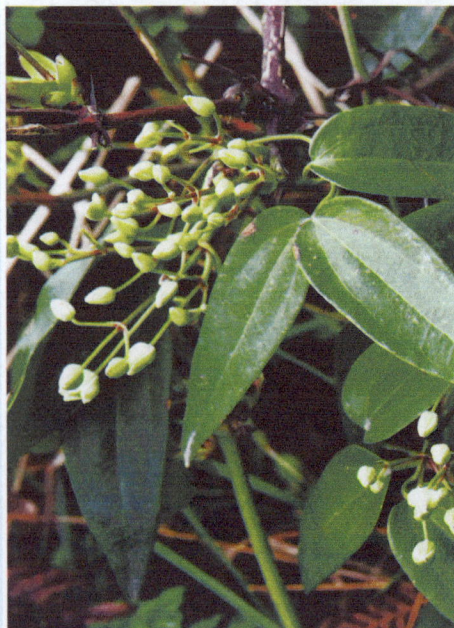

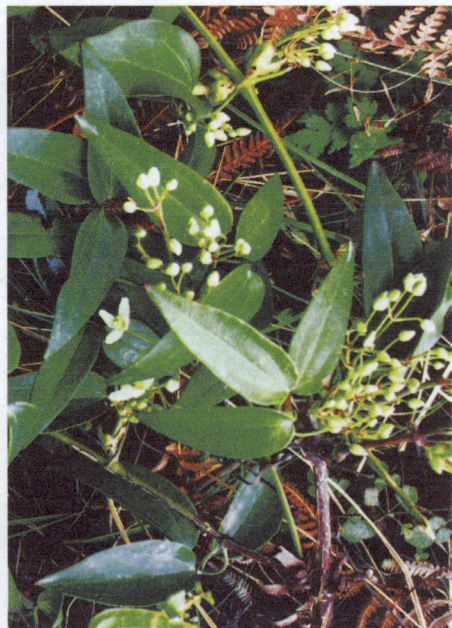

川木通（小木通）

【来源及药用部位】毛茛科植物小木通*Clematis armandii* Franch.或绣球藤*Clematis montana* Buch.-Ham.的藤茎。

【本草论述】《植物名实图考》："小木通利小便。"

【形态特征】木质藤本，长达6m。茎圆柱形，有纵条纹。叶对生，三出复叶；小叶片革质，卵状披针形、卵形或披针形，先端渐尖，基部圆形或浅心形，全缘，两面无毛。聚伞花序圆锥形，顶生或腋生；下部苞片近长圆形，常3浅裂，上部苞片较小，披针形；花两性，萼片4～7；花瓣无，雄蕊多数；花药长圆形，心皮多数。瘦果扁椭圆形。花期3～4月，果熟期4～7月。

生于海拔100～2 400m的山坡、山谷水沟旁、林边或灌木丛中。分布于陕西、山西、甘肃、福建、湖北、广东、广西、四川、云南及贵州等地。

【性味功效】淡、苦，寒。清热利尿，通经下乳。

【常用配方】**1.治湿热淋证，小便淋漓不畅，或兼尿血** 川木通、生地黄、牛膝、黄柏各10g，水煎服。**2.治心烦不眠，口舌糜烂** 川木通、竹叶、生甘草、地黄各12g，水煎服，每日1剂。**3.治痹证关节疼痛、屈伸不利** 川木通、桑枝、防己、络石藤各9g，水煎服。**4.治妇女产后乳汁不通** 川木通、奶浆藤、无花果各12g，炖猪蹄服。

【现代研究】现代临床用于治疗肾脏疾病水肿，急性肾小球肾炎，妇女闭经以及产后乳汁不下等。

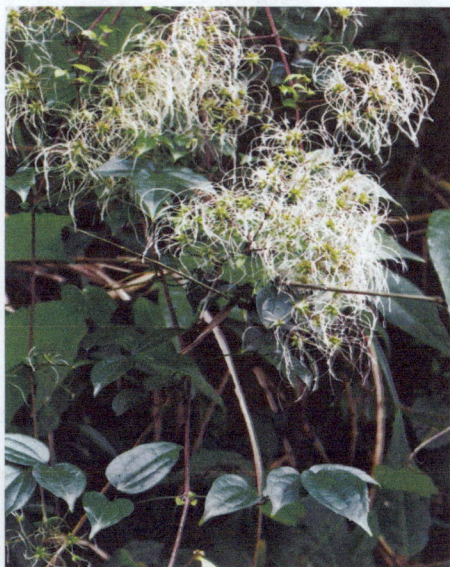

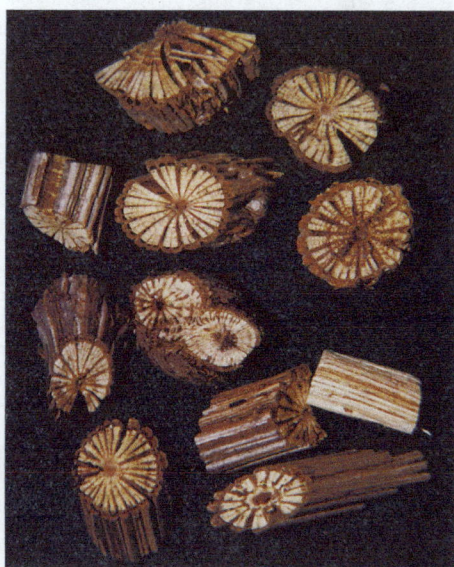

金丝木通(野木通、金毛铁线莲)

【来源及药用部位】毛茛科植物金毛铁线莲*Clematis chrvsocoma* Franch.的根、茎或全株。

【形态特征】木质藤本,长达3cm。茎枝圆柱形,有纵条纹,小枝密生黄色短柔毛。叶对生,或数叶与花呈簇生状;小叶片革质或薄革质,2~3裂,边缘疏生粗牙齿;中央小叶片卵形、菱状倒卵形或倒卵形;侧生小叶片较小,卵形、卵圆形或倒卵形,稍偏斜,两面密生绢状毛,下面毛尤密。花1~5朵叶腋簇生,花梗密生黄色短柔毛,花两性;萼片4,花白色、粉红色或带紫红色;雄蕊多数,无毛;心皮多数,被毛。瘦果扁,卵形或倒卵形,长4~5mm,被绢状毛,宿存花柱羽毛呈金黄色。花期4~7月,果熟期7~11月。

生于海拔1 000~3 200cm山地林边、草丛、林下或河谷旁。分布于贵州、四川和云南等地。

【性味功效】甘、淡,平。清热利水,活血通经,祛风除湿。

【常用配方】**1.治鼻塞** 金丝木通根鲜品捣烂,放鼻腔内;另用本品15g,水煎服。**2.治疗疮、骨折** 金丝木通鲜根,捣烂外敷。**3.治烫伤、烧伤** 金丝木通1.5~3g,微火炒黄,研末吞服;外用适量,烧灰存性,麻油调匀外搽患处。

【现代研究】现代临床用于治疗鼻窦炎,疗疮,骨折疼痛和烧烫伤等

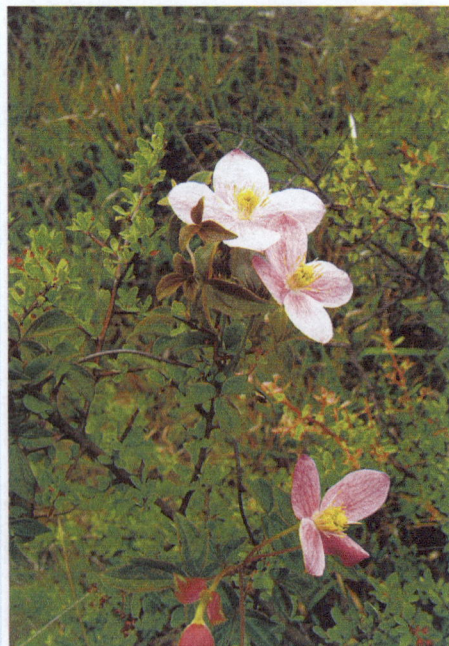

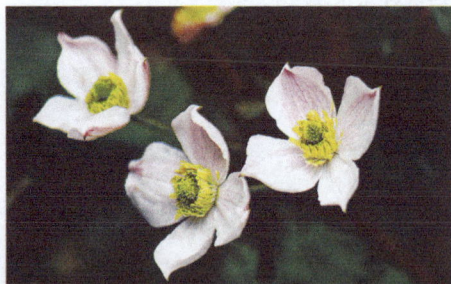

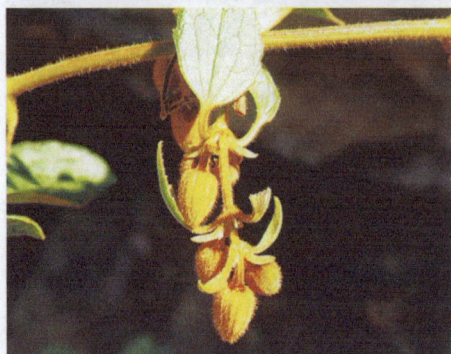

黄 连

【来源及药用部位】毛茛科植物黄连*Coptis chinensis* Franch.、三角叶黄连*Coptis deltodea* C. Y. Cheng et Hsiao或云连*Coptis teeta* Wall. 的根茎。

【本草论述】《本经》："主热气目痛，眦伤泣出，明目，肠澼腹痛下痢，妇人阴中肿痛。"

【形态特征】黄连：多年生草本，高15～25cm。根茎黄色，常分枝，密生须根。叶基生，无毛；叶片稍带革质，卵状三角形，中央裂片稍呈菱形，基部下延成柄，裂片再作羽状深裂，深裂片4～5对，边缘具针齿状锯齿；上面沿脉被短柔毛，下面无毛。花茎1～2，二歧或多歧聚伞花序，花3～8朵；萼片5，黄绿色；花瓣线形或线状披针形；雄蕊多数；心皮8～12。蓇葖果6～12。种子7～8，长椭圆形，褐色。花期2～4月，果熟期3～6月。

野生或栽培。分布于四川、贵州、云南、湖北和陕西等地。

【性味功效】苦，寒。清热燥湿，泻火解毒。

【常用配方】1.**治湿阻痞满、恶心呕吐** 黄连、干姜各3g，半夏、黄芩各6g，水煎服。2.**治湿热泻痢** 单用黄连素片，或配木香等量，水煎服。3.**治阴虚火旺，烦躁不眠** 黄连3g，阿胶、白芍各10g，水煎服。4.**治皮肤湿疮，烫伤** 可用黄连适量，制成软膏外敷。

【主要化学成分】含小檗碱、黄连碱、青小檗碱、小檗红碱、掌叶防己碱、药根碱、甲基黄连碱、木兰花碱、阿魏碱、黄柏酮和黄柏内酯等。

【现代研究】药理研究显示有抑制多种致病性细菌、流感病毒、致病性皮肤真菌、阿米巴原虫、沙眼衣原体、滴虫、钩端螺旋体、提高白细胞及网状内皮系统吞噬功能，抗癌，降压，利胆，解热，镇痛和抗利尿等作用。现代临床用于治疗急性胃肠炎，肺炎，急性扁桃体炎，滴虫性阴道炎，上颌窦炎，气管炎，湿疹及烧伤等。

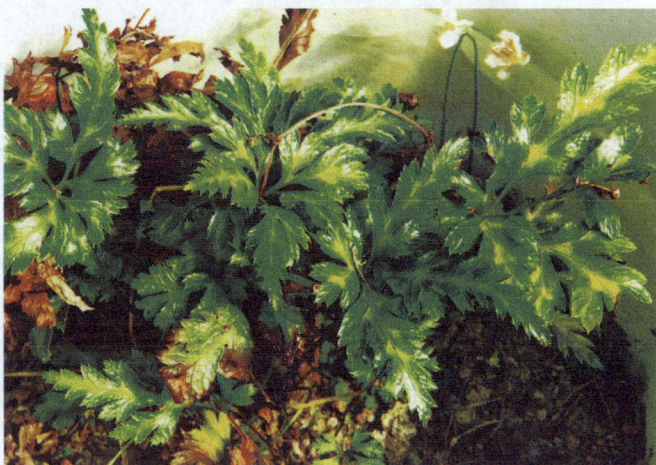

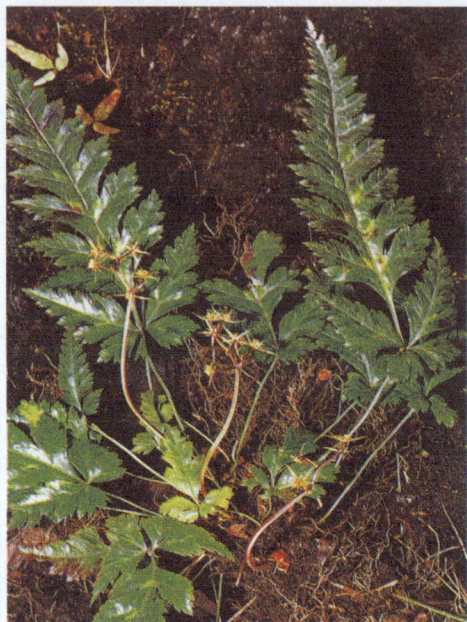

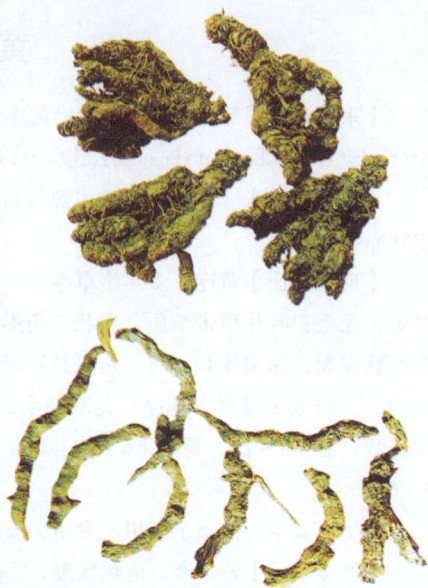

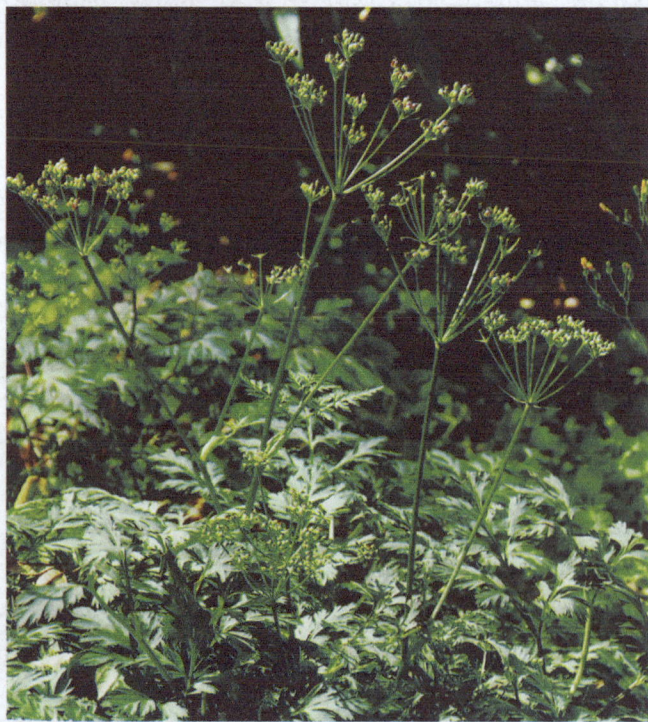

峨眉野连

【来源及药用部位】毛茛科植物峨眉野连*Coptis omeiensis* (Chen) C. Y. Cheng 的根。

【本草论述】《本经》："主热气目痛，眦伤泣出，明目，肠澼腹痛下痢，妇人阴中肿痛。"

【形态特征】多年生草本。根茎较少分枝，节间短而密。叶基生，4～11枚；叶片披针形或窄卵形，3全裂；上面沿脉被微柔毛外余均无毛。花茎多单一，多歧聚伞花序，有花3～6朵；萼片线形；花瓣9～12；雄蕊多数。蓇葖果。种子长圆形，黄褐色。花期2～4月，果熟期3～6月。

野生于山地岩壁及阴湿丛林中。分布于四川峨眉、洪雅，云南昭通等地区。

【性味功效】苦，寒。清热泻火，燥湿，解毒。

【常用配方】1.治赤白痢　峨眉野连、黄柏、栀子各30g。水煎服。2.治小儿胃热吐乳　峨眉野连、清半夏各6g，共为细末，分100份，每日服3次，每次1份。3.治心经实热　峨眉野连30g，水煎服。4.治湿热证呕恶不止，昼夜不差　峨眉野连9g，苏叶6g，水煎服。

【主要化学成分】三角叶黄连根茎含表小檗碱，小檗碱，黄连碱，掌叶防己碱，甲基黄连碱，药根碱，木兰花碱等。

【现代研究】现代临床用于治疗高热、烦躁、湿热泄泻、痢疾、胸痞、目赤肿痛、牙龈肿痛、口舌生疮和湿疹等。

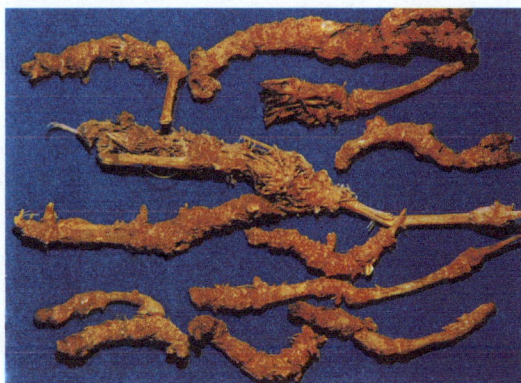

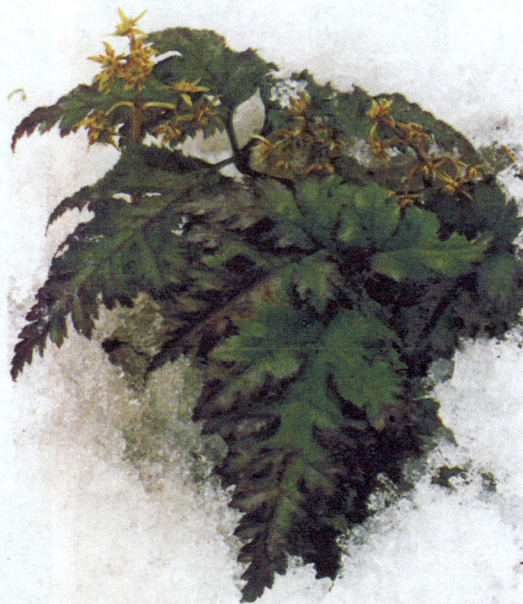

飞燕草

【来源及药用部位】毛茛科植物飞燕草*Consolida ajacis* (L.) Schur 的根、种子。

【本草论述】《中国药植图鉴》："种子：内服，作用类似乌头，可治喘息、水肿。根：主治腹痛。"

【形态特征】一年生草本，高不及1m。枝少而上举。基生叶多具长柄，深裂几达基部，裂片再分裂为多数线状小裂片；上部叶无柄，亦具多数线状小裂片。总状花序极长，被薄小柔毛。花蓝色、青紫色、淡红色或白色，常重瓣，萼片5，阔而稍钝。蓇葖果长1~2cm。

生于山谷阴湿地或种于庭院。分布于全国大部分地区。

【性味功效】苦、辛，温。祛风解表，除湿，止泻。

【常用配方】**1.治风寒头痛** 飞燕草10g，三角咪20g，水煎服。**2.治气虚多汗** 飞燕草研末，每次油汤吞服1~2g。**3.治水泻** 飞燕草5g，水煎服。**4.治皮肤瘙痒** 飞燕草10g，泡酒外搽。

【主要化学成分】种子含洋翠雀碱，飞燕草碱，翠雀灵碱，高飞燕草碱和翠雀花碱等生物碱。还含脂肪油，树脂和飞燕草苷等。

【现代研究】现代临床用于治疗感冒发热咳嗽，体虚多汗，急性肠炎水样便和湿疹瘙痒等。

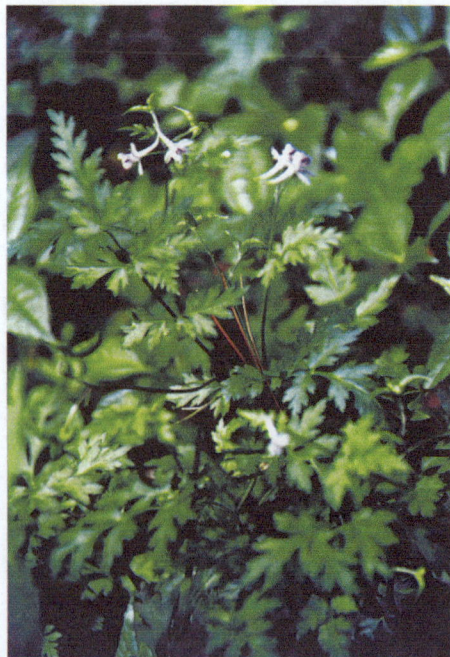

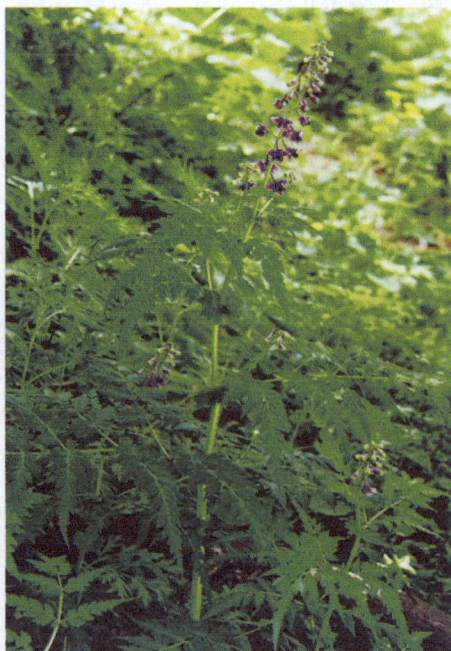

水乌头

【来源及药用部位】毛茛科植物川黔翠雀花*Delphinium bonvalotii* Franch 的根。

【本草论述】《贵州草药》："祛风止痛，消肿解毒。"

【形态特征】多年生草本。根茎块状，茎直立，上部有分枝，高50～80cm，绿色，带蓝斑。基叶丛生，有长柄，茎叶互生；叶片近五角形，掌状3～5深裂，裂片又2～3回浅裂。总状花序茎枝顶生，每枝有花4～6朵；萼及花瓣均蓝色；萼片5，花瓣4，较萼片小，基部狭窄。

生于水沟湿地。分布于贵州、四川、云南、广西等地。

【性味功效】辛，温；有大毒。祛风止痛，消肿解毒。

【常用配方】**1.治无名肿毒**　水乌头1个，磨水或浓汁，外搽患处。**2.治胃痛**　水乌头研末，每次吞服1g。**3.治跌打损伤**　水乌头5g，铁筷子20g，见血飞20g，泡酒服。**4.治痔疮**　水乌头10g，水煎外洗。**5.治疮癣**　水乌头适量，醋煮外搽。

【现代研究】现代临床用于治疗无名肿毒，跌打损伤肿痛，痔疮，癣和疥疮等。

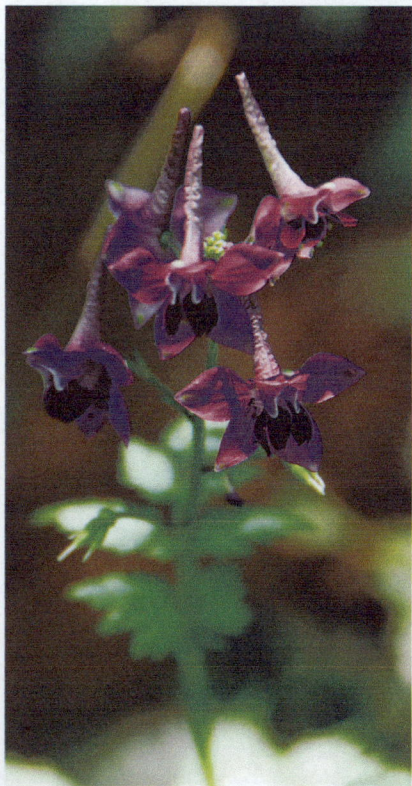

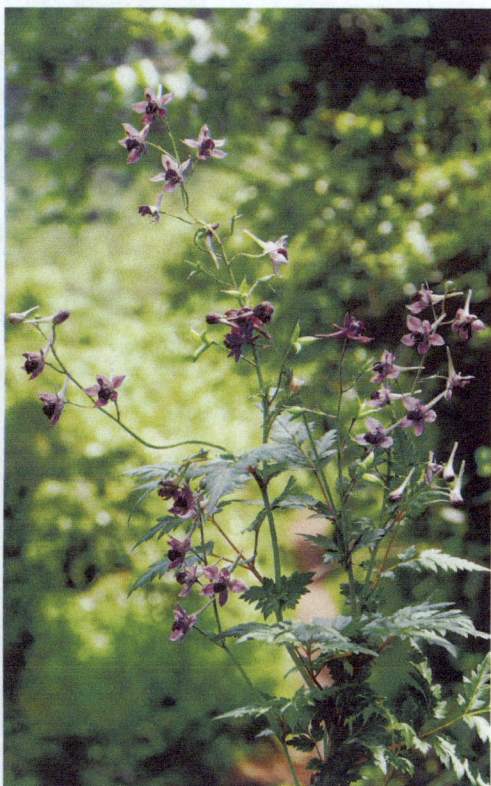

倒提壶

【来源及药用部位】毛茛科植物云南翠雀*Delphinium yunnanense* Franch.的根。

【本草论述】《云南中草药》："祛风燥湿，止痛定惊。"

【形态特征】多年生草本，高40～90cm。根直下，有分歧。基生叶具长柄，3深裂几达基部，裂片再分裂为多数线状小裂片；上部叶无柄，亦具多数线状裂片。叶互生，密被短柔毛。总状花序茎枝顶生，有花3～10朵；花两性，两侧对称；萼片5，蓝紫色；花瓣2；雄蕊多数。蓇葖果。花期8～10月，果熟期9～11月。

生于山野、草坡、路边，亦有栽培。分布于贵州、云南和四川等地。

【性味功效】苦，微寒。清肺化痰，散瘀止血，清热利湿。

【常用配方】**1.治咳嗽失音** 倒提壶全草，炖肉服。**2.治胃寒痛** 倒提壶全草30g，小楠木香15g，研末，酒送服，每服1g。**3.治刀伤** 倒提壶适量，捣烂涂患处。

【主要化学成分】根含刺凌德草碱，倒提壶碱，安贝灵。花含飞燕草素-3,5-二葡萄糖，果实含多糖，种子含D-葡萄糖、乳糖、L-阿拉伯糖及游离氨基酸等。

【现代研究】药理研究显示有神经节阻滞作用，能增强肾上腺素的升压等作用。现代临床用于治疗咳嗽，吐血，肝炎，痢疾，胃痛，瘰疬，刀伤及骨折等。

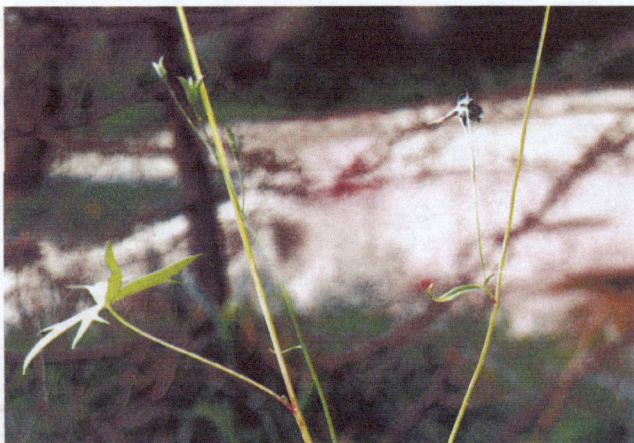

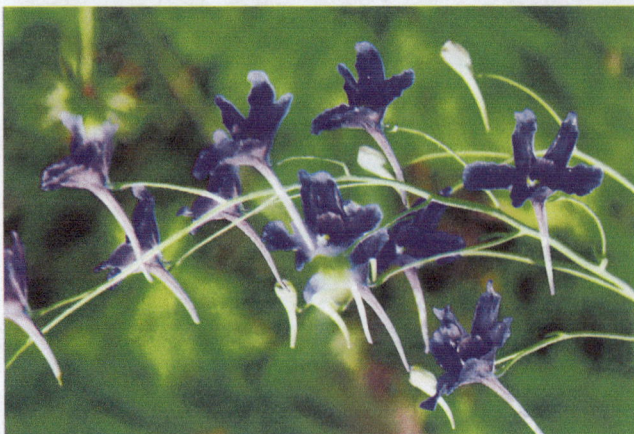

白头翁

【来源及药用部位】毛茛科植物白头翁*Pulsatilla chinensis* (Bge.) Regel的根。

【本草论述】《本经》："主温疟，狂易寒热，癥瘕积聚，瘿气，逐血止痛，疗金疮。"

【形态特征】多年生草本，高10～40cm，全株密被白色长柔毛。主根较肥大。叶根出丛生；花期时较小，果熟期时增大；叶柄长；3回复叶，小叶再分裂，裂片倒卵形或矩圆形，先端有1～3个不规则浅裂，上面绿色，疏被白色柔毛，下面淡绿色，密被白色长柔毛。花先叶开放，单一，顶生；花茎根出，花直径3～4cm，花被6，排成内外2轮；花紫色，瓣状，花瓣卵状长圆形或圆形；雄蕊多数，花药黄色；雌蕊多数，花柱丝状，密被白色长毛。瘦果多数，密集成头状。花期3～5月，果熟期5～6月。

生于山野、荒坡及田野间。分布于黑龙江、吉林、辽宁、河北、山东、河南、安徽、山西、陕西及江苏等地。

【性味功效】苦，寒。清热凉血，解毒。

【常用配方】**1.治热毒血痢、里急后重** 白头翁10～15g，黄连、黄芩各6～9g，水煎服或保留灌肠。**2.治湿热痢疾** 白头翁、金银花各10～15g，黄芩6～9g，水煎服。**3.治休息痢** 白头翁20g，黄连12g，黄芩、鸦胆子（包）、厚朴、藿香各9g，水煎服。

【主要化学成分】根含皂苷，白头翁素，原白头翁素，胡萝卜苷和白桦脂酸等。

【现代研究】药理研究显示有抗阿米巴原虫，杀灭阴道滴虫，抑制皮肤白色念珠菌及流感病毒，金黄色葡萄球菌、痢疾杆菌、伤寒杆菌、镇静、镇痛、抗惊厥和抗肿瘤等作用。现代临床用于治疗消化性溃疡，阿米巴痢疾，细菌性痢疾，甲状腺瘤和直肠癌等。

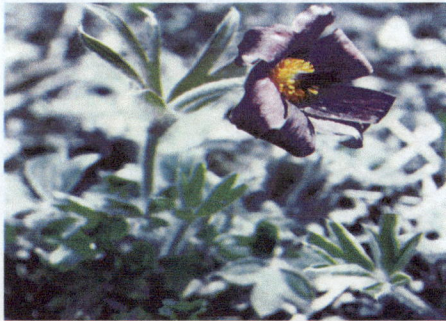

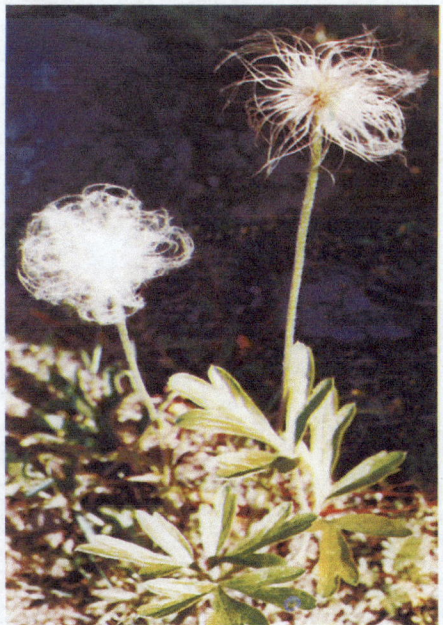

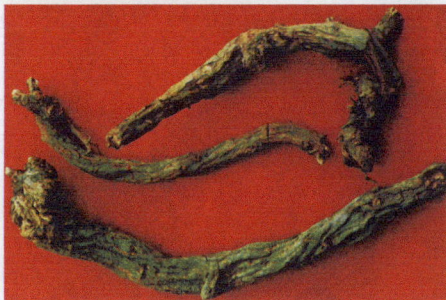

回回蒜（黄花草、茴茴蒜）

【来源及药用部位】毛茛科植物回回蒜 *Ranunculus chinensis* Bunge的全草。

【本草论述】《陕西中草药》："降血压，截疟，消炎退肿，退云翳。"

【形态特征】多年生草本。茎高15～50cm，与叶柄均有伸展的淡黄色糙毛。三出复叶，基生叶与下部叶具长柄；叶片宽卵形，长2.6～7.5cm，中央小叶具长柄，3深裂，裂片狭长，上部生少数不规则锯齿，侧生小叶具短柄，不等的2或3裂；茎上部叶渐变小。花序具疏花；萼片5，淡绿色，船形，外面疏被柔毛；花瓣5，黄色，宽倒卵形，基部具密槽；雄蕊和心皮均多数。聚合果近矩圆形，瘦果扁，无毛。

生于溪沟边和湿草地。分布于全国大部分地区。

【性味功效】苦，微温；有毒。解毒消肿，截疟杀虫。

【常用配方】1.**治湿热黄疸** 回回蒜6g，苦荬菜15g，煮豆腐食。2.**治风热目赤肿痛** 回回蒜适量，水煎熏眼。3.**治牙痛** 回回蒜鲜品少许，捣烂，揉成黄豆大小敷于合谷穴。4.**治疮痈、疥癣** 回回蒜适量，水煎外洗。

【主要化学成分】含原白头翁素。

【现代研究】现代临床用于治疗黄疸型肝炎，哮喘，风湿病关节疼痛，细菌性痢疾，急性胃炎胃痛，急性结合膜炎和疟疾等。

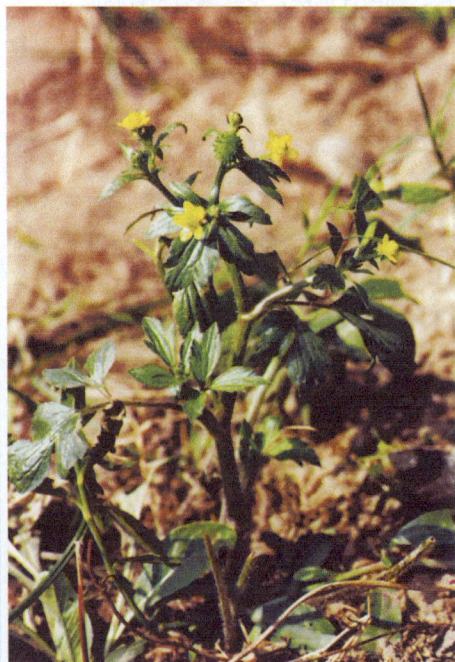

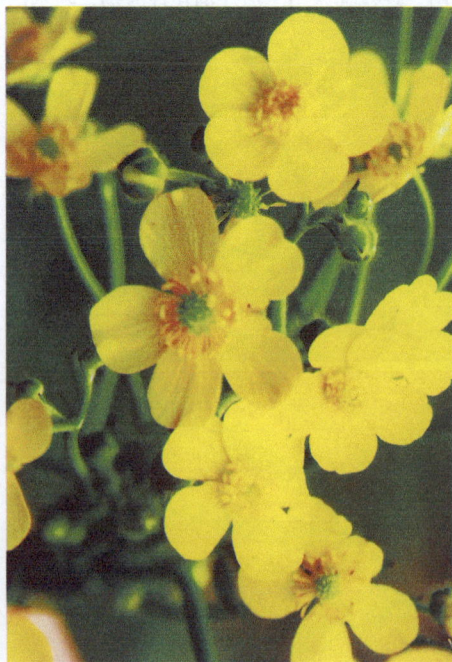

毛 茛

【来源及药用部位】毛茛科植物毛茛*Ranunculus japonicus* Thunb.的全草。

【本草论述】《本草拾遗》："主恶疮痈肿疼痛未溃，捣叶敷之，不得入疮，令人肉烂。主疟，……破冷气。"

【形态特征】多年生草本，高50~90cm，全株被白色细长毛。根须状，白色，肉质。茎直立，上部分枝。基生叶具长柄，叶片近五角形，深裂，两侧裂片又裂；茎中部叶互生，叶片与基生叶同型；茎上部无柄，深裂，裂片线状披针形，两面均有紧贴的灰白色细毛。花与叶相对侧生，黄色小花，花瓣5，雄蕊多数，心皮多数。聚合瘦果近球形或卵圆形。

生于河沟、池沼、水堤旁及阴湿草丛中。全国各地均有分布。

【性味功效】辛、微苦，温；有毒。外用刺激皮肤发泡，散结消肿。

【常用配方】**1. 治乳蛾** 鲜毛茛、鲜万年青各50g，洗净后取汁，药液滴入咽部10多滴，口含10秒钟吐出，用苏打水或盐水漱口数次；疼痛消失后，用麦冬、生甘草泡水饮服。**2. 治风火牙痛** 毛茛鲜品适量，捣烂置于患牙对侧耳尖部，10分钟左右取下。**3. 治瘰疬结核** 鲜毛茛捣烂为糊，外敷患处，每次约敷15分钟，或以患者自觉有灼痛感为度。

【主要化学成分】毛茛鲜根含原白头翁素，干燥过程中易变成刺激性的结晶性白头翁素。

【现代研究】药理研究显示有对抗组织胺引起支气管痉挛，抑制革兰阳性及阴性细菌、酵母菌和原虫类等作用。原白头翁素具有刺激性，高浓度接触过久，可使皮肤发泡，黏膜充血。现代临床外用于治疗淋巴结核、支气管炎、胃痛和翼状胬肉等。

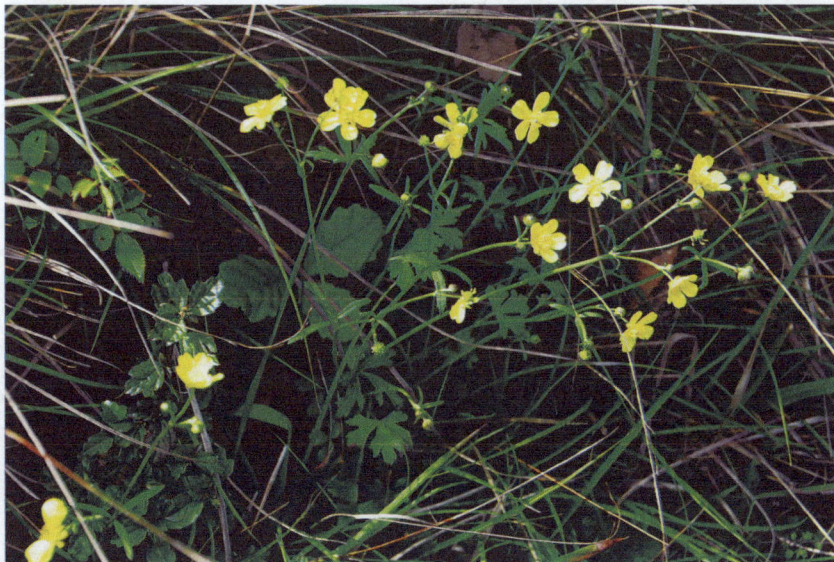

石龙芮

【来源及药用部位】毛茛科植物石龙芮*Ranunculus sceleratus* L.的全草。

【本草论述】《本经》："主风寒湿痹，心腹邪气，利关节，止烦满。"

【形态特征】一年生草本，全株几无毛，高15~45cm。茎直立。基生叶和下部叶具长柄，叶片宽卵形，3深裂，中央裂片3裂，侧裂片2~3裂；茎上部叶变小，3裂，裂片窄倒卵形。黄色小花生枝上，萼片5，浅绿色；花瓣5，窄倒卵形；雄蕊、雌蕊均多数。聚合果矩圆形，瘦果宽卵形。

生于溪沟边湿润地。分布于全国大部分地区。

【性味功效】苦、辛，寒；有毒。清热解毒，消肿拔脓，截疟。

【常用配方】**1. 治蛇咬伤疮**　鲜石龙芮适量，杵烂取汁涂伤处。**2. 治结核瘰疬**　石龙芮晒干为末，油煎成膏，每日3~5次涂之。**3. 治疟疾**　鲜石龙芮全草捣烂，于疟发前6小时敷大椎穴。

【主要化学成分】含毛茛苷，原白头翁素，二聚物白头翁素，胆碱，生物碱，不饱和甾醇，没食子酚，鞣质，黄酮类和多种色胺衍生物等。

【现代研究】药理研究显示鲜叶外用能引起皮炎、皮肤红肿起泡，能引起动物子宫收缩。现代临床用于治疗淋巴结结核，疟疾，痈肿、蛇咬伤和慢性下肢溃疡等。

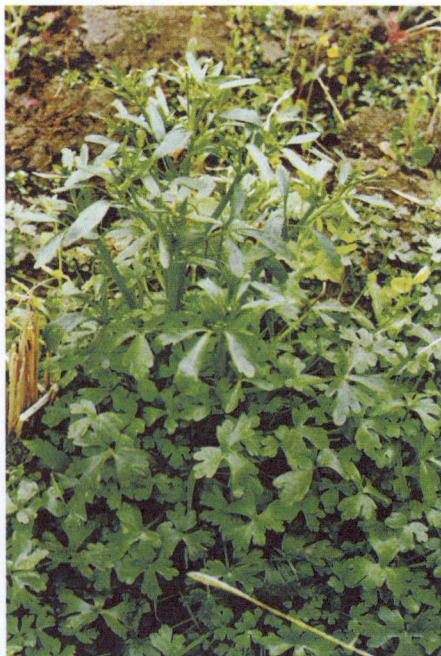

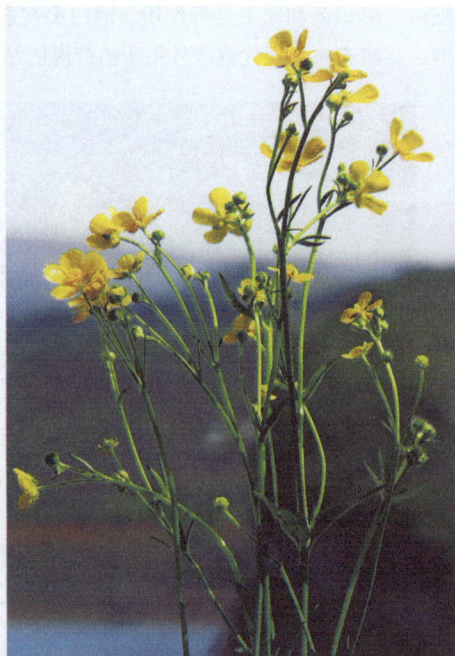

扬子毛茛（鸭脚板草）

【来源及药用部位】毛茛科植物扬子毛茛*Ranunculus sieboldii* Miq.的全草。

【本草论述】《湖南药物志》："治瘿肿。"

【形态特征】多年生草本。须根纤细呈丛簇状。茎铺散状。基生叶与茎生叶同型，均为三出复叶，中央小叶宽卵形或菱状卵形，两侧小叶偏倒卵状披针形，先端尖，基部楔形或偏斜，具不整齐锯齿。花与茎上部叶对生，黄色；萼片狭卵状长圆形，较花瓣短，外面被柔毛；花瓣狭倒卵形至椭圆形，下部爪较长；花托粗短，密被白色柔毛。聚合果球形，较大；瘦果宽卵形，扁平，无毛，缘具较宽的翅，先端喙较长，通常向外弯曲，稀直立或内弯。花、果期5~8月。

生于山野田边、草坡湿地。分布于长江流域以南各地。

【性味功效】辛、苦，温。解毒消肿，除痰截疟。

【常用配方】**1.治湿热黄疸** 扬子毛茛鲜品适量，捣烂敷于左腕寸口中部，起泡，刺破，除去黄水。**2.治疟疾发作** 扬子毛茛鲜品适量，捣烂，在疟疾发作前2~3小时敷于大椎穴。**3.治水肿** 扬子毛茛、水葵花、水泽兰各10g，水煎服。

【现代研究】现代临床用于治疗黄疸型肝炎，肾炎水肿和疟疾等。

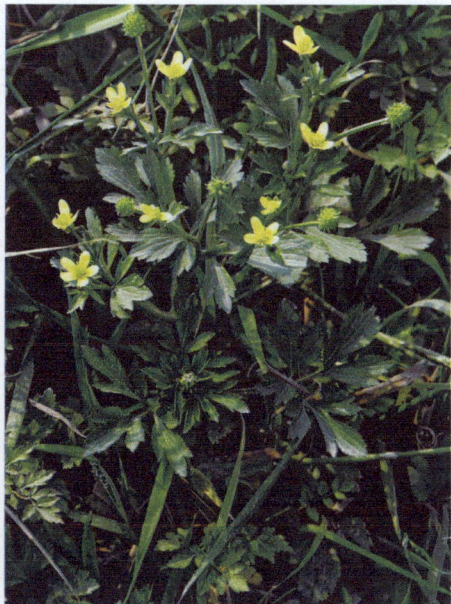

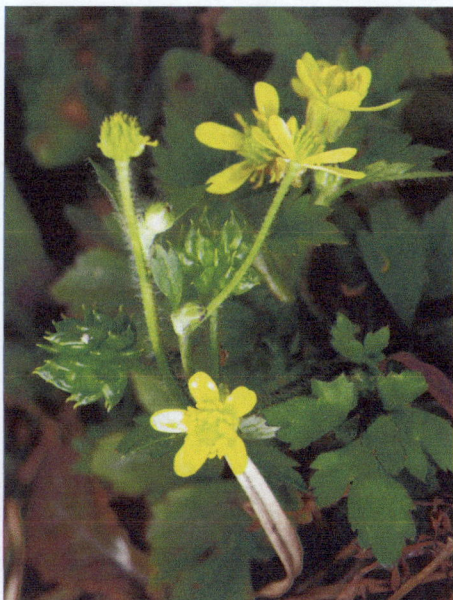

天葵子（千年耗子屎、紫背天葵）

【来源及药用部位】毛茛科植物天葵*Semiaquilegia adoxoides* (DC.) Makino的块根。

【本草论述】《草木便方》："治疥癞，恶毒虫疮，蛊毒，刀伤，脚膝痹痛，乳痈。"

【形态特征】多年生小草本，块根外皮棕黑色。茎直立，上部有分枝。基生叶为三出复叶，小叶扇状菱形或倒卵状菱形，3深裂，深裂片又作2～3圆齿状缺刻裂，下面常带紫色。单歧或二歧聚伞花序，萼片5，花瓣状，狭椭圆形，白色，常带淡紫色。果3～4，种子多数，卵状椭圆形。

生于疏林下、山坡、路旁、草丛及山谷背阴处。分布于陕西、江苏、浙江及中南、华南、西南等地。

【性味功效】甘、苦，寒。清热解毒，活血散瘀止痛，消痰散结，利水消肿。

【常用配方】**1.治瘰疬**　天葵子10g，虾脊兰20g，水煎服。**2.治哮喘**　天葵子、地蜂子各等量，研末，每次吞2g。**3.治腰痛**　天葵子块根切细，开水吞服3g。**4.治疔疮**　天葵子、地丁草各适量，捣烂外敷。

【主要化学成分】根含生物碱，内酯，香豆精，酚性成分和氨基酸等。

【现代研究】药理研究显示有抑制金黄色葡萄球菌的作用。现代临床用于治疗急性扁桃体炎，软组织损伤，骨关节结核，高血压病，淋巴结核，哮喘，化脓性毛囊炎和慢性劳伤腰痛等。

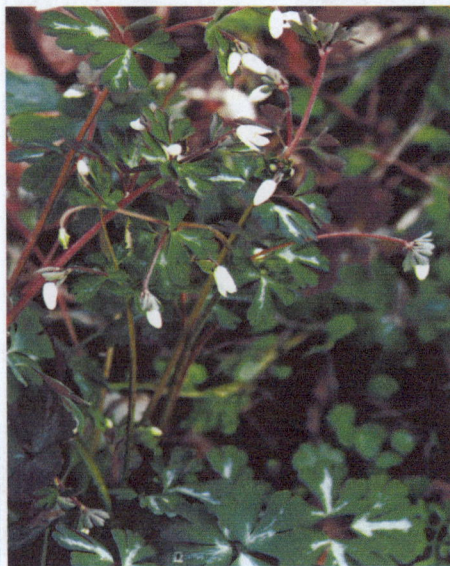

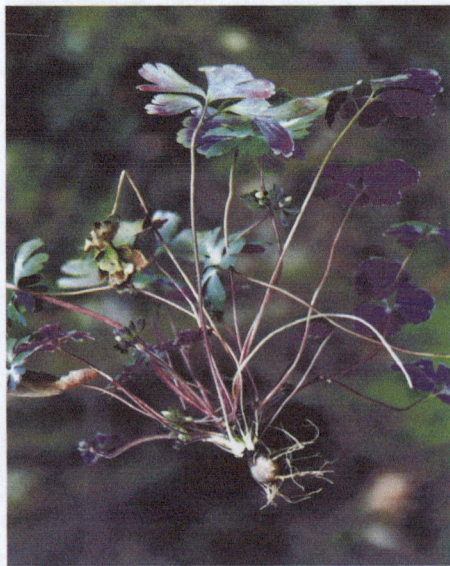

唐松草（马尾黄连）

【来源及药用部位】毛茛科植物多叶唐松草*Thalictrum foliolosum* DC.的根及根茎。

【本草论述】《贵州草药》："清热燥湿，泻火解毒。"

【形态特征】多年生草本。全株无毛。茎直立，上部有分枝。叶互生；叶柄基部有鞘；托叶半圆形；基生叶在开花时枯萎，茎下部和中部为3回羽状复叶；小叶草质，顶生小叶圆卵形、倒卵形或椭圆形，中部以上3浅裂，基部圆形或楔形，小叶柄较长；两侧小叶较小，上面绿色，下面稍苍白色。圆锥花序；苞片和小苞片均为线形；花杂性，花梗细；萼片4；花瓣淡黄绿色或淡紫色；雄蕊多数。瘦果扁，斜倒卵形或镰刀状弯曲。花期6~9月，果熟期7~10月。

生于山地林边、沟边、灌木丛或疏林中。分布于贵州、四川、云南、西藏等地。

【性味功效】苦，寒。清热燥湿，泻火解毒。

【常用配方】**1.治湿热泻痢、里急后重**　唐松草15g，木香10g，水煎服。**2.治湿热黄疸、胁痛**　唐松草15g，马蹄金30g，蒲公英15g，水煎服。**3.治湿盛带下**　唐松草6g，三白草30g，水煎服。

【主要化学成分】根含小檗碱，掌叶防己碱，蛇根碱，厚果唐松草碱等。

【现代研究】现代临床用于治疗细菌性痢疾，急性肠炎腹泻，急性黄疸型肝炎和带下病等。

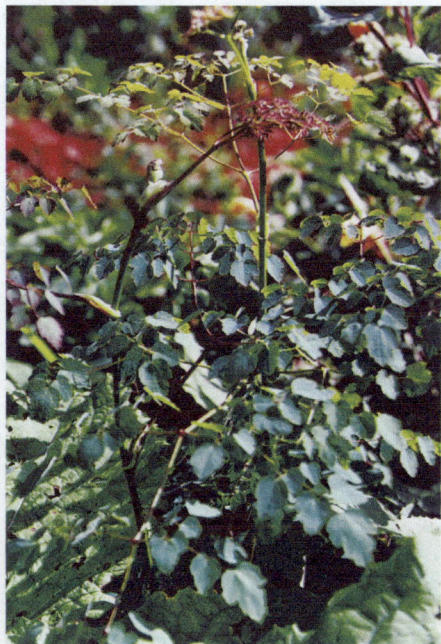

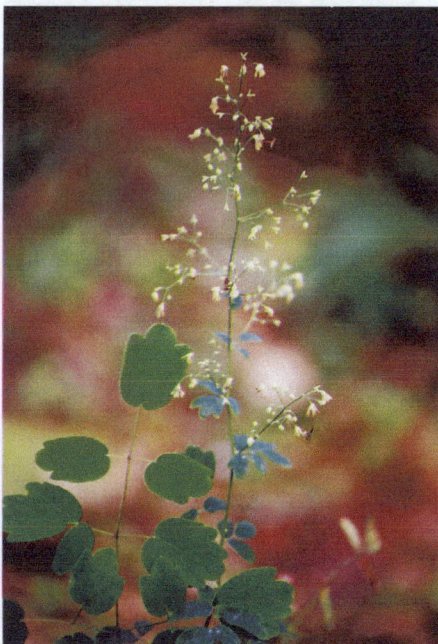

八月瓜

【来源及药用部位】木通科植物三叶木通*Akebia trifoliata* (Thunb.) Koidz. 的果实。

【本草论述】《本草拾遗》："利大小便，宣通，去烦热，食之令人心宽，止渴，下气。"

【形态特征】落叶木质缠绕藤本，长3～15m。全株无毛。三出复叶，小叶卵圆形、宽卵形或长卵形，先端钝圆，基部楔形或圆形，边缘浅裂或波状。短总状花序腋生，花单性，雌雄同株；花被3片，雄蕊6，雌蕊2～13。浆果肉质，长椭圆形。

生于山坡路边、沟旁灌丛中或疏林内。分布于长江流域各地。

【性味功效】苦，寒。疏肝理气，活血消肿。

【常用配方】**1.治水肿**　八月瓜、冷水花各20g，水煎服。**2.治尿路结石**　八月瓜30g，苡仁米60g，水煎服。**3.治劳伤咳嗽**　八月瓜、观音草、羊奶奶各30g，水煎服。**4.治烫伤**　八月瓜果30g，加水浓煎，取汁外搽。

【主要化学成分】果实含糖类，种子含脂肪油。

【现代研究】药理研究显示有利尿，抗菌，抗肿瘤等作用，对小鼠肉瘤S_{180}、肉瘤97等有一定抑制作用。现代临床用于治疗腹痛，痛经，咳嗽，咽喉肿痛等。

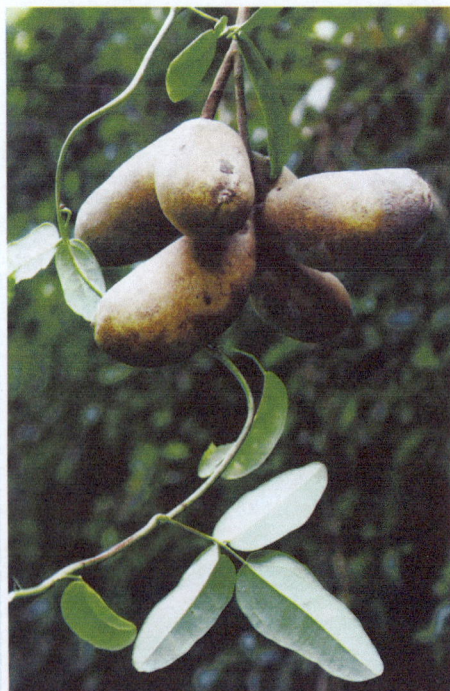

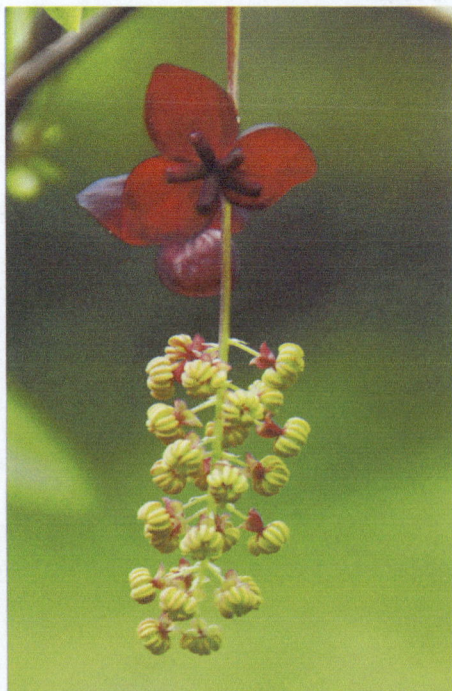

木 通

【来源及药用部位】木通科植物三叶木通Akebia trifoliata (Thunb.) Koidz.（右图）、白木通Akebia trifoliata (Thunb.) Koidz. var. australis (Diels) Rehd.（左图）的木质茎。

【本草论述】《本经》："主去恶虫，除脾胃寒热，通利九窍血脉关节，令人不忘。"

【形态特征】白木通：落叶或半常绿缠绕灌木，高6～10m。全株无毛。掌状复叶，小叶3枚，卵形或卵状矩圆形，先端圆形，中央凹陷，基部阔楔形或圆形，全缘或微波状，两面均淡绿色。花雌雄同株，总状花序腋生；花紫色淡红或淡紫色；雌花1～3朵，苞片线形，花被3片，雄蕊6，退化雌蕊3或4。蓇葖果浆状，椭圆形或长圆筒形，成熟时紫色。种子矩圆形，暗红色。花期3～4月，果熟期10～11月。

生于山坡荒地半阴处。分布于长江流域以南各地。

【性味功效】苦，凉。利尿通淋，通经下乳。

【常用配方】1.治小儿心热面赤、口疮，尿短赤　生地黄、木通、甘草各等份，每次6～9g，竹叶水煎温服。2.治尿血　木通、牛膝、生地、天冬、麦冬、五味子、黄柏、甘草各9g，水煎服。3.治闭经　木通、牛膝、生地黄、延胡索各12g，水煎服。4.治产后乳少　木通、天花粉、甘草各12g，黍米水煎，米熟去渣温服。

【主要化学成分】茎枝含木通苷，水解得到常春藤皂苷元、齐墩果酸、葡萄糖和鼠李糖等。

【现代研究】药理研究显示有利尿、抗菌等作用。现代临床用于治疗闭经，痛经，小便赤涩淋痛，心烦，咽喉肿痛，产后乳少，风湿病筋骨疼痛和跌打损伤等。

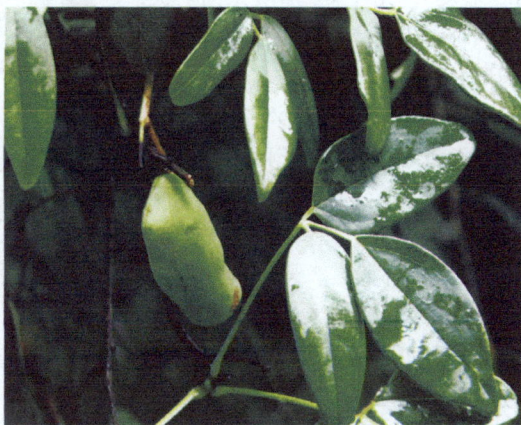

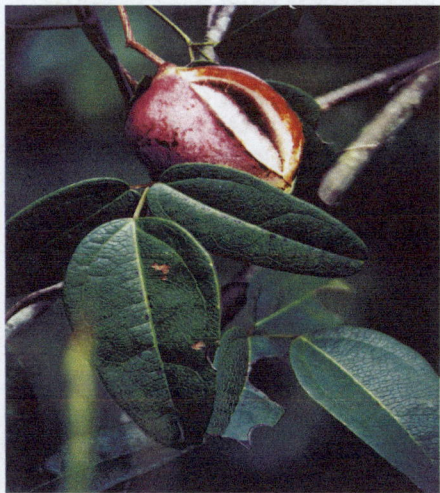

猫儿屎（都哥杆）

【来源及药用部位】木通科植物矮杞树*Decaisnea fargesii* Franch.的根或果实。

【本草论述】《贵州草药》："清肺止咳，驱风除湿，润燥。"

【形态特征】落叶灌木，高达6m。单数羽状复叶互生，无托叶；叶柄无毛；小叶13~25，叶片卵圆形或矩圆形，先端渐尖，基部阔楔形或近圆形，全缘。圆锥花序顶生，花杂性，下垂，萼片6；雄花有雄蕊6，合成单体；雌花具不育雄蕊6，心皮3，无柱头。蓇葖果圆柱状，成熟时蓝色或蓝紫色。种子扁平，矩圆形，黑色。

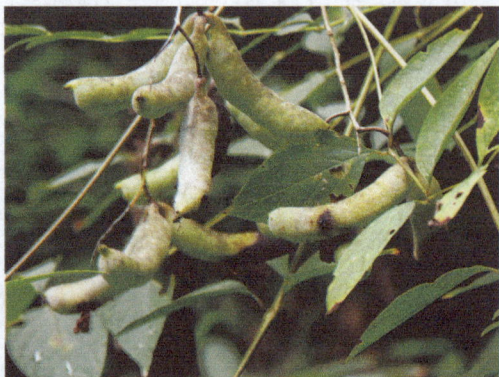

生于阴山坡或山沟杂木林下。分布于西南和浙江、广西、江西、安徽、湖北等地。

【性味功效】辛，甘，平。祛风除湿，清肺止咳。

【常用配方】**1.治风湿痹痛** 猫儿屎30~60g，泡酒服。**2.治皮肤皲裂** 猫儿屎果实适量，水煎，取浓液搽患处。**3.治肺痨咳嗽** 猫儿屎30~50g，水煎服。

【现代研究】现代临床用于治疗肺结核咳嗽，跌打损伤和风湿性关节炎等。

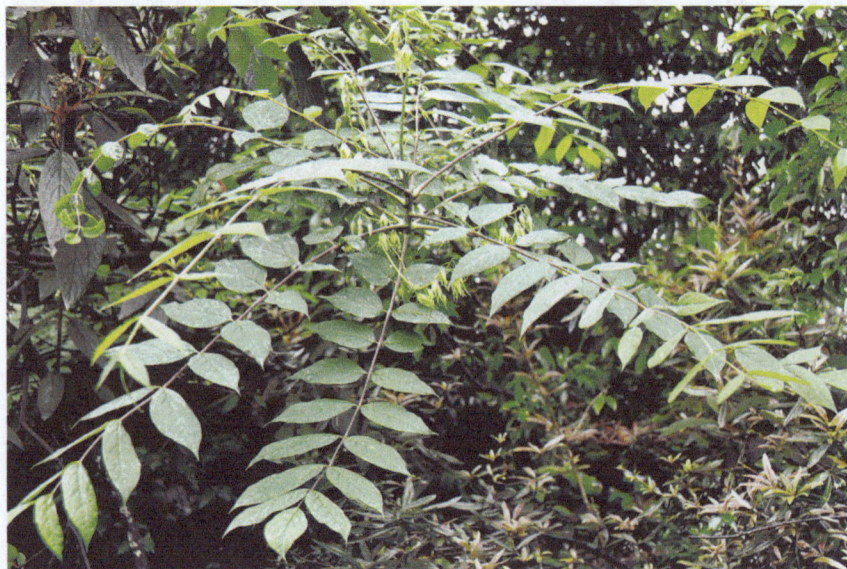

大血藤（红藤、五花血藤）

【来源及药用部位】木通科植物大血藤*Sargentodoxa cuneata* (Oliv.) Rehd. et Wils. 的藤茎。

【本草论述】《本草图经》："攻血，治血块。"

【形态特征】落叶藤本，长达9m。茎褐色，有条纹。三出复叶互生；中央小叶菱状卵形，有短柄，先端尖，基部楔形；两侧小叶较中央叶片大，斜卵形，先端尖，基部不对称。总状花序腋生，花单性，雌雄异株；雄花黄色，萼片6枚；雌花与雄花同，有退化雌蕊。浆果卵形，种子黑色。

生于林下、溪边。分布于河南、安徽、江苏、浙江、江西、广东、广西、湖南、湖北和西南各地。

【性味功效】苦，凉。祛风除湿，舒筋活血。

【常用配方】1.治风湿痹痛　大血藤、千斤拔、五加皮各50g，水煎兑酒服。2.治跌打损伤　大血藤、铁筷子、黑骨藤各30g，泡酒服。3.治经闭腹痛　大血藤、元宝草各10g，水煎服。4.治蛔虫　大血藤30～50g，水煎服。5.治外伤出血　大血藤适量，研末外敷。

【主要化学成分】含大黄素，大黄素甲醚，谷甾醇，大黄酚，原儿茶酸，胡萝卜苷，硬脂酸，香草酸和红藤多糖等。

【现代研究】现代临床用于治疗跌打损伤，闭经，外伤出血，蛔虫病和风湿性关节炎肿痛等。

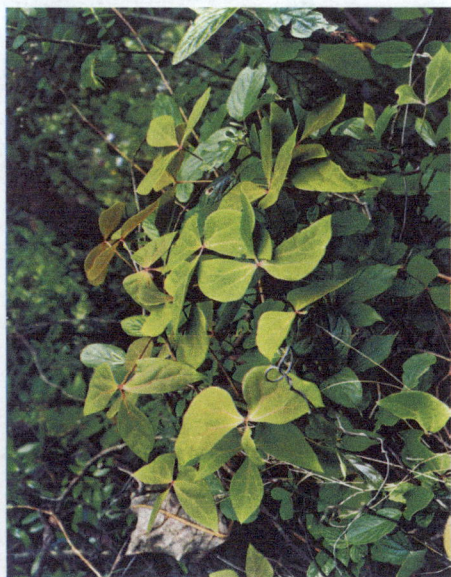

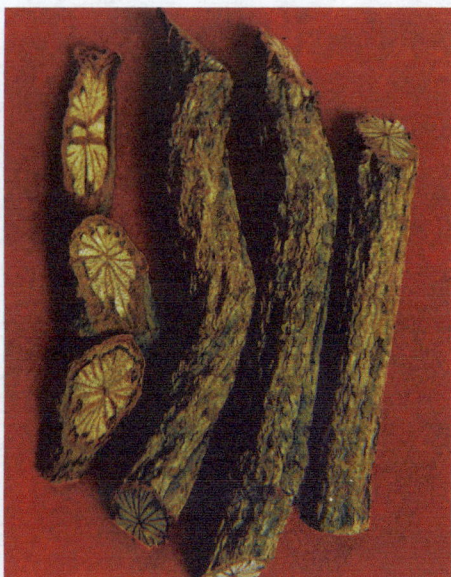

七叶莲

【来源及药用部位】木通科植物七叶木通*Stauntonia chinensis* DC.的全株。

【本草论述】《广西植物名录》："藤，止痛；藤及根，利尿。"

【形态特征】常绿木质藤本，高6～9m。掌状复叶互生，小叶3～7枚，叶片近革质，长圆状披针形或圆状倒披针形，先端渐尖，基部近圆形；上面深绿色，有光泽，下面有白粉，网脉明显。复总状花序，每个花序上有花3～4朵；花单性，雌雄同株；花被6片；雄蕊6，心皮3。浆果长圆形，熟时紫红色。

生于山野或栽培于庭院中。分布于广东、广西、云南、贵州等地；缅甸、印度也有分布。

【性味功效】甘，温。除湿散瘀，理气止痛。

【常用配方】1.治手术后、骨关节损伤和感染等引起的疼痛　七叶莲、紫金标、山梦花各30g，泡酒服。2.治偏头痛、风湿疼痛　七叶莲、木防己、黑骨藤各30g，水煎服。3.治胃痛　七叶莲、鸡屎藤、大青木香各30g，水煎服。

【主要化学成分】含野木瓜苷，水解后生成野木瓜苷元及葡萄糖；亦含6-羟基木犀草素等。

【现代研究】药理研究显示有镇痛，镇静和解痉等作用。现代临床用于治疗痛经，睾丸肿痛，风湿病关节疼痛，三叉神经痛和胃溃疡疼痛等。

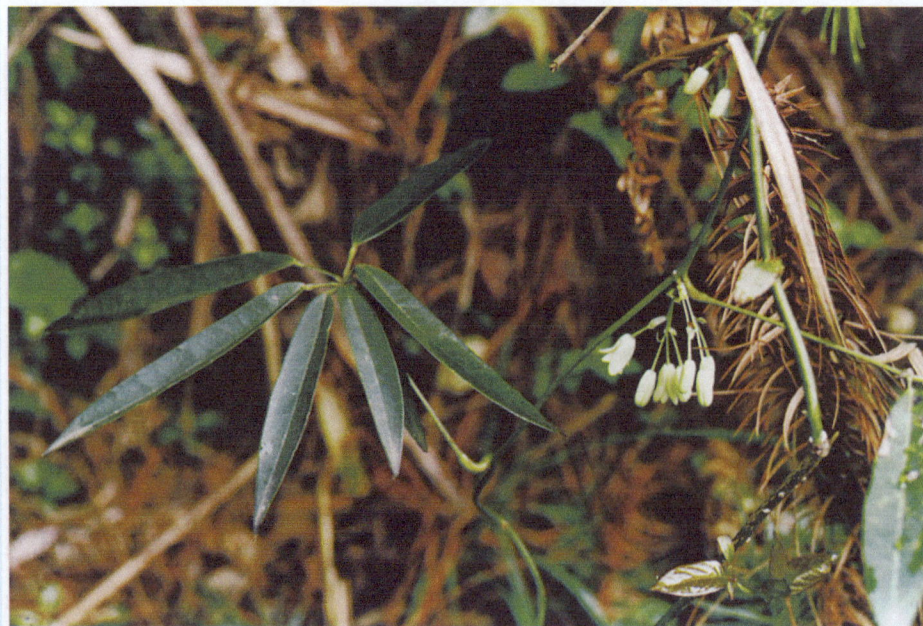

连 翘

【来源及药用部位】木犀科植物连翘 *Forsythia suspensa* (Thunb.) Vahl的果实。

【本草论述】《本经》："主寒热，鼠瘘，瘰疬，痈肿，恶疮，瘿瘤，结热，蛊毒。"

【形态特征】落叶灌木，高2～4m。枝开展或伸长，稍带蔓性，常着地生根，小枝稍成四棱形，节间中空。单叶对生，或成为3小叶；叶片卵形、长卵形、广卵形至卵形，先端渐尖，基部阔楔形或圆形，边缘有不整齐锯齿；半革质。花先叶开放，腋生；花萼4深裂，椭圆形；花冠基部管状，上部4裂，金黄色；雄蕊2；雌蕊1，子房卵圆形。蒴果狭卵形略扁。种子多数。花期3～5月，果熟期7～8月。

生于山野荒坡间，各地有栽培。分布于全国多数地区。

【性味功效】苦，微寒。清热解毒，疏散风热，消痈散结。

【常用配方】1.**治乳痈肿痛** 连翘、野菊花各15g，蒲公英30g，王不留行9g，水煎服。2.**治外感风热发热、咽痛** 连翘、金银花各12g，薄荷、牛蒡子、桔梗、淡豆豉、淡竹叶各10g，芦根水煎服。3.**治痈疽肿痛** 连翘18g，银花、蒲公英、皂刺各9g，水煎服。4.**治瘰疬结核** 连翘15g，浙贝母、玄参、牡蛎各12g，水煎服。

【主要化学成分】含连翘酚，连翘苷，连翘皂元，芸香苷，连翘脂苷，连翘种苷，白桦脂酸，齐墩果酸和熊果酸等。

【现代研究】药理研究显示有解热，镇吐，抗炎，保肝，降压，抗肿瘤，抑制金黄色葡萄球菌、溶血性链球菌、卡他球菌、绿脓杆菌、白喉杆菌及许兰黄癣菌、堇色毛癣菌等作用。现代临床用于治疗急性乳腺炎，肺结核咳嗽，银屑病，水火烫伤，便秘和急性肾炎发热、水肿等。

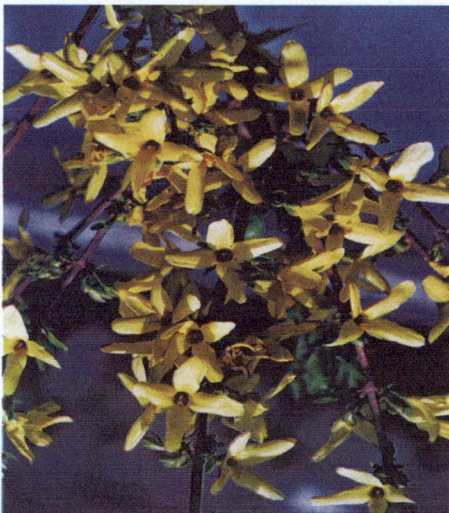

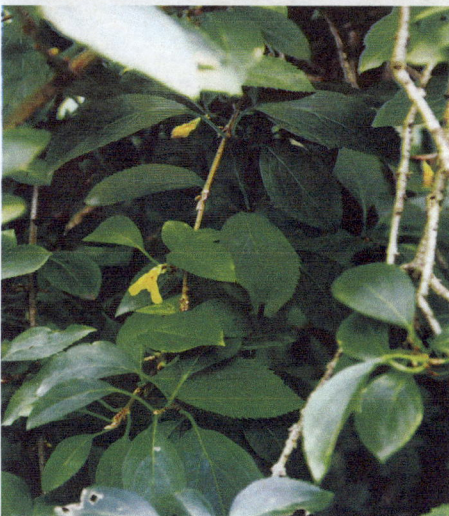

金钟花

【来源及药用部位】木犀科植物金钟花*Forsythia viridissima* Lindl. 的叶及果实。

【本草论述】《浙江药用植物志》："清热解毒，祛湿泻火。"

【形态特征】落叶灌木，高达3m。小枝黄绿色，四棱形，皮孔明显。叶片长椭圆形至披针形，先端锐尖，基部楔形，通常上半部具不规则锐锯齿或粗锯齿。花1~3朵着生于叶腋；花萼裂片绿色；花冠深黄色，裂片反卷。果卵形或宽卵形，具皮孔。花期3~4月，果熟期8~11月。

生于山坡灌丛中、山野和路旁。分布于长江以南各地。

【性味功效】苦，凉。清热，解毒，散结。

【常用配方】**1.治时行感冒**　金钟花叶或果9~15g，水煎服。**2.治目赤肿痛，筋骨酸痛**　金钟花鲜根60~90g，红枣7枚，水煎服。**3.治疥疮**　金钟花叶适量，水煎外洗。

【主要化学成分】叶含有牛蒡苷，牛蒡苷元，紫云英苷和异槲皮苷等；花含牛蒡苷，牛蒡苷元，穗罗汉松脂酚，熊果酸和齐墩果酸等。

【现代研究】药理研究显示有扩张血管，降血压，抑制子宫和小肠等作用。现代临床用于治疗流行性感冒，颈淋巴结核，急性结合膜炎和疥疮等。

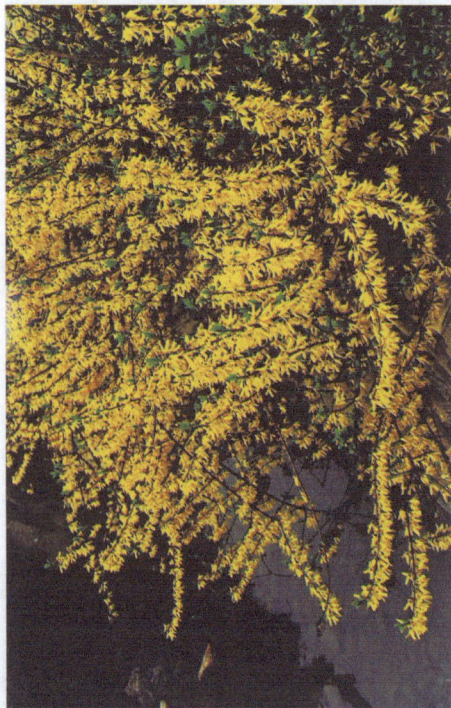

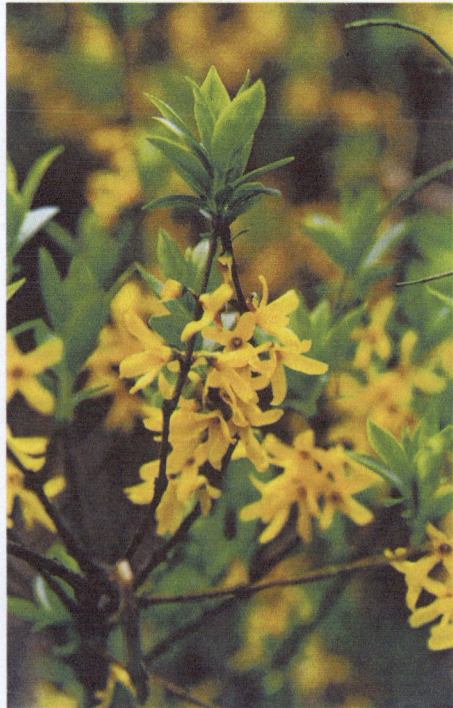

秦 皮

【来源及药用部位】木犀科植物白蜡树*Fraxinus chinensis* Roxb.以及同属近缘植物的树皮。

【本草论述】《本经》："主风寒湿痹，洗洗寒气，除热；目中青翳白膜。"

【形态特征】落叶乔木，高10m左右。叶对生，单数羽状复叶，小叶通常5片，卵形、倒卵状长圆形或披针形，顶端一片最大，先端锐尖至渐尖，边缘具钝锯齿，叶背沿叶脉有褐色柔毛；小叶柄对生处膨大。圆锥花序顶生，花小；花萼筒状；花轴节上常有淡褐色短柔毛。翅果扁平，倒披针形，翅长于果。花期5~6月，果熟期8~9月。

生于山坡、山沟及河畔，有栽培。分布于我国南北各地。

【性味功效】苦，寒。清热燥湿，止咳平喘，明目。

【常用配方】**1.治热痢下重** 白头翁6g，黄柏9g，黄连9g，秦皮9g，水煎服。**2.治久病痢疾** 秦皮12g，生地榆、椿皮各15g，水煎服。**3.治腹泻** 秦皮15g，水煎加糖，分3次服用。**4.治妇人赤白带下及血崩不止** 秦皮90g，丹皮60g，当归30g，俱酒洗，炒研为末，炼蜜为丸梧桐子大，每早服15g，开水送下。

【主要化学成分】树皮含马栗树皮苷，马栗树皮素和鞣质等；种子含油约15.8%。

【现代研究】药理研究显示有消炎，镇痛，利尿，抗菌，抗血凝等作用。现代临床用于治疗细菌性痢疾，肠炎腹泻，慢性气管炎和带下病等。

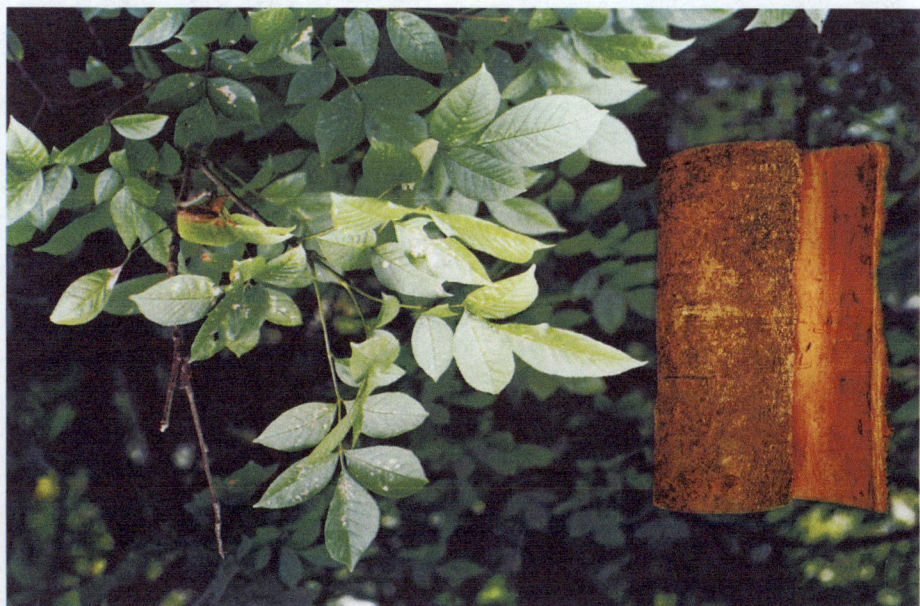

探春花（小柳拐）

【来源及药用部位】木犀科植物探春花*Jasminum floridum* Bunge 的根和叶。

【本草论述】《四川中药志》："清热解毒，散瘀，消食"

【形态特征】直立或攀援灌木，高0.4～3m。当年生枝草绿色，扭曲，四棱。叶互生，复叶，小叶3～5片，基部常具单叶，叶片卵形或卵状椭圆形，先端急尖，基部楔形或圆形。聚伞花序或伞状聚伞花序顶生；苞片锥形；花萼裂片锥状线形；花冠黄色，近漏斗状，裂片卵形或长圆形。果长圆形或球形，成熟时黑色。花期5～9月，果熟期9～10月。

生于山坡、谷地或林中。分布于河北、陕西、山东、河南、湖北、四川和贵州等地。

【性味功效】苦、涩、辛，寒。清热解毒，散瘀，消食。

【常用配方】1.**治食积腹胀** 探春花根24g，冻绿、苦荞头、糯米藤各15g，香附子、刮金板各9g，水煎服。2.**治疮疖肿毒** 探春花根、乌蔹梅根、透骨草各适量，捣烂外敷患处。3.**治咽喉肿痛** 探春花根24g，桔梗9g，甘草3g，水煎服。4.**治烫火伤** 探春花鲜叶或干粉适量，麻油调敷患处。

【现代研究】现代临床用于治疗感冒发热咽痛，疮疡肿痛，跌打损伤，烫伤，刀伤和消化不良腹胀痛等。

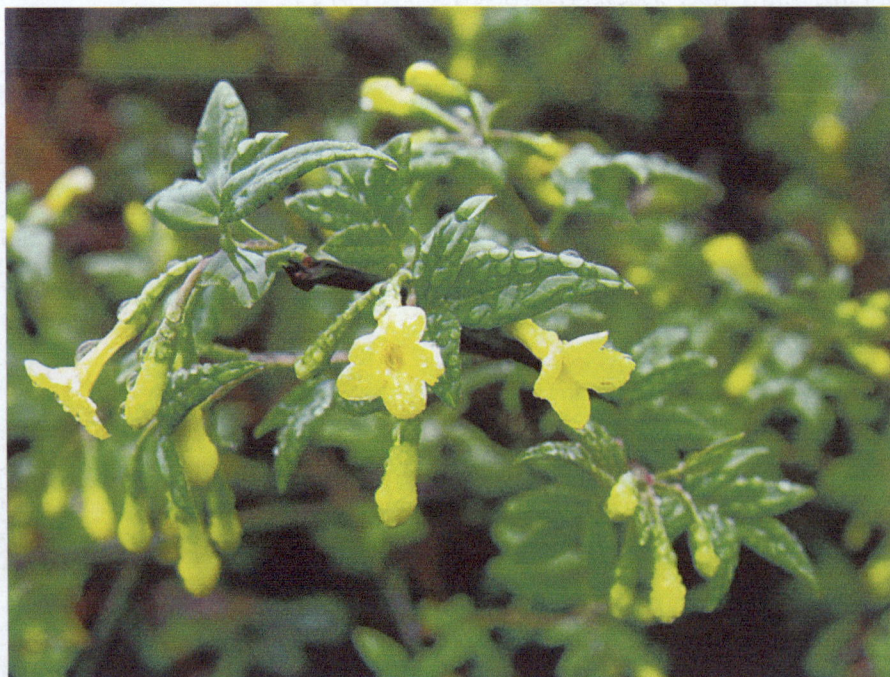

素馨花（数日清）

【来源及药用部位】木犀科植物素馨花 *Jasminum grandiflorum* L. 的枝叶。

【本草论述】《本草纲目》："采花压油泽头，甚香滑也。"

【形态特征】攀援灌木，高2~4m。小枝圆柱形，具棱或沟。叶对生，羽状深裂或具小叶5~9片，小叶片卵形或长卵形，顶生小叶片为窄菱形，先端急尖、渐尖或钝，基部楔形、钝或圆形；叶轴具狭翅。聚伞花序顶生，有花2~9朵；苞片线性；花萼裂片锥状线形；花冠白色，芳香，高脚碟状。花期8~10月。

生于石灰岩山地，有栽培。分布于我国南北各地。

【性味功效】苦，平。舒肝解郁，行气止痛。

【常用配方】1.**治消化不良、胃脘疼痛** 素馨花9g，川厚朴6g，延胡索、佩兰各9g，水煎服。2.**治感冒发热** 素馨花20g，水煎服。

【主要化学成分】含有芳樟醇，乙酸苯甲酯，顺式-茉莉酮，吲哚，素馨内酯和茉莉花酸甲酯等。

【现代研究】现代临床用于治疗消化不良，痢疾腹痛，胃溃疡疼痛和慢性肝炎胁痛等。

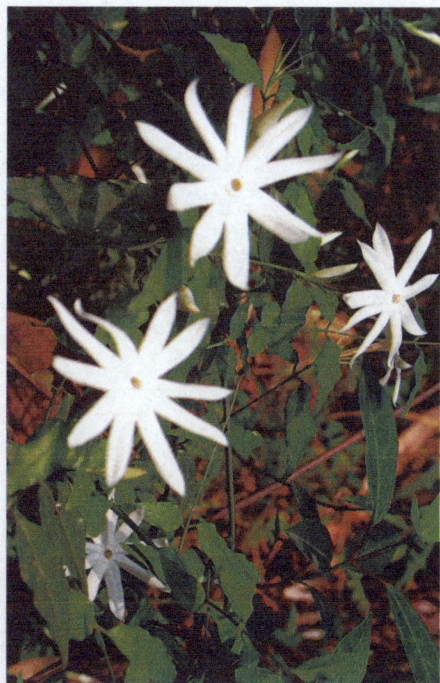

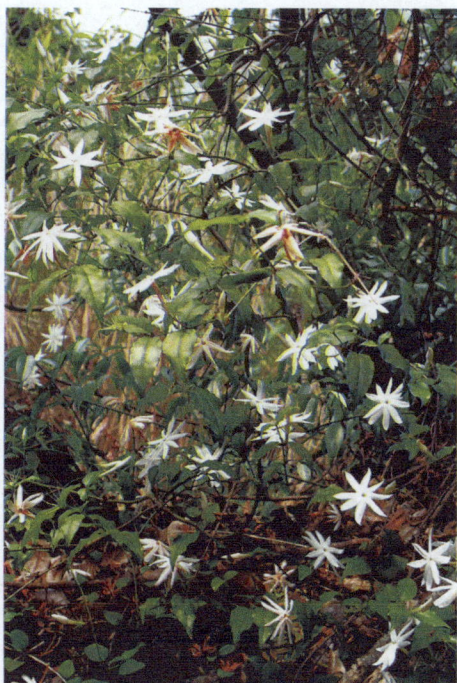

清香藤（破骨风）

【来源及药用部位】木犀科植物清香藤*Jasminum lanceolarium* Roxb. 的根及茎叶。

【本草论述】《贵州民间药物》："行血，理气。"

【形态特征】大型攀援灌木，高10～15m。小枝圆柱形，稀具棱，节处稍压扁，光滑无毛或具短柔毛。叶对生或近对生，三出复叶；叶柄具沟；小叶片椭圆形、卵形或披针形，先端急尖、渐尖或钝，基部楔形或圆形。复聚伞花序排列成圆锥状，顶生或腋生；苞片线形；花萼筒状；花冠白色，芳香，高脚碟状，裂片4～5。果球形或椭圆形。花期4～10月。

生于山坡灌丛或山谷密林中。分布于陕西、甘肃和长江流域以南各地。

【性味功效】苦、辛，平。祛风除湿，凉血解毒。

【常用配方】1.**治风寒外感头痛** 清香藤鲜藤30g，白芷9g，川芎15g，防风4.5g，水煎服。2.**治风湿性关节炎** 清香藤鲜藤30g，五加皮、川牛膝、全当归各15g，桂枝9g，米酒引，水煎服。3.**治无名毒疮肿痛** 清香藤15g，土茯苓12g，夏枯草、地丁草各9g，水煎洗。4.**治外伤出血** 清香藤适量捣烂、或用叶研末，外敷患处。

【现代研究】现代临床用于治疗风湿病，感冒头痛，跌打损伤，外伤出血和无名肿毒等。

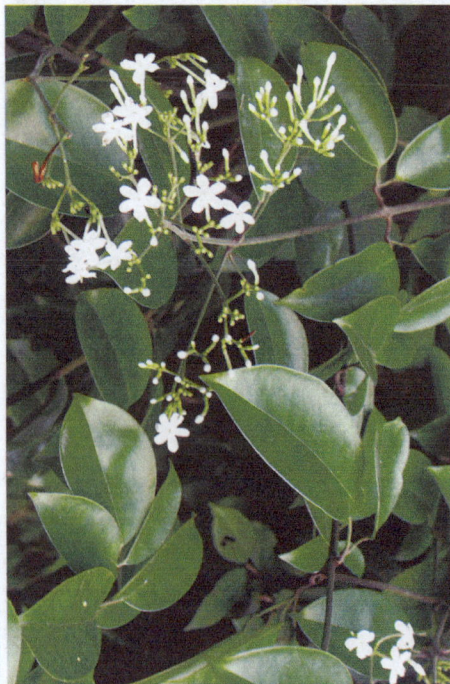

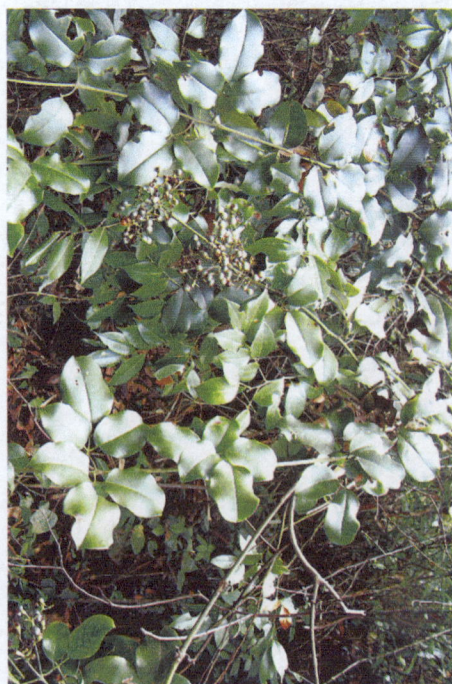

青藤仔

【来源及药用部位】木犀科植物青藤仔*Jasminum nervosum* Lour. 的花和茎叶。

【本草论述】《广西本草选编》："清湿热，拔脓生肌。"

【形态特征】攀援灌木，高1~5m。小枝圆柱形，光滑无毛或微被短柔毛。叶对生，单叶；叶柄具关节；叶片纸质，卵形或卵状披针形，先端急尖、渐尖或钝，基部宽楔形、截形或圆形。聚伞花序顶生或腋生，有花1~5朵；苞片线形；花萼白色，无毛或微被短柔毛；花冠白色，高脚碟状，裂片8~10，披针形。果球形或长圆形，成熟时由红变黑。花期3~7月，果熟期4~10月。

生于山坡灌丛、沙地或混交林中。分布于台湾、广东、海南、广西、贵州、云南和西藏等地。

【性味功效】苦，凉。清湿热，解毒，敛疮。

【常用配方】**1.治痢疾** 青藤仔花9~15g，水煎，冲蜜糖30g服。**2.治疮疡溃烂** 青藤仔茎叶或花适量，水煎外洗。**3.治劳伤腰痛** 青藤仔茎30g，水煎，冲米酒30g服。

【现代研究】现代临床用于治疗痢疾，疟疾，疮痈肿痛或溃烂不敛等。

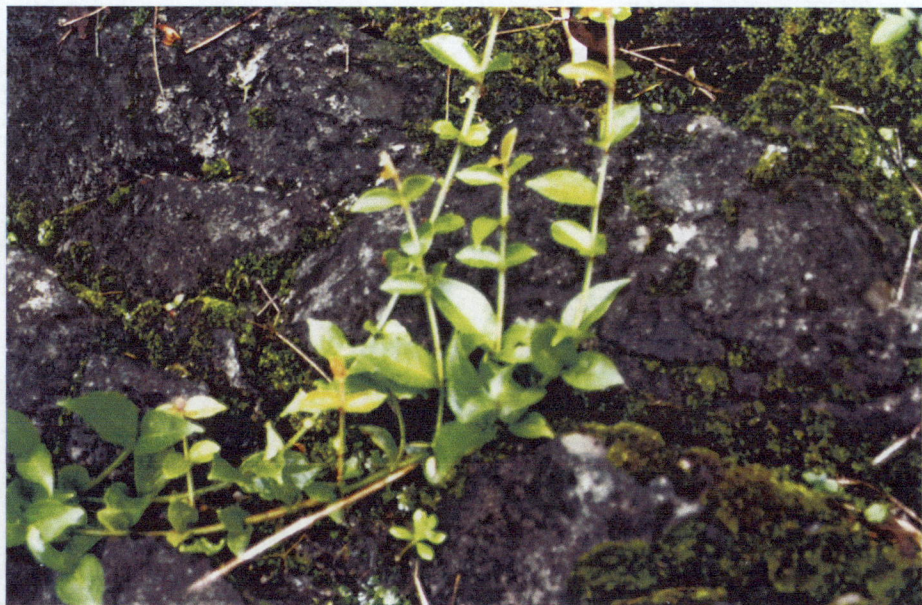

迎春花（金腰带、清明花）

【来源及药用部位】木犀科植物迎春花*Jasminum nudiflorum* Lindl. 的花。

【本草论述】《贵州民间药物》："解热利尿。"

【形态特征】落叶灌木，直立或匍匐成拱形，高0.3～5m。小枝四棱形，棱上具狭翅。叶对生，小叶3片，基部常具单叶，叶片卵形或长椭圆卵形，先端锐尖或钝，基部楔形或近圆形，叶缘反卷；叶轴具狭翅。花先叶开放，生于去年小枝腋上；苞片叶状；花萼绿色，钟状，裂片5～6；花冠淡黄色，向上渐扩大；雄蕊2，着生于萼筒内；子房2室。花期2～4月。

生于灌丛或岩石缝中，有栽培。分布于我国南北各地。

【性味功效】苦、微辛，平。清热解毒，活血消肿。

【常用配方】1.治小便热痛　迎春花、车前草各15g，水煎服。2.治㾴疮　迎春花适量，研末，香油调敷。3.治咽喉肿痛　迎春花15g，点地梅、甘草各3g，水煎服。4.治跌打损伤、刀伤出血　迎春花适量，捣烂外敷患处。

【现代研究】现代临床用于治疗感冒发热，急性膀胱炎小便急痛，跌打损伤，口腔炎和滴虫性阴道炎等。

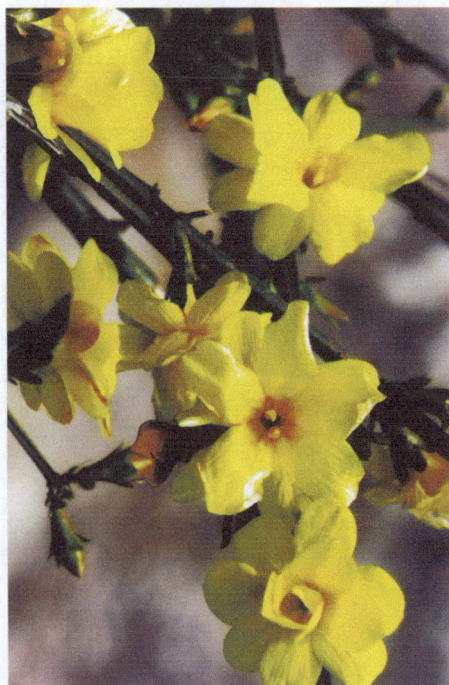

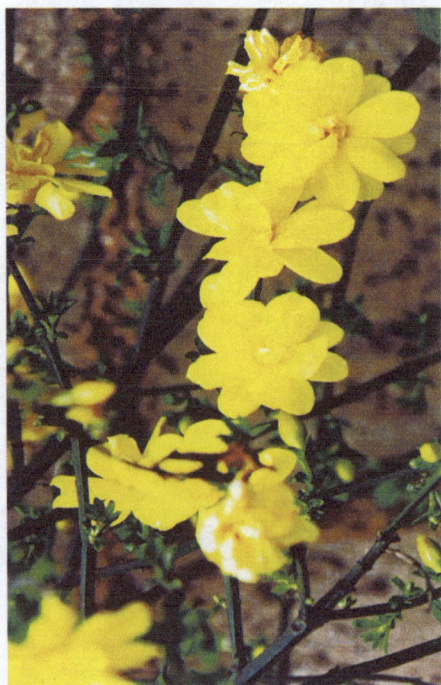

迎春花叶

【来源及药用部位】木犀科植物迎春花*Jasminum nudiflorum* Lindl. 的叶。

【本草论述】《本草纲目》："治肿毒恶疮。"

【形态特征】见"迎春花"项下。

【性味功效】苦，寒。清热，解毒，利湿。

【常用配方】**1.治热淋、小便不利** 迎春花茎叶、银花藤、马鞭草、车前草各10g，水煎服。**2.治感冒发热头痛** 迎春花叶、水荆芥、车前草各10g，水煎服。**3.治咽痛、口疮** 迎春花叶6～10g，水煎含漱又慢咽。**4.治热毒疮痈肿痛** 迎春花鲜嫩叶适量，捣烂外敷患处。

【主要化学成分】叶含毛蕊花苷，金石蚕苷和连翘脂苷等。

【现代研究】现代临床用于治疗感冒发热，急性膀胱炎小便急痛，跌打损伤，恶疮肿毒和滴虫性阴道炎等。

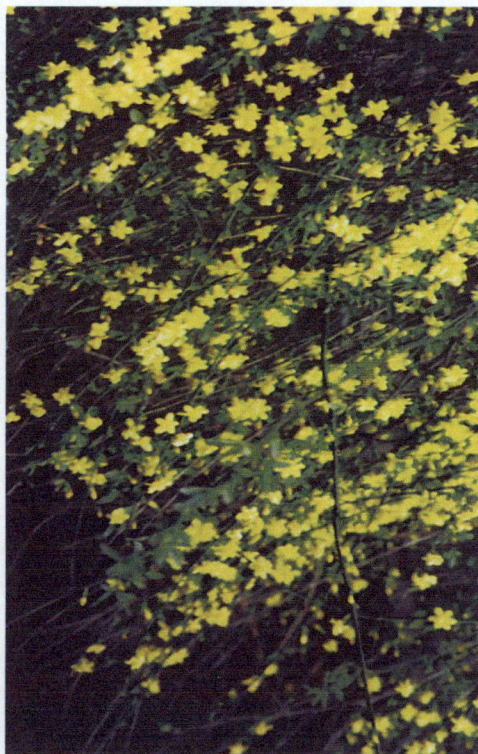

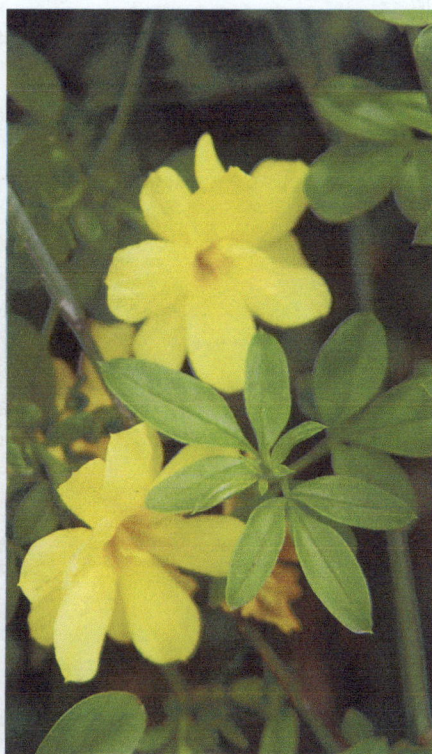

茉莉花

【来源及药用部位】木犀科植物茉莉 *Jasminum sambac* (L.) Ait. 的花。

【本草论述】《饮片新参》："平肝解郁，理气止痛。"

【形态特征】直立或攀援灌木，高达3m。小枝圆柱形，疏被柔毛。单叶对生；叶柄被短柔毛；叶片纸质，圆形、阔卵形或卵状椭圆形，两端圆或钝，基部微心形，全缘，下面脉腋有黄色簇生毛。聚伞花序腋生或顶生，通常有花3朵，花柄粗壮，被柔毛；花白色芳香；花萼管状，花冠管细；雄蕊2；子房2室。果球形，紫黑色。花期5～8月，果熟期7～9月。

栽培于湿润肥沃土壤中。南方各地广泛分布。

【性味功效】辛、微甘，温。理气止痛，辟秽开郁。

【常用配方】1.**治湿阻腹胀泄泻** 茉莉花6g（后下），青茶10g，石菖蒲6g，水煎温服。2.**治腹痛腹泻** 茉莉花、厚朴各6g，木香9g，山楂30g，水煎服。3.**治头晕头痛** 茉莉花15g，鲢鱼头1个，水炖服。4.**治目赤肿痛** 茉莉花、菊花各6g，金银花9g，水煎服。

【主要化学成分】花含芳樟醇，乙酸苯甲酯，顺式-丁香烯，素馨内酯，吲哚，顺式-茉莉酮，茉莉酮酸甲酯和迎春花苷等。

【现代研究】现代临床用于治疗中暑腹痛吐泻，疮疡痈肿，结合膜炎，头痛和头晕等。

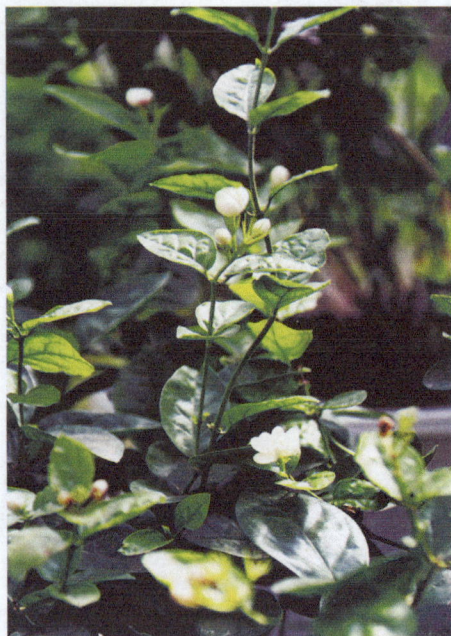

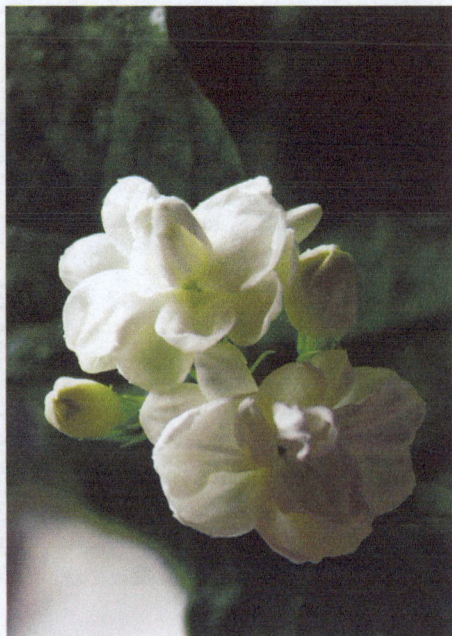

茉莉根

【来源及药用部位】木犀科植物茉莉*Jasminum sambac* (L.) Ait. 的根。

【本草论述】《现代实用中药》："有麻醉作用。"

【形态特征】见"茉莉花"该项下。

【性味功效】苦，热；有毒。麻醉，止痛。

【常用配方】1.治骨折筋伤疼痛　茉莉根捣绒，酒炒外包伤处。2.治头痛　茉莉根、蚤休根各适量，捣烂敷痛处。3.治龋齿疼痛　茉莉根研末，熟鸡蛋黄1个，调匀，塞入痛牙。4.治失眠　茉莉根0.9～1.5g，磨水服。

【主要化学成分】根含生物碱和甾醇等。

【现代研究】药理研究显示有镇静，催眠，镇痛和兴奋小鼠子宫等作用。现代临床用于治疗跌打损伤、骨折疼痛，龋齿疼痛和失眠等。

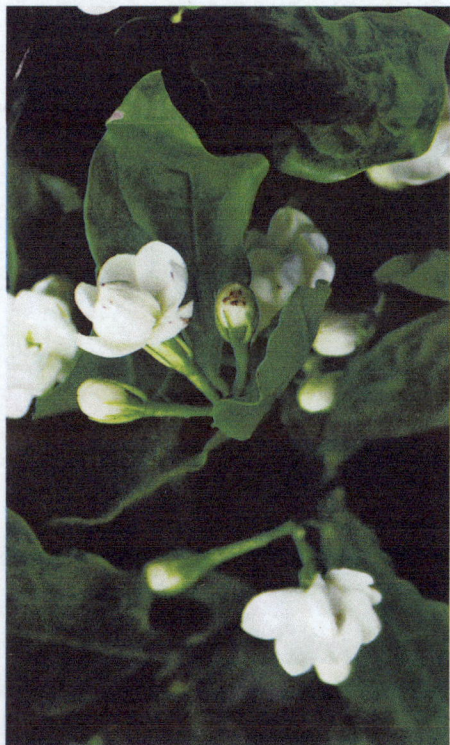

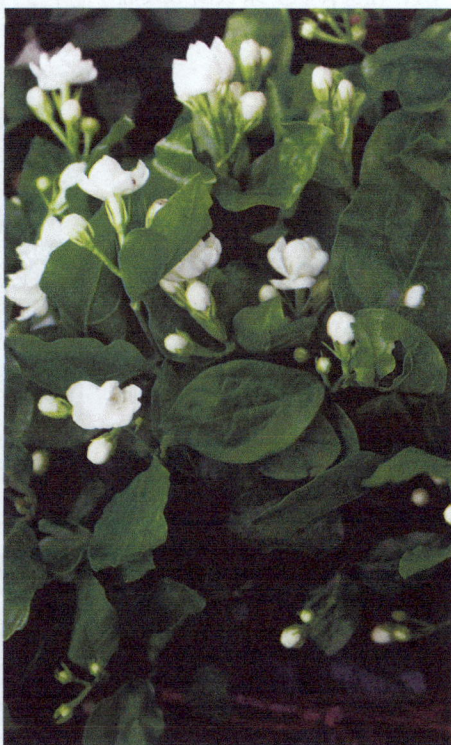

苦丁茶（苦茶叶）

【来源及药用部位】木犀科植物日本女贞 *Ligustrum japonicum* Thunb. 的叶。

【本草论述】《贵州民间药物》："清热解毒。"

【形态特征】常绿灌木或乔木，高3～5m。幼枝圆柱形，稍具棱，节处稍压扁。单叶对生，叶柄具深而窄的沟；叶片厚革质，椭圆形或宽卵状椭圆形，先端锐尖至渐尖，基部圆形或楔形，叶缘平或稍反卷。圆锥花序塔形，花梗极短；花萼先端近截形或具不规则齿裂；花冠裂片4；柱头棒状。果长圆形或椭圆形，紫黑色，被白粉。花期6月，果熟期11月。

我国各地有栽种。

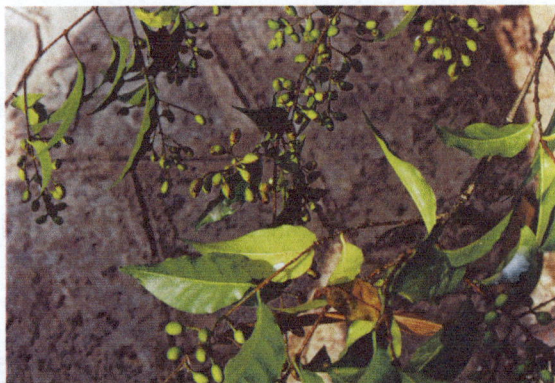

【性味功效】甘、苦，凉。清肝火，解热毒。

【常用配方】1.**治肝阳上亢眩晕** 苦丁茶叶15g，开水泡代茶饮。2.**治乳痈溃烂** 苦丁茶叶、糯叶各30g，晒干研末，苦丁茶叶适量水煎洗，再用此药水调药末外敷患处，注意留头。3.**治一切无名肿毒、湿疮溃烂** 苦丁茶叶适量，熬膏，摊于布上，外敷患处。4.**治口疮** 苦茶叶适量，熬膏，开水调服。

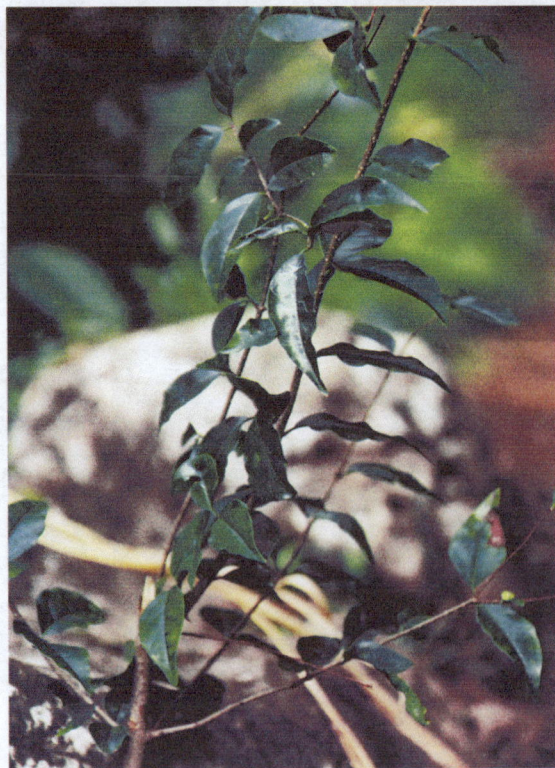

【现代研究】现代临床用于治疗高血压头痛、眩晕，结膜炎，口腔溃疡，痈疮溃疡，乳腺炎流脓和烫火伤等。

女贞子（女贞）

【来源及药用部位】木犀科植物女贞 *Ligustrum lucidum* Ait. 的果实。

【本草论述】《本经》："主补中，安五藏，养精神，除百病。"

【形态特征】常绿灌木或乔木，高达2~5m。树皮灰褐色，枝黄褐色、灰色或紫红色，圆柱形，疏生圆形或长圆形皮孔。单叶对生，叶柄具沟；叶片革质而脆，卵形、宽卵形、椭圆形或卵状披针形，先端锐尖至渐尖，基部圆形或宽楔形。圆锥花序顶生，花近无梗；花萼无毛；花冠裂片反折；雄蕊和花冠裂片略等长；柱头棒状。核果肾形或近肾形，深蓝黑色，被白粉。花期5~7月，果熟期7月至翌年5月。

生于疏林或密林中，多有栽种。分布于长江流域以南和陕西、甘肃等地。

【性味功效】甘、苦，凉。滋补肝肾，明目。

【常用配方】1.**治脱发** 女贞子、何首乌、菟丝子、当归各10g，水煎服。2.**治体倦、多汗、失眠** 女贞子、旱莲草、地骨皮各15~30g，水煎服。3.**治风热红眼** 鲜女贞子适量，捣汁熬膏，外用点眼。4.**治口疮** 女贞子9g，金银花12g，水煎服。

【主要化学成分】含齐墩果酸，乙酰齐墩果酸，女贞子酸，女贞子苷，熊果酸，β-谷甾醇，甘露醇，槲皮素，女贞子多糖，氨基酸，挥发油以及铜、铁、锌、锰等。

【现代研究】药理研究显示有明显抑制金黄色葡萄球菌、福氏痢疾杆菌、伤寒杆菌、绿脓杆菌和大肠杆菌，还有抗炎，调节机体免疫功能，增强细胞免疫，抑制变态反应，降血脂，预防和显著抑制动脉粥样硬化和降血糖等作用。现代临床用于治疗顽固性失眠，慢性萎缩性胃炎，高脂血症，冠心病，口腔溃疡，急性结合膜炎红肿及神经衰弱失眠等。

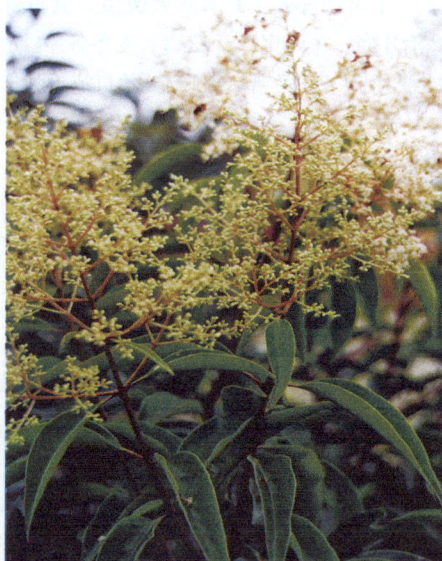

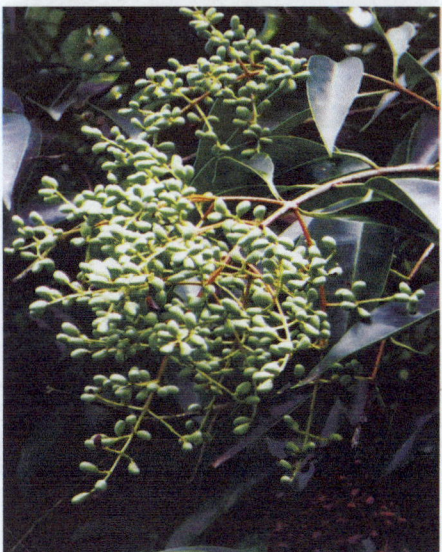

女贞叶（冬青叶）

【来源及药用部位】木犀科植物女贞 *Ligustrum lucidum* Ait. 的叶。

【本草论述】《本草纲目》："除风散血，消肿定痛。"

【形态特征】见"女贞子"该项下。

【性味功效】苦，凉。清热明目，解毒散瘀，消肿止咳。

【常用配方】**1.治水火烫伤**　女贞叶15g，虎杖30g，研细末，菜油或香油调敷。**2.治牙痛**　女贞叶15g，玄参、麦冬各9g，水煎服。**3.治风热赤眼**　黄连100g，女贞叶200g；水浸3个日夜，熬膏，点眼。**4.治口疮舌肿**　女贞鲜叶适量，捣烂取汁，含浸吐涎。

【主要化学成分】含齐墩果酸，对羟基苯乙酸，大波斯菊苷，木犀草素–7–葡萄糖苷，熊果酸和丁香苷等。

【现代研究】药理研究显示有改善心肌缺血，镇咳，抗惊厥，抗菌和抗炎等作用。现代临床用于治疗白癜风，水火烫伤，高脂血症，口腔溃疡，急性结合膜炎红肿，牙痛，肺炎咳嗽，细菌性痢疾和皮肤疮疡等。

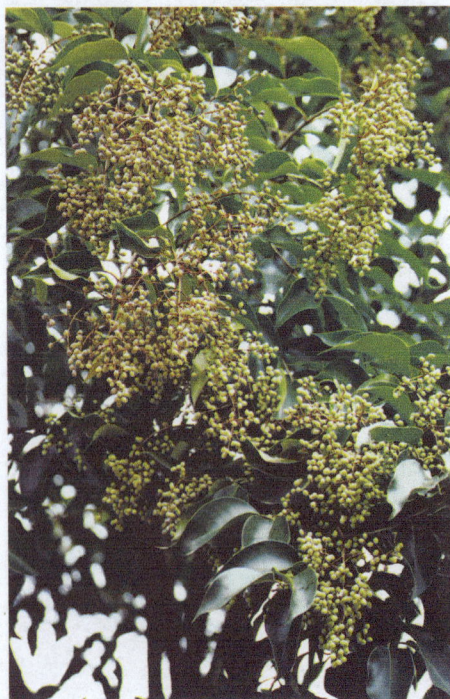

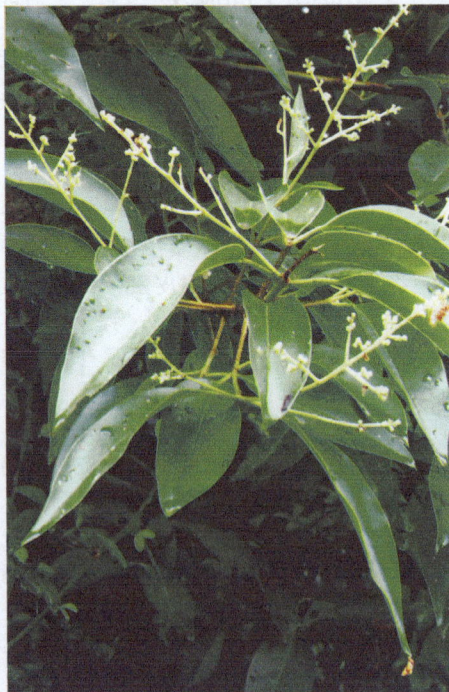

小女贞（水白蜡）

【来源及药用部位】木犀科植物小叶女贞*Ligustrum quihoui* Carr.的叶。

【本草论述】《陕西中草药》："清热解毒。"

【形态特征】灌木，高2m左右。小枝与花序密生细短柔毛。单叶互生，叶片革质，椭圆形至倒卵状长圆形，先端钝或圆，略显凹头，基部楔形，全缘。圆锥花序顶生，花白色。核果近球形，蓝黑色。花期夏秋季。

生于山坡树林中向阳处，有栽种。分布于全国多数地区。

【性味功效】苦，凉。清热祛暑，解毒消肿。

【常用配方】1.**治烧烫伤** 小女贞、虎杖各60g，水煎局部浸洗。2.**治口疮疼痛** 小女贞叶、冬青树叶各30g，研末外敷患处。3.**治咳嗽** 小女贞叶、矮地茶、果上叶各15g，水煎服。4.**治中暑发热** 小女贞9g，水煎代茶饮。5.**治咽喉肿痛** 小女贞叶15g，大青叶、金银花各30g，水煎服。

【主要化学成分】含小叶女贞结晶等。

【现代研究】药理研究显示有祛痰、止咳和抗菌等作用。现代临床用于治疗中暑发热，咽喉炎，烧烫伤，口腔溃疡和感冒咳嗽等。

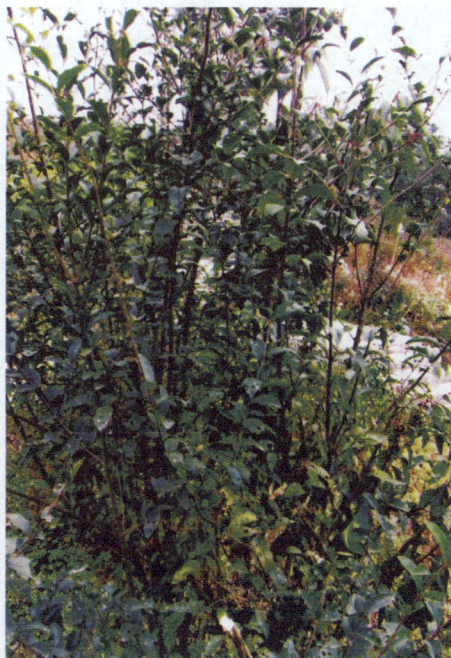

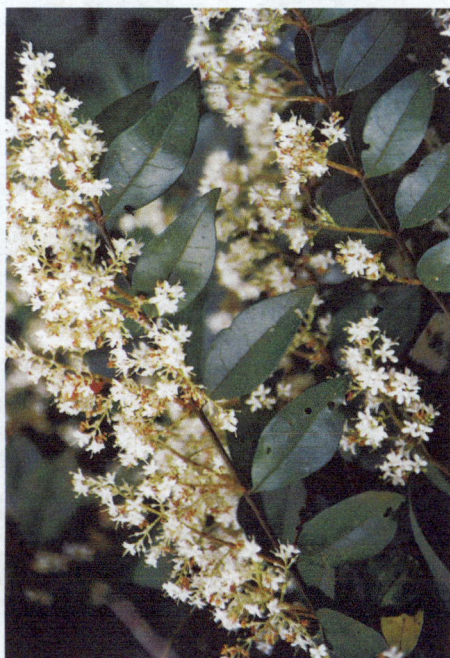

小蜡树（水冬青）

【来源及药用部位】木犀科植物小蜡 *Ligustrum sinrnse* Lour. 的树皮及叶。

【本草论述】《四川常用中草药》："清热，降火。"

【形态特征】落叶灌木或小乔木，高2～4m。小枝圆柱形，幼时被淡黄短柔毛。单叶对生，叶柄被短柔毛；叶片纸质或薄革质，卵形或披针形，先端锐尖，基部近圆形或宽楔形，上面深绿色，中脉被短柔毛。圆锥花序腋生或顶生，塔形；花萼钟状，4裂；花冠黄白色，4裂；花丝与裂片近等长，花药长圆形。核果球形。花期3～6月，果熟期9～12月。

生于疏林或密林中，有栽种。分布于长江以南各地。

【性味功效】苦，凉。清热利湿，解毒消肿。

【常用配方】**1.治湿热黄疸** 小蜡树鲜枝叶15～30g，水煎服。**2.治湿热痢疾** 小蜡树鲜枝叶30～60g（干叶9～15g），水煎服。**3.治跌打损伤、疮疡肿痛** 小蜡树鲜嫩叶适量，捣烂外敷伤处。**4.治烫伤** 小蜡树鲜嫩叶适量，凉开水洗净捣烂，纱布包裹挤压取汁，用棉球蘸搽患处。

【现代研究】药理研究显示有极强的抗金黄色葡萄球菌、伤寒杆菌、绿脓杆菌、大肠杆菌和肺炎杆菌的作用。现代临床用于治疗感冒发热，气管炎咳嗽、气喘，咽喉肿痛，肝炎，细菌性痢疾，痈疮，湿疹，皮炎，烫伤和跌打损伤等。

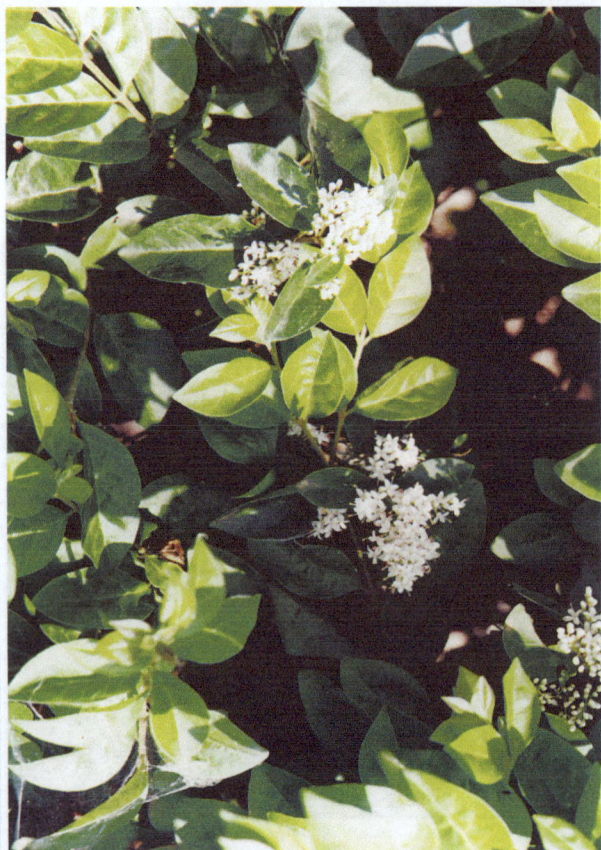

油橄榄（齐墩果）

【来源及药用部位】木犀科植物木犀榄*Olea europaea* L.的果肉油。

【本草论述】《中华本草》："润肠通便，解毒敛疮。"

【形态特征】常绿乔木，高达10m。小枝具棱角，密被银灰色鳞片，节处稍压扁。单叶对生；叶柄长2～5mm，两侧下延于茎上成狭棱；叶片革质，披针形，先端锐尖至渐尖，基部渐狭或楔形，全缘，叶缘反卷，上面深绿色，稍被银灰色鳞片，下面浅绿色，密被银灰色鳞片。圆锥花序腋生或顶生，花梗被银灰色鳞片；苞片披针形；花芳香，白色，两性；花萼杯状；花冠深裂几达基部；花丝扁平；子房球形。果椭圆形，成熟时蓝黑色。花期4～5月，果熟期6～9月。

我国南方各地有栽培。

【性味功效】苦，平。润肠通便，解毒敛疮。

【常用配方】**1.治烫伤** 油橄榄果肉油适量，涂敷患处。**2.治肠燥便秘** 油橄榄果肉油3～5g，适量加水，灌肠。

【主要化学成分】油中含咖啡酸，对-香豆酸，丁香酸，香草酸，原儿茶酸，亚麻酸和花生酸等。果中含油橄榄内酯等。

【现代研究】药理研究显示有护肝降转氨酶，抗炎，降血脂，降血糖和保护损伤染色体等作用。现代临床用于治疗便秘，水火烫伤，高血脂，高血压病和冠心病等。

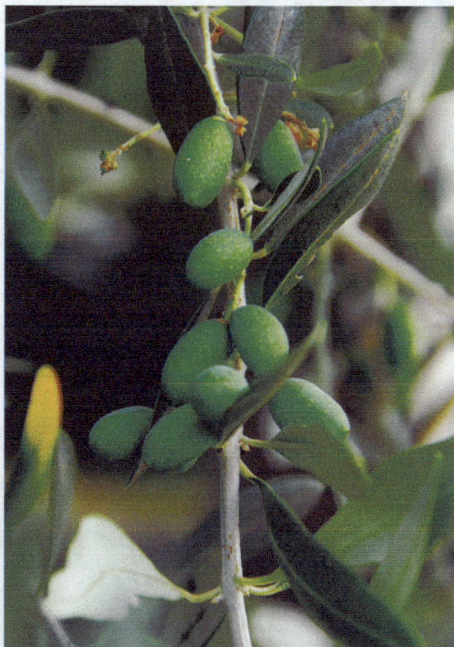

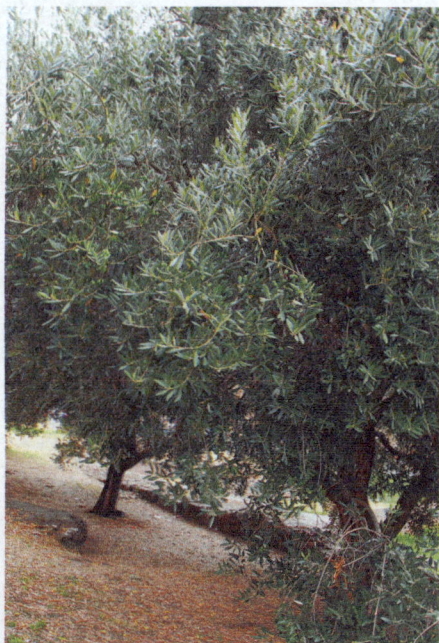

鬼柳树（尖叶木犀榄、吉利树、旱柳）

【来源及药用部位】木犀科植物锈鳞木犀榄*Olea ferruginea* Royle的根和叶。

【本草论述】《新华本草纲要》："利尿、通淋、止血。"

【形态特征】灌木或小乔木，高3～4m。小枝褐色或灰色，近四棱形，无毛，密被细小鳞片。单叶，对生；叶柄长3～5mm，被锈色鳞片；叶片革质，狭披针形至长圆状椭圆形，长3～10cm，宽1～2cm，两中脉被微毛，下面密被锈色鳞片。圆锥花序腋生；花序梗具枝，稍被锈色鳞片；苞片线形或鳞片状，长约1mm；花梗长1mm左右；花白色，两性；花萼小，杯状，齿裂；花冠长2.5～3.5mm，花冠管与花萼近等长，裂片椭圆形；花丝极短，花药长椭圆形，内藏，稍短于花冠裂片；子房近圆形，花柱短，与花冠管近等长，柱头头状。果宽椭圆形或近球形，长7～9mm，直径4～6mm，成熟时呈暗褐色。花期4～8月，果熟期8～11月。

生于山地杂木林或河畔灌丛中。分布于四川、贵州和云南等地。

【性味功效】利尿、通淋、止血。

【常用配方】**1.治小便不利** 鬼柳树15g，水灯芯20g，水煎服。
2.治血尿 鬼柳树10g，小石韦20g，水煎服。

【现代研究】现代临床用于治疗小便不利，血淋，血尿。

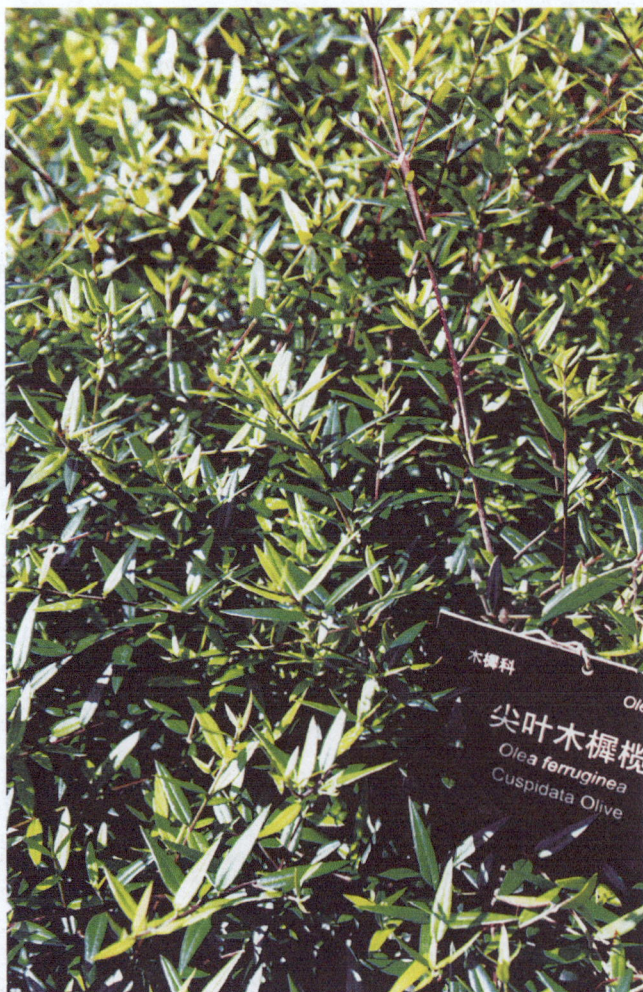

桂　花

【来源及药用部位】木犀科植物木犀*Osmanthus fragrans* (Thunb.) Lour.的花或叶。

【本草论述】《本草汇言》："散冷气，消瘀血，止肠风血痢。"

【形态特征】常绿灌木或小乔木，最高达18m。树皮灰褐色，小枝黄褐色，无毛。叶对生，叶片革质，椭圆形或长椭圆状披针形，先端渐尖，基部渐狭呈楔形或宽楔形，全缘。聚伞花序簇生于叶腋，每腋内有花多朵；苞片2，基部合生；花萼钟状，4裂；花冠黄白色、淡黄色、黄色或橘红色，4裂，极芳香；雄蕊2，着生于花冠管内；雌蕊1，子房2室。核果椭圆形，含种子1枚。花期9～10月。

　　我国大部分地区均有栽种。

【性味功效】辛，温。化痰、散结、生津、去臭。

【常用配方】**1.治痰多咳嗽**　桂花、枇杷花各20g，水煎服。**2.治牙痛、口臭**　桂花泡开水含漱。**3.治痛经**　桂花、苦荞头各20g，水煎服。**4.治痔疮疼痛**　桂花叶适量，水煎外洗、坐浴。

【主要化学成分】花含γ-癸酸内酯，α-紫罗兰酮，β-紫罗兰酮，反-芳樟醇氧化物，顺-芳樟醇氧化物，芳樟醇，壬醛，β-水芹烯，橙花醇和牻牛儿醇等。

【现代研究】现代临床用于治疗气管炎咳嗽、气喘，牙痛，口臭，疝气肿痛，痛经和肠炎腹泻腹痛等。

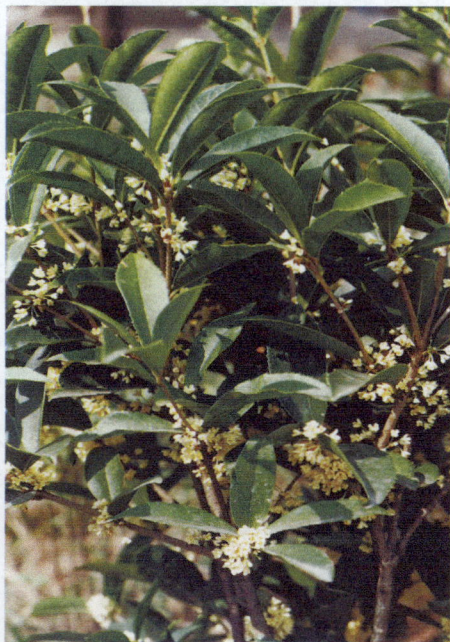

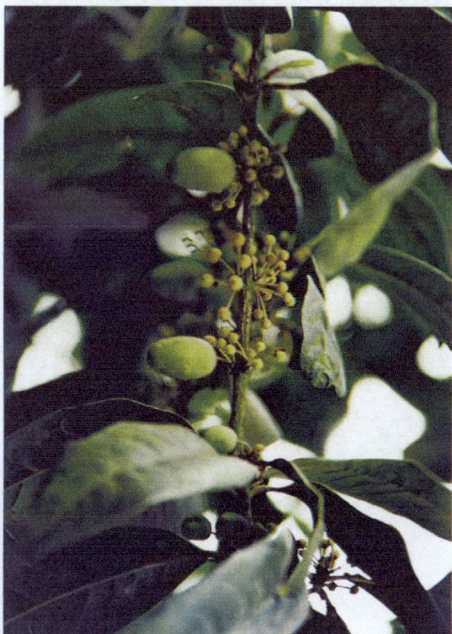

桂花根

【来源及药用部位】 木犀科植物木犀*Osmanthus fragrans* (Thunb.) Lour.的根或根皮。

【本草论述】《分类草药性》："治筋骨疼痛，气痛，散郁。"

【形态特征】见"桂花"项下。

我国大部分地区均有栽种。

【性味功效】辛、甘，温。祛风除湿，散寒止痛。

【常用配方】**1.治风湿痹痛** 桂花根6g，红禾麻、大血藤、刺三甲、香巴戟各12g，水煎服。**2.治脘腹冷痛** 桂花根、吴茱萸各3g，小通草6g，苦荞头15g，水煎服。**3.治牙痛** 桂花根9g，细辛3g，野菊花、地骨皮各15g，水煎服。**4.治扭伤腰痛** 桂花根二层皮60g，水煎，黄酒适量冲服。

【现代研究】现代临床用于治疗风湿病筋骨疼痛，肢体麻木，胃痛，牙痛和跌打伤痛等。

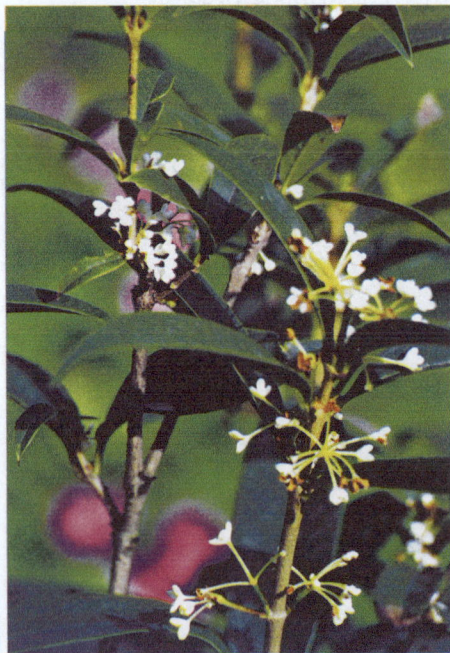

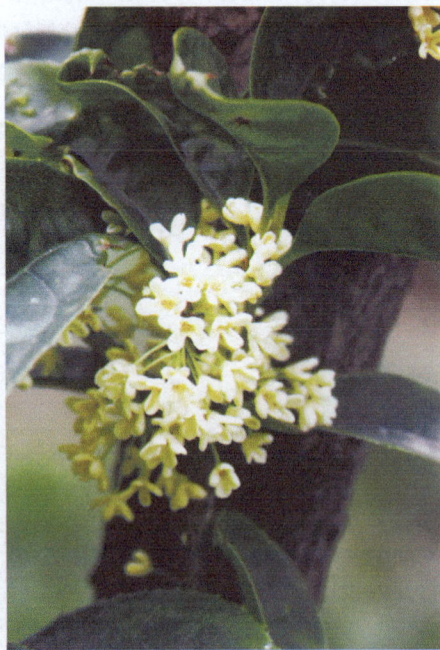

紫丁香

【来源及药用部位】木犀科植物紫丁香 *Syringa oblata* Lindl的叶及树皮。

【本草论述】《长白山药物志》："用于腹泻，肝炎等。"

【形态特征】灌木或小乔木，高达5m。树皮灰褐色或灰色，小枝、花序轴、花梗、苞片、花萼、幼叶两面及叶柄均被腺毛。单叶对生；叶片革质，卵圆形至肾形，先端短凸尖至长渐尖或锐尖，基部心形、截形或长圆形。圆锥花序直立，由侧芽抽生；花萼齿渐尖；花冠紫色，呈辐射状，裂片卵圆形；雄蕊2，花药黄色。蒴果倒卵状椭圆形、圆形至长圆形，先端长渐尖，光滑。花期4～5月，果熟期6～10月。

生于山谷溪边、山坡丛林或滩地水边。分布于东北、华北、西北和西南等地。

【性味功效】苦，微寒。清肺祛痰，止咳，平喘，消炎，利尿。

【常用配方】**1.治腹泻痢疾**　紫丁香350g，曼陀罗叶50g，混合粉碎装胶囊，每粒0.4g，每次服4粒，每天3次。**2.治胁痛黄疸**　紫丁香叶制成浓缩浸膏片剂，内服。

【主要化学成分】叶含D-甘露醇，酪醇及丁香苦苷等。

【现代研究】药理研究显示有减慢心率，抗惊厥，镇咳和抑菌等作用。现代临床用于治疗急性细菌性痢疾，黄疸型肝炎和结合膜炎等。

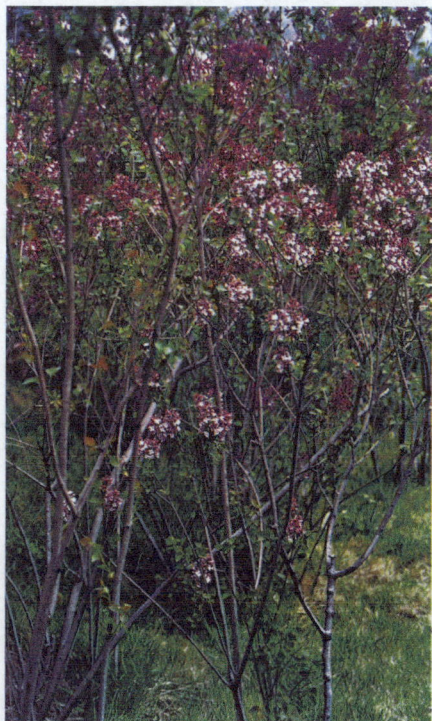

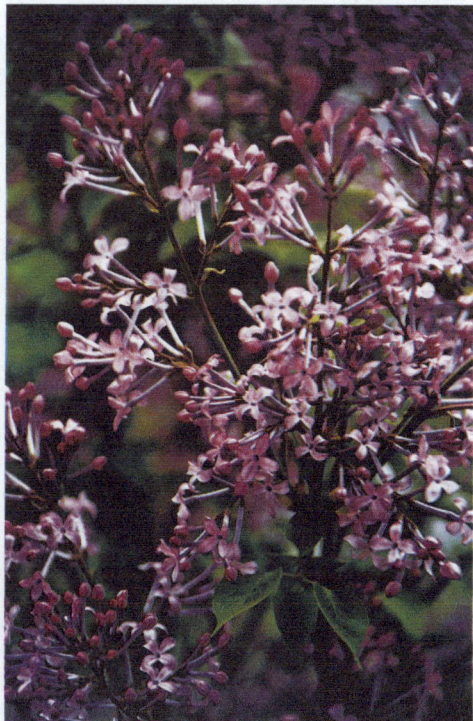

暴马丁香（暴马子）

【来源及药用部位】木犀科植物暴马丁香*Syringa reticulata* (Bl.) Hara var. *amurensis* (Rupr.) Pringle的树皮。

【本草论述】《吉林中草药》："消炎，镇咳，利水。治痰鸣喘嗽，心脏性浮肿。"

【形态特征】落叶小乔木，高4～10m。树皮紫灰褐色，具细裂纹。当年生枝绿色或略带紫晕，疏生皮孔。单叶对生；叶片厚纸质，宽卵形、卵形至椭圆状卵形，或为长圆状披针形，先端短尾尖至尾状渐尖或锐尖，基部常圆形。圆锥花序由1至多个对着同一枝条上的侧芽抽生；花序轴具皮孔；萼齿钝、凸尖或截平；花冠白色，呈辐射状，裂片卵形，先端锐尖；花丝细长，雄蕊几乎为花冠裂片2倍长，花药黄色。蒴果长椭圆形，先端常钝，或为锐尖、凸尖，光滑或具细小皮孔。花期6～7月，果熟熟期8～10月。

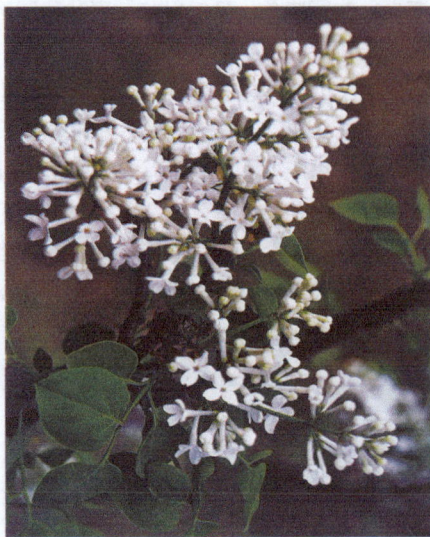

生于海拔100～1200m的山坡灌丛、林缘或针阔叶混交林中，有栽培。分布于黑龙江、吉林、辽宁、内蒙古、河北、陕西、宁夏和甘肃等地。

【性味功效】苦，微寒。清肺祛痰、止咳、平喘、消炎、利尿。

【常用配方】**1.治咳嗽、痰鸣哮喘** 暴马丁香60g，水煎至茶色，加白糖15g，连煎3次，每晚服1次。**2.治慢性咳嗽** 暴马丁香、黄柏各15g，松萝9g，水煎服。

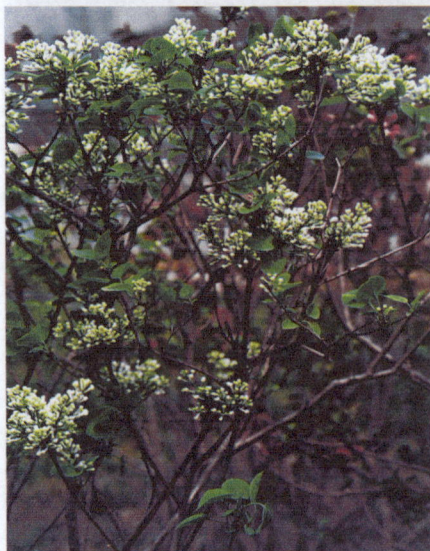

【主要化学成分】叶含单宁，花含芳香油，种子含脂肪油等。

【现代研究】药理研究显示有镇咳，祛痰，平喘和抑菌等作用。现代临床用于治疗慢性支气管炎咳嗽，支气管哮喘和心源性浮肿等。

木 贼

【来源及药用部位】木贼科植物木贼*Equisetum hiemale* L. 的地上部分。

【本草论述】《本经逢原》："主目病风热暴翳，取其发散肝胆风邪，久翳及血虚者非宜，多服令人目肿。"

【形态特征】多年生常绿草本；根茎短，棕黑色，匍匐丛生；营养茎与孢子囊无区别，多不分枝，高达60cm以上，直径4～10mm，表面具纵沟18～30条，粗糙，灰绿色，有关节，节间中空，节部有实生的髓心。叶退化成鳞片状，基部连成筒状鞘，叶鞘基部和鞘齿成暗褐色两圈，上部淡灰色，鞘片背上有两面三条棱脊，形成浅沟。孢子囊生于茎顶，长圆形，无柄，具小尖头。

生于山坡林下阴湿处、河边湿地和溪边等。分布于全国多数地区。

【性味功效】甘、苦，平。疏散风热，明目退翳。

【常用配方】**1.治外感风热目赤翳障多泪，兼表证者**　木贼15g，蝉蜕、谷精草、蛇蜕各12g，水煎服。**2.治目赤目翳**　木贼、青葙子、菊花、蝉蜕各9g，水煎服。**3.治肠风下血**　木贼（去节）30g，木馒头（炒）、枳壳（炒）、槐角（炒）、茯苓、荆芥各15g，研为末，每服6g，浓煎枣汤服下。**4.治风寒感冒**　木贼（去节）30g，生姜、葱白各15g，水煎热饮。

【主要化学成分】全草含黄酮类化合物，葡萄糖和果糖，犬问荆碱，微量烟碱，咖啡酸，香草酸，阿魏酸，皂苷，鞣质及硅，磷等。

【现代研究】药理研究显示有收敛，消炎，止血，防治高脂血症和利尿等作用；水煎液对麻醉猫有降压、减慢心率和抑制呼吸作用。现代临床用于治疗急性结合膜炎，沙眼，感冒咳嗽，尖锐湿疣，口腔溃疡，牛皮癣和矽肺等。

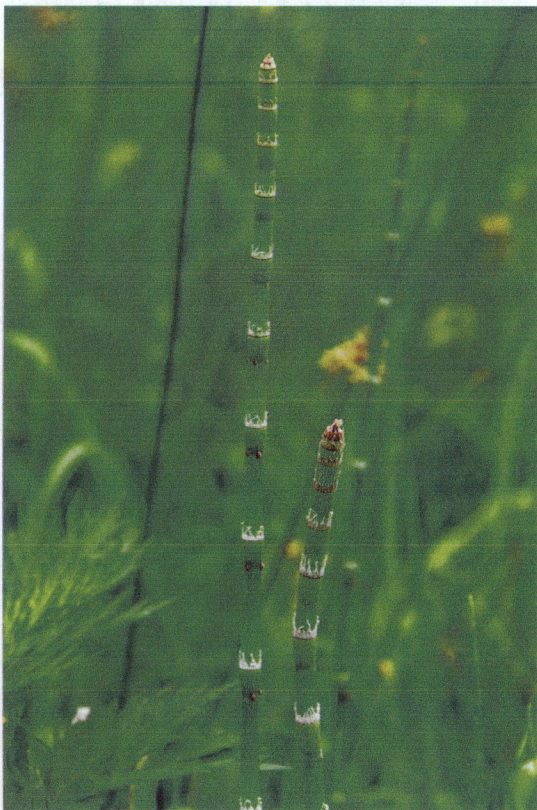

问 荆

【来源及药用部位】木贼科植物问荆*Equisetum arvense* L.的全草。

【本草论述】《本草拾遗》："主结气瘤痛，上气气急。"

【形态特征】多年生草本；根茎横走，匍匐生根，黑色或暗黑色，节根密生黄棕色长毛。茎直立，二型；营养茎在孢子茎枯萎后生出，高15～40cm。有纵棱6～15条，节间轮生小枝，小枝实心，有棱脊3～4条。叶退化，下部联合成鞘，鞘筒狭长，棕黑色，边缘灰白色，膜质。孢子茎早春生出，紫褐色，肉质，不分枝，有12～14条不明显的棱脊，鞘筒漏斗状；先端生有长圆形的孢子囊穗；孢子叶六角形螺旋排列；孢子圆球形。

生于潮湿草地、沟渠边、沙土地及草甸等。分布于全国多数地区。

【性味功效】甘，苦，平。止血，利尿，明目。

【常用配方】**1.治鼻衄** 问荆、旱莲草各30g，水煎服。**2.治热淋、小便不利** 问荆、大石韦、海金沙藤各12g，水煎服。**3.治火眼目翳** 问荆、蔓荆子、野菊花、车前草各12g，水煎服。

【主要化学成分】全草含紫云英苷，问荆苷，杨树苷，香草酸，原儿茶酸，没食子酸，阿魏酸，磷酸，甘油酸和木贼二酸等。

【现代研究】药理研究显示有保肝，降血脂，降压和利尿等作用。现代临床用于治疗鼻出血，吐血，咯血，便血，尿血，崩漏，外伤出血，慢性支气管炎和泌尿道感染等。

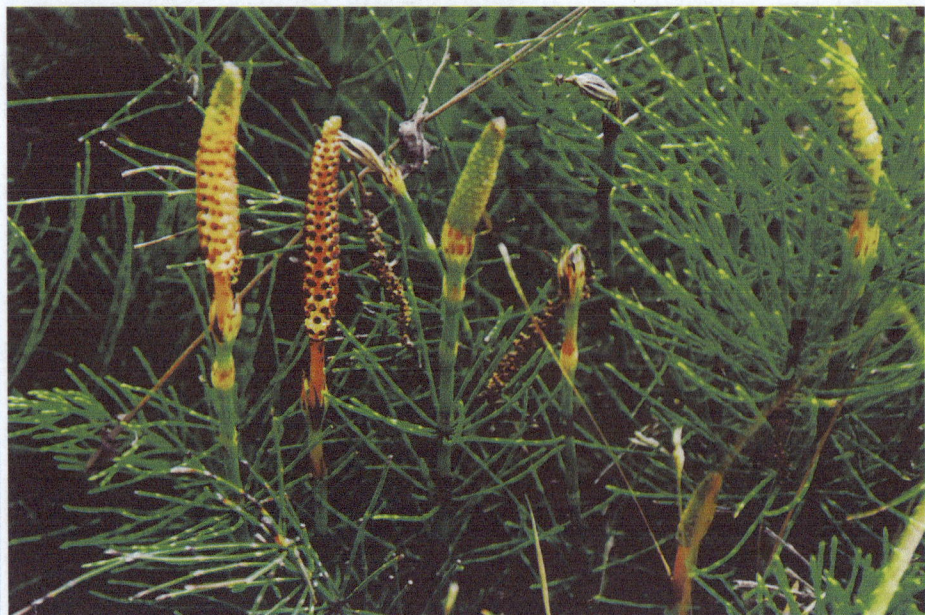

海花草（泥炭藓）

【来源及药用部位】泥炭藓科植物泥炭藓*Sphagnum palustre* L.的植物体。

【形态特征】植物体枝条纤长，黄绿色或黄白色，高8～20cm。茎及枝表皮细胞具多数螺纹及水孔。茎叶舌形，平展；枝叶阔卵圆形，内凹，先端兜状内卷，绿色。雌雄异株。精子器球形，集生于雄株头状枝或短枝顶端，每一苞叶叶腋间生1个；颈卵器生于雌株头状枝丛的雌器苞内；孢蒴球形或卵形，成熟时棕栗色，具小蒴盖。

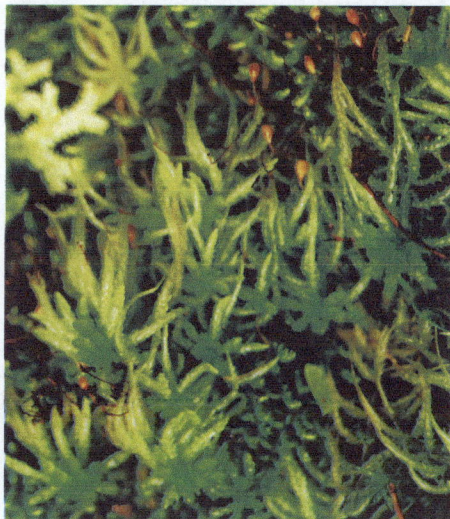

生于水湿环境及沼泽地带。分布于东北、华东、中南和西南等地区。

【性味功效】甘、淡，寒。清热解毒，明目，消肿。

【常用配方】**1.治目赤肿痛**　海花草适量，水煎熏洗。**2.治角膜白斑**　海花草、地钱各10g，牛毛毡20g，水煎内服又外洗。

【现代研究】现代临床用于治疗急性结合膜炎，沙眼和红眼病等。

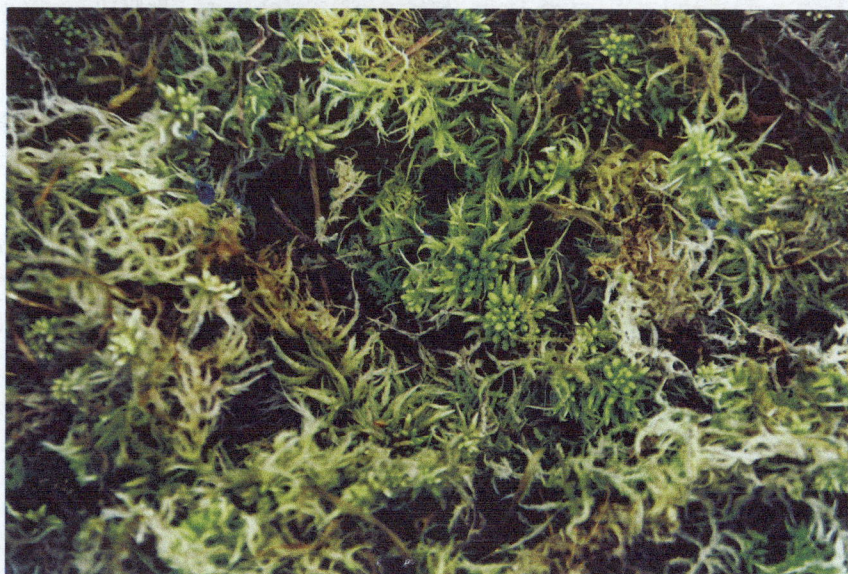

一支箭

【来源及药用部位】瓶尔小草科植物瓶尔小草*Opioglossum vulgatum* L.的全草。

【本草论述】《草木便方》："清热毒，除风热。"

【形态特征】多年生蕨类小草本。高10～20cm，根茎圆柱形，棕黄色，近肉质。单叶根生，柄细长，穗梗从叶基抽出；营养叶卵状披针形，全缘，先端稍急尖，基部短楔形。囊穗梗6～8cm长，稍向下弯曲，顶端尖细，呈蛇尾形；孢子囊扁平，2列，淡黄色。

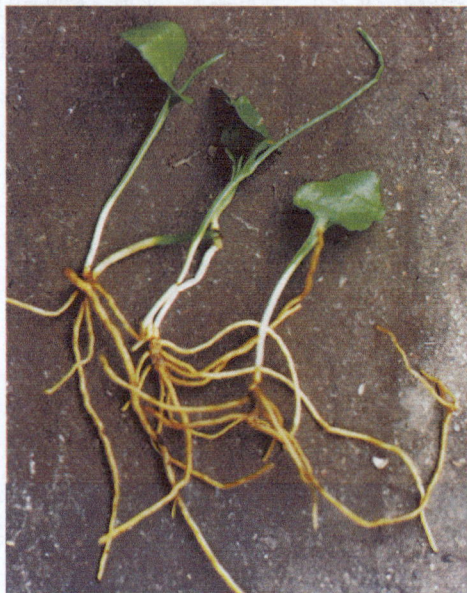

生于河滩、草地阴湿处。分布于长江以南多数地区。

【性味功效】甘、酸，凉。化痰止咳，解毒。

【常用配方】**1.治咳嗽** 一支箭、兔耳风各20g，水煎服。**2.治水肿** 一支箭、葵花秆芯、车前草各20g，水煎服。**3.治痔疮** 一支箭适量、捣烂外敷。**4.治**

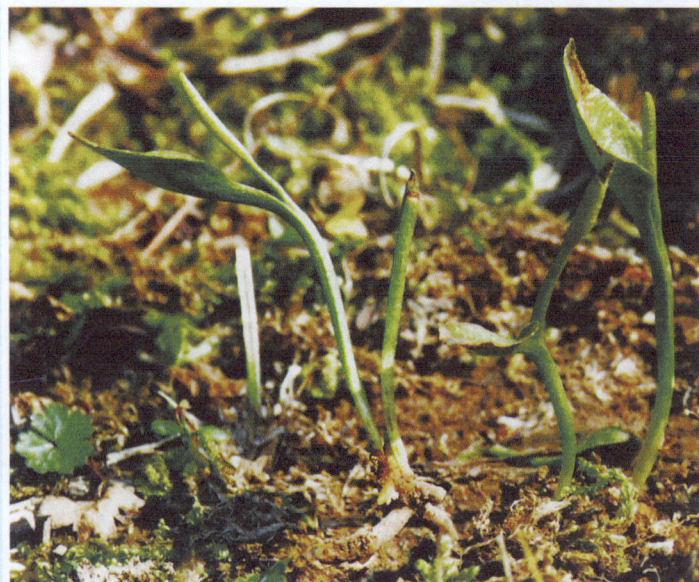

蛇咬伤 一支箭适量，捣烂取汁内服，渣外敷。

【主要化学成分】含一支箭三糖苷等。

【现代研究】现代临床用于治疗毒蛇咬伤，小儿高热，病后体虚，疮痈肿痛和脱肛等。

萍（田字草、青萍）

【来源及药用部位】萍科植物萍 *Marsilea quadrifolia* L.的全草。

【本草论述】《天宝本草》："清心解热，去热火毒。"

【形态特征】多年生水生草本。根茎横走，柔软，有分歧，节处生须根。叶柄长5～20cm；顶端有小叶4片，十字形对生，小叶倒三角形，全缘，外缘圆形，无毛。叶脉扇形分叉，网状，叶柄基部生有单一或分叉的短柄。顶部着生孢子果，矩圆肾形，有毛，簇生于孢子囊群柄顶端。

生于水塘或沟边、水田中。分布于华北、华东、中南、西南及辽宁等地。

【性味功效】甘，寒。清热解毒，利水消肿。

【常用配方】**1.治毒蛇咬伤** 萍（鲜品）200g，捣汁内服，渣外敷。**2.治水肿、小便不利** 萍、水灯芯、小通草各20g，水煎服。**3.治湿热黄疸** 萍、水葵花、凤尾草各30g，水煎服。**4.治湿热淋痛** 萍、须须药、水白菜各30g，水煎服。**5.治牙痛** 萍鲜草适量，揉烂含痛处。

【主要化学成分】含长链脂肪族化合物及蛋白质，还含22（29）-何帕烯，9（11）-羊齿烯，香豆精，香草酸和对羟基苯甲酸等。

【现代研究】药理研究显示对白喉杆菌、金黄色葡萄球菌、枯草杆菌、大肠杆菌等有抑制作用。现代临床用于治疗妇女白带，盗汗，急性泌尿道感染，无名肿毒，黄疸型肝炎和疟疾等。

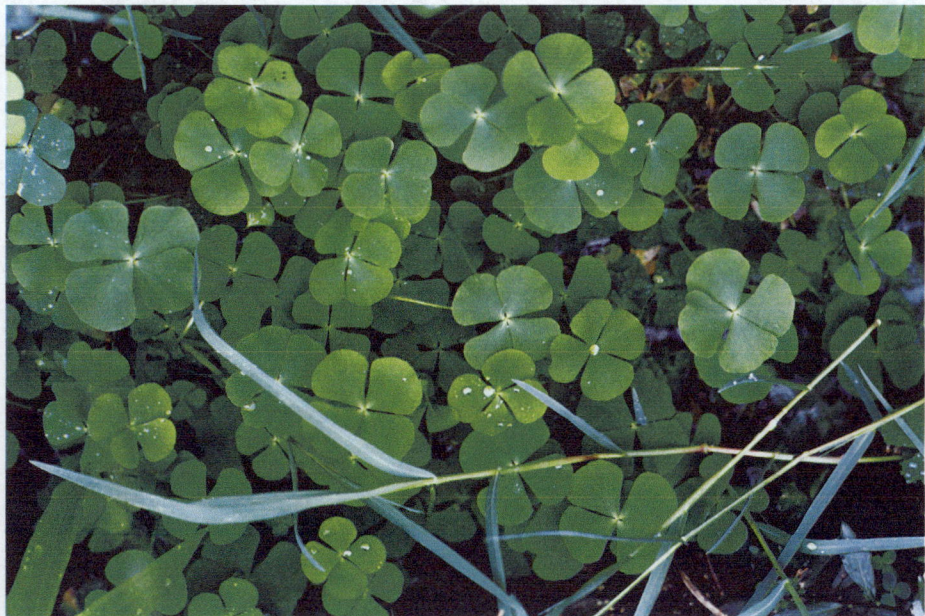

赤葛（金刚散）

【来源及药用部位】葡萄科植物三裂叶蛇葡萄*Ampelopsis delavayana* (Franch.) Planch. 的根。

【本草论述】《陕西中草药》："消肿解毒，止血止痛，排脓生肌，祛风湿。"

【形态特征】灌木状藤本，以卷须攀援他物。枝条细长。叶互生，柄长。叶为掌状复叶，3～5裂，轮廓广卵形，长4～8cm，宽4.5～9cm，中裂片最长，基部楔尖，两侧裂片小，斜形，边缘具粗锯齿，上面散生细短柔毛，背面脉上具细短毛。聚伞花序与叶对生，长达10cm。浆果球形，豌豆大，熟时蓝紫色。

生于低山丘陵地区的路旁、林边和河边，有栽种。分布于云南、贵州、四川和陕西等地。

【性味功效】甘、苦，凉。舒筋活血，止血生肌。

【常用配方】**1.治骨折肿痛**　赤葛、园麻根各适量，捣烂外包。**2.治跌打伤痛**　赤葛、透骨香、铁筷子各20g，酒水各半煎服。**3.治风湿筋骨关节麻木**　赤葛、大风藤、四块瓦各10g，水煎服。**4.治外伤出血**　赤葛适量，研末撒放出血处。

【主要化学成分】含有机酸等。

【现代研究】现代临床用于治疗骨折，风湿病筋骨损伤，外伤出血，疔疮和对嘴疮等。

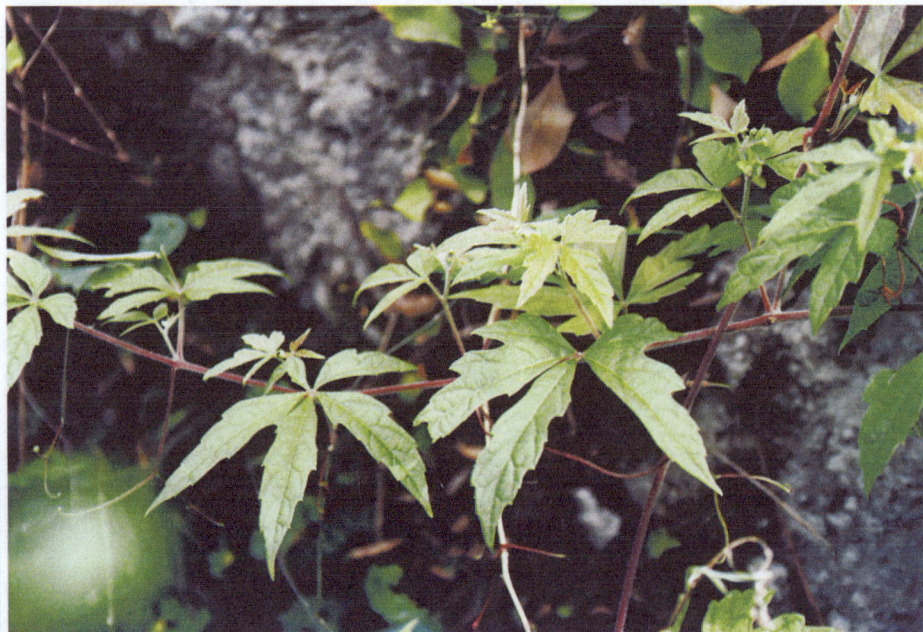

白蔹

【来源及药用部位】葡萄科植物白蔹 *Ampelopsis japonica* (Thunb.) Makona的块根。

【本草论述】《本经》："主痈肿疽创，散结气，止痛，除热，目中赤，小儿惊痫，温疟。"

【形态特征】藤本，以卷须攀援他物上升。块根纺锤形或块状，深棕红色。小枝光滑，棕褐色，具纵纹。叶互生，掌状复叶，具柄；小叶片通常5枚，再次作掌状或羽状分裂，最终裂片披针形或菱形，大小不等，先端尖，基部楔形，边缘有不规则缺刻状粗齿；上面暗绿色，下面暗绿色，均光滑无毛。聚伞花序与叶对生，花小，淡黄色；花萼5；花瓣5；雄蕊5，花丝短；子房2室。浆果球形，蓝色或蓝紫色。花期6~7月，果熟期8~9月。

生于荒山灌木丛中。分布于我国多数地区。

【性味功效】苦、甘、辛，凉。清热，解毒，散结，生肌，止痛。

【常用配方】**1.治热毒疮疡肿痛难溃** 白蔹、蒲公英、穿山甲、皂角刺各适量，捣烂外敷患处。**2.治水火烫伤后溃烂不敛** 白蔹30g，黄芪、当归各10g，水煎服。**3.治瘰疬** 白蔹15g，玄参、夏枯草各12g，水煎服。

【主要化学成分】根块含黏液质，酒石酸和淀粉等。

【现代研究】药理研究显示对同心性毛癣菌、奥杜盎氏小芽孢菌、腹股沟和红色表皮癣菌等皮肤真菌有不同程度的抑制作用。现代临床用于治疗急、慢性细菌性痢疾，手足皲裂，淋巴结核，化脓性皮肤感染和尿路感染等。

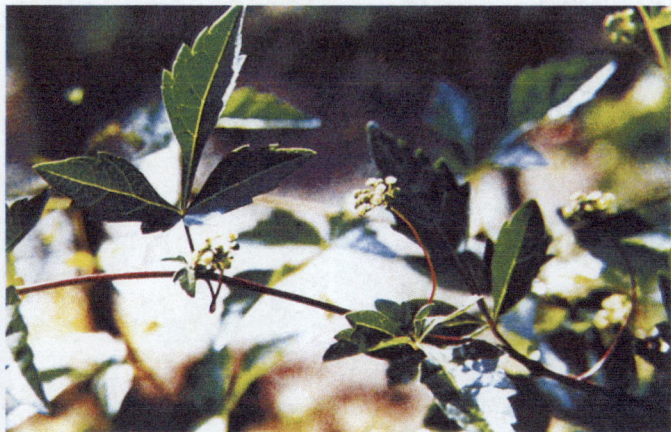

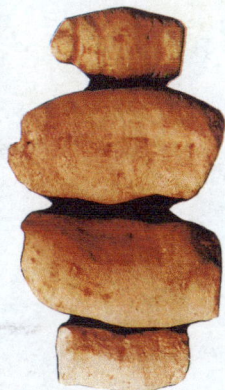

蛇葡萄

【来源及药用部位】葡萄科植物蛇葡萄*Ampelopsis sinica* (Miq.) W. T. Wang.的茎叶。

【本草论述】《植物名实图考》："洗疮毒。"

【形态特征】藤本。茎具皮孔，幼枝具锈色短柔毛，卷须与叶对生，二叉状分枝。单叶互生，具柄；叶片心形或心状卵形，顶端不裂或具不明显浅3裂，侧裂片小，先端钝，基部心形，边缘有带小尖头的浅圆齿，上面绿色，下面淡绿色，基出脉5条。花两性，二歧聚伞花序与叶对生，被锈色短柔毛；花白绿色；花萼盘状，5浅裂；花瓣5，分离；雄蕊5，与花瓣对生；子房扁球形。浆果球形，成熟时蓝紫色。花期6月，果熟期7~10月。

生于山谷疏林或灌木丛中。分布于中南、西南及江苏、安徽、浙江、江西、福建、台湾、贵州等地。

【性味功效】苦，凉。清热利湿，散瘀止血，解毒。

【常用配方】**1.治跌打肿痛、无名肿毒**　蛇葡萄鲜藤茎适量，捣烂外敷患处。**2.治外伤出血**　蛇葡萄叶，焙干研末，撒于患处。**3.治风疹瘙痒**　蛇葡萄藤60g，水煎服。**4.治风湿痹证关节疼痛**　蛇葡萄藤茎60g，白酒250ml浸泡，每次15ml饮服，每天1次。

【现代研究】现代临床用于治疗肾炎水肿，小便不利，肝炎胁痛，胃炎疼痛、吐酸，跌打肿痛，外伤出血和风疹瘙痒等。

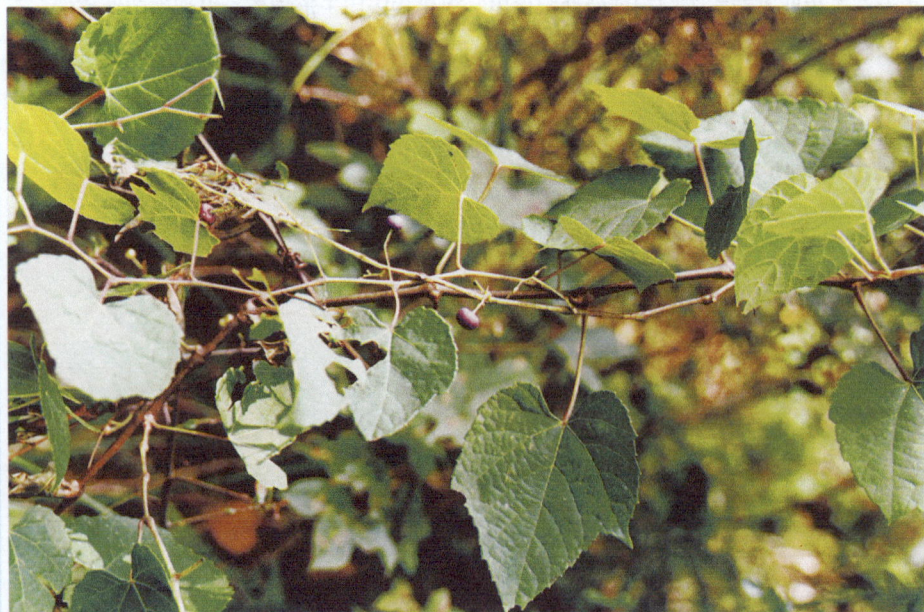

蛇葡萄根

【来源及药用部位】葡萄科植物蛇葡萄*Ampelopsis sinica* (Miq.) W. T. Wang.的根。

【本草论述】《江西草药》："疏筋活血，消肿解毒。"

【形态特征】见"蛇葡萄"该项下。

【性味功效】苦、辛，凉。清热利湿，祛风除湿，活血散结。

【常用配方】**1.治肺痈、肠痈** 蛇葡萄根，捣汁，每次15～30g，冲酒服。**2.治肺痨咯血** 蛇葡萄根30g，水煎服。**3.治一切肿毒** 蛇葡萄根红色者去粗皮，研末，新水调涂患处。**4.治风湿痹证关节疼痛** 蛇葡萄鲜根60g，细柱五加根、金银花藤各15g，紫茉莉根30g，水煎服。**5.治蛇咬伤** 蛇葡萄鲜根皮、大蓟根各等量，加适量醋和面粉，捣烂外敷患处。

【主要化学成分】根含胡萝卜苷，右旋儿茶精，没食子酸，羽扇豆醇，蔗糖和棕榈酸等。

【现代研究】现代临床用于治疗肺脓疡，肺结核咯血，风湿性关节炎，痈肿疮毒，跌打肿痛，淋巴结核和癌症等。

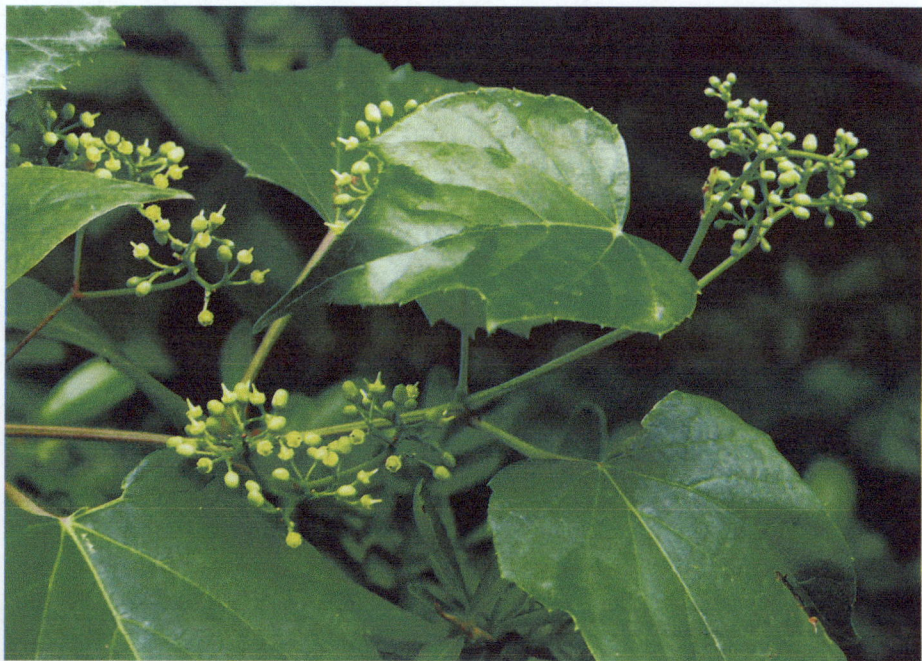

乌蔹莓（母猪藤）

【来源及药用部位】葡萄科植物乌蔹莓*Cayratia japonica* (Thunb.) Gagnep.的根或全草。

【本草论述】《新修本草》："主风毒热肿，游丹，蛇伤，捣敷并饮汁。"

【形态特征】多年生草质藤本。茎带紫红色、或绿色，有纵棱，卷须二歧分枝，与叶对生。鸟足状复叶互生，小叶5，膜质，椭圆形，披针形或倒卵状矩圆形，先端短渐尖或急尖，边缘有锐锯齿；中间小叶较大。聚伞花序伞房状，腋生或假腋生，具长梗，花小，黄绿色；花萼不明显；花瓣4；雄蕊4；子房陷于4裂的花盘内。浆果倒卵形，成熟时黑色。花期5~6月，果熟期8~10月。

生于山野、路旁灌木林中。分布于长江以南各地大部分地区。

【性味功效】酸、苦，寒。活血化瘀，清热解毒。

【常用配方】1.治骨折肿痛　鲜乌蔹莓、玉枇杷、土三七各适量，捣烂外包伤处。2.治风湿关节痛　乌蔹莓、追风伞、见风青各20g，水煎服。3.治癫痫　乌蔹莓、蓖麻子根、岩兰花根各20g，水煎服。4.治咽喉肿痛　乌蔹莓、八爪金龙、瓜子金各10g，水煎服。

【主要化学成分】全草含挥发油，芹菜素，木犀草素，羽扇豆醇，β-谷甾醇，棕榈酸，阿拉伯聚糖，黏液质，硝酸钾和氨基酸等。根含生物碱，鞣质，淀粉，树胶以及黏液质等。

【现代研究】药理研究显示有抑制流感病毒、腺病毒及肺炎双球菌、金黄色葡萄球菌、痢疾杆菌、大肠杆菌、溶血性链球菌的作用，还有抗钩端螺旋体生长，抗炎，抗凝血及增强细胞免疫等作用。现代临床用于治疗急性乳腺炎，淋巴结炎，带状疱疹，肺结核咳血和淋巴瘤等。

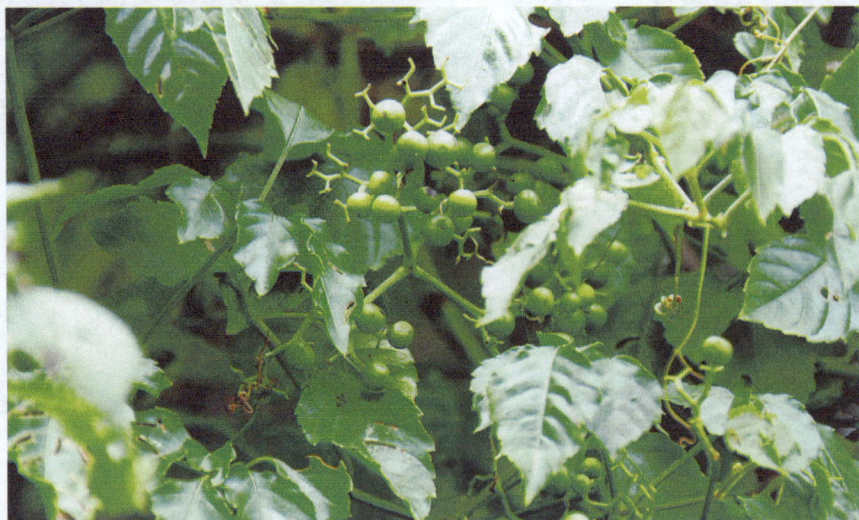

独角乌桕（白粉藤）

【来源及药用部位】葡萄科植物白粉藤*Cissus repens* (Wight et Arn.) Lam. 的块根。

【本草论述】《本草求原》："（酒磨）涂疮，理蛇伤。"

【形态特征】草质藤本，长达数米。卷须二歧分枝，与叶对生；小枝通常被白粉，稍带肉质。单叶互生，叶柄无毛；叶片膜质，心状卵形或狭卵形，先端渐尖，基部心形或楔形，边缘有疏生而锐的小锯齿，上面绿色，下面浅绿色，两面无毛。聚伞花序与叶对生，被疏柔毛；花萼盘状，全缘；花少，黄绿色；花瓣4，分离；雄蕊4，与花瓣对生；花盘杯状。浆果倒卵形，肉质，成熟时紫色。花、果熟期夏秋季。

生于山坡、路旁旷地或河岸灌木林中。分布于华南及台湾、贵州、云南等地。

【性味功效】酸、苦，凉。活血通络，化痰散结，解毒消痈。

【常用配方】**1.治痰火瘰疬、痈疮及蛇咬伤**　白粉藤根9～15g，水煎服；并用鲜茎叶适量，捣烂外包伤处。**2.治赤白下痢**　白粉藤根15～24g，水煎服；赤痢加白糖，白痢加红糖。

【现代研究】现代临床用于治疗淋巴结核，跌打损伤，风湿病，痈肿和蛇咬伤等。

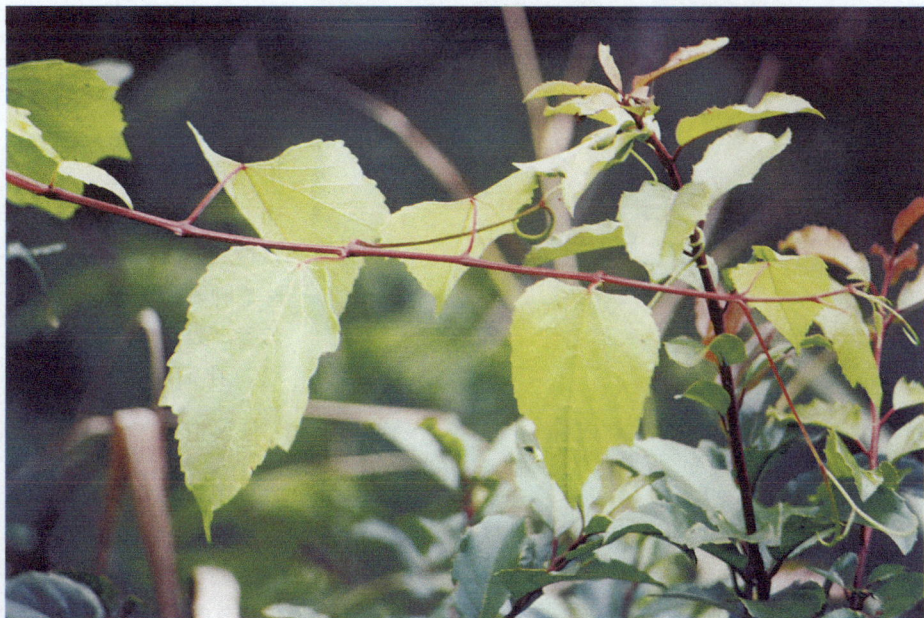

吊岩风（三角风）

【来源及药用部位】葡萄科植物异叶爬山虎*Parthenocissus heterophylla* (Bl.) Merr. 的根茎和叶。

【本草论述】《贵州民间药物》："祛风，解毒，接骨。"

【形态特征】木质藤本。枝无毛。卷须纤细，短而分枝，顶端有吸盘。叶异型，营养枝上常为单叶，心形，较小，边缘有稀疏锯齿；花枝上为具长柄的三出复叶；中间小叶长卵形，先端渐尖，基部宽楔形，侧生小叶斜卵形，厚纸质，边缘有不明显小齿，两面均无毛。花两性，聚伞花序顶生，多分枝；花萼杯状；花瓣5；雄蕊与花瓣同属且对生；花盘不明显；子房2室。浆果球形，成熟时紫黑色，被白粉。花期6~7月，果熟期8~9月。

生于路旁、石壁或灌木丛中。分布于全国大多数地区。

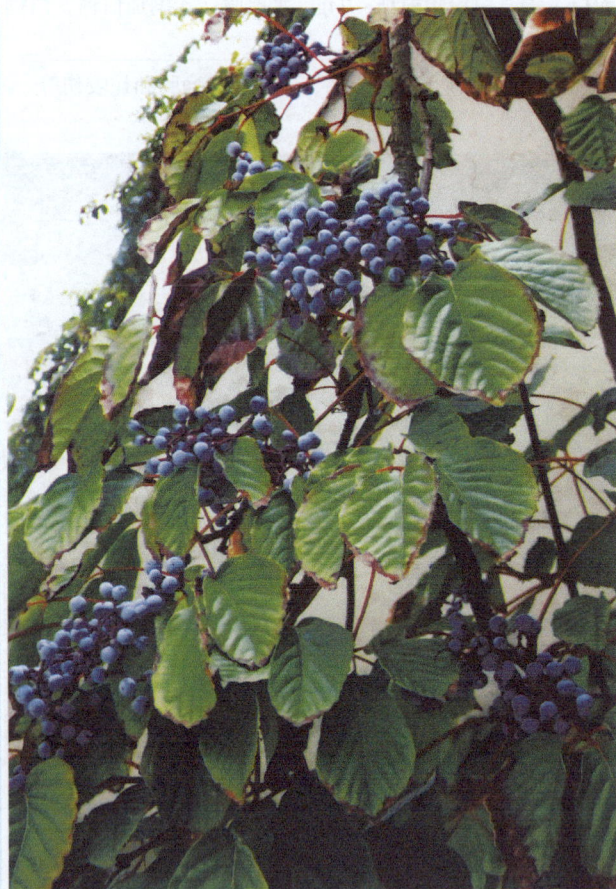

【性味功效】辛、涩，微温。祛风除湿，散瘀止痛，解毒消肿。

【常用配方】1.**治风湿痹证筋骨疼痛** 吊岩风根茎30g，血藤、络石藤各15g，水煎服。2.**治偏头痛** 吊岩风30g，防风9g，川芎6g，水煎服。3.**治胃痛** 吊岩风鲜根或茎60g，红糖15g，水煎服。4.**治恶疮肿毒** 吊岩风根皮、苦参、野桑叶各等量，捣烂，拌酒糟或黄酒，做饼，烘热外敷患处。

【现代研究】现代临床用于治疗跌打损伤，胃痛，痈疽疮疡，月经不调，偏头痛，骨折和风湿病关节疼痛等。

三爪金龙（三爪风）

【来源及药用部位】葡萄科植物三叶爬山虎*Parthenocissus himalayana* (Royle) Planch的全株。

【本草论述】《贵州草药》："接骨，化瘀，驱风除湿。"

【形态特征】落叶攀援藤本。茎密被红褐色粗毛；卷须短而多分枝，螺旋状，顶端有圆形吸盘。叶与卷须对生；叶片掌状，小叶3枚；中间小叶倒卵形至宽披针状卵形，先端渐尖，基部楔形，侧生小叶斜卵形，叶柄长3～12cm。聚伞花序顶生或与叶对生；花两性。浆果球形，成熟时黑褐色。

生于路旁、石壁或灌木丛中。全国大多数地区有栽培。

【性味功效】苦，寒。祛风除湿，通络、解毒。

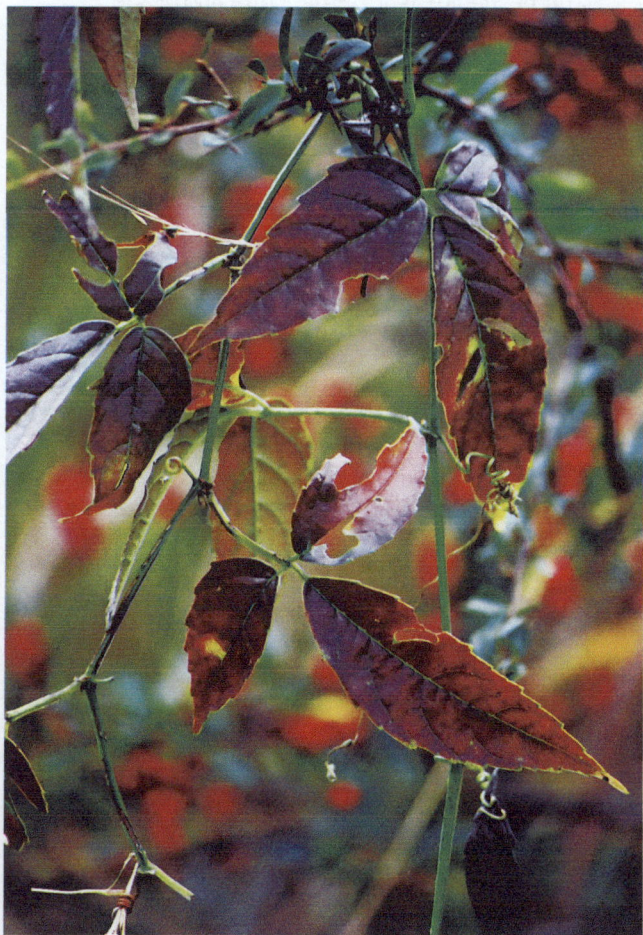

【常用配方】1.治风湿痹证筋骨疼痛　三爪金龙、南蛇藤各30g，水煎服。2.治偏头痛　三爪金龙、三角咪、歪头草各20g，水煎服。3.治外伤筋骨疼痛　三爪金龙、黑骨藤、指甲花杆各15g，水煎服。4.治恶疮肿毒　鲜三爪金龙适量，捣烂外敷患处。

【现代研究】现代临床用于治疗跌打损伤，骨折，痈疽疮疡和风湿病关节疼痛等。

爬树龙（爬山虎）

【来源及药用部位】葡萄科植物爬山虎 *Parthenocissus tricuspidata* (Sieb. et Zucc.) Planch 的藤茎或根。

【本草论述】《本草拾遗》："主破老血，产后血结，妇人瘦损，不能饮食，腹中有块，淋沥不尽，赤白带下，……"

【形态特征】落叶木质攀援大藤本。枝条粗壮；卷须短而多分枝，顶端有吸盘。单叶互生，叶柄长8～20cm；叶片宽卵形，先端长浅3裂，基部心形，边缘有粗锯齿，上面无毛，下面脉上有柔毛。聚伞花序顶生或生于两叶之间；花两性；花绿色，5数；花萼小，全缘；花瓣先端反折；雄蕊与花瓣对生；子房2室。浆果球形，成熟蓝黑色。花期6～7月，果熟期9月。

生于墙壁、疏林或岩石上，有栽培。分布于华北、华东、中南和西南各地。

【性味功效】辛、涩，温。祛风止痛，活血通络。

【常用配方】1.治风湿痹证筋骨疼痛　爬树龙30～60g，水煎服；或用爬树龙加倍量，浸酒涂搽痛处。2.治偏头痛、筋骨痛　爬树龙30g，当归9g，川芎6g，大枣3枚，水煎服。3.治带状疱疹　爬树龙根适量，磨汁外搽。

【主要化学成分】叶含矢车菊素。

【现代研究】现代临床用于治疗中风半身不遂，偏正头痛，产后血瘀腹痛，跌打损伤，骨折，痈疽疮疡和风湿病关节疼痛等。

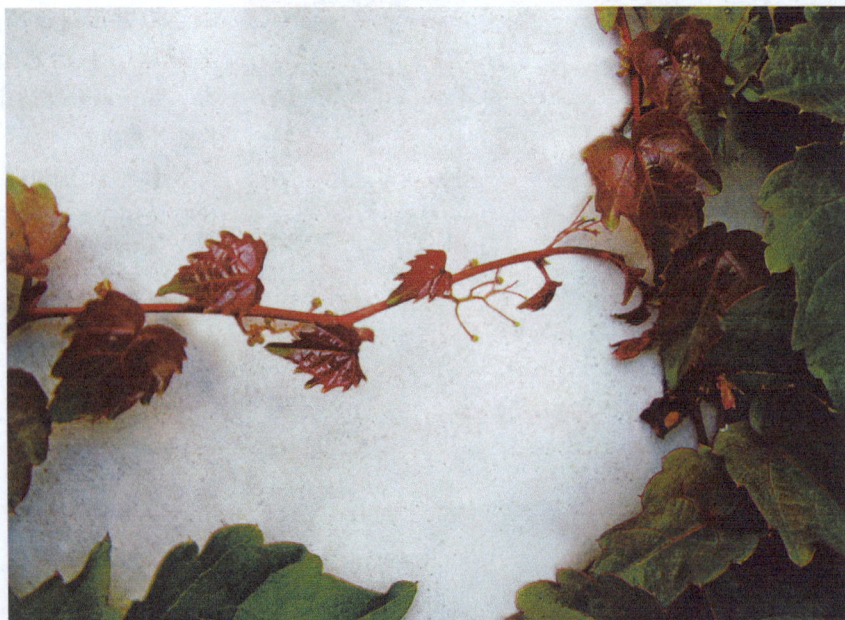

三叶岩爬藤（蛇附子）

【来源及药用部位】葡萄科植物三叶岩爬藤*Tetrastigma hemsleyanum* Diels et Gilg. 的块根。

【本草论述】《湖南药物志》："活血舒筋，镇痉，止痛。"

【形态特征】多年生常绿草质藤本。茎枝纤细，无毛着地部分节上生根；卷须不分枝，与叶对生。掌状复叶互生，叶柄长3~4cm，基部有苞片；小叶3，草质，中间叶片稍大，叶片卵状披针形，先端短渐尖，基部宽楔形，边缘疏生小锯齿，侧生小叶基部偏斜，无毛。聚伞花序腋生；花单性，雌雄异株；雌花黄绿色，花萼杯状，4裂；花瓣4，卵形；花盘明显，有齿；子房2室。浆果球形，红褐色，成熟时黑色。花期4~5月，果熟期7~9月。

生于阴湿山坡、山沟、溪谷两旁或灌丛上。分布于浙江、江西、福建、湖南、湖北、广东、海南、广西和西南各地。

【性味功效】辛、苦，凉。清热解毒，祛风活血。

【常用配方】**1.治小儿高热惊厥** 三叶岩爬藤3g，钩藤6g，七叶一枝花6g，水煎服。**2.治肺热咳喘** 三叶岩爬藤根、瓜子金、枸骨根各9g，水煎服。**3.治痈疖疔毒** 鲜三叶岩爬藤根适量，水酒磨成糊，涂搽患处。**4.治痄腮** 鲜三叶岩爬藤根适量，醋磨涂搽患处。**5.治跌打损伤** 鲜三叶岩爬藤根30g，研末，黄酒送服。

【现代研究】药理研究显示有抗炎和镇痛等作用。现代临床用于治疗高热惊厥，肺炎咳喘，肝炎，肾炎，跌打损伤，蛇咬伤，痈疽疮疡和风湿病关节疼痛等。

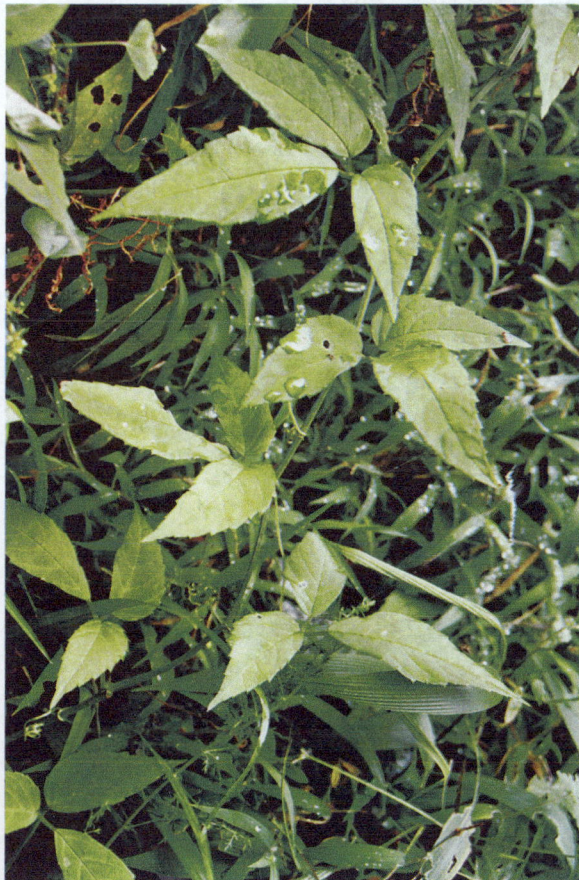

五爪金龙（五爪藤、五爪龙）

【来源及药用部位】葡萄科植物狭叶岩爬藤*Tetrastigma hypoglaucum* Planch.的根或全株。

【本草论述】《云南中草药》："接骨生肌，祛风除湿，活血通络。"

【形态特征】攀援草质藤本。茎藤褐色，粗糙，嫩茎绿色，具纵纹，无毛；卷须与叶对生。鸟趾状复叶互生，总叶柄长3～4.5cm；小叶5，薄革质，中间小叶稍大，披针形，先端渐尖，基部楔形，边缘刺状小锯齿，上面绿色，下面绿带紫红色。聚伞花序腋生；花单性，雌雄异株；聚伞花序腋生或与叶对生；花萼小，盘状；花瓣4，淡绿色；雄花有雄蕊4；雌花花盘盘状。浆果球形，红色至紫黑色。花期4～5月，果熟期7～9月。

生于山谷林中阴湿处。分布于湖南、湖北、广东、西藏和西南各地。

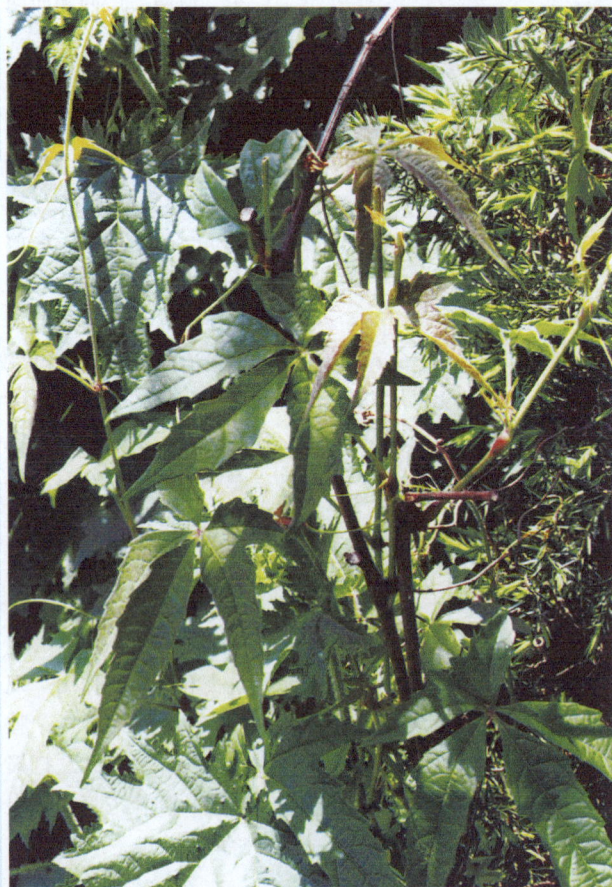

【性味功效】辛，温。祛风除湿，接骨续筋，散瘀消肿。

【常用配方】1.治骨折　五爪金龙、赤木通各适量，捣烂外敷患处。2.治痈疖疔或毒火烫伤　鲜五爪金龙全株适量，捣烂外敷患处。3.治风湿痹痛、跌打损伤　五爪金龙根或全株60～90g，泡酒500ml，7天后服用，每次10ml，每日2～3次。

【现代研究】现代临床用于治疗水火烫伤，跌打损伤，骨折筋伤，皮肤湿烂，痈疽疮疡和风湿病关节疼痛等。

红五加（大血藤）

【来源及药用部位】葡萄科植物毛枝岩爬藤*Tetrastigma obovatum* (Laws.) Gagnep 的茎藤或根。

【形态特征】木质藤本。小枝有密而软的淡红色短绒毛；卷须单一不分枝，被柔毛。叶为指状或叉指状复叶，互生，总叶柄长达15cm；小叶5，中间小叶倒卵形，先端钝圆带锐尖头，基部宽楔形或钝圆形，边缘有锯齿；侧生小叶斜卵形，两侧不对称。花小，杂性；伞房状聚伞花序腋生，被柔毛；雌花花萼4齿；花瓣4；雄蕊4，不育；子房2室，柱头2裂。浆果肉质。

生于800m左右的山谷灌木林中。分布于广西、贵州和云南等地。

【性味功效】辛，温。祛风除湿，活血通络。

【常用配方】1.治骨折　红五加适量，捣烂外敷患处。2.治虚劳久咳　红五加、淫羊藿各15g，水煎服。3.治劳伤筋骨疼痛　红五加、铁筷子各30g，泡酒服。

【现代研究】现代临床用于治疗跌打损伤，骨折筋伤，虚劳咳嗽和风湿病关节疼痛等。

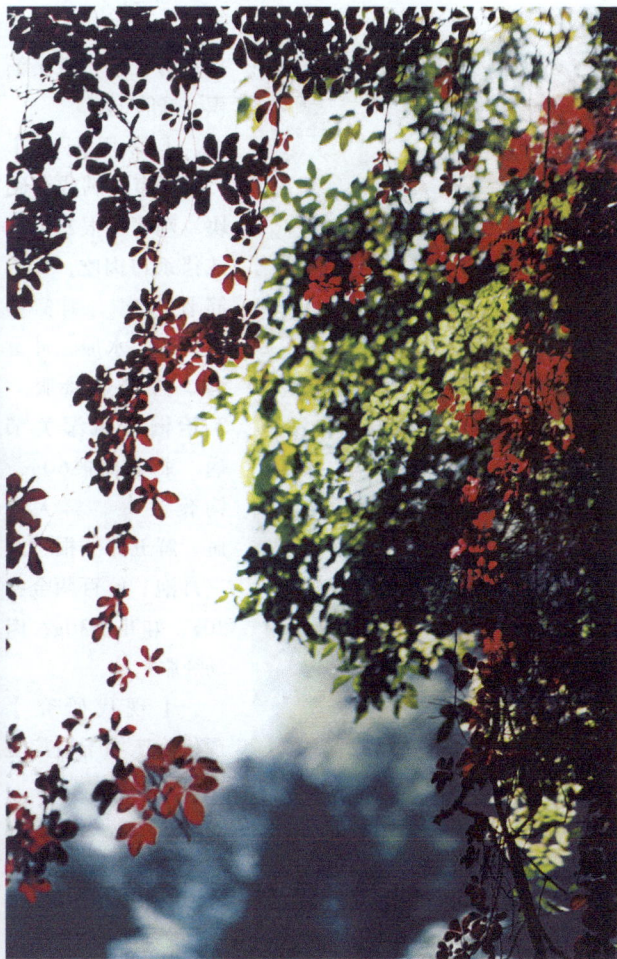

刺葡萄根

【来源及药用部位】葡萄科植物刺葡萄*Vitis davidii* (Roman.) Foex.的根。

【本草论述】《全国中草药汇编》："祛风湿，利小便。"

【形态特征】木质藤本。枝条粗壮，老枝树皮呈长片状脱落，幼枝密生直刺；卷须分枝。单叶互生，叶柄长6~13cm，疏生小皮刺；叶片宽卵形至卵圆形，先端短渐尖，基部心形，边缘具深波状锯齿，下面叶脉和脉腋有短柔毛。花杂性异株，圆锥花序与叶对生，花小，花萼5浅裂；花瓣5，绿白色；雄蕊5；子房埋于花盘中。浆果球形，成熟时紫蓝色。花期5~7月。果期8~10月。

生于1 400m以下的山坡灌木林中。分布于华中、西南及陕西、甘肃、江苏、安徽、浙江、福建、江西等地。

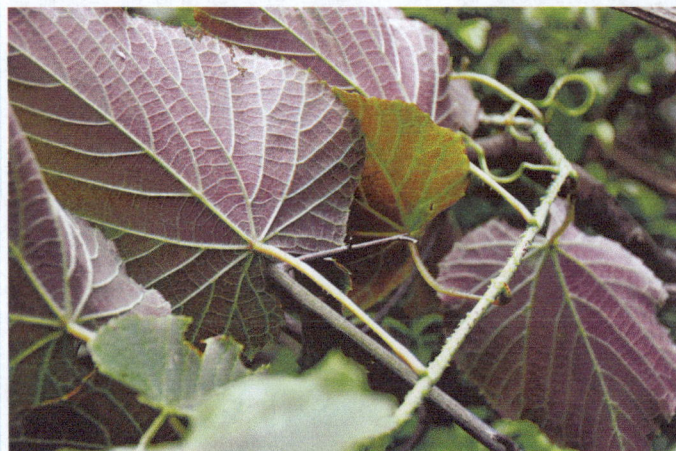

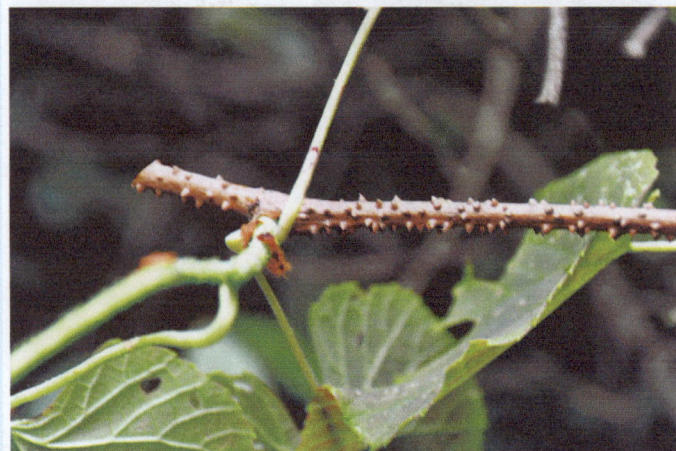

【性味功用】甘、苦，平。散瘀消积，舒筋止痛。

【常用配方】**1.治胸腹胀满或有硬块** 刺葡萄根250g，炖猪杀口肉吃。**2.治筋骨伤痛** 刺葡萄根120g，水煎，冲黄酒、红糖适量服。**3.治慢性风湿关节痛** 刺葡萄根60g，钩藤根9g，鲜大活血、鲜五味子根、鲜三月泡、鲜百两金各30g，娃儿藤30g；肉汤炖服。

【现代研究】现代临床用于治疗吐血，腹胀积块，关节肿痛和风湿病关节疼痛等。

葛 藟

【来源及药用部位】葡萄科植物葛藟*Vitis flexuosa* Thunb.的果实和叶。

【本草论述】《贵州草药》："润肺止咳，清热凉血，消食。"

【形态特征】木质藤本。枝条细长，幼枝有灰白色绒毛；卷须与叶对生，二叉状分枝。单叶互生；叶柄被蛛丝状柔毛；叶片宽卵形或三角状卵形，边缘有不等的波状牙齿。花杂性，异株，圆锥花序细长与叶对生，花序轴有白色丝状毛；花小，雄花黄绿色，花梗下有小苞片；花萼盘状；花瓣5，先端黏合成帽状脱落；雄蕊5；退化子房埋于花盘中；两性花有短柱头；花盘5~6裂；雄蕊与子房等长。浆果球形，熟时紫黑色。花期4~5月，果熟期5~8月。

生于海拔2 500m以下的山地灌丛中。分布于华东、中南、西南及陕西、台湾等地。

【性味功效】甘，平。润肺止咳，清热凉血，消食。

【常用配方】**1.治咳嗽** 葛藟果10g，水煎服。**2.治吐血** 葛藟果15g，水煎服。**3.治食积不化腹胀** 葛藟果、叶各15g，水煎服。**4.治湿疹** 葛藟鲜叶适量，捣汁外涂患处。

【现代研究】现代临床用于治疗感冒咳嗽，消化不良，痢疾，湿疹和烫火伤等。

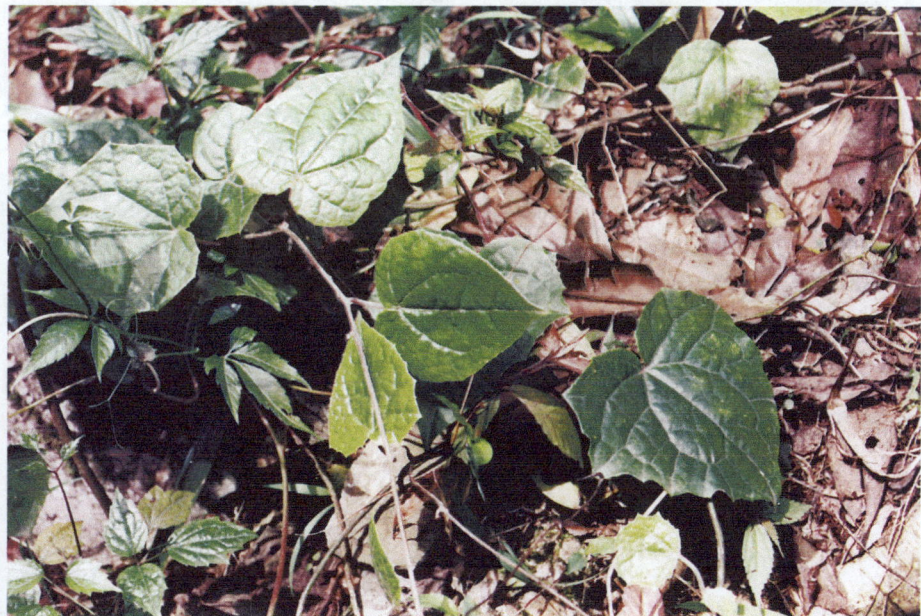

葛藟根

【来源及药用部位】葡萄科植物葛藟 *Vitis flexuosa* Thunb. 的根。

【本草论述】《名医别录》："主缓筋，令不痛。"

【形态特征】见"葛藟"该项下。

【性味功效】甘，平。润肺止咳，清热凉血，消食。

【常用配方】**1.治黄疸** 葛藟根、白英、绵茵陈各15g，水煎服。**2.治风湿痹证筋骨疼痛** 葛藟根30g，岩泽兰9g，茜草、过江龙、白茅根各6g，水煎兑酒服。**3.治痈疮肿毒** 葛藟根、糯米藤根各30g，捣烂外敷患处。

【现代研究】现代临床用于治疗黄疸型肝炎，风湿病关节疼痛，跌打损伤和痈肿等。

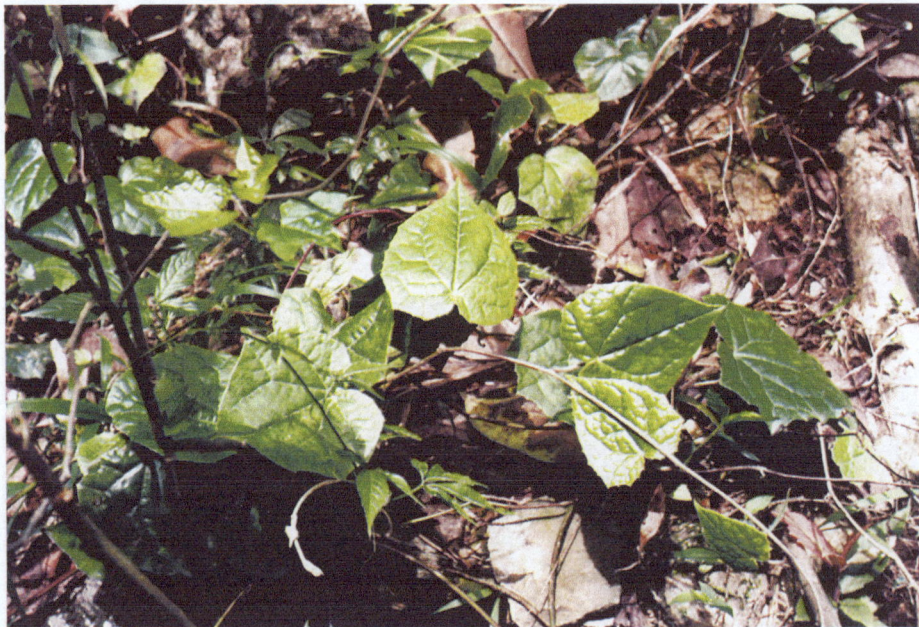

秋葡萄

【来源及药用部位】葡萄科植物秋葡萄 *Vitis romanetii* Roman.的果实、根、藤茎。

【本草论述】《贵州草药》：“止血，生肌，接骨。”

【形态特征】落叶藤本。茎粗壮。单叶互生；叶片卵圆形，先端具不明显的3浅裂，基部深心形，边缘有钱锯齿；叶柄长5～8cm。圆锥花序，与叶对生，较叶长；花小，淡黄绿色，无毛；花萼盘形，全缘；花瓣5；雄蕊5；子房上位。浆果球形，黑色。花期5～6月，果熟期8～9月。

生于山坡低处及沟谷湿润处。分布于贵州、河南及南方各地。

【性味功效】甘、酸，平。舒筋活血，解毒消肿。

【常用配方】**1.治骨折肿痛**　秋葡萄、水冬瓜、叶上果、泽兰各取鲜品适量，捣烂，外包患处。**2.治风湿病关节疼痛**　秋葡萄、赤葛、追风伞各30g，水煎内服又外洗。**3.治扭伤青肿**　秋葡萄、酸咪咪、筋骨草各30g，酒水各半煎服。**4.治耳聤流脓**　鲜秋葡萄藤一段，吹出藤汁滴耳。

【主要化学成分】含有机酸及黄酮类等。

【现代研究】现代临床用于治疗外伤致骨折疼痛，风湿性关节炎，外伤出血、疼痛和化脓性中耳炎等。

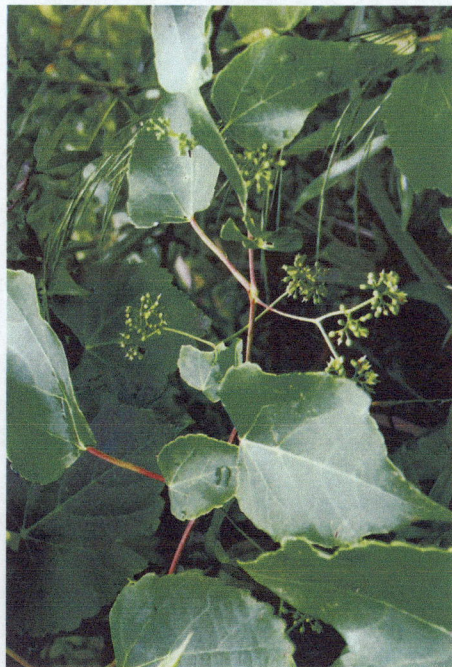

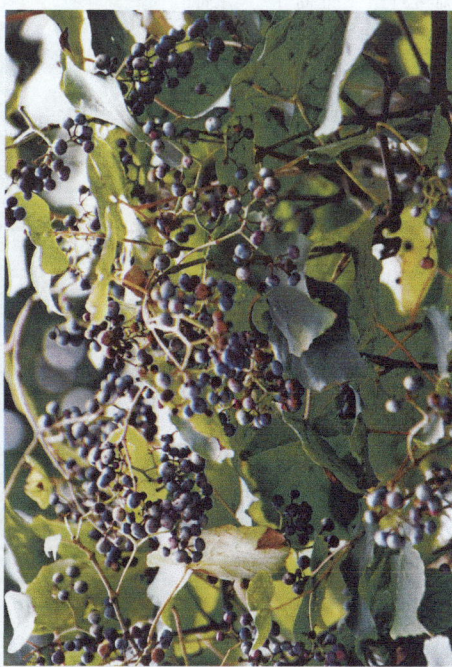

葡　萄

【来源及药用部位】葡萄科植物葡萄 *Vitis vinifera* L.的果实。

【本草论述】《本经》："主筋骨湿痹，益气倍力，强志，令人肥健耐饥，忍风寒。可作酒。"

【形态特征】木质藤本；树皮成片状剥落，幼枝有毛或无毛；卷曲分枝。叶圆卵形，宽7～15cm，三裂至中部附近，基部心形，边缘有粗齿，两面无毛或下面有短柔毛。圆锥花序与叶对生；花杂性异株，花小，淡黄绿色，花瓣5，上部合生呈帽状；雄蕊5，花盘由5腺体所成；子房2室，每室有2胚珠。浆果椭圆状球形或球形。

原产亚洲西部。现我国各地均有栽培。

【性味功效】甘、微酸，平。生津，解热，益气。

【常用配方】1.治肝肾不足，腰脊酸痛　鲜葡萄500～2 000g，加人参30～50g，共浸酒1 500ml，7～10天后饮服，每次30ml，一日2次。2.治热病伤津口干　葡萄鲜果适量生食，或绞汁饮服、熬膏服用。3.治咽痛音哑　葡萄汁、甘蔗汁各20ml，混匀，温开水送服。4.治血虚心悸　葡萄干、龙眼肉各适量，煎汤或熬膏食用。

【主要化学成分】含葡萄糖，果糖，蔗糖，木糖，酒石酸，草酸，柠檬酸，苹果酸和蛋白质，维生素和无机元素等。

【现代研究】药理研究显示果实有维生素P样活性，茎叶有收敛作用。现代临床用于治疗久病年老体质虚弱，发热口渴，感冒咽痛和急性咽喉炎肿痛等。

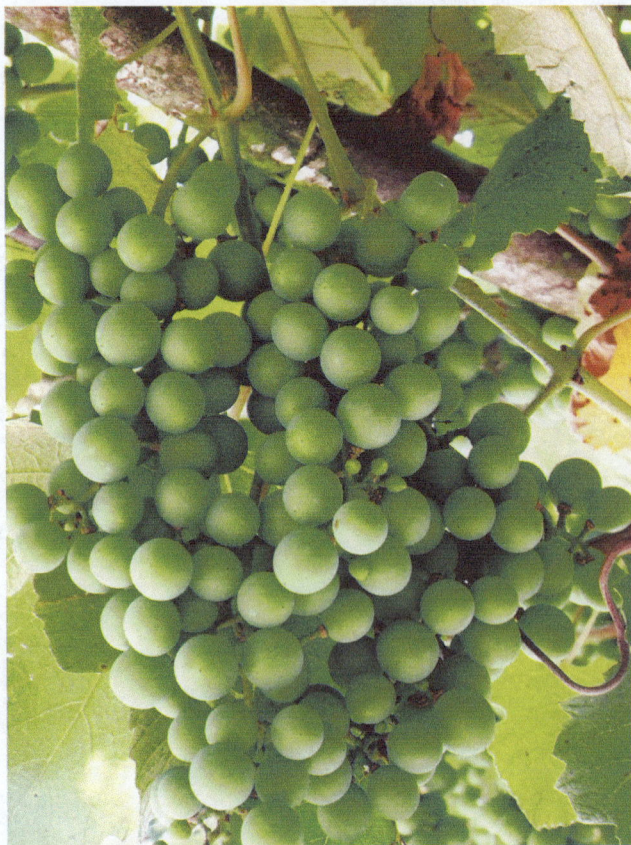

天师栗（娑罗子）

【来源及药用部位】七叶树科植物七叶树*Aesculus chinensis* Bge. 的果实或种子。

【本草论述】《本草纲目拾遗》："宽中下气，治胃脘肝膈膨胀，痞积疟痢，吐血劳伤，平胃通络。"

【形态特征】落叶乔木，高达20m，树冠宽广。掌状复叶对生，叶柄长5～16cm，小叶片5～7枚，长椭圆形或卵状披针形，先端窄尖，基部楔形，边缘有细锯齿，上面无毛，下面疏生细柔毛或无毛。圆锥花序顶生，尖塔形，长18～28cm，花小，白色，有短梗，成熟时紫黑色。雄花和两性花同株而密生；花萼筒形，不整齐5浅裂；雄蕊6～8。蒴果近圆球形，3瓣裂。种子1枚，圆球形，种脐阔大。花期5～7月，果熟期8～9月。

野生或栽种。分布于甘肃、河北、河南、山西、江苏、贵州和浙江等地。

【性味功效】甘，温。行气宽中，杀虫。

【常用配方】1.治胃痛　天师栗1枚，去壳，捣碎，水煎服；或娑罗子1枚，烧灰，酒冲服。2.治经前乳房肿胀　天师栗、路路通、香附各6～9g，水煎服。3.治胸闷，胁痛　天师栗、香橼、佛手各6～9g，水煎服。

【主要化学成分】种子含脂肪油，挥发油，淀粉，纤维素，粗蛋白等；脂肪油中有油酸、七叶树皂苷和甘油三硬脂酸酯等。

【现代研究】药理研究显示有抗炎和降胆固醇等作用。现代临床用于治疗脑水肿，老年慢性支气管炎，胃痛和痛经等。

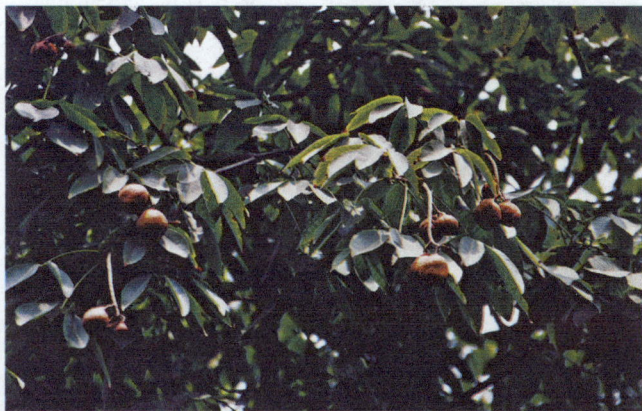

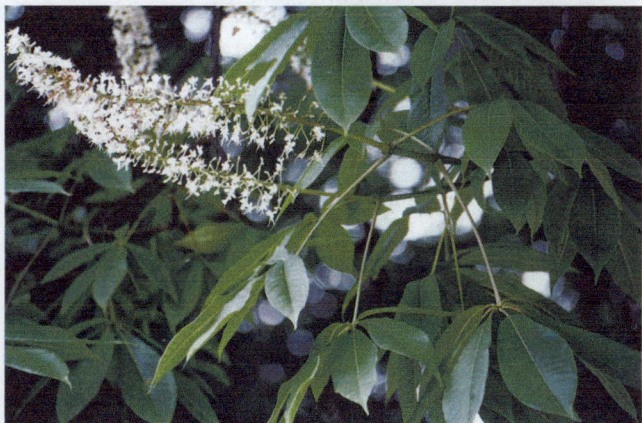

大水麻（水禾麻）

【来源及药用部位】荨麻科植物长叶苎麻*Boehmeria longispica* Steud.的根或全草。

【本草论述】《贵州民间药物》："祛风除湿，接骨，解表寒。"

【形态特征】多年生草本。叶对生，叶片坚纸质，广卵形或近圆形，基部圆形或近截形，先端长渐尖或不明显，骤尖，边缘疏生不整齐的粗锯齿，上部常有重锯齿，上面粗糙，生短糙伏毛，下面沿脉网生短柔毛；托叶披针形。花单性，雌雄同株，穗状花序腋生；雌花簇位于雄花簇上方；花细小，绿色，雄花花萼4裂，雄蕊2～4；雌花簇密集，球形，花柱1，柱头线形，宿存。瘦果细小，长倒卵形，有白毛，多数聚集成球状。

生长于沟边、山坡或林边。分布于江西、湖南、浙江、福建、四川、贵州、湖北、山东和江苏等地。

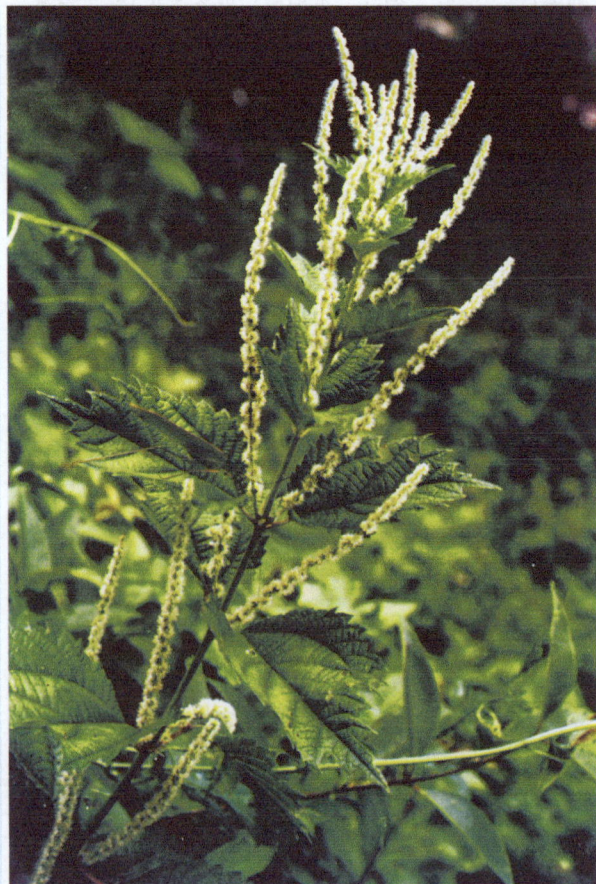

【性味功效】甘、辛、平。清热祛风，解毒杀虫，化瘀消肿。

【常用配方】**1.治头风发热** 水禾麻尖5个，火上去毛，九头狮子草7个，萝卜头9g，生姜1片，水煎服，每日3次。**2.治风湿骨痛** 水禾麻根60g，山豆根、八爪金龙各21g，追风伞45g，泡酒500ml，每日早晚各服1次。**3.治骨折** 鲜水禾根、鲜泽兰根、鲜家麻根各1束；捣绒，兑烧酒，加热外包伤处。

【现代研究】现代临床用于治疗感冒、麻疹、痈肿、蛇咬伤、皮肤瘙痒、疥疮、风湿病关节疼痛和跌打损伤等。

苎麻（苎麻根）

【来源及药用部位】荨麻科植物苎麻*Boehmeria nivea* (L.) Gaud. 的根和根茎。

【本草论述】《名医别录》："主小儿赤丹，其渍苎汁疗渴……安胎。"

【形态特征】亚灌木，高1～2m。小枝和叶柄密生长毛。单叶互生，有长柄；叶片卵圆形或广卵形，先端渐尖，基部钝圆或楔形，边缘有三角形的大锯齿；上面粗糙，背面灰白色，密生白色短毛。花单性，雌雄同株；雌花序腋生于茎上部，雄花序生于雌花序下。小坚果球形，有毛。

生于山坡、山沟和路旁。分布于我国大部分地区。

【性味功效】苦，凉。凉血止血，清热解毒。

【常用配方】**1.治尿血** 苎麻根、荠菜各30g，水煎服。**2.治乳痈** 苎麻根、土大黄各20g，水煎内服又外敷。**3.治骨折** 苎麻根、水冬瓜、泽兰各适量，捣烂外包。**4.治湿疹** 苎麻根30g，水煎洗。**5.治荨麻疹** 苎麻根、虎耳草各适量，捣汁外搽。

【主要化学成分】含绿原酸，在稀酸中加热可生成咖啡酸及奎宁酸。

【现代研究】药理研究显示有促进血凝，缩短凝血时间的作用，增强止血，使血小板凝集时间、血栓形成时间延长，抑制血栓生成。现代临床用于治疗功能性子宫出血，习惯性流产或早产，痢疾，咯血，毒蛇咬伤和痛风等。

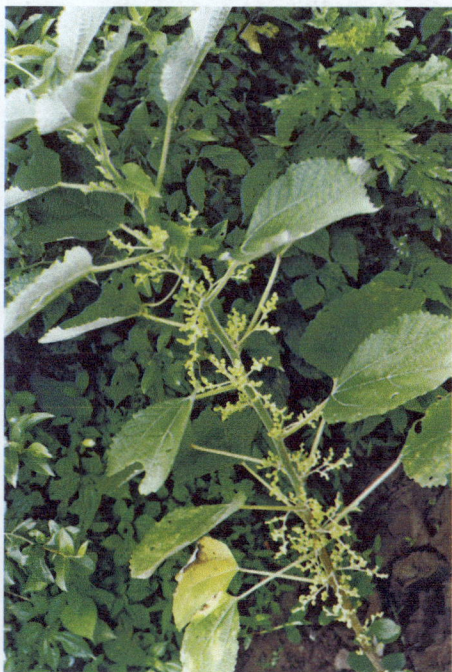

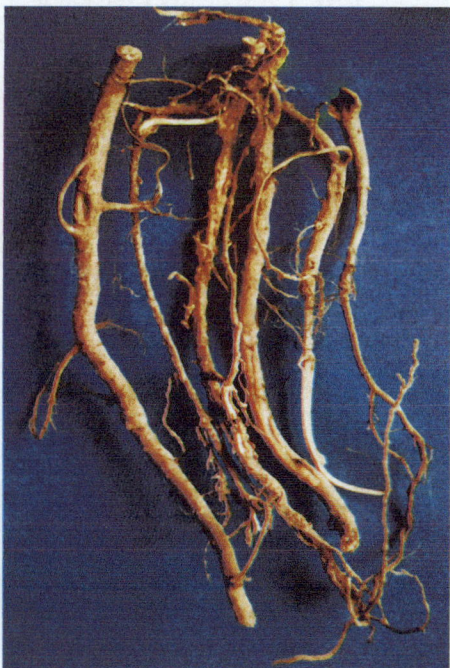

水麻（水麻柳、水苏麻）

【来源及药用部位】荨麻科植物水麻*Debregeasia edulis* auct.non (Sieb. et Zucc.) Wedd.的全草。

【本草论述】《四川中药志》："治跌打损伤，止血。"

【形态特征】小灌木，高约1~2m。小枝细，灰褐色。叶互生；有短柄，叶片披针形或狭披针形，先端渐尖，基部阔楔形；边缘有细锯齿，下面密生灰白色绵毛。稀疏的聚伞花序腋生，具短柄，花单性；雄花花被片4裂，雄蕊4；雌花花被片4，合生。瘦果多数，集成球形。花期夏季。

生于溪边、或林缘湿地。分布于全国南方多数地区。

【性味功效】甘，凉。清热利湿，活血止血，解毒。

【常用配方】**1.治小儿急惊风** 水麻柳嫩尖10个，葱白3~5棵，水煎服。**2.治风湿痹证筋骨关节疼痛** 水麻柳、红禾麻根各30g，水煎服，并熏洗痛处。**3.治咳嗽带血** 水麻柳嫩尖10g，捣绒取汁，加白糖服。**4.治无名肿疮** 水麻柳根30g，苎麻根15g，捣烂外敷患处。

【现代研究】现代临床用于治疗风湿性关节炎，类风湿性关节炎，支气管炎等。

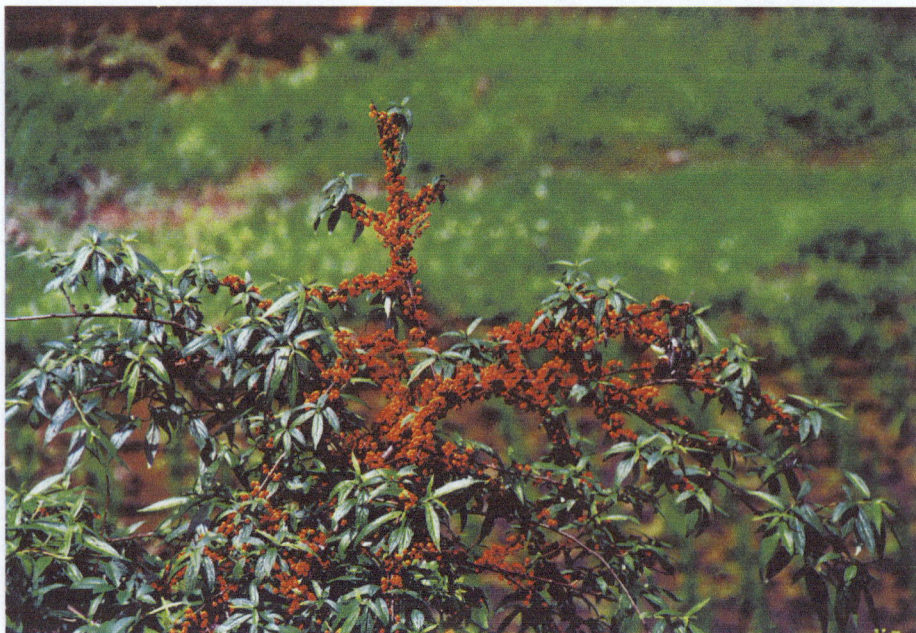

半边山（楼梯草、赤车使者）

【来源及药用部位】荨麻科植物楼梯草*Elatostema involucratum* Franch. et Sava. 的全草。

【本草论述】《唐本草》："主风冷，邪痹，蛊毒，癥瘕，五脏积气。"

【形态特征】多年生草本，茎斜生，高30～40cm。根茎为不规则块状。叶互生，叶片斜长卵圆形或斜长椭圆形，先端渐尖，基部偏斜，边缘有锯齿。花小，雌雄异株，聚伞花序，雄花7～10朵簇生，雄花萼片4，雄蕊4；雌花8～12朵簇生，子房上位，柱头呈毛笔头状。瘦果细小，卵形，有五棱。种子1枚。

生于山溪水边及岩石山脚阴湿处。分布于贵州、河南、陕西、甘肃、浙江、台湾及华南、中南等地。

【性味功效】微苦，平。清热燥湿，解毒，镇痛，生肌。

【常用配方】**1. 治红白痢疾**　半边山(鲜品)15g，捣烂泡酒，兑淘米水服，每日2次，每次一杯。**2. 治风湿肿痛**　半边山一把，捣烂兑烧酒，揉擦患处，早晚各一次。**3. 治无名肿毒**　半边山一把，和甜酒捣烂敷患处。**4. 治骨折**　半边山、小马蹄草等份，捣绒，加酒糟炒热包患处。

【主要化学成分】全草含维生素B_1、C及去氢维生素C等。

【现代研究】现代临床用于治疗急性细菌性痢疾，风湿病关节肿痛，痈疽热痛和跌打损伤骨折等。

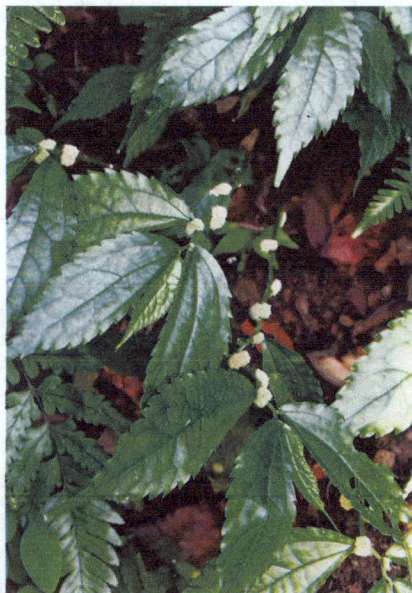

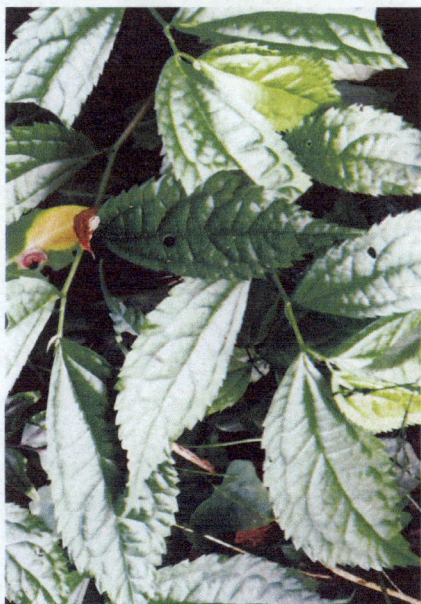

红禾麻

【来源及药用部位】荨麻科植物大钱麻 *Girardinia cuspidate auct non* Wedd. 的全草。

【形态特征】多年生直立草本，高可达2m。根纺锤形或绳状。茎具圆钝棱，红褐色，沟槽内有淡绿色斑纹。叶互生，肉质，带红色，有长叶柄及刺毛，叶片阔卵形，边缘有圆锯齿；主脉三出，叶脉微带红色。花单性，雌雄异株；雄花序腋生，花被4~5裂，绿白色，雄蕊4~5；雌花序顶生，雌蕊1。瘦果扁圆形，淡黄色。

生于山坡、路旁及村庄附近。分布于华南及西南等地。

【性味功效】甘、微苦，平。活血，解毒，利水。

【常用配方】**1.治风湿痹痛** ①红禾麻100g，炖肉吃。②红禾麻50g，大风藤10g，追风伞15g，酒水各半煎服或泡酒服。**2.治水泻** 红禾麻叶、枫香树嫩叶各20g，水煎服。**3.治跌打损伤** 红禾麻、铁筷子、矮陀陀、四块瓦各20g，泡酒服。**4.治疮痈肿痛** 红禾麻枝叶适量，捣烂敷患处。

【主要化学成分】茎皮含西米杜鹃醇，西米杜鹃酮，山麻黄萜醇以及二十八烷酸等。

【现代研究】现代临床用于治疗感冒，流感，毒蛇咬伤和外伤出血等。

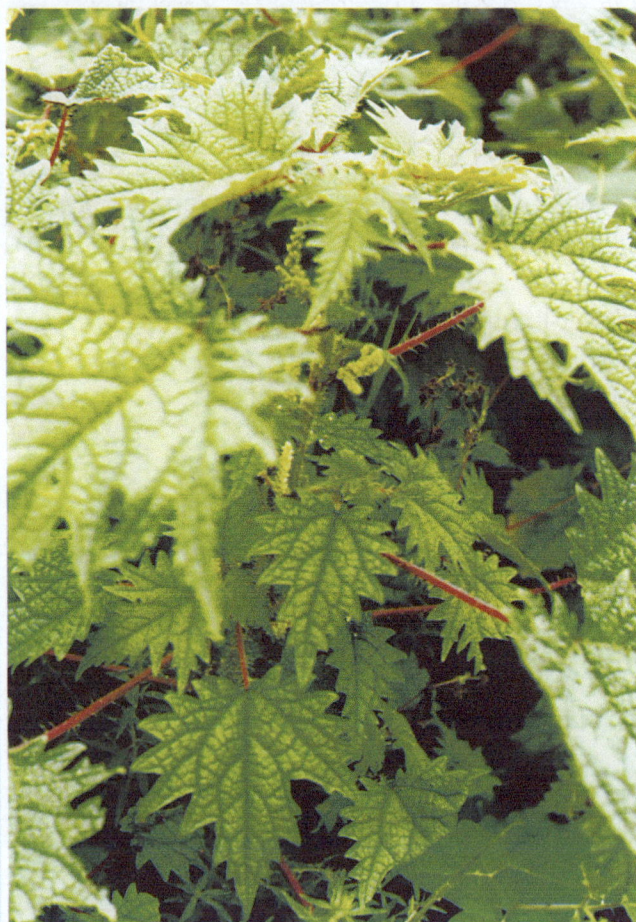

大蝎子草（大钱麻、红活麻）

【来源及药用部位】荨麻科植物大蝎子草*Girardinia palmata* (Forsk.) Gaud.的全草。

【本草论述】《滇南本草》："祛皮肤风痒，吐痰，消痰下气"。

【形态特征】多年生草本，高约1.5～2.5m，全体被短毛和锐刺状刺毛。丛生，茎有棱，茎细长，被黄色细毛。叶互生，叶片轮廓五角形，基部浅心形或近截形，掌状3深裂，上面疏生糙毛。雌雄异株，雄花密集，雄蕊4；雌花密集，柱头丝状。瘦果宽卵形，光滑。

生于山谷林边阴湿处。分布于云南、贵州、湖北和四川等地。

【性味功效】苦、辛，凉；有毒。祛痰，利湿，解毒。

【常用配方】**1.治风湿痹痛**　大蝎子草150g，蜘蛛抱蛋根150g，白酒500ml浸泡，每次服15ml，每日2次。**2.治风疹、皮肤瘙痒**　大蝎子草、土茯苓、地肤子、排风藤各15g，牛蒡子9g，水煎服加外洗。

【主要化学成分】刺毛中含有乙酰胆碱，5-羟色胺和组织胺等。

【现代研究】药理研究显示对凝血系统有影响，能延长凝血酶原时间，抑制血小板聚集，镇痛和升高血压等作用。现代临床用于治疗风湿病，风疹和湿疹等。

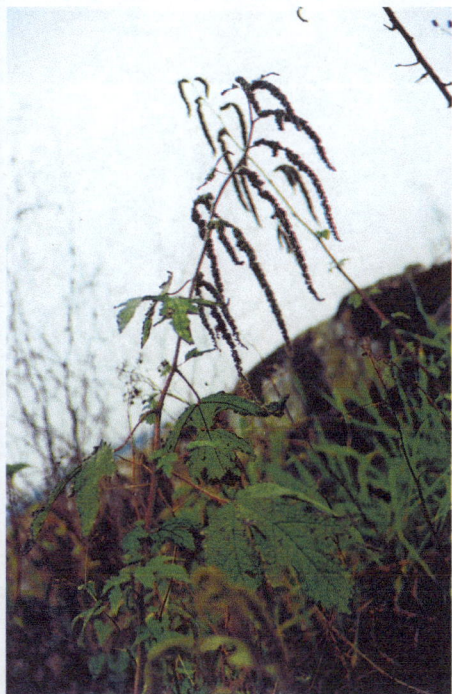

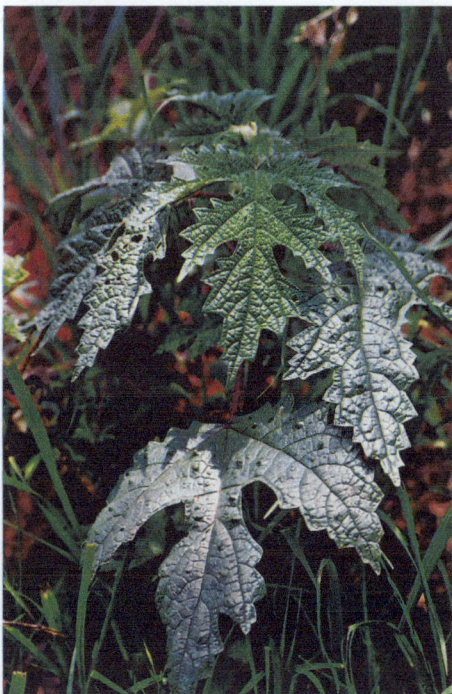

糯米藤

【来源及药用部位】荨麻科植物糯米团*Gonostegia hirta* (Bl.) Miq.的嫩茎叶或地上部分。

【本草论述】《天宝本草》："治跌打伤，痒疬，诸疮痈疽发背。"

【形态特征】多年生草本，直立或倾斜，通常有刚毛。主根粗肥，圆锥形。叶片椭圆状披针形，先端钝尖或渐尖，基部圆形至近心形，全缘，网脉在叶背者，有刚毛，上面粗糙，或有刚毛。花小单性，雌雄同株，簇生于叶腋，黄绿色；雄花被片3～5，背部有毛，形成一环，环上有刚毛，雄蕊5；雌花花萼筒状，柱头钻形。瘦果阔卵形，先端尖，纵棱突起，黑色，光滑。花期7～8月。

生于溪谷林下阴湿处、水沟边。分布于长江以南各地。

【性味功效】甘、苦，凉。清热解毒、健脾、止血。

【常用配方】1.**治湿热白带**　鲜糯米藤全草30～60g，水煎服。2.**治小儿积食胀满**　糯米藤根30g，水煎服。3.**治对口疮**　鲜糯米藤叶适量，捣烂加食盐少量，外敷患处。4.**治外伤出血肿痛**　鲜糯米藤叶适量，捣烂外敷患处。

【现代研究】现代临床用于治疗小儿消化不良，外伤出血肿痛，血管神经性水肿，下肢慢性溃疡，月经不调和细菌性痢疾等。

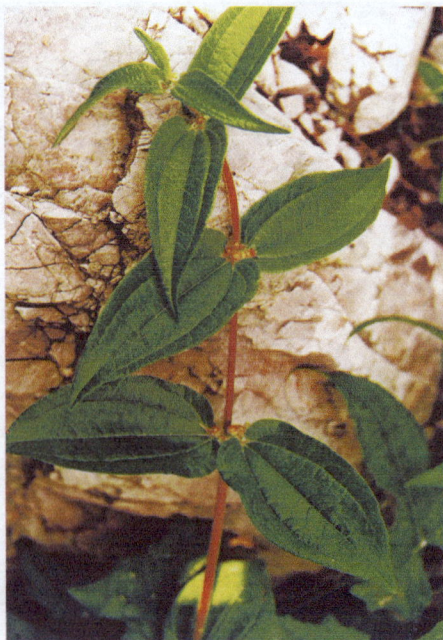
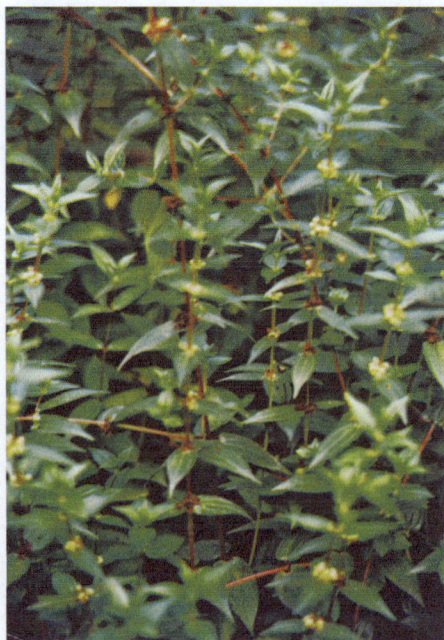

冷水花（水麻叶）

【来源及药用部位】荨麻科植物冷水花*Pilea notata* C. H. Wright的全草。

【形态特征】一年生草本，高30～60cm，直立，全体无毛。茎有分枝。根须状。叶对生，卵状椭圆形至卵状披针形，先端渐尖，基部阔楔形，边缘有粗锯齿。聚伞花序，花白色，单性；雄花花被4裂，雄蕊4；雌花花被3～4裂，柱头画笔头状。瘦果椭圆形。

生于阴湿的沟边、山坡、林缘。分布于贵州、四川、广西、云南及华南等地。

【性味功效】淡、微苦，凉。清热利湿，退黄，补虚。

【常用配方】**1.治黄疸** 鲜冷水花、鲜黄栀子、黄泡刺根各9g，水杨柳15g，枫香根7g，加红糖少许，水煎服，每日2次。**2.治肺痨咳嗽** 冷水花、羊耳菊、岩白菜各20g，水煎服。**3.治水肿** 冷水花20g，水芫花根5g，夏枯草10g，水煎服。4.治小便淋痛 冷水花20g，萆草20g，水灯芯10g，水煎服。

【现代研究】现代临床用于治疗急性黄疸型肝炎，肺结核病，急性肾炎水肿和膀胱炎小便不利等。

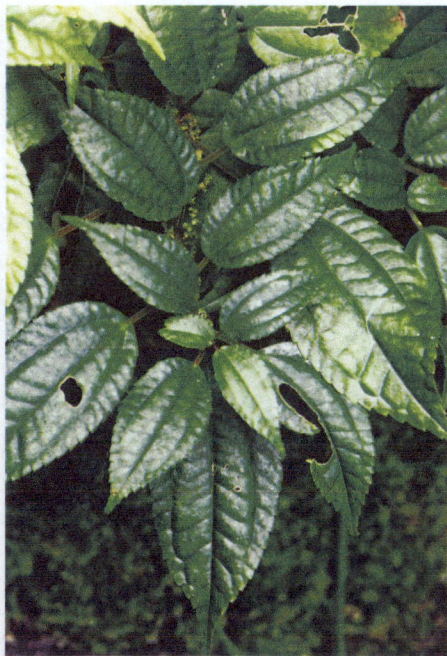

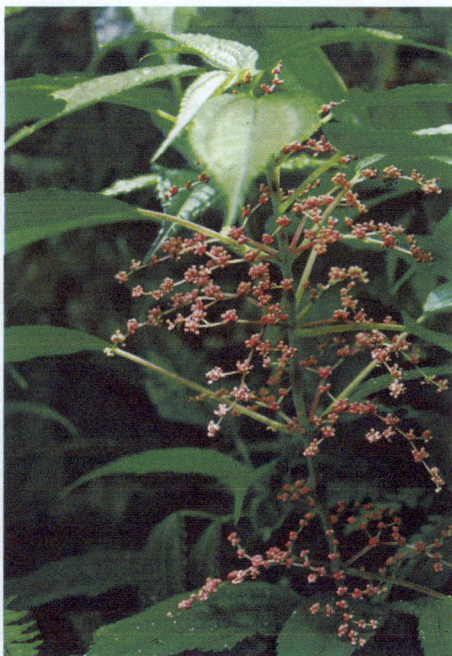

珠芽艾麻（禾麻草）

【来源及药用部位】荨麻科植物珠芽艾麻*Laportea bulbifera* (Sieb. et Zucc.) Wedd. 的根。

【本草论述】《贵州草药》："祛风，除湿，活血。"

【形态特征】多年生草本。根纺锤形，红褐色。单叶互生，叶片卵形或椭圆形，先端短渐尖，基部宽楔形或圆形，叶缘有圆齿状锯齿。花序雌雄同株，圆锥状，序轴上生短柔毛和稀疏的刺毛；雄花序腋生，具短梗，白色；雌花序顶生，分枝较短，常着生于序轴的一侧，淡绿色。瘦果圆倒卵形，扁平。花期7～8月，果熟期8～10月。

生于山地林下或林边山谷。分布于东北、西南及陕西、甘肃、江苏、安徽、浙江、江西、河南、湖北和西藏等地。

【性味功效】辛，温。祛风除湿，活血止痛。

【常用配方】**1.治风湿麻木**　珠芽艾麻15g，水煎服。**2.治风湿关节痛**　珠芽艾麻30g，红五加皮9g，泡酒服。**3.治跌打损伤**　珠芽艾麻干根研粉，睡前酒送服6g。**4.治皮肤瘙痒**　珠芽艾麻、地肤子各9g，苍术、秦艽、茯苓各6g，水煎服。

【现代研究】现代临床用于治疗风湿性关节炎，肢体麻木，跌打损伤，骨折疼痛，月经不调，皮肤瘙痒，荨麻疹及肾炎等。

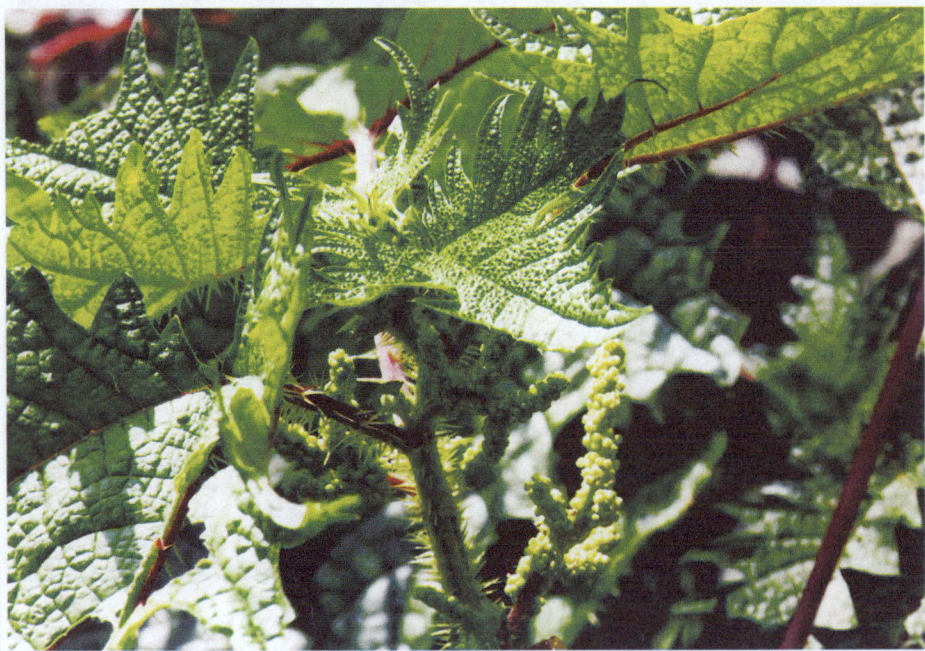

老虎麻

【来源及药用部位】荨麻科植物粗根荨麻*Urtica macrorrhiza* Hand.–Mazz.的全草。

【本草论述】《西藏常用中草药》："祛风湿，解痉，活血。"

【形态特征】藤本。小枝有4~6棱，皮孔密而明显；冬芽卵球形，长2~5mm。叶大形，革质，宽卵形或近圆形，长9~16cm，宽6~15cm，顶端有短尾尖，边缘有圆钝齿；叶柄粗壮，长达3.5cm。聚伞状圆锥花序顶生，花梗粗壮，有棱；花黄绿色，直径约5mm。果序长达20cm，果梗粗短，蒴果黄色，近球形，直径达1.2cm；种子近椭圆形，有红色假种皮。花期5~6月，果熟期8~10月。

生于山坡、路旁及村庄附近。分布于南方各地。

【性味功效】苦、辛，温；小毒。祛风湿，平肝镇惊，止痒，解毒。

【常用配方】**1.治风湿痹痛** 老虎麻、追风伞、大风藤各20g，酒水各半煎服。**2.治外阴瘙痒** 老虎麻、天泡果、抱石莲各20g，水煎内服又外洗。**3.治月经不调、闭经** 老虎麻、团经药各20g，甜酒水煎服。**4.治皮肤瘙痒** 老虎麻鲜品适量，泡醋外搽患处。

【主要化学成分】根含南蛇藤醇和卫矛醇等。

【现代研究】现代临床用于治疗白血病，肾炎，瘫痪，疝气，痔疮，牙痛，跌打损伤，类风湿关节炎，痛风，胆囊炎，神经衰弱，带状疱疹和蛇咬伤等。

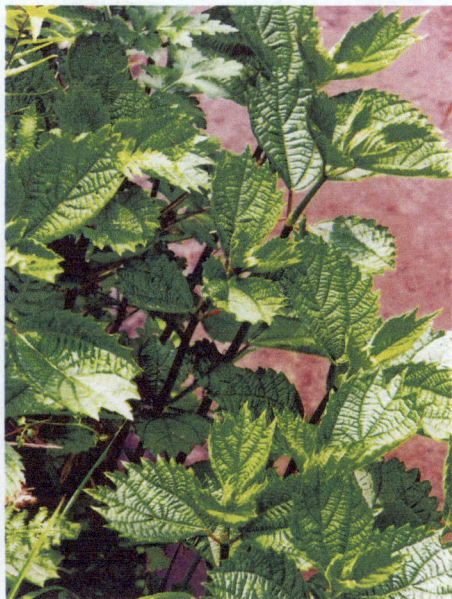

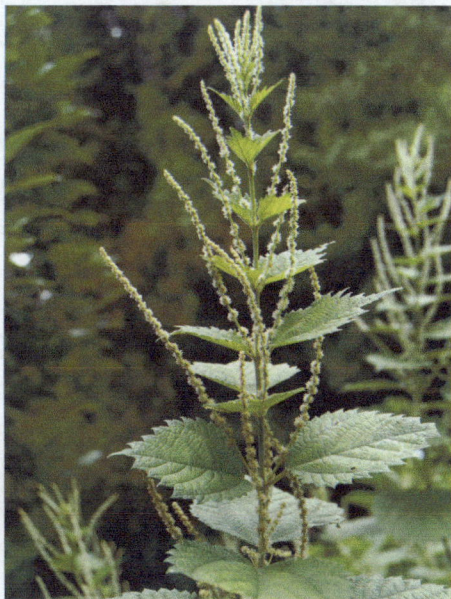

阳桃（羊桃、杨桃）

【来源及药用部位】酢浆草科植物阳桃*Averrhoa carambola* L.的果实。

【本草论述】《本草纲目》："主治风热，生津止渴。"

【形态特征】乔木，高5～12m。幼枝被柔毛及小皮孔。奇数羽状复叶，总叶柄及叶轴被毛，小叶5～11枚，长约13cm；小叶卵形至椭圆形，先端渐尖，基部偏斜。圆锥花序生于老枝或叶腋；萼片5，红紫色；花冠近钟形，白色至淡紫色；花瓣倒卵形；雄蕊10；子房5室，具5棱槽。浆果卵状或椭圆状，淡黄绿色，光滑，具3～5翅状棱。花期7～8月，果熟期8～9月。

栽培于园林或村旁。分布于福建、台湾、广东、广西、海南和云南等地。

【性味功效】酸、甘、寒。清热，生津，利尿，解毒。

【常用配方】**1.治风热咳嗽** 鲜阳桃100～125g，捣烂绞汁，酌加冰糖炖服。**2.治咽喉痛** 鲜阳桃生食，每次1～2个，每日2～3次。**3.治石淋小便涩痛** 阳桃3～5枚，和蜂蜜煎汤服。**4.治小便热痛、痔疮肿痛出血** 鲜阳桃1～2个，捣烂取汁，凉开水冲服。

【主要化学成分】含挥发油，酯类，内酯，六氢番茄烃，β—胡萝卜素，玉米黄素，叶黄素和隐色素等。

【现代研究】现代临床用于治疗感冒咳嗽，急性扁桃体炎，上呼吸道感染，发热口渴，泌尿道感染和饮酒过量等。

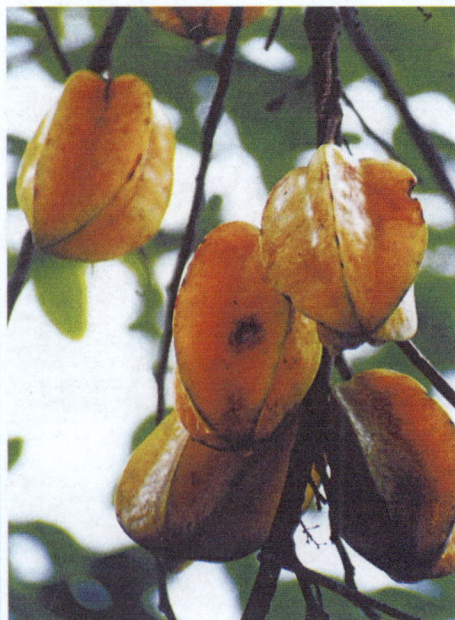

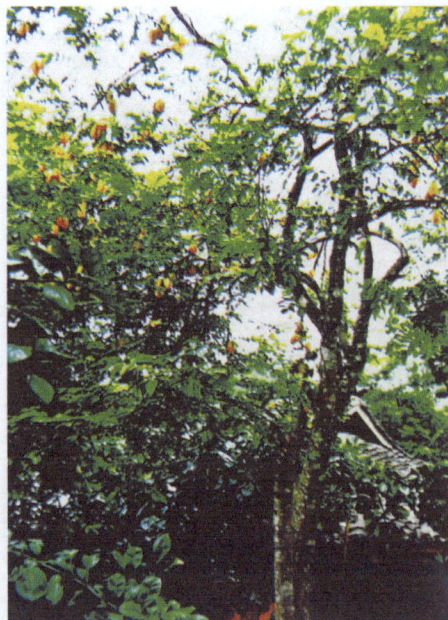

山酢浆草（三叶铜钱草）

【来源及药用部位】酢浆草科植物白花酢浆草*Oxalis acetosella* L. 的全草。

【本草论述】《贵州民间药物》："清热解毒。"

【形态特征】多年生草本。茎短缩，有疏毛。根茎匍匐，细弱，有淡褐色鳞片和连串的纺锤形小鳞茎。叶基生，叶柄长5～7cm；小叶3枚，倒心形，上面绿色，也有全为紫色的，下面灰绿色。花梗细长，花1朵俯垂或偏向一侧；苞片1对，花白色或带紫色脉纹；萼片薄纸质，果熟期宿存；雄蕊10。蒴果球形，5瓣裂，每室有种子1粒。种子深褐色。花期7～8月，果熟期8～9月。

生于林下或灌丛下阴湿地。分布于黑龙江、吉林、辽宁、陕西、甘肃和西南等地。

【性味功效】酸、辛、平。清热解毒，活血散瘀，利尿通淋。

【常用配方】**1.治湿热带下**　山酢浆草研末，每次6g，开水冲服。**2.治麻风**　山酢浆草120g，水煎浸洗。**3.治诸赤痛**　鲜山酢浆草适量，捣汁，取半碗，加酒1盅，空腹服；或山酢浆草、车前草各1把，捣烂，加砂糖少许，调服。**4.治无名肿毒**　山酢浆草适量，捣烂，适量加酒、醋，轻者搽，重者包。

【主要化学成分】含莨菪素和2'–葡萄糖基–异牡荆素等。

【现代研究】现代临床用于治疗劳伤头痛，跌打损伤，麻风病，无名肿毒，疥癣，小儿口疮，烫火伤，泌尿道感染和带下等。

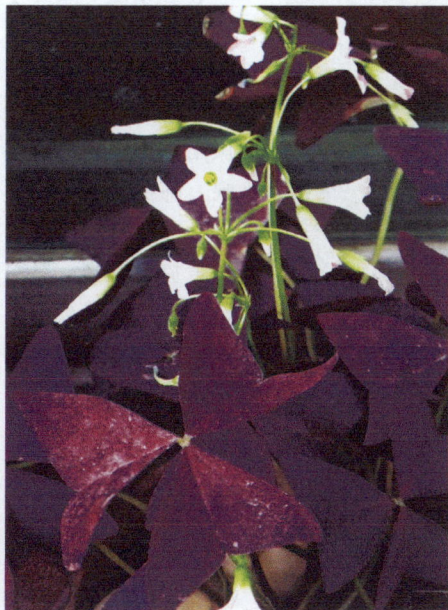

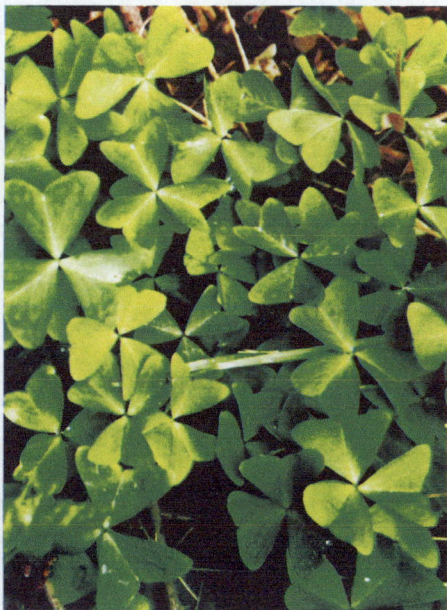

酢浆草（酸浆草、三叶酸、酸咪咪）

【来源及药用部位】酢浆草科植物酢浆草*Oxalis corniculata* L.的地上部分。

【本草论述】《本草纲目》："主小便诸淋，赤白带下，同地钱、地龙治砂石淋；煎汤洗痔痛脱肛，捣敷汤火蛇蝎伤。"

【形态特征】多年生草本。茎匍匐或斜生，多分枝，节节生根。叶互生，掌状复叶，叶柄长2.5～5cm；托叶与叶柄连生，小叶3枚，倒心脏形。花1至数朵成腋生的伞形花序，花序柄与叶柄等长；萼片5，花瓣5，黄色；雄蕊10；子房心皮5，柱头头状。蒴果近圆柱形，有5棱，熟时裂开将种子弹出。种子小，褐色。花期5～7月。

生于耕地、荒地或路旁。全国各地均有分布。

【性味功效】酸，寒。清热利湿，凉血散瘀，消肿解毒。

【常用配方】**1.治湿热黄疸** 酢酱草、夏枯草、车前草、茵陈各15g，水煎服。**2.治关节扭伤肿痛** 鲜酢酱草适量，捣烂取渣外包患处。**3.治小便淋漓不畅** 酢酱草、小通草各10g，水煎服。

4.治烫火伤红肿疼痛 鲜酢酱草、玉枇杷各适量，捣烂取汁外搽患处。

【主要化学成分】含柠檬酸，苹果酸，酒石酸和草酸盐等。

【现代研究】现代临床用于治疗神经衰弱失眠，肺炎，急性扁桃体炎，上呼吸道感染，急性黄疸型肝炎，跌打损伤，泌尿道感染和烫伤等。

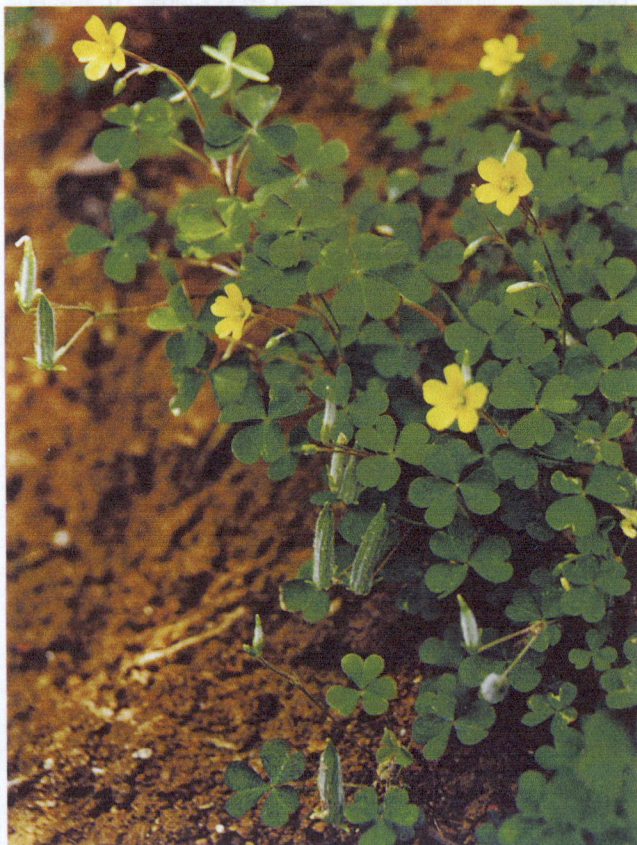

铜锤草（红花酢浆草、山酸浆草）

【来源及药用部位】酢浆科植物铜锤草*Oxalis corymbosa* DC.的全草。

【本草论述】《贵州民间药物》："行气活血。"

【形态特征】多年生草本，高20～35cm。地下有多数小鳞茎，白色，圆形，鳞片膜质，有3条纵棱。叶根生，柄长6～15cm，细软，疏具白毛；三出复叶，无柄，叶片阔倒心脏形，先端心形，基部楔形，全缘，被毛。伞房花序叶腋抽出，花5～10朵；萼片5，绿色；花瓣5，淡紫红色；雄蕊10，子房5室，花柱5。蒴果短线形，种子细小。

生于路旁及杂草地。全国各地有栽培，广东、广西、云南和贵州常野生。

【性味功效】酸、涩、平。清热解毒，散瘀消肿，调经。

【常用配方】**1.治月经不调** 铜锤草30g，泡酒服。**2.治跌打损伤（未破皮）** 铜锤草30g，小锯锯藤15g，拌酒糟包患处。**3.治小儿惊风** 铜锤草15g，鱼鳅串、铁灯草各9g，水煎服。**4.治砂淋** 铜锤草、金钱草、地龙各10g，水煎，兑黄酒少许服。**5.治烫伤** 鲜铜锤草适量，捣绒外敷患处。

【主要化学成分】含草酸等。

【现代研究】现代临床用于治疗月经不调，跌打损伤，小儿高热惊厥，泌尿道结石和烫伤等。

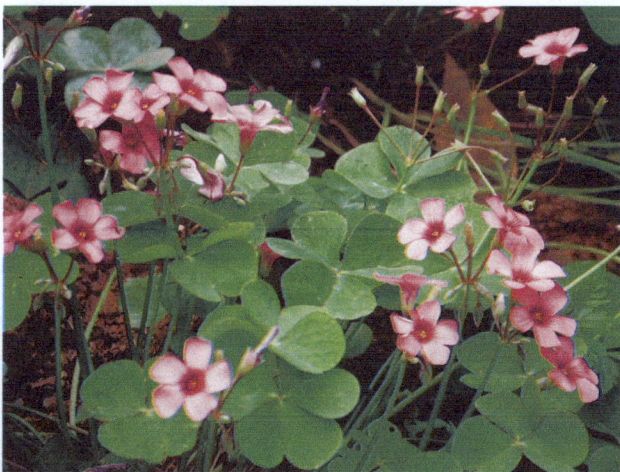

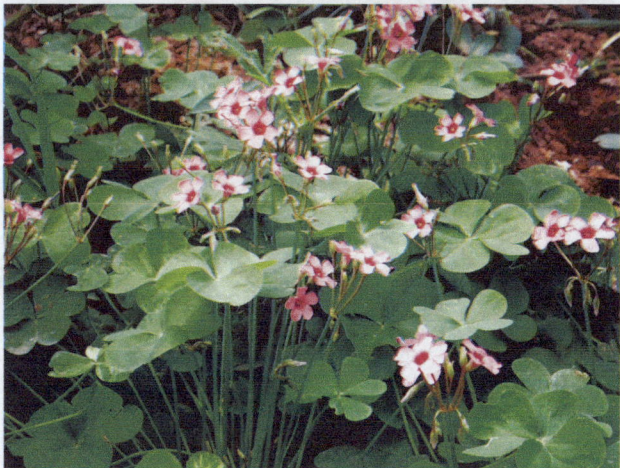

地锦槭（红枫叶）

【来源及药用部位】槭树科植物色木槭*Acer mono* Maxim.的枝叶。

【本草论述】《全国中草药汇编》："祛风除湿，活血逐瘀。"

【形态特征】落叶乔木，高15～20m。树皮粗糙，常纵裂，灰褐色；小枝细瘦，无毛；冬芽近球形。叶对生；叶片纸质，椭圆形，5裂，有时3裂及7裂同生一树；裂片卵形或宽三角形，先端长渐尖，全缘，无毛，主脉5条，上面明显。花多数，杂性，雄花与两性花同株，伞房花序顶生，无毛；花绿黄色；萼片，黄绿色；花瓣5，椭圆形；雄蕊8，花药黄色；子房无毛。翅果嫩时紫绿色，成熟时淡黄色，小坚果压扁状。花期5月。

生于山坡或山谷疏林中。分布于东北、华北、华中、华南和西南各地。

【性味功效】辛、苦，温。祛风除湿，活血止痛。

【常用配方】**1.治头痛、失眠**　地锦槭叶60g，鸡子7个，共煮，水沸后鸡子打破，再煮，分两次饮服。**2.治疥癣**　地锦槭叶60g，水煎外洗患处。

【主要化学成分】叶含矢车菊苷，卡宁，石蒜花青苷，芍药花苷，飞燕草素，矢车菊素和芍药花素等。

【现代研究】现代临床用于治疗感冒头痛，风湿病筋骨疼痛，跌打瘀痛，湿疹和疥癣等。

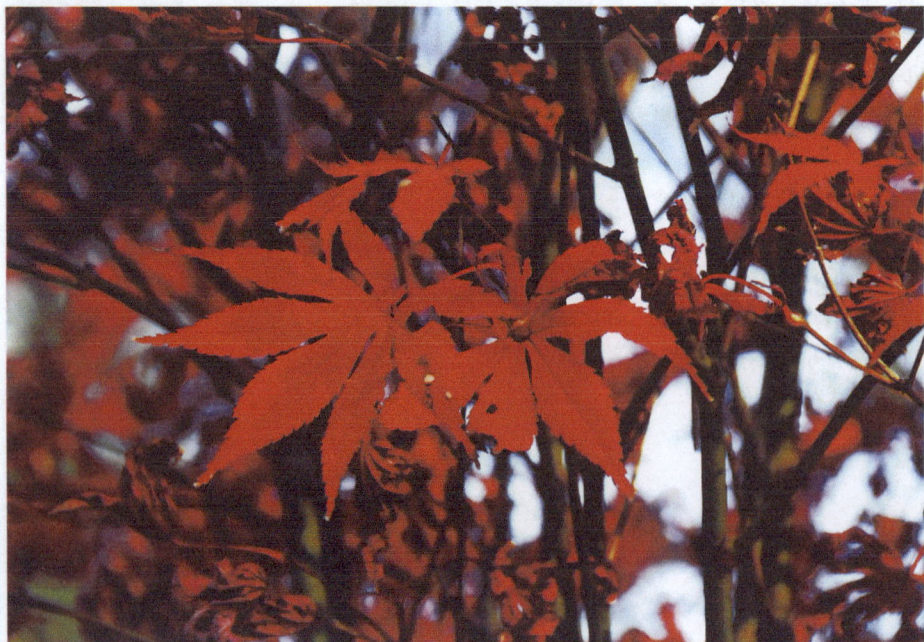

鸡爪槭

【来源及药用部位】槭树科植物鸡爪槭 *Acer palmatum* Thunb.的枝叶。

【本草论述】《贵州草药》："清热解毒，行气止痛。"

【形态特征】落叶小乔木。树皮深灰色；小枝细瘦，当年生枝紫色或紫绿色，老枝灰紫色或深紫色。叶对生；叶片纸质，近圆形，5～9掌状分裂，通常7裂；裂片长圆卵形或披针形，先端锐尖或长渐尖，边缘具紧贴的尖锐锯齿，上面深绿色，无毛。伞房花序，无毛；花紫色，杂性。雄花与两性花同株；萼片与花瓣均为5；雄蕊8，无毛；子房无毛，花柱2裂。翅果嫩时紫红色，成熟时淡棕黄色，小坚果球形。花期5月。

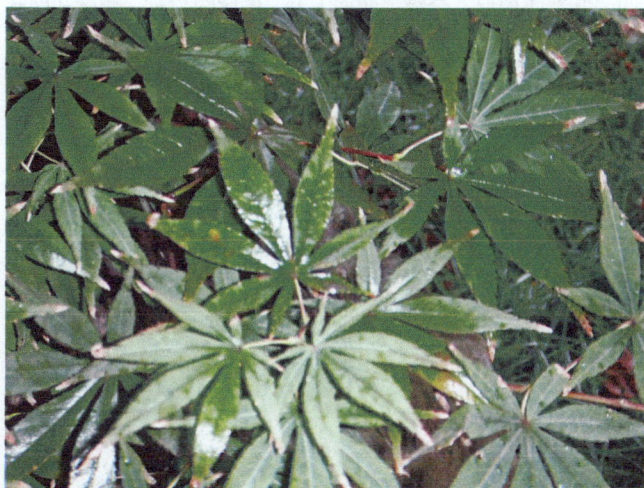

生于林边或疏林中，有栽培。分布于华中、华南和西南各地。

【性味功效】辛、苦，平。解毒消痈，行气止痛。

【常用配方】**1.治腹痛** 鸡爪槭叶6～9g，水煎服，每日2～3次。**2.治背痛** 鸡爪槭叶适量，水煎外洗患处；另用鸡爪槭15g，水煎服。

【主要化学成分】叶含牡荆素，肥皂草苷，荭草素，飞燕草素单糖苷，矢车菊素单糖苷和芍药素单糖苷等。

【现代研究】现代临床用于治疗气滞腹痛，痈疽和疮疡等。

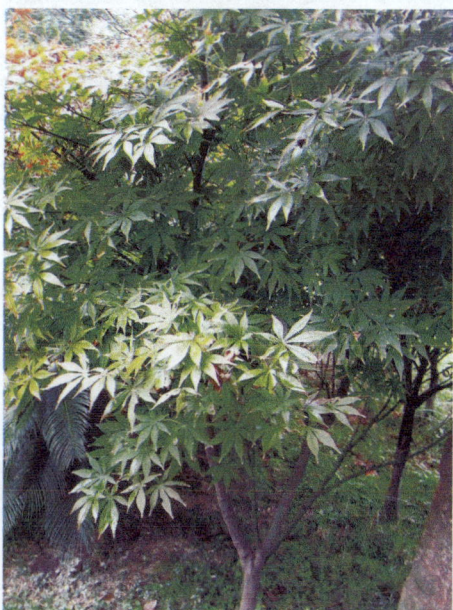

都咸子（腰果）

【来源及药用部位】漆树科植物腰果*Anacardium occidentale* L.的果实。

【本草论述】《本草拾遗》："主渴，润肺，去烦，除痰。火干作饮服之。"

【形态特征】常绿乔木，高4～10m。小枝黄褐色；有乳状汁。单叶互生；叶片革质，倒卵形，先端圆形或微凹，基部阔楔形，全缘，两面无毛，侧脉约12对，侧脉和网脉两面突起。圆锥花序宽大，多分枝，排成伞房状；花黄色，杂性；花萼深5裂；花瓣5，线状披针形；雄蕊7～10；子房1室。核果肾形，两侧压扁，成熟时紫红色。种子肾形。

生于低海拔干热地带。福建、台湾、海南、广西、广东、云南等地有栽培。

【性味功效】甘，平。润肺化痰，止渴，除烦。

【常用配方】**治久咳**　都咸子12～20g，研末，蜂蜜少许蒸服。

【主要化学成分】果壳中含腰果酸，腰果酚，腰果二酚，左旋表儿茶精，腰果苷和β-谷甾醇等。

【现代研究】药理研究显示树皮有降血糖作用。现代临床用于治疗咳逆，口渴和心烦等。

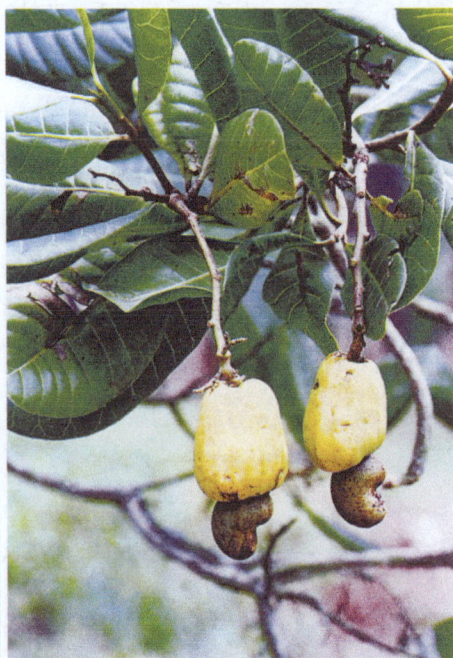

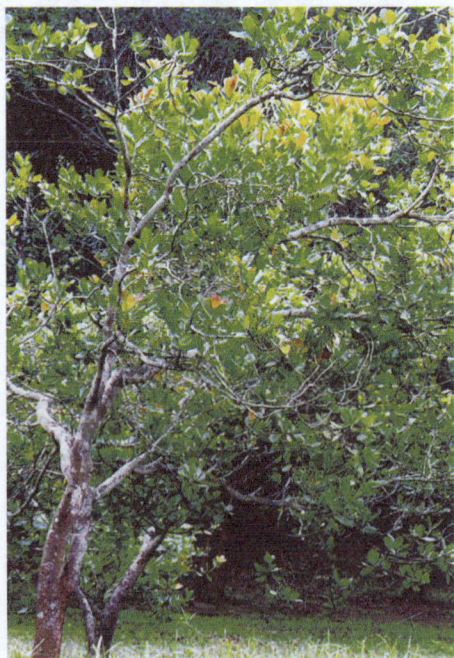

南酸枣

【来源及药用部位】漆树科植物南酸枣*Choerospondias axillaries* (Roxb.)Burtt et Hill的树皮、果实或种仁。

【本草论述】《浙江民间常用草药》："清热解毒，收敛止痛。"

【形态特征】落叶灌木，高8～20m。树干挺直，树皮灰褐色，纵裂呈片状脱落；小枝粗壮，暗紫褐色，无毛。奇数羽状复叶互生，小叶7～15枚，对生，膜质至纸质，卵状椭圆形或椭圆形，先端长渐尖，基部偏斜，全缘，两面被灰色柔毛；侧脉8～10对。花杂性，异株，圆锥花序；萼片、花瓣各5；雄蕊10；子房5室。核果椭圆形或倒卵形，成熟时黄色。花期4月，果熟期8～10月。

生于山坡、丘陵或山林中。分布于长江流域以南各地。

【性味功效】酸、涩，凉。清热解毒，祛湿，杀虫。

【常用配方】**1.治烫伤** 南酸枣树二重皮180g，虎杖根60g，毛冬青根二重皮60g，水浓煎成膏，涂患处。**2.治妇女带下** 南酸枣树二重皮18～30g，水煎，和猪脚1个，或冰糖适量炖服。**3.治疝气肿痛** 南酸枣种仁适量，磨水服。**4.治食滞腹痛** 南酸枣鲜果2～3枚，嚼服。

【主要化学成分】含柚皮素，南酸枣苷等。

【现代研究】药理研究显示有抑制金黄色葡萄球菌、大肠杆菌和绿脓杆菌的作用。现代临床用于治疗疮疡，阴囊湿疹，带下病，疥疮瘙痒和烫火伤等。

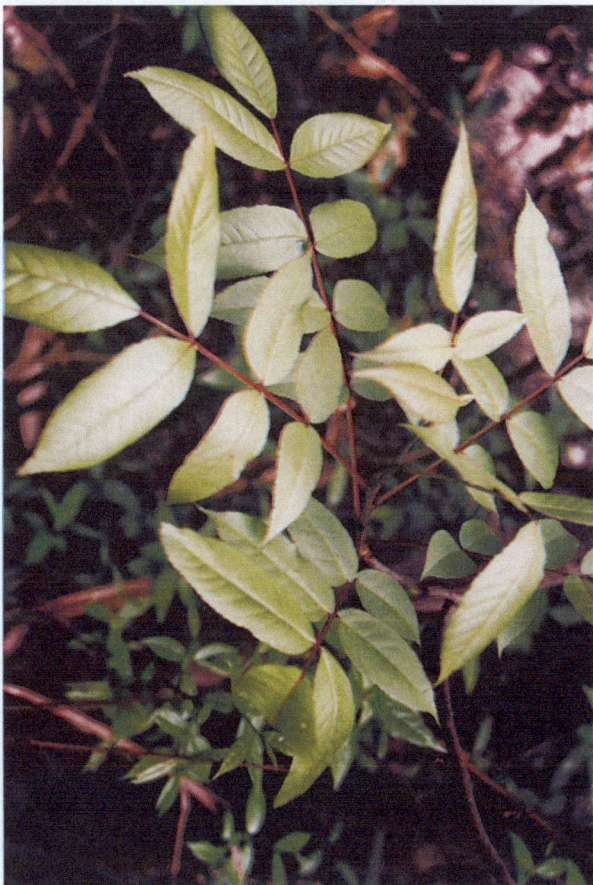

黄栌

【来源及药用部位】漆树科植物光叶黄栌*Cotinus coggygria* Scop.var. *cinerea* Engl. 和毛叶黄栌*Cotinus coggygria* Scop. var. *pubescens* Engl.的根、树枝及叶。

【本草论述】《本草拾遗》："除烦热，解酒疸目黄，煮服之。"

【形态特征】**光叶黄栌**：落叶灌木，高2~4m。树皮暗灰色，鳞片状；小枝灰色，有柔毛。单叶互生，叶柄短；叶片倒卵形或卵圆形，先端圆或微凹，基部圆形或阔楔形，全缘，两面被灰色柔毛；侧脉6~11对。圆锥花序，被柔毛；花杂性；花萼无毛，裂片卵状三角形；花瓣卵形或卵状披针形；雄蕊5。小坚果，扁肾形。花期4~5月，果熟期6~7月。

生于向阳山坡林中。分布于河北、山东、河南、湖北和四川、贵州等地。

【性味功效】苦、辛、寒。清热利湿，散瘀，解毒。

【常用配方】**1.治湿热黄疸** 黄栌、栀子各15g，茵陈30g，水煎服。**2.治妇女产后劳损** 黄栌根皮60g，蕲艾根30g，水煎，冲入黄酒、红糖服。**3.治漆疮痒痛** 黄栌适量，煎汁外洗。

【主要化学成分】含硫黄菊素，葡萄糖苷，杨梅树皮素和没食子酸等。

【现代研究】现代临床用于治疗急性黄疸型肝炎，跌打损伤骨折，皮肤丹毒肿痛，湿疹瘙痒，漆疮痒痛和烫火伤等。

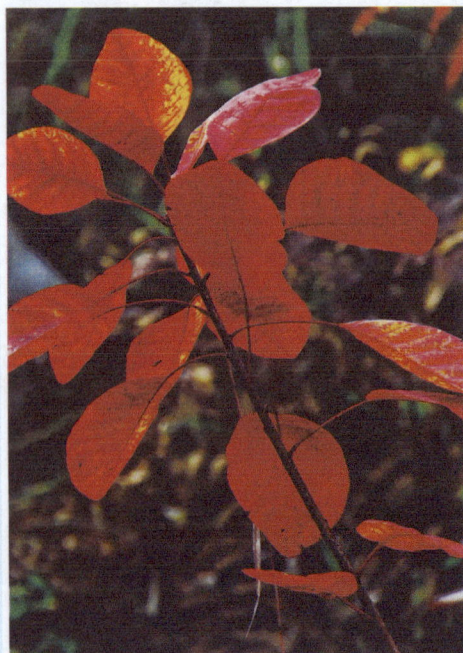

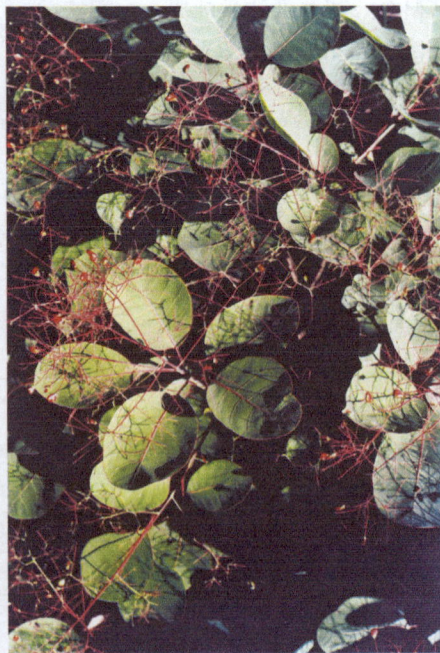

杧果（芒果）

【来源及药用部位】漆树科植物杧果 *Mangifera indica* L. 的果实。

【本草论述】《本草纲目拾遗》："益胃气，止呕晕。"

【形态特征】常绿大乔木，高达10～27m，光滑无毛。枝扩展，树冠密，树皮厚呈灰褐色，有多数小裂孔，呈鳞片状脱落。单叶革质，簇生枝顶；叶片长圆形至长圆状披针形，宽窄不定，有光泽；先端尖或渐尖，叶基楔形，边缘常呈波浪形。花杂性，圆锥花序，被柔毛；芳香，萼片5裂；花瓣5，淡黄色；雄蕊5，4枚退化，仅1枚发育；雌蕊1，花柱线性。核果扁圆形或肾形，微扁，熟时黄色；果核大，扁平，有纤维。花期春季，果熟期5月。

生于热带或亚热带，栽培为主。分布于广东、广西、云南、福建和台湾等地。

【性味功效】酸、甘，凉。益胃，止呕，解渴，利尿。

【常用配方】1.**治咳喘、痰多和胸闷**　鲜杧果1～2个，切开食用。2.**治牙龈出血**　鲜杧果1～2个，切开食用。3.**治声音嘶哑**　鲜杧果适量，切片开水浸泡，代茶饮。

【主要化学成分】果实含杧果酮酸，异杧果醇酸，阿波酮酸，多酚类化合物，胡萝卜素，水分，糖类，蛋白质，粗纤维和维生素等。

【现代研究】现代临床用于治疗小儿消化不良，咳嗽胸闷不舒，牙龈出血和慢性咽炎咽痛、声嘶等。主要作为水果食用。

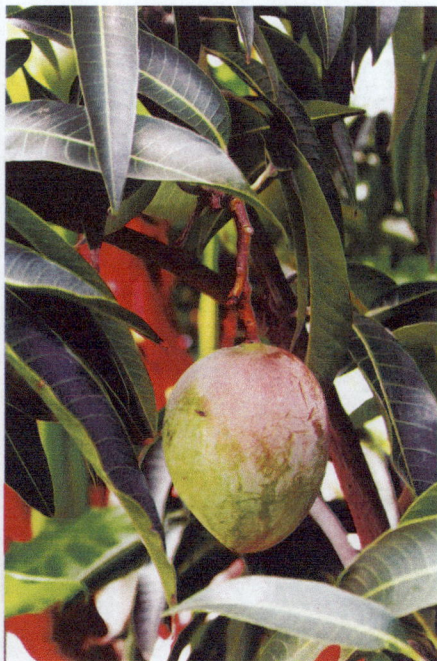

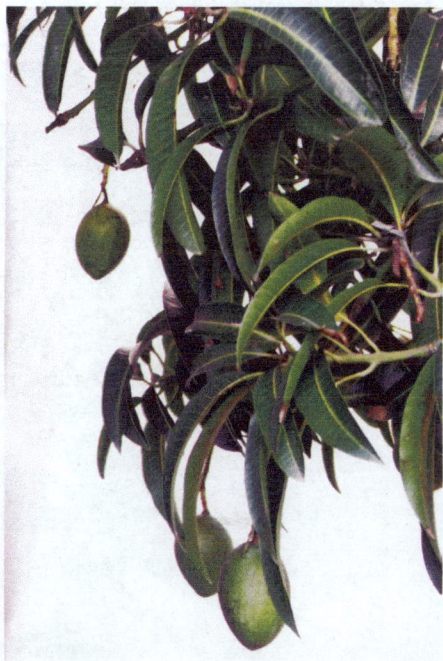

黄连木（黄楝树）

【来源及药用部位】漆树科植物黄连木*Pistacia chinensis* Bunge 的叶或根皮、树皮。

【本草论述】《食鉴本草》："主治消渴，解暑，利水道。"

【形态特征】落叶乔木，高达20m。树皮暗褐色，鳞片状剥落，幼枝灰棕色，有细小皮孔；冬芽红色，有特异香气。偶数羽状复叶互生，小叶5～7对对生，纸质，披针形至卵状披针形，先端长尖或渐尖，基部偏斜，全缘。圆锥花序顶生，花单性，雌雄异株；雄花排成密集总状花序，雄蕊3～5；雌花排成疏散圆锥花序，无花瓣，球形，花柱头3，肉质，红色。核果倒卵状球形，熟时紫红色。花期3～4月，果熟期9～11月。

生于低山、丘陵、石山林缘或平原上。分布于华东、中南、西南及河北、陕西、甘肃和台湾等地。

【性味功效】苦、涩，寒。清暑生津，解毒，利湿。

【常用配方】**1.治痢疾、腹泻** 黄连木叶15g，水煎服。**2.治痔疮** 黄连木（根或叶）、牛奶根、槐花各15g，地榆、银花各9g，水煎服。**3.治湿热淋证小便涩痛** 黄连木叶适量，研末，用淘米水加白糖冲服。**4.治外伤出血** 黄连木叶、蛤蟆草、土三七各适量，研末外敷患处。

【现代研究】现代临床用于治疗暑热口渴，咽喉肿痛，口舌糜烂，肠炎腹泻，痢疾，无名肿毒和疮疡痈肿等。

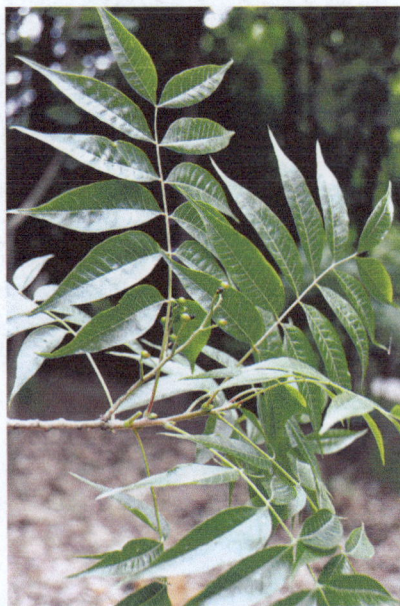

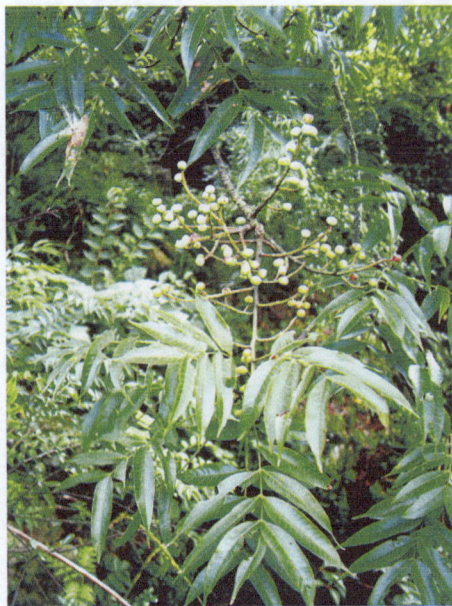

盐肤木（盐肤子）

【来源及药用部位】漆树科植物盐肤木*Rhus chinensis* Mill.的根、果。

【本草论述】《本草纲目》："生津降火，化痰，润肺滋肾，消毒，止痢收汗。"

【形态特征】落叶灌木或小乔木，高2～8m。单数羽状复叶互生，具小叶7～13，总叶柄和叶轴有显著的翅，小叶无柄，卵形至卵状椭圆形，先端短尖或急尖，基部圆形或楔形，边缘有粗锯齿。圆锥花序顶生；萼片5；花瓣5，白色。核果近扁圆形，橙红色，密生细短毛。花期8～9月，果熟期10月。盐肤木是倍蚜的寄主植物之一。

生于山坡灌木丛中，分布于江南地区。

【性味功效】咸，平。敛肺涩肠，止血止汗。

【常用配方】**1.治盗汗** 盐肤木、豇豆子、夜寒舒各20g，水煎服。**2.治痢疾腹泻** 盐肤木、三颗针各20g，水煎服。**3.治咳痰带血** 盐肤木、羊奶奶根各20g，水煎服。**4.治白口疮** 盐肤木、水杨梅叶各10g，水煎含漱。**5.治漆疮** 盐肤木叶适量，水煎洗。

【主要化学成分】含鞣质，枸橼酸，苹果酸，酒石酸，游离没食子酸，脂肪，树脂，淀粉，有机酸和黄酮苷等。

【现代研究】现代临床用于治疗感冒咳嗽，支气管炎咯血，肠炎腹泻和体虚盗汗等。

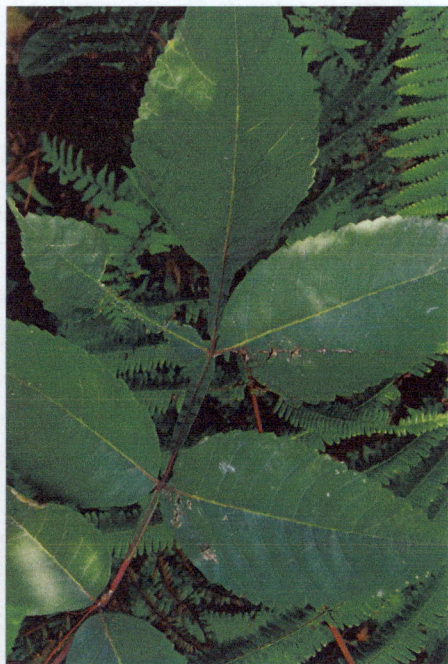

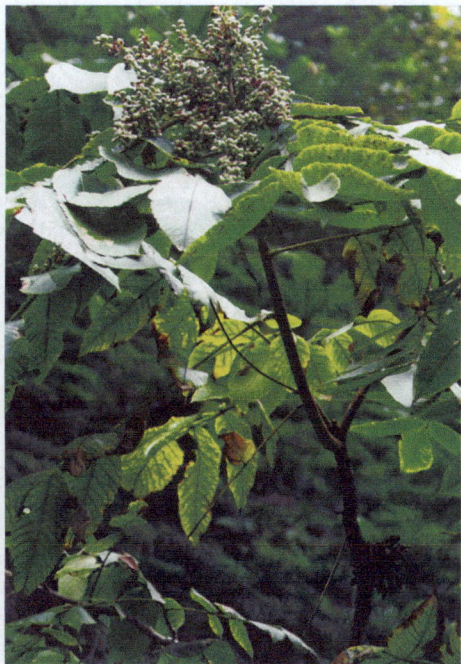

五倍子

【来源及药用部位】五倍子蚜*Melaphis chinensis* (Bell) Baker 寄生于漆树科植物盐肤木*Rhus chinensis* Mill. 等植物的虫瘿。

【本草论述】《本草拾遗》："肠虚泻痢，为末，热汤服之。"

【形态特征】药材呈不规则的囊状或菱角状，有若干瘤状突起或角状分支，表面黄棕色或灰棕色，有灰白色软滑的柔毛，质坚脆，中空，破碎后可见黑褐色倍蚜的尸体及白色外皮和粉状排泄物。壁厚1~2mm，内壁浅棕色，平滑。破裂面角质样。

寄生于盐肤木、红肤杨、青肤杨等树上。分布于南方多数地区。

【性味功效】酸、涩、寒。敛肺降火，涩肠止泻，固精止遗，敛汗止血。

【常用配方】**1.治肺虚久咳** 五倍子、五味子各12g，罂粟壳6g，水煎服。**2.治久泻久痢** 五倍子12g，诃子、五味子各9g，水煎服。**3.治痔疮** 五倍子500g，捣碎，浸泡于52.5%的乙醇1 000ml中，密封存放1~2个月，过滤后煮沸消毒备用。局部麻醉下适量注入痔核中。

【主要化学成分】含五倍子鞣质60%~70%，另含没食子酸，脂肪，树脂，蜡质，淀粉等。

【现代研究】药理研究显示有凝固蛋白质，使皮肤、黏膜、溃疡呈收敛、止血、减少渗出、抗炎、止痛等作用，有抑制金黄色葡萄球菌、肺炎双球菌、乙型溶血性链球菌和有效清除自由基对红细胞膜损伤等作用。现代临床用于治疗痔疮，口腔炎，扭伤，挫伤，乳腺炎和局部神经痛等。

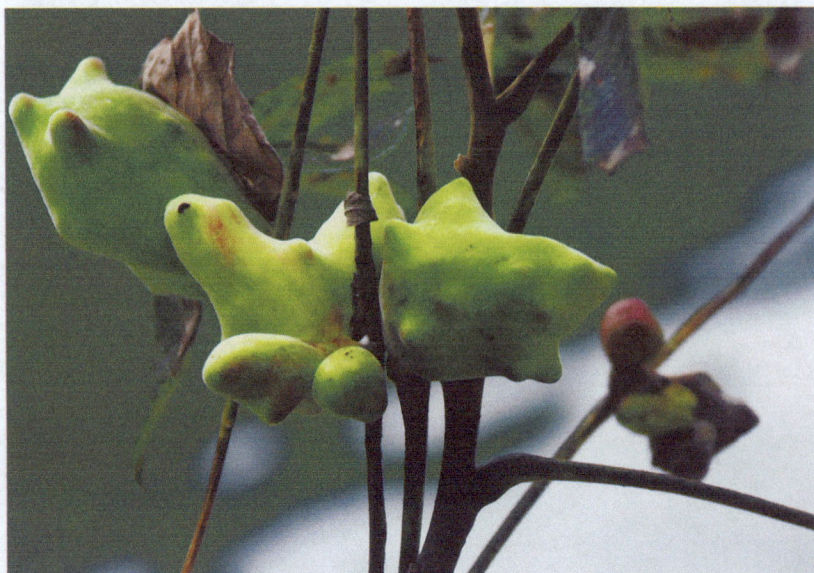

红肤杨

【来源及药用部位】漆树科植物红肤杨Rhus puniabcnsii Stew.var.sinica(Diels.)Rehd. et Wils.的根。

【本草论述】《湖南药物志》："治痢疾。"

【形态特征】落叶乔木，高7～12m。小枝被有短柔毛。单数羽状复叶互生，小叶7～11片；叶轴上面有狭翅或幼时叶轴全部有翅；小叶片卵状椭圆形或长椭圆形，先端渐尖，基部圆形或近心形，全缘。圆锥花序顶生，具有开展的分枝，被细柔毛；花小，白色；花药紫色。果序下垂，核果近圆形，成熟时红色，密被柔毛。内含种子1枚。花期5月，果熟期9～10月。

生于山坡灌木林中。分布于湖南、湖北、四川、云南及贵州等地。

【性味功效】酸、涩、平。涩肠止泻。

【常用配方】**治痢疾、泄泻** 红肤杨根9～15g，金樱子5～10个，水煎服。

【主要化学成分】叶含贝壳杉双黄酮，穗花杉双黄酮，南方贝壳杉双黄酮和扁柏双黄酮等。

【现代研究】现代临床用于治疗痢疾和腹泻等。

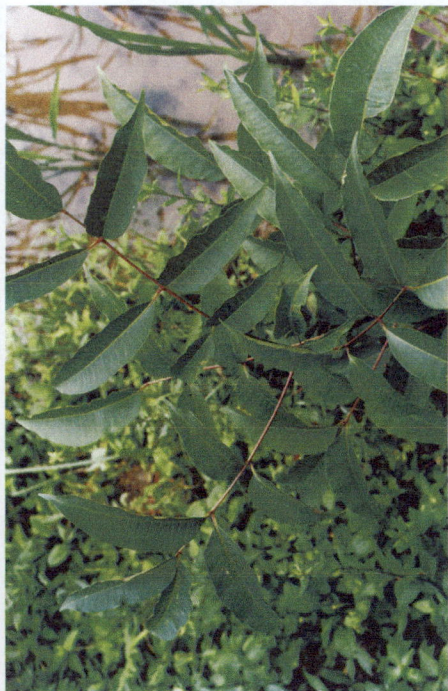

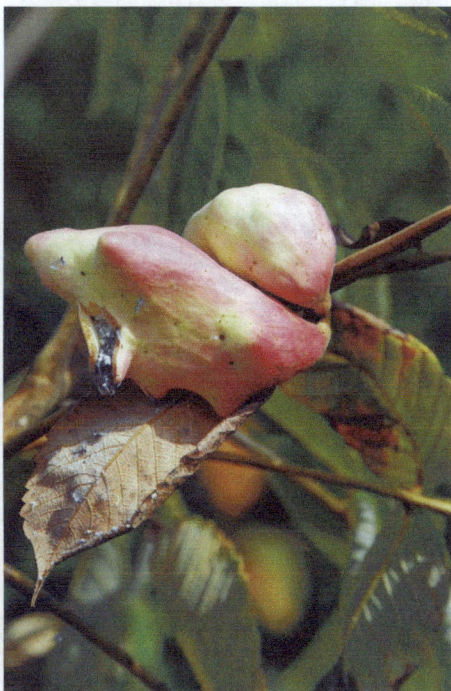

青肤杨根

【来源及药用部位】漆树科植物青肤杨Rhus potaninii Maxim.的根。

【本草论述】《贵州药植名录》："涩肠。治痢疾，腹泻。"

【形态特征】落叶乔木，高5~8m。树皮灰褐色，小枝无毛。单数羽状复叶互生，小叶7~11，具短柄；叶轴圆筒形；小叶片卵状长圆形或长圆状披针形，先端渐尖，基部多少偏斜，全缘。圆锥花序顶生，被细柔毛；花白色，被微柔毛；花丝线形，花药卵形，子房球形，密被白色柔毛。果序下垂，核果近圆形，成熟时红色，密被柔毛。内含种子1枚。

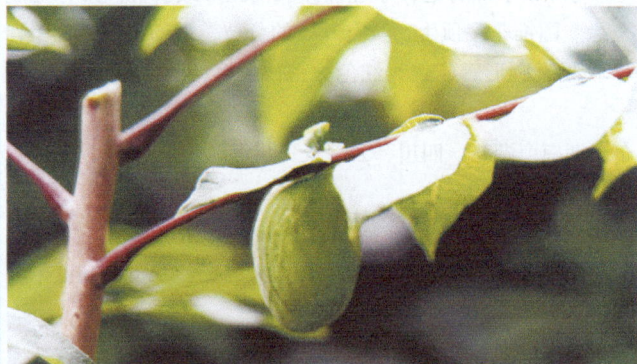

生于山坡灌木林中。分布于陕西、山西、湖南、湖北、四川、云南和贵州等地。

【性味功效】辛，热。祛风解毒。

【常用配方】1.治小儿疝气（缩阴）　青肤杨根30g，去粗皮，水煎，煮醪糟服。
2.治九子羊溃烂　青肤杨根、一味药、何首乌、肉连环各60g，炖猪肉吃。

【现代研究】现代临床用于治疗小儿疝气疼痛和淋巴结结核等。

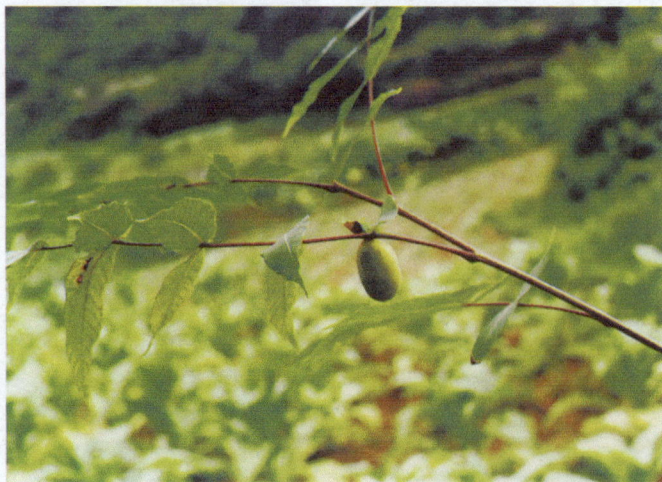

山漆树（小漆树）

【来源及药用部位】漆树科植物小漆树*Toxicodendrom delaxayi* (Franch.) F. A. Barkl.的根和叶。

【本草论述】《贵州草药》：“祛风除湿，消肿止痛。”

【形态特征】灌木，高2～4m。树皮具椭圆形突起小皮孔，小枝红褐色，无毛。单数羽状复叶互生，小叶5～7，叶柄长3.5～5.5cm；小叶片卵状披针形或披针形，先端急尖或渐尖，基部略偏斜，全缘，两面无毛；叶面被白粉。总状花序腋生，被细柔毛；花小，淡黄色，杂性；花稀疏；萼片与花瓣均4～6；花丝钻形，花药长圆形，子房卵圆形，无毛。核果斜卵形，无毛，具光泽。种子1枚。

生于向阳山坡或灌木林中。分布于四川、云南和贵州等地。

【性味功效】辛、苦，温。祛风湿，解毒消肿止痛。

【常用配方】**1.治风湿痹痛** 山漆树根30g，泡酒服；另取适量水煎熏洗痛处。**2.治无名肿毒** 山漆树叶适量，捣烂外敷患处。

【现代研究】现代临床用于治疗风湿性关节炎和痈疡肿痛等。

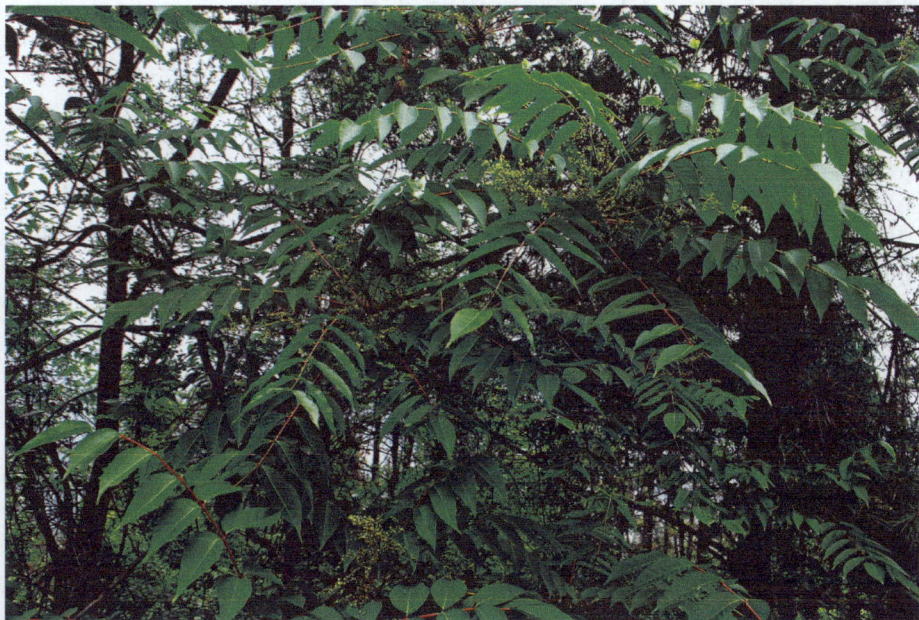

干 漆

【来源及药用部位】漆树科植物漆树 *Toxicodendron vernicifluum*（Stokes）F. A. Barkl. 的根或树脂。

【本草论述】《本经》："主绝伤，续筋骨，五缓六急，风寒湿痹。"

【形态特征】落叶乔木，高达20m。树皮幼时灰白色，平滑，老则深灰色，粗糙；冬芽生枝顶。奇数羽状复叶，螺旋状互生，小叶11～15，叶片卵形或长方卵形，先端长尖，基部阔楔形或不整齐圆形，全缘。圆锥花序；花小单性异株，黄绿色；花萼裂片阔卵形；花瓣5；雄蕊5；子房球形，柱头3裂。核果大，偏斜，果核坚硬，压扁。

生于向阳山坡。分布于华北、华东、中南、西南及台湾等地。

【性味功效】辛、温；有毒。活血祛瘀，消积杀虫。

【常用配方】**1.治胸闷、呼吸不畅** 漆树根15～24g，瘦猪肉30～60g，炖服。**2.治胸部外伤疼痛** 漆树鲜根15～30g，洗净切片，鸡一只(去内脏尾足)，水酒各半炖服。**3.治小儿疳积** 干漆、使君子、陈皮各5～6g，水煎服。**4.治妇人闭经，小腹痞满疼痛** 干漆、当归、牛膝各12g，水煎服。

【主要化学成分】含漆酚，少量氢化漆酚，漆树蓝蛋白，虫漆酶，鞣质及树胶等。

【现代研究】药理研究显示对平滑肌有解痉作用，还有收缩血管、升高血压、散大瞳孔、拟肾上腺素等作用，大剂量抑制心脏、使血压下降、瞳孔缩小、麻痹中枢神经系统；干漆炭能缩短出血和凝血时间；漆酚能引起过敏性皮炎。现代临床用于治疗闭经和肠道寄生虫病等。

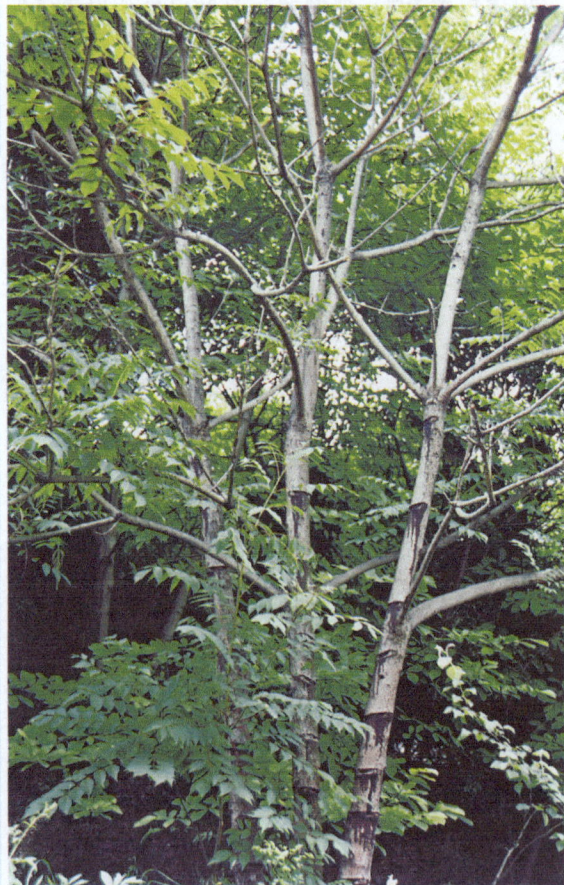

生　漆

【来源及药用部位】漆树科植物漆树 *Toxicodendron vernicifluum*（Stokes）F. A. Barkl. 的树脂。

【本草论述】《本经》："去长虫。"

【形态特征】见"干漆"项下。

每年4~5月采收，划破树皮，收集溢出的汁液，贮存。

【性味功效】辛、温；大毒。杀虫。

【常用配方】**1.治钩虫病**　生漆用饭包如黄豆大，每次吞服1粒。**2.治水蛊**　生漆500g，锅内溶化，麻布绞去渣，复入锅内熬干，加雄黄500g，共研为末，醋糊为丸如梧桐子大，每服2g，麦芽煎汤服。

【主要化学成分】含粗漆酚，虫胶酶，树胶及甘露醇等。

【现代研究】药理研究显示漆酚能引起过敏性皮炎。

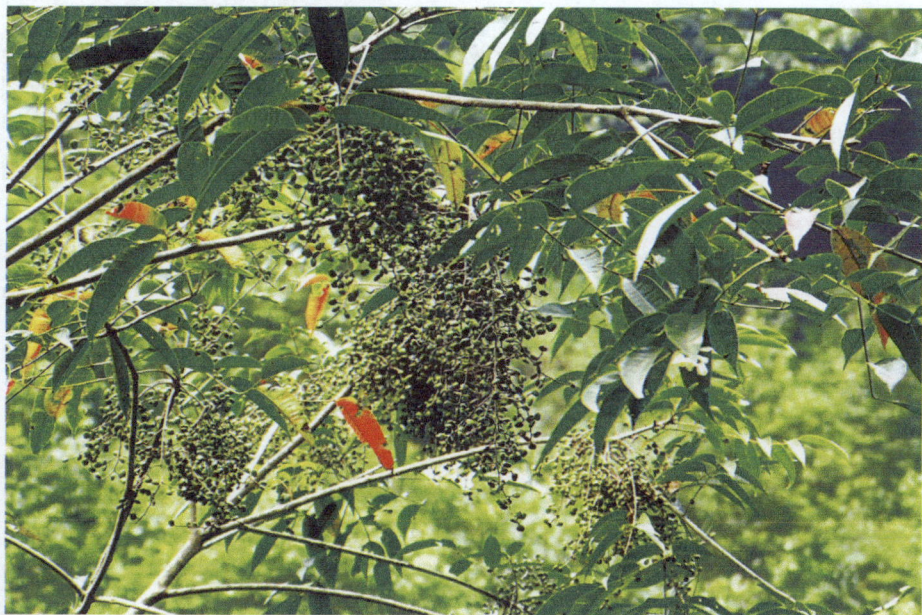

紫薇（痒痒树）

【来源及药用部位】千屈菜科植物紫薇*Lagerstroemia indica* L.的根、叶、花。

【本草论述】《滇南本草》："治产后血崩不止，血隔癥瘕，崩中，带下淋漓，疥癞癣疮。"

【形态特征】落叶灌木或小乔木，高可达3～4m。枝条光滑，幼枝具四棱。叶对生，上部互生，近于无柄；叶片倒卵形、椭圆形或长椭圆形，长3～7cm，宽2～4cm，先端钝或尖，基部阔楔形或圆形，全缘。圆锥花序顶生，萼下部筒状，顶端6裂；花瓣6枚，圆形，紫色、边缘皱曲；雄蕊36～42；雌蕊1。蒴果圆球形。

生于潮湿山地林中、路旁及村落附近。分布于贵州及云南、四川、湖南、湖北等地。

【性味功效】酸，寒。清热解毒，祛瘀止血，祛风止痒。

【常用配方】**1.治产后流血不止** 紫薇树根皮、益母草、荠菜各15g，水煎服。**2.治疥癣、皮肤瘙痒** 紫薇树根皮研末，取适量醋调敷患处。**3.治带下** 紫薇树根皮、胭脂花根、白鸡冠花各15g，水煎服。**4.治无名肿毒** 紫薇树树皮研末，适量酒调敷患处。**5.治风丹** 紫薇花30g，水煎后煮甜酒吃。

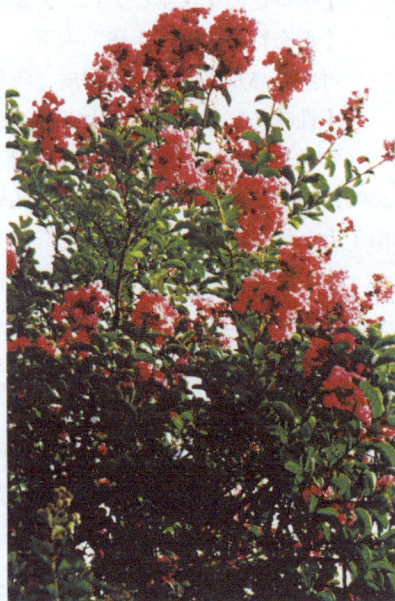

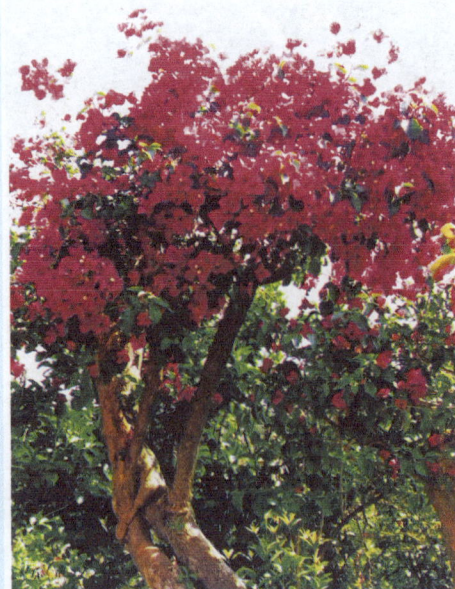

【主要化学成分】植株含德卡明碱，德新宁碱，印车前明碱和紫薇碱等。根含谷甾醇。叶含紫薇醛，鞣花酸。种子油中含脂肪酸，β-谷甾醇等。

【现代研究】药理研究显示叶有抗细菌、抗真菌的作用。现代临床用于治疗产后子宫收缩不良致出血不止，疥疮，皮肤真菌感染，妇女带下病，无名肿痛和过敏性皮炎等。

千屈菜（对叶莲）

【来源及药用部位】千屈菜科植物千屈菜*Lythrum salicaria* L.的全草。

【本草论述】《贵州民间药物》："清热，止血崩。"

【形态特征】多年生草本，高30～100cm。全株有柔毛。茎直立，多分枝，具四棱。叶对生或三叶轮生，叶片披针形或阔披针形，先端钝或圆尖，基部心形或圆形，略抱茎，全缘。伞形花序生于叶腋，花枝呈大型穗状花序；苞片阔披针形；萼筒有纵棱，裂片6，三角形；花瓣6，红紫色或淡紫色；雄蕊12，6长6短；子房无柄，2室。蒴果扁圆形。种子多数，细小。花期7～8月。

生于河岸、湖畔、溪沟边等潮湿地。分布于全国各地。

【性味功效】苦，寒。清热解毒，收敛止血。

【常用配方】**1.治痢疾** 千屈菜15g，陈茶叶12g，水煎服。**2.治湿热泄泻** 千屈菜、马齿苋各15g，水煎服。**3.治高烧** 千屈菜、马鞭梢各15g，水煎服。**4.治外伤出血** 千屈菜鲜草适量，捣烂绞汁，外涂伤处；或干品研末调敷患处。

【主要化学成分】含千屈菜苷，胆碱，没食子酸，牡荆素，荭草素，异牡荆素，异荭草素，锦葵花苷，绿原酸和矢车菊素–3–半乳糖苷等。

【现代研究】药理研究显示叶有降血糖和抗菌等作用。现代临床用于治疗细菌性痢疾，肠炎腹泻，崩漏，疮疡溃烂，吐血和外伤出血等。

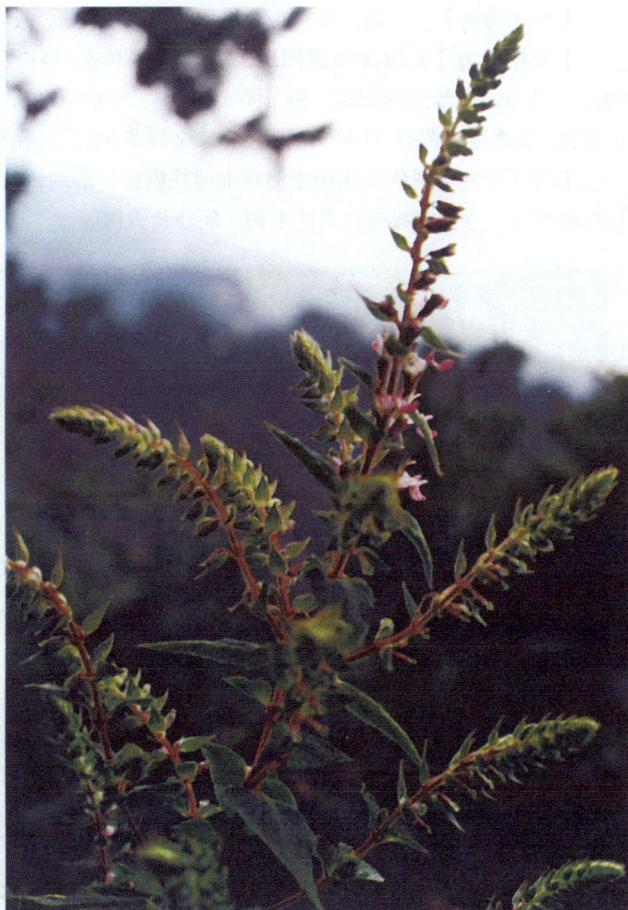

圆叶节节菜（水豆瓣）

【来源及药用部位】千屈菜科植物圆叶节节菜*Rotala rotundifolia* (Buch-Ham.ex Roxb.) Koehne的全草。

【本草论述】《草木便方》："利湿，清热，消痈肿，解热毒，一切火毒。治烫火伤，淋病，痢疾，痔肿。"

【形态特征】一年生草本，高5～30cm。全株无毛。茎直立，纤细。叶对生；叶片近圆形，先端圆形，基部钝或有时近心形，两面均无毛；侧脉通常4对，背面明显。花单生于苞片内，组成顶生稠密的穗状花序；花极小，几无梗；苞片叶状，卵形或卵状长圆形，与花等长；小苞片2枚，披针形或钻形；萼筒阔钟形，裂片4；花瓣4，淡紫红色；雄蕊4；子房近梨形。花、果期12月至翌年6月。

生于水田边及潮湿处。分布于长江以南及台湾各地。

【性味功效】甘、淡，微寒。清热利湿，消肿解毒。

【常用配方】**1.治湿热泄泻**　圆叶节节菜30g，马齿苋30g，水黄连15g，银花藤30g，水煎服。**2.治热淋涩痛**　圆叶节节菜30g，车前草30g，牛耳大黄30g，银花藤30g，水煎服。**3.治湿热黄疸**　圆叶节节菜30g，金钱草30g，玉米须30g，红枣30g，水煎服。

【现代研究】现代临床用于治疗细菌性痢疾，淋病，急性肝炎，痈肿疮毒，乳痈，急性脑膜炎，急性咽喉炎，月经不调，痛经及烫伤等。

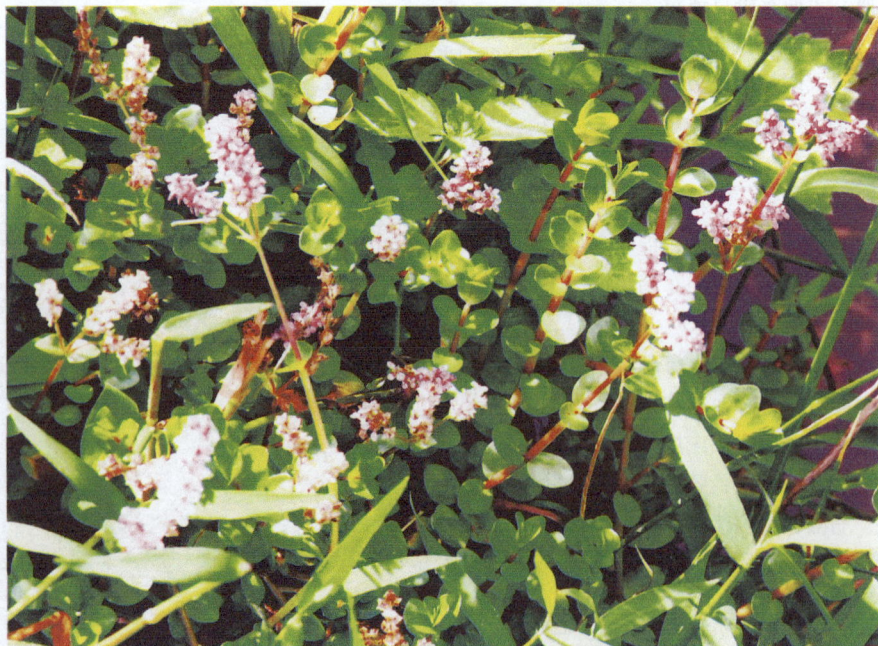

水团花（水杨梅）

【来源及药用部位】茜草科植物水团花*Adina pilulifera* (Lam.) Franch. ex Drake的枝叶或花序。

【本草论述】《李氏草秘》："治金刃伤，年久烂脚疮，捣皮、叶，罨上一宿即痂。"

【形态特征】常绿灌木至小乔木，高2～5m。枝柔弱，有皮孔。叶对生，纸质，叶片倒披针形或长圆状椭圆形，基部阔楔形，先端长尖而钝；叶柄短，托叶2裂，早落。头状花序小，单生于叶腋，球形；萼片5，线状长圆形；花冠白色，5裂；雄蕊5，花丝短；子房下位，2室。蒴果楔形。种子多数，长圆形。花期7～8月。

生于河边、溪边或密林下。分布于华东、华南以及四川、贵州等地。

【性味功效】苦，平。清热利湿，消瘀定痛，止血生肌。

【常用配方】1.治腹痛、便下脓血　水团花花序9g，水煎服，每日服3次。2.治湿热浮肿　水团花鲜茎叶、茵陈各30g，水煎调糖服。3.治痈疮肿毒　水团花鲜叶加食盐、饭粒适量，捣烂外敷。4.治牙痛　水团花鲜花序30g，水煎。每日含漱数次。

【主要化学成分】茎、叶含β–谷甾醇，豆甾醇，奎诺酸，辛可酸和白桦脂酸等。

【现代研究】现代临床用于治疗急性细菌性痢疾，痈肿溃疡，无名肿毒和皮肤湿疹等。

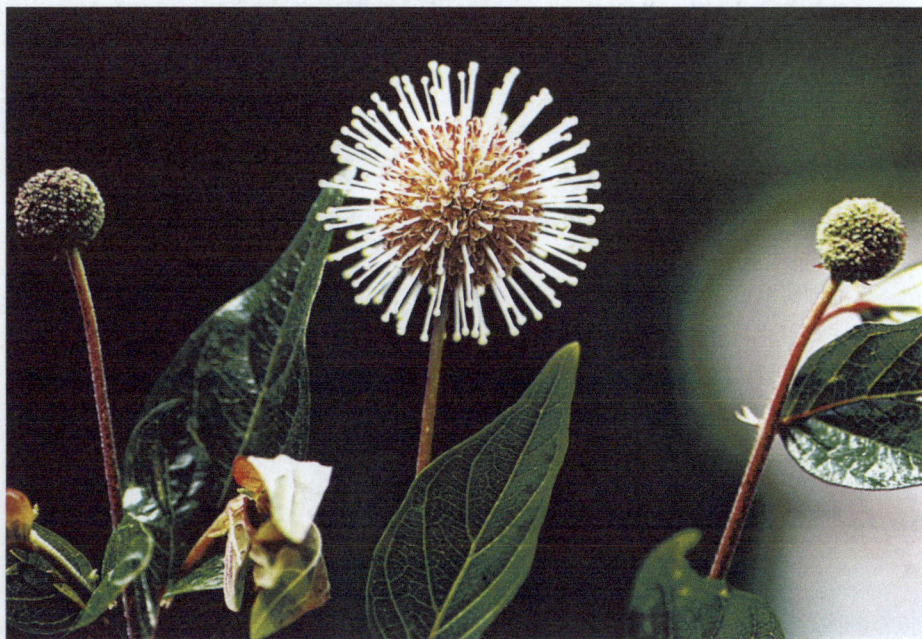

水杨梅

【来源及药用部位】茜草科植物细叶水团花*Adina rubella* Hance 的全草或果序。

【本草论述】《本草纲目》："主治疔疮肿毒。"

【形态特征】落叶小灌木，高1～1.5m。小枝细长，红褐色，被柔毛；老枝无毛。

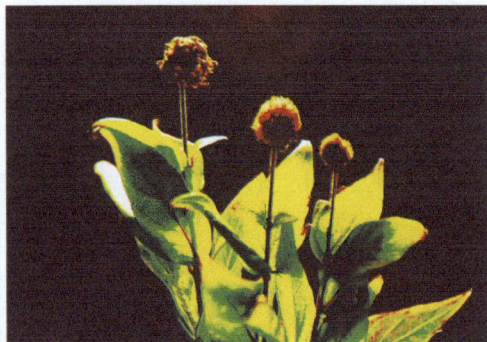

叶互生，叶柄短；托叶2裂，早落；叶片纸质，卵状披针形或卵状椭圆形，先端渐尖，基部阔楔形，全缘。头状花序球形，顶生或腋生；萼筒短，萼裂片5；花冠管状，紫红色或白色，先端5裂；雄蕊5，花丝短；子房下位，2室。蒴果楔形，成熟时紫红色。种子多数，长椭圆形，两端有齿。花期6～8月，果熟期9～10月。

生于低海拔疏林或旷野中。分布于华东、华南以及四川、贵州、云南等地。

【性味功效】苦、涩，凉。清热利湿，解毒消肿。

【常用配方】**1.治湿热痢疾、便下脓血** 水杨梅全草30g，水煎代茶饮。**2.治疳积** 水杨梅果序15g，水煎服。**3.治牙龈肿毒** 水团花鲜叶适量，捣烂外敷。**4.治皮肤湿疹瘙痒** 水杨梅全草、三角泡、苦地胆各适量，水煎浸洗患处。**5.治创伤出血** 水杨梅鲜叶或花适量，冷开水洗净，捣烂外敷。

【现代研究】药理研究显示有抑制平滑肌，解痉，抗菌和抗癌等作用。现代临床用于治疗急性细菌性痢疾，痈肿溃疡，无名肿毒，跌打损伤，外伤出血和皮肤湿疹等。

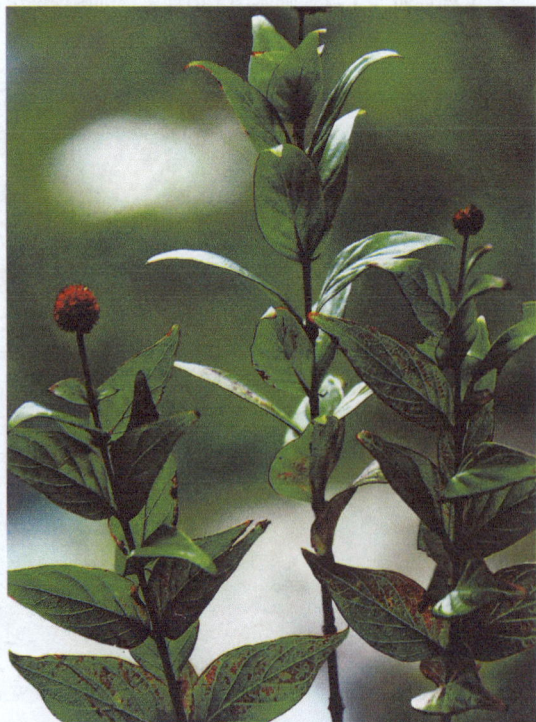

咖 啡

【来源及药用部位】茜草科植物小果咖啡*Coffea arabica* L.以及其他同属近缘多种植物的种子。

【本草论述】《广西中药志》："有兴奋利尿作用。"

【形态特征】灌木或小乔木，高4～7m。老枝灰白色，节膨大；枝对生，稀有三枝轮生。叶对生；托叶三角形，生于老枝顶端突尖；叶片薄革质，卵状披针形或披针形，先端长渐尖，基部楔形，边缘波状或浅波状，两面无毛。聚伞花序数个簇生于叶腋；苞片基部合生；萼筒管形；花冠白色，先端5裂；花药外露；柱头2裂。浆果椭圆形。种子背面突起。花期3～4月，果熟期9～11月。

我国华南、西南有引种、栽培。

【性味功效】苦、涩，平。醒神，利尿，健胃。

【常用配方】**治精神倦怠** 咖啡种子磨粉，每次3～6g，开水冲服，每日服2～3次。

【主要化学成分】果实含咖啡碱、可可豆碱和茶碱；种子含β-谷甾醇，豆甾醇，菜油甾醇和脂肪酸类成分。

【现代研究】药理研究显示有中枢兴奋，心脏双向调节，舒张支气管平滑肌等作用。现代临床用于治疗精神倦怠和消化不良、食欲低下等。

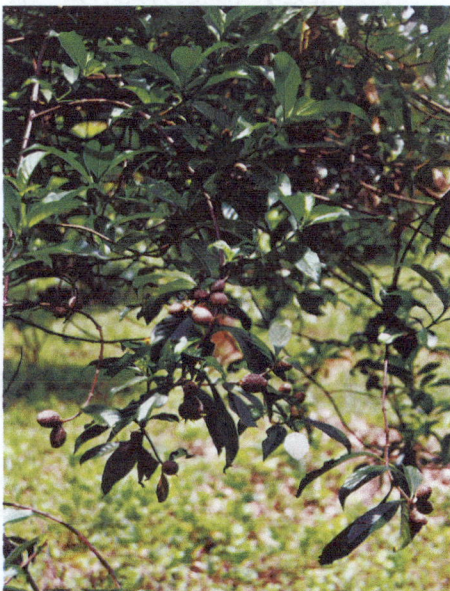

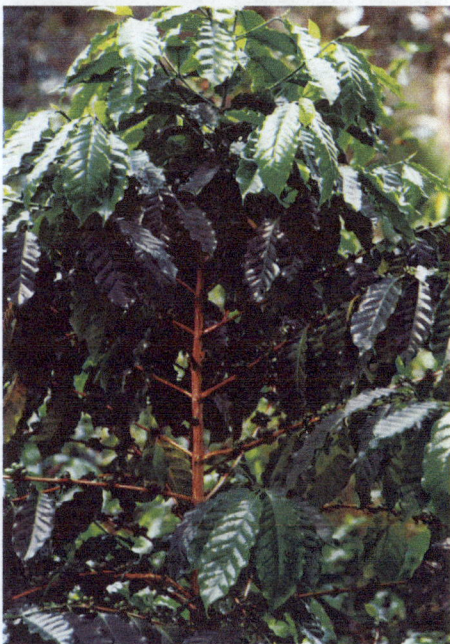

虎 刺

【来源及药用部位】茜草科植物虎刺 *Damnacanthus indicus* (L.) Gaertn. f. 的全草或根。

【本草论述】《湖南药物志》："补养气血，收敛止血。"

【形态特征】常绿有刺灌木，高30~70cm。根粗大分枝，或缢缩为念珠状，根皮淡黄色；茎二叉分枝，枝条细，灰白色；有硬直刺对生于叶柄间。叶对生；有短柄；托叶生于叶柄间；叶片革质，卵形或阔椭圆形，先端锐尖，基部圆形，全缘，下面有毛。花小，白色，1~2朵生于叶腋；萼筒倒卵形；花冠漏斗状，喉部有长毛；雄蕊4，花药稍伸出；柱头4裂。核果近球形，鲜红色。花期4~5月，果期11~12月。

生于阴山坡竹林下或溪边两旁灌丛下。分布于长江流域以南各地。

【性味归经】苦、甘，平。祛风利湿，活血消肿。

【常用配方】1.治风湿痹痛　虎刺全草30~90g，酒水各半煎服。2.治痰饮咳嗽　虎刺全草30~60g，水煎调蜂糖适量服。3.治黄疸　虎刺根30g，茵陈10g，水煎服。4.治感冒　虎刺全草15g，水煎服。5.治手脚湿疹湿烂　虎刺全草适量，洗净捣烂，外搽患处。

【主要化学成分】根含虎刺醛，虎刺醇，羟基虎刺醇等多种蒽醌类成分。

【现代研究】现代临床用于治疗风湿病关节疼痛，支气管炎咳嗽、痰多，水肿，黄疸型肝炎，小儿消化不良，荨麻疹，跌打损伤和烫伤等。

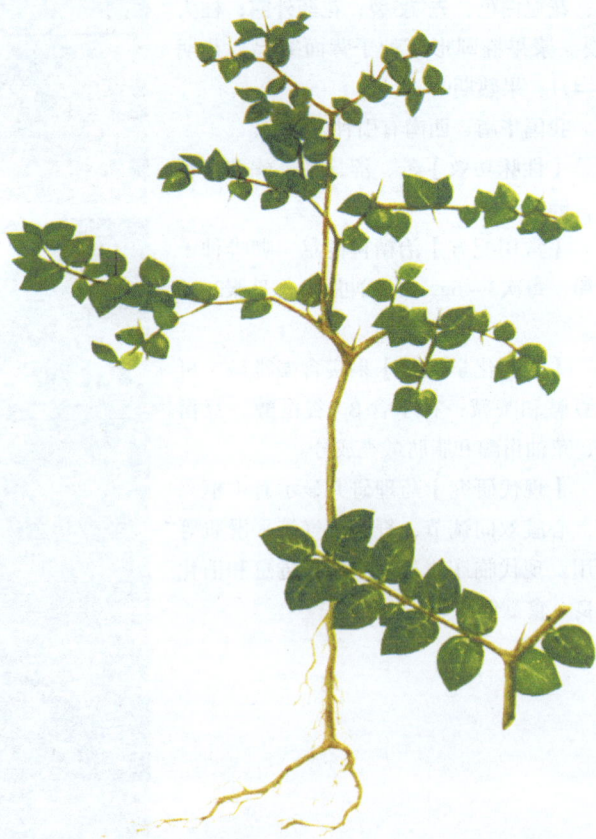

猪秧秧（八仙草、六叶葎）

【来源及药用部位】茜草科植物猪殃殃*Galium aprine* L. 的全草。

【形态特征】一年生草本，蔓状或攀援状，长20～40cm。茎绿色，纤弱，四方形，分枝，棱上有倒生小刺。叶6～8枚轮生，无柄，膜质，线状披针形至椭圆状披针形，先端具针锋尖头，上面绿色，被白色倒生刺毛。疏散聚伞花序腋生，花细小；萼截头状；花瓣4；雄蕊4；子房下位。果稍肉质，孪生。花期4～5月。

生于田野、林旁、路边。全国大部分地区均有分布。

【性味功效】辛，凉。清热解毒，消肿止痛。

【常用配方】1.**治消化道癌症**　猪秧秧、半枝莲、独脚莲、白花蛇舌草等适量，随症加减水煎服。2.**治湿热痢疾**　猪秧秧、铁苋菜各30g，水煎服。3.**治带下**　猪秧秧、三白草、六角英各20g，水煎服。4.**治热淋涩痛、小便淋漓**　猪秧秧、猪鬃草各30g，水煎服。5.**治疮痈肿痛**　猪秧秧鲜草适量，捣烂外敷。

【主要化学成分】全草含车叶草苷，茜草定樱草糖苷和伪紫草素苷等。

【现代研究】药理研究显示有抑制金黄色葡萄球菌、大肠杆菌、痢疾杆菌和抗肿瘤等作用。现代临床用于治疗尿路感染，带下病，跌打损伤，中耳炎，细菌性痢疾，乳腺癌和食道癌等。

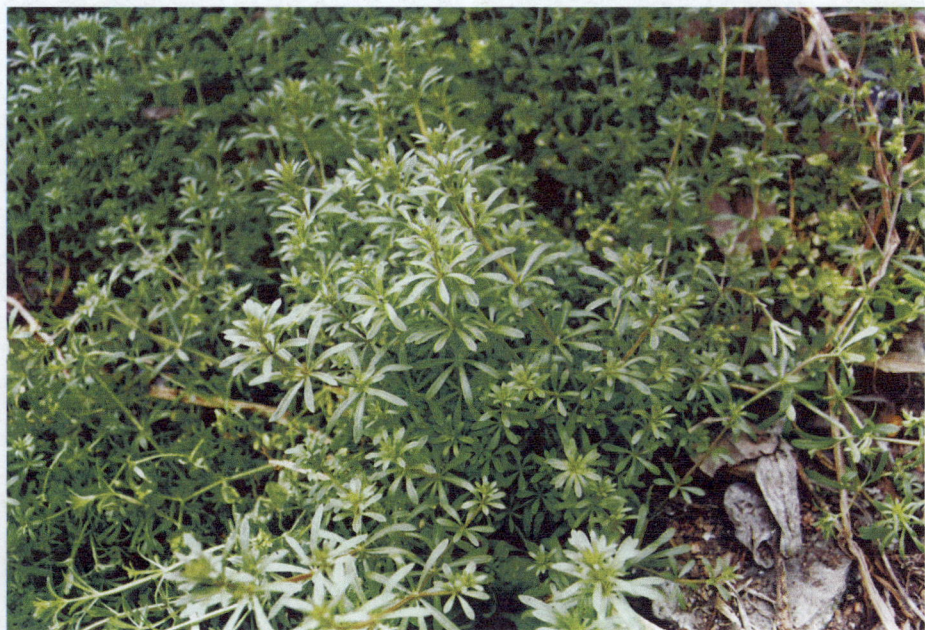

四叶葎（四叶草）

【来源及药用部位】茜草科植物四叶葎*Galium bungei* Steud.的全草。

【本草论述】《江西草药》："清热解毒，消肿止痛，通利小便。"

【形态特征】多年生草本，丛生，高30～50cm。根红色。茎细弱，有四棱。无毛或稍有柔毛。叶4片轮生，叶片卵状椭圆形，先端尖，上面及下面中脉疏生短刺毛。花小，十数朵成腋生或顶生的聚伞花序；花冠淡黄绿色，4裂；雄蕊4；子房2室，柱头头状。双悬果扁球形，有鳞片状短毛。花、果期5～7月。

生于田畔、沟边等阴湿处。分布于我国华北及长江以南各地。

【性味功效】甘、苦、平。清热，利尿，解毒，消肿。

【常用配方】**1.治小便赤涩，赤白带下**　鲜四叶葎50g，煎服。**2.治痢疾**　四叶葎15～50g，水煎服，红糖为引，每日1剂。**3.治咳血**　鲜四叶葎6g，洗净捣烂，冷开水送服。**4.治跌打损伤**　四叶葎根50g，水煎，水酒兑服，每日1剂。

【现代研究】现代临床用于治疗泌尿道感染，肠炎腹泻，细菌性痢疾和跌打损伤等。

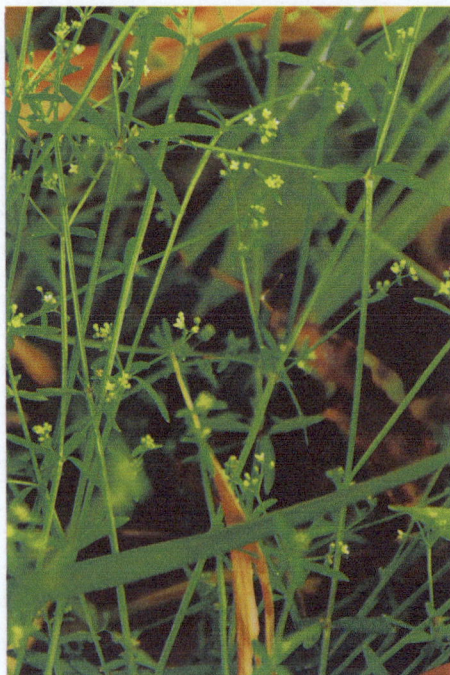

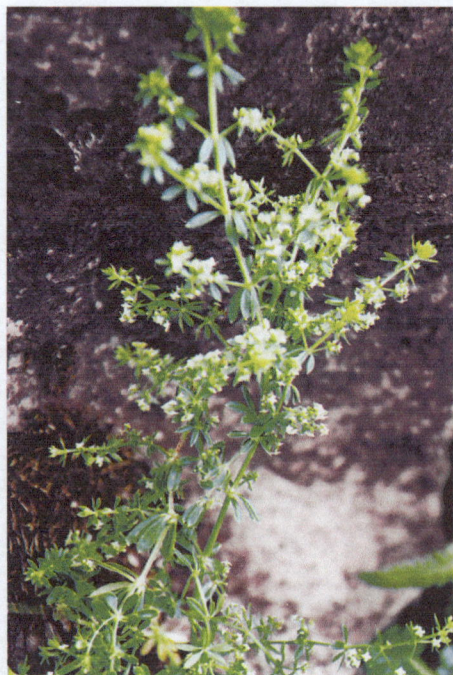

栀子（黄栀子）

【来源及药用部位】茜草科植物栀子*Gardenia jasminoides* Ellis 的成熟果实。

【本草论述】《本经》："主五内邪气，胃中热气，面赤，酒疱齇鼻，白癞，赤癞，疮疡。"

【形态特征】常绿灌木，高0.5～2m。幼枝有细毛。叶对生或三叶轮生，革质，叶片长圆状披针形或卵状披针形，先端渐尖或短渐尖，基部楔形，全缘，有短柄；托叶膜质。花有单瓣和重瓣，单生于枝端或叶腋，大型，白色，极香；花冠旋卷，高脚杯状；雄蕊6，花药线性；子房下位，1室。果倒卵形或长椭圆形，橘黄色，有翅状纵棱5～8条。花期5～7月，果熟期8～11月。

生于低山温暖的疏林中及向阳荒坡。分布于我国长江流域以南大多数地区。

【性味功效】苦，寒。清热解毒，清热利湿，凉血消肿。

【常用配方】1.治疗温热病热扰心烦郁闷、不眠　栀子15g，淡豆豉10g，水煎服。2.治高热烦躁，神昏谵语　栀子、黄芩、黄柏各6～10g，黄连3～5g，水煎服。3.治湿热黄疸、发热或小便短赤　茵陈30g，栀子、大黄各10g，水煎服。4.治跌打损伤　用栀子1～2个，研末外敷；或栀子、红花各6g，丹参10g，水煎服。

【主要化学成分】含栀子苷，山栀子苷，都桷子苷，栀子糖苷，都桷子素–1–龙胆双糖苷，栀子素，栀子酸，微量藏红花素，芸香苷和挥发油等。

【现代研究】药理研究显示有利胆，促进胰腺分泌，抑制金黄色葡萄球菌、脑膜炎双球菌、卡他球菌和多种皮肤真菌，解热，镇静，镇痛，降压，止血，抗炎和加速软组织损伤愈合等作用。现代临床用于治疗急性传染病发热、神昏，皮肤化脓性感染肿痛，黄疸型肝炎，急性泌尿道感染小便淋漓和跌打损伤肿痛等。

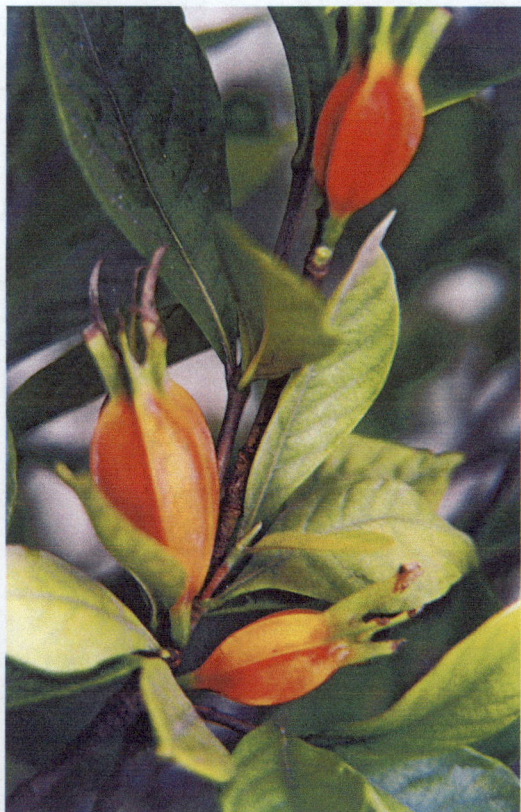

栀子花（山栀花）

【来源及药用部位】茜草科植物栀子 *Gardenia jasminoides* Ellis 的花。

【本草论述】《本草纲目》："悦颜色，《千金翼》面膏用之。"

【形态特征】见"栀子"项下。

【性味功效】苦，寒。清肺止咳，凉血止血。

【常用配方】**1.治伤风感冒、发热咳嗽** 栀子花3朵，蜂蜜适量，水煎服。**2.治鼻出血不止** 栀子花数片，焙干、研末，吹鼻或纱布裹药末塞鼻。

【主要化学成分】含栀子花酸A、B和栀子酸等。

【现代研究】现代临床用于治疗感冒发热，支气管炎咳嗽和鼻出血等。

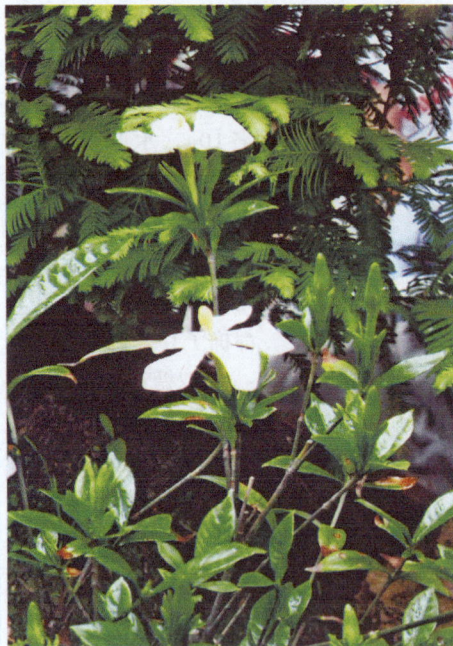

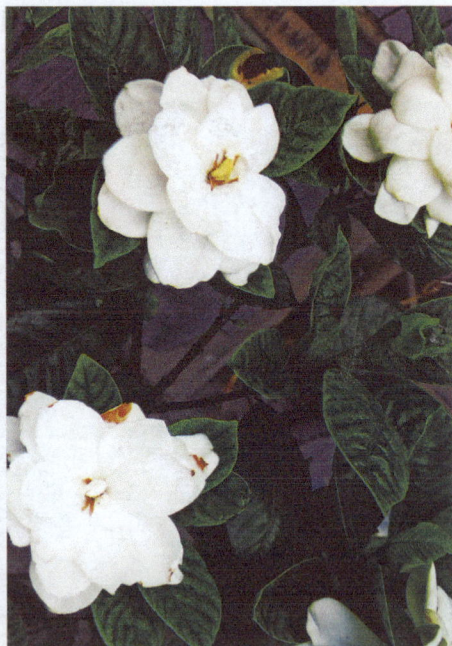

栀子根

【来源及药用部位】茜草科植物栀子*Gardenia jasminoides* Ellis 的根。

【本草论述】《分类草药性》："治妇女血气不和。"

【形态特征】见"栀子"项下。

【性味功效】苦，寒。清热利湿，凉血止血。

【常用配方】**1.治牙痛** 栀子根30g，臭茉莉根、石仙桃各15g，水煎服。**2.治赤白痢疾** 栀子根30～60g，冰糖炖服。**3.治黄疸** 栀子根15～60g，水煎服。**4.治便血** 鲜栀子根30g，黑地榆9g，水煎服。**5.治鼻衄** 栀子根30g，白芍15g，水煎服。

【主要化学成分】根茎含D-甘露醇，齐墩果酸和豆甾醇等。

【现代研究】现代临床用于治疗黄疸型肝炎，细菌性痢疾，胆囊炎，感冒高热，吐血，尿路感染，乳腺炎，牙痛和跌打损伤等。

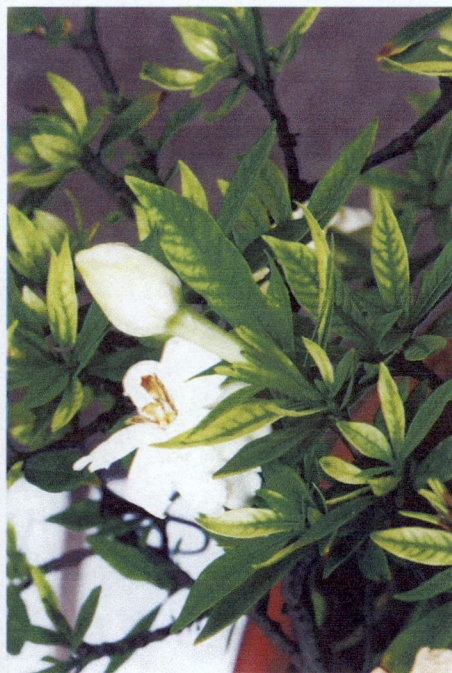

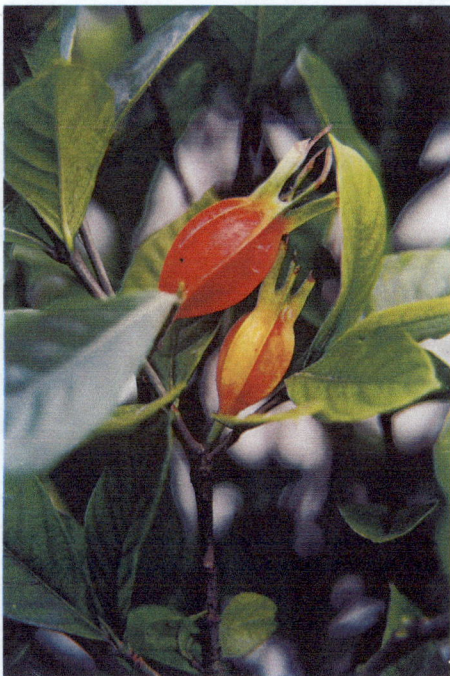

穿心草（耳草）

【来源及药用部位】茜草科植物耳草 *Hedyotis auricularia* L.的全草。

【本草论述】《生草药性备要》："行气，敷疮止痛，理蛇伤，生津液，止喉痛。"

【形态特征】多年生草本，平卧或直立。茎平滑或粗糙。叶对生近革质，卵形或椭圆状披针形，上面无毛，下面被柔毛；托叶膜质，常合成一短鞘。花白色，团聚于叶腋内；萼片4裂；花冠裂片4。蒴果。花期7～9月。

生于山坡林旁水沟边。分布于全国大部分地区。

【性味功效】苦，凉。清热解毒，散瘀消肿。

【常用配方】**1.治咽喉疼痛** 穿心草、八爪金龙、见风青各10g，水煎服。**2.治湿热泻痢** 穿心草、地锦各15g，水煎服。**3.治乳痈肿痛** 穿心草10g，栽秧泡根20g，水煎服。**4.治小儿疳积** 穿心草、橘子叶各5～10g，水煎服。**5.治疗疮** 穿心草适量，捣烂外敷。

【主要化学成分】含β-谷甾醇，耳草碱和烃等。

【现代研究】现代临床用于治疗感冒发烧，肺炎，咽喉疼痛，肠炎和痢疾等。

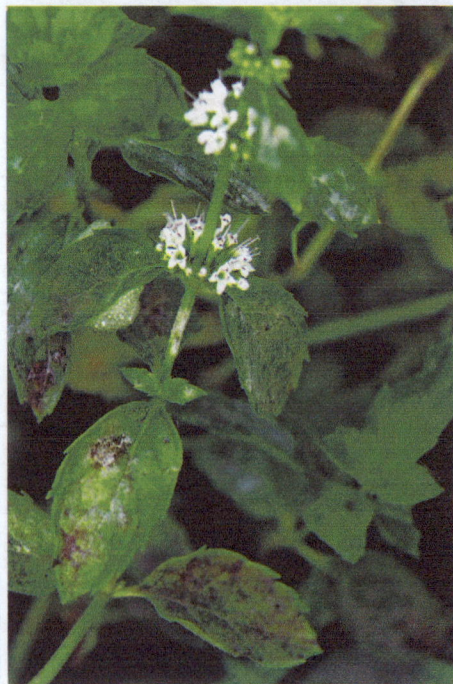

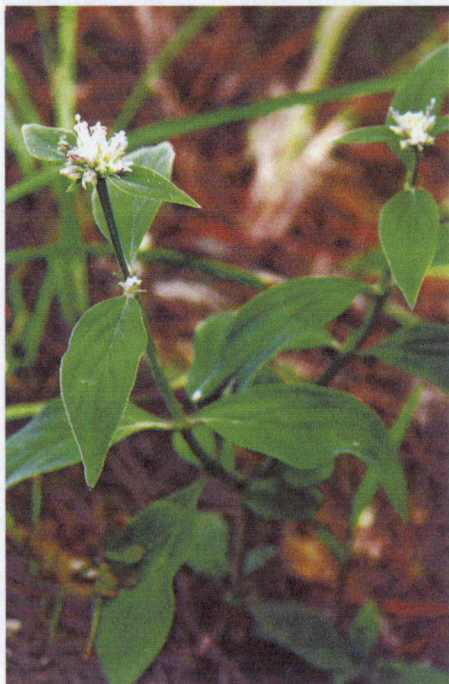

黄毛耳草

【来源及药用部位】茜草科植物黄毛耳草 *Hedyotis chrysotricha* (Palib.) Merr.的全草。

【本草论述】《浙江民间常用草药》："清热，利尿，平肝。"

【形态特征】多年生匍匐草本。全株均被黄绿色细长柔毛。茎具角棱，纤弱，节上有须根。单叶对生；具短柄；叶片卵形至长圆状披针形或椭圆形，先端尖，基部稍圆；托叶联合成鞘状，膜质。花数朵簇生于叶腋；萼筒漏斗形；花冠漏斗形，4深裂，淡紫色或白色；雄蕊4；子房2室。蒴果扁球形。种子黑棕色，细小。花期7月，果熟期9月。

生于山地林下、路旁、溪边及田野草丛中。分布于长江以南各地。

【性味功效】微苦，平。清热除湿，活血舒筋。

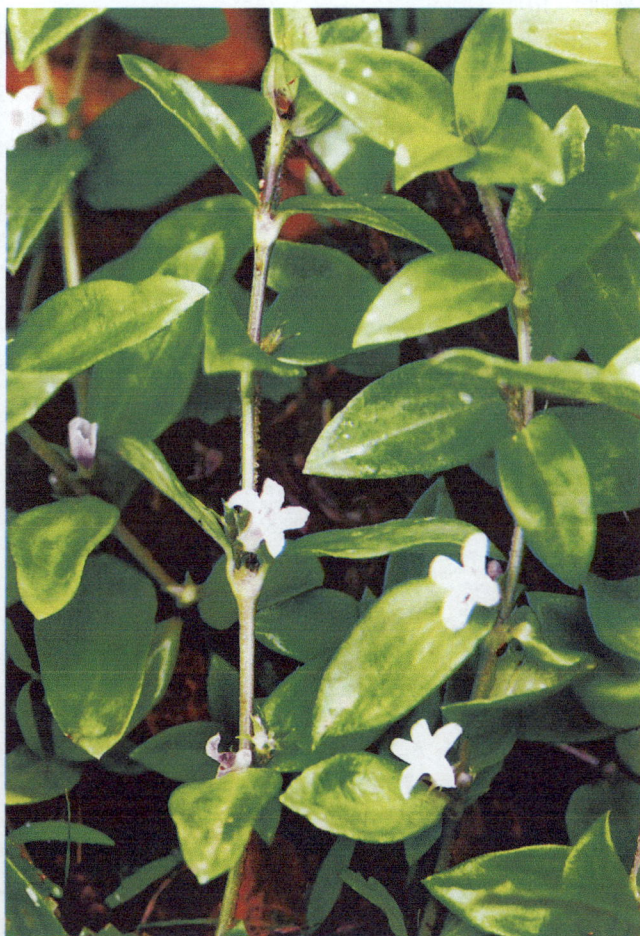

【常用配方】1.治湿热黄疸　鲜黄毛耳草10g，水煎服。2.治小儿风水　鲜黄毛耳草30g（10岁以上可用60g），水煎加红糖分3次服。3.治小便混浊、涩痛　鲜黄毛耳草10g，金樱子20g，灯心草、贯众各15g，水煎服。4.治跌打损伤及蛇咬伤　鲜黄毛耳草适量，捣烂取汁饮，药渣外敷患处。

【主要化学成分】含车叶草苷，熊果酸，白桦脂酸，齐墩果酸和β-谷甾醇等。

【现代研究】现代临床用于治疗黄疸，水肿，乳糜尿，痢疾，腹泻，跌打损伤，无名肿毒，乳腺炎等。

白花蛇舌草（蛇舌草）

【来源及药用部位】茜草科植物白花蛇舌草 *Hedyotis diffusa* Willd. 的全草。

【本草论述】《泉州本草》：　"清热散瘀，消痈解毒，……又能清肺火，泻肺热。"

【形态特征】一年生草本，高15~50cm，全株无毛；茎纤弱，略带方形或扁圆柱形，分枝多，从基部发出。叶对生，具短柄或无柄；叶片线形至线状披针形，顶端急尖，上面光滑，下面有时稍粗糙，无侧脉；托叶膜质，基部合生，顶部芒尖。花白色，单生或成对生于叶腋，常具短而粗的花梗；花萼筒状，4裂，裂片矩圆状披针形，边缘具睫毛；花冠漏斗状，先端4深裂；雄蕊4，着生于冠管喉部，花丝扁，花药矩形；子房下位，2室，柱头2浅裂呈半球形。蒴果，扁球形，室背开裂，花萼宿存。种子棕黄色，细小有棱。花期7~9月，果熟期8~10月。

生于山坡、潮湿的田边、沟边、路旁、溪畔草丛中。分布于长江流域或以南各地。

【性味功效】苦、甘，寒。清热解毒，利湿通淋，抗肿瘤。

【常用配方】**1.治痈肿疮毒**　白花蛇舌草、金银花、连翘、半边莲各12g，水煎服。**2.治肠痈腹痛**　鲜白花蛇舌草30~120g（干品减半），水煎服，每日1剂。**3.治湿热黄疸**　单用鲜白花蛇舌草适量，捣汁内服或水煎服。**4.治毒蛇咬伤**　单用鲜白花蛇舌草适量，捣汁内服，取渣外敷伤处。

【主要化学成分】含白花蛇舌草素，车叶草苷，车叶草苷酸，齐墩果酸，熊果酸，对香豆酸，豆甾醇，β-谷甾醇，生物碱和蒽醌类等。

【现代研究】药理研究显示有治疗实验性阑尾炎，高浓度时抑菌，抗肿瘤，增强白细胞吞噬能力，抗炎、镇痛、镇静催眠、保肝，利胆等作用。现代临床用于治疗急性黄疸型肝炎，胆囊炎，急性阑尾炎，泌尿系统感染，子宫颈糜烂，消化道癌症和胆石症等。

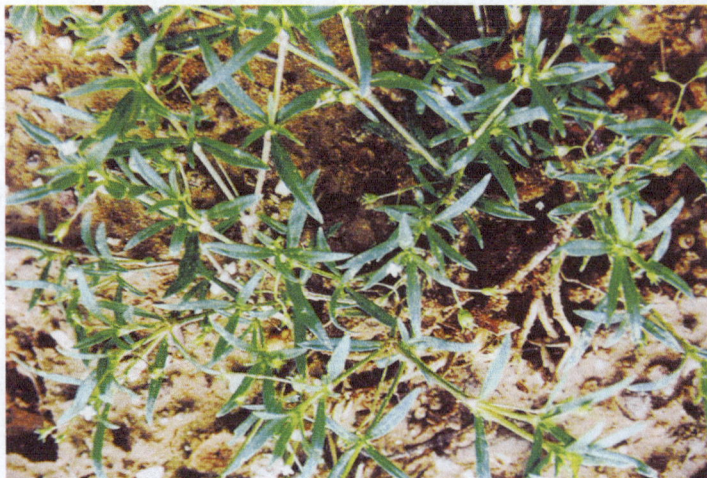

一炷香（一柱香、牙疳药）

【来源及药用部位】茜草科植物长节耳草 *Hedyotis uncinella* Hook. et Arn. 的全草。

【本草论述】《云南中草药》："祛风湿，健脾胃。"

【形态特征】一年生草本，高20～60cm。茎直立，单生或2～3枝丛生，方形，有节。叶对生；叶片长椭圆形或椭圆状披针形，先端渐尖，基部楔形，全缘，两面具短毛。托叶三角形，外面有短毛。花序顶生或腋生，密集呈头状；萼筒倒圆锥形；花冠筒状，白色；雄蕊内藏；柱头2裂。蒴果倒卵形，熟时2裂。种子有棱。花期6～8月。

生于山坡草地或疏林下。分布于华南、西南各地。

【性味功效】辛、苦，凉。清热解毒，消肿明目。

【常用配方】**1.治红眼病** 一炷香30g，水煎熏洗患部。**2.治疮痈肿毒** 一炷香鲜品适量，捣烂外敷患处。**3.治风湿关节疼痛** 一炷香30g，浸酒内服；或外搽患处。**4.治外伤出血** 一炷香适量，烘干研末撒放出血处。

【现代研究】现代临床用于治疗结合膜炎，小儿消化不良，肠炎腹泻，细菌性痢疾，结膜炎，牙龈萎缩和风湿性关节炎等。

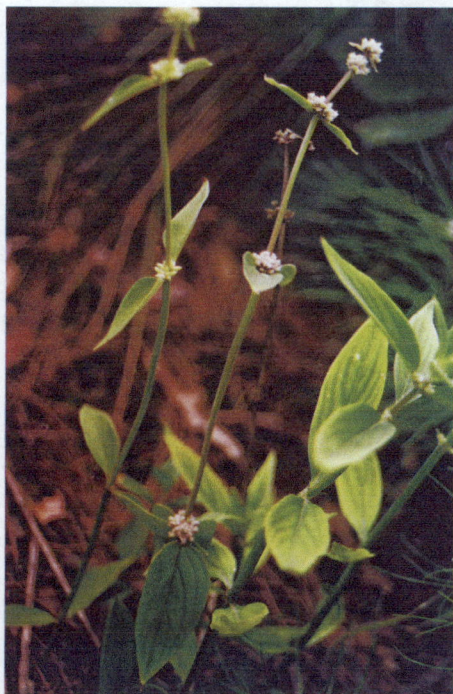

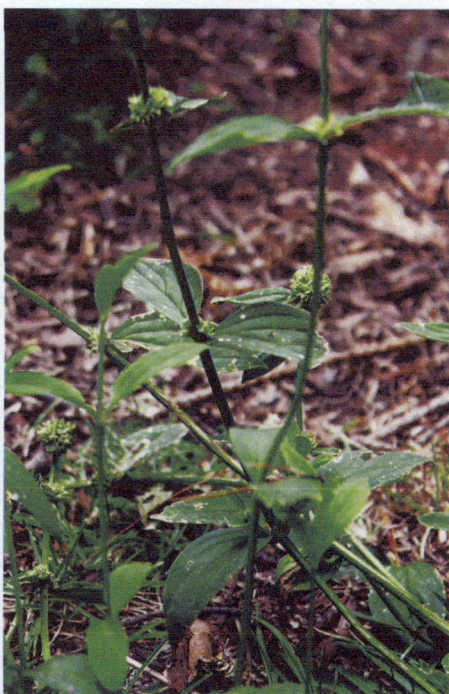

龙船花

【来源及药用部位】茜草科植物龙船花 *Ixora chinensis* Lam.的花、叶和根。

【本草论述】《生草药性备要》："消疮，呲脓，祛风，止痛，理痰火。"

【形态特征】常绿灌木，高50～100cm。小枝深棕色。叶对生，薄革质，叶片椭圆形或倒卵形，先端急尖，基部楔形，全缘，主脉两面突出；叶柄短；托叶生于两叶柄之间，绿色，抱茎先端具软刺状突起。聚伞花序顶生，密集成伞房状；花序柄深红色；苞片极小，红色；花冠高脚盆状，红色，裂片4；雄蕊4；雌蕊1，子房下位。浆果近球形，成熟时黑红色。花期全年。

野生或栽培。分布于广东、福建、台湾和广西等地。

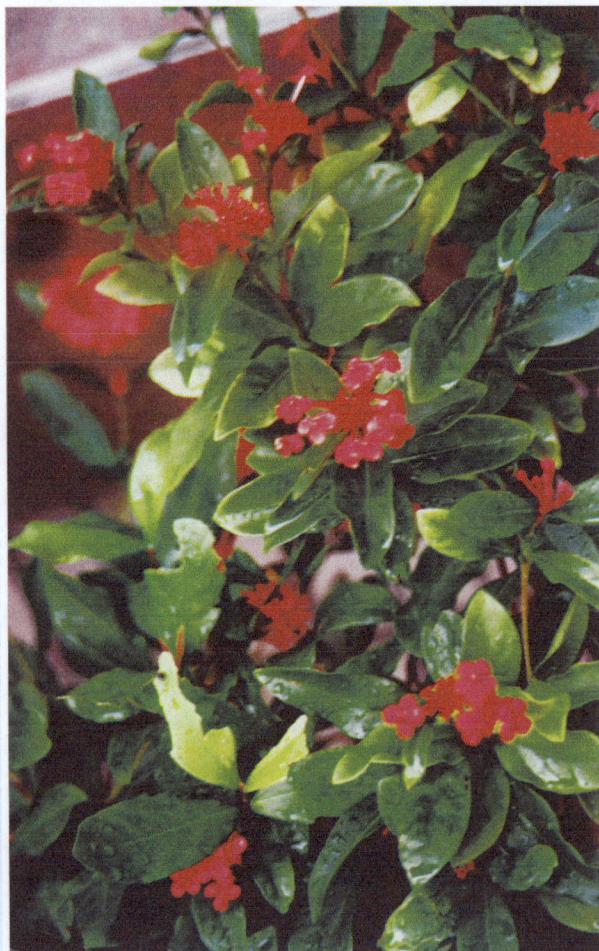

【性味功效】甘、辛，平。清肝，活血，止痛。

【常用配方】1.治肝阳上亢头痛、眩晕　龙船花9～15g，水煎服。2.治月经不调，闭经　龙船花9～15g，水煎服。3.治跌打损伤、瘀血肿痛　龙船花茎叶鲜品适量，捣烂外敷；或干品研末水调敷患处。

【主要化学成分】茎叶含有酚类，氨基酸，有机酸及糖类等。

【现代研究】现代临床用于治疗高血压病，月经不调，疮疡肿痛和跌打损伤等。

巴戟天

【来源及药用部位】茜草科植物巴戟天 *Morinda officinalis* How的根。

【本草论述】《本经》："主大风邪气；阴痿不起；强筋骨。安五藏，补中增志益气。"

【形态特征】缠绕或攀援藤本。根茎肉质肥厚，圆柱形，支根多少呈念珠状，断面紫红色。叶对生，长椭圆形，先端短渐尖，基部楔形或阔楔形，全缘，下面沿中脉上被短粗毛；叶柄有褐色粗毛；托叶鞘状。头状花序，花2~10朵生于小枝顶端；花冠肉质白色，4深裂；雄蕊4枚，花丝极短；子房下位，4室。浆果近球形，成熟后红色。花期4~5月，果熟期9~10月。

生于山谷、溪边或山林下，亦有栽培。分布于广东、广西和福建等地。

【性味功效】甘、辛，微温。补肾助阳，祛风除湿，强健筋骨。

【常用配方】**1.治肾阳不足，阳痿遗精，或宫冷不孕** 巴戟天、牛膝、淫羊藿、仙茅各30~50g，浸酒500ml，每日服15~20ml。**2.治肾阳虚，腰膝冷痛，小便频数** 巴戟天、菟丝子、桑螵蛸各12g，水煎服。**3.治妇女少腹冷痛，或月经不调** 巴戟天6g，高良姜、肉桂各3g，益母草、丹参各12g，水煎服。

【主要化学成分】含甲基异茜草素、1-羟基-2-甲基蒽醌，大黄素甲醚、β-谷甾醇、四乙酰车叶草苷、水晶兰苷以及棕榈酸，维生素C，琥珀酸，树脂及铁、锌、钙、镁、锰、钾、锶、铅等。

【现代研究】药理研究显示有增体重，抗疲劳，抑制胸腺萎缩，增加血中白细胞数，增加皮质酮含量，促肾上腺皮质激素等作用。现代临床用于治疗小儿肾病综合征，蛋白尿，身体健康男性的精神性或功能性阳痿，遗精和早泄等。

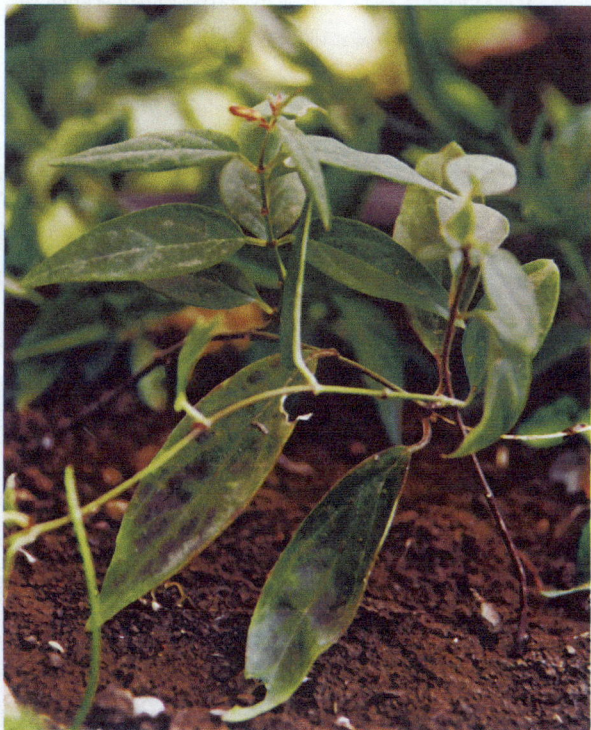

玉叶金花（白蝴蝶、山甘草）

【来源及药用部位】茜草科植物玉叶金花 *Mussaenda pubescens* Ait. f. 的茎叶。

【本草论述】《全国中草药汇编》："清热解暑，凉血解毒。"

【形态特征】藤状小灌木。单叶互生，卵状矩圆形或椭圆状披外形，先端渐尖，基部短尖，边全缘。夏季开花，聚伞伞房花序，密集多花，着生枝顶；花黄色，无柄；花萼钟形，裂片5，条形，其中常有1片扩大呈白色叶状，阔卵形或圆形。浆果椭圆形，聚集成团。

生于较阴的山坡、沟谷、溪旁和灌丛中。分布于我国东部、南部和西南多数地区。

【性味功效】甘、微苦，凉。清热利湿，解毒消肿。

【常用配方】**1.治感冒，预防中暑**　玉叶金花（茎、叶）60～90g，黄荆叶30～45g，水煎分次服。**2.治咳嗽、痰多**　玉叶金花15g，胡颓子9g，水煎服。**3.治腹痛吐泻**　鲜玉叶金花（茎、叶）30～60g，水煎服。**4.治湿热小便淋漓**　玉叶金花30g，银花藤60g，车前子30g，水煎服。

【主要化学成分】含有皂苷类，玉叶金花苷，豆甾醇，熊果酸，咖啡酸；叶中含有酚类，氨基酸，有机酸和糖类等。

【现代研究】药理研究显示对小鼠有不同程度的抗早孕作用。现代临床用于治疗流行性感冒，感冒，中暑，咽喉炎，胃肠炎和支气管炎等。

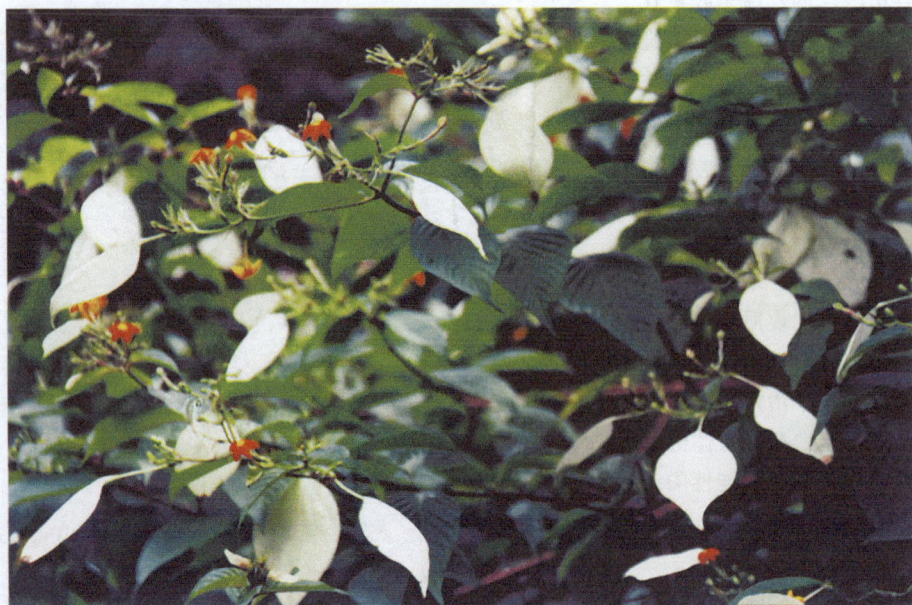

蛇根草（血经药）

【来源及药用部位】茜草科植物日本蛇根草Ophiorrhiza japonica Bl.的根及根茎。

【本草论述】《全国中草药汇编》："止咳祛痰，活血调经。"

【形态特征】多年生草本，高15～25cm。全株紫绿色、幼枝具棱，老枝圆柱形。叶对生，叶柄纤细；托叶短小，早落；叶片狭卵形、长椭圆状斜卵形至卵形，先端钝或稍短尖，基部圆或楔形，全缘。聚伞花序生于枝顶；苞片条形；萼筒短，裂片5；花冠筒状，淡红色，先端5裂；雄蕊5；子房下位，2室。蒴果倒三角形，种子小，椭圆形。花期4～7月。

生于山坡路旁、林下阴湿处及水沟边。分布于长江流域以南地区。

【性味功效】淡，平。祛痰止咳，活血调经。

【常用配方】1.治虚劳久咳　蛇根草12～30g，水煎服。2.治劳伤咯血　蛇根草、杏香兔耳风、抱石莲各15g，水煎服。3.治扭伤筋骨疼痛　蛇根草30g，水煎，黄酒冲服。4.治月经不调　蛇根草10～15g，水煎服。

【主要化学成分】含蛇根草酸，蛇根草苷和蛇根草碱等。

【现代研究】现代临床用于治疗咳嗽、便血，痛经，月经不调，筋骨疼痛以及扭伤等。

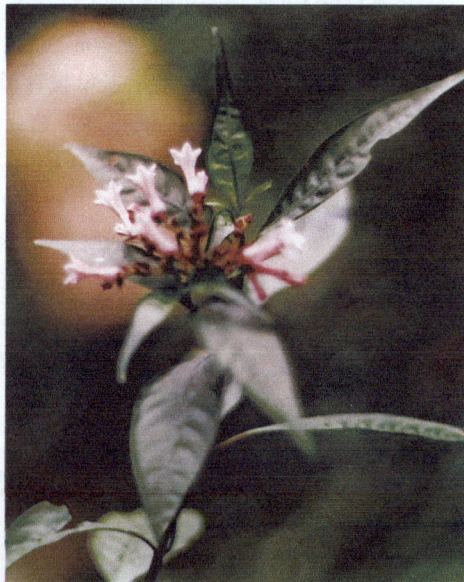

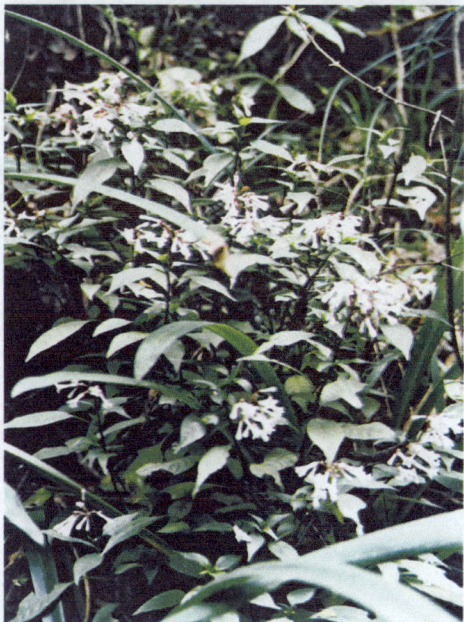

地贵草

【来源及药用部位】茜草科植物滇桂蛇根草*Ophiorrhiza succirubra* King. ex Hook. 的根。

【本草论述】《贵州民间药物》："治风湿痨伤。"

【形态特征】亚灌木，高约50cm。茎直立，上部分枝，近无毛，花序和叶背面干时呈紫红色。单叶对生，具短柄；托叶披针形，2裂；叶片椭圆状披针形，先端渐尖，基部楔形，全缘。伞房式聚伞花序顶生；苞片大，线形；萼筒被柔毛，裂片三角形；花冠管状，红色，内面无毛；雄蕊5；子房下位。蒴果黄绿色，被微柔毛，花期8月。

生于山坡阔叶林下及山野路旁。分布于广西、云南、贵州和西藏等地。

【性味功效】辛，温。舒筋活络，祛风除湿。

【常用配方】**1.治风湿痨伤筋骨疼痛** 地贵草根30g，水煎，黄酒冲服。**2.治皮肤过敏** 地贵草适量，水煎外洗。

【现代研究】现代临床用于治疗风湿病筋骨疼痛和劳伤等。

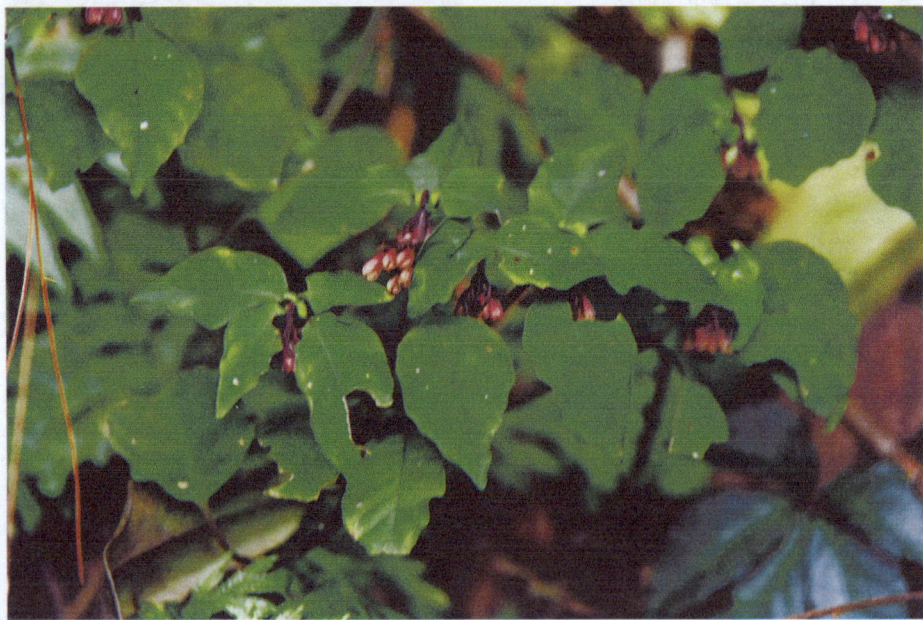

鸡矢藤（鸡屎藤）

【来源及药用部位】 茜草科植物鸡矢藤 *Paederia scandens* (Lour.) Merr.的根或全草。

【本草论述】《生草药性备要》："其头治新内伤，煲肉食，补虚益肾，除火补血；洗疮止痛，消热散毒。其叶擂米加糖食，止痢。"

【形态特征】蔓生草本，基部木质，高2～3m。叶对生，有柄；叶片近膜质，卵形、卵圆形至披针形，先端短尖或渐尖，基部浑圆或楔形；托叶三角形。圆锥花序腋生或顶生；花白紫色，无柄；萼狭钟状；花冠钟状，上端5裂，内面红紫色，被粉状柔毛；雄蕊5；子房下位。浆果球形。

生于溪边、河边、路旁及灌丛中。主要分布于南方各地。

【性味功效】甘、辛，平。行气消食，止痛止痒。

【常用配方】**1.治食积饱胀** 鸡矢藤、隔山消各10g，水煎服。**2.治胃痛、腹痛** 鸡矢藤、小青藤香各10g，水煎服。**3.治蜂蜇伤** 鸡矢藤叶、剪刀菜各适量，捣汁搽患部。**4.治湿疹** 鸡矢藤叶适量，捣烂敷患部。

【主要化学成分】含鸡矢藤苷，鸡矢藤酸苷，猪殃殃苷，生物碱，熊果酸苷，齐墩果酸，槲皮素，咖啡酸，山萘酚及挥发油等。

【现代研究】药理研究显示能抑制离体肠肌收缩，镇静，镇痛，祛痰，解毒及抑制金黄色葡萄球菌、痢疾杆菌等作用。现代临床用于治疗胃肠痉挛疼痛，胆绞痛，肾绞痛，痛经，神经痛以及各种外伤、骨折、手术后疼痛，急性支气管炎和慢性支气管炎等。

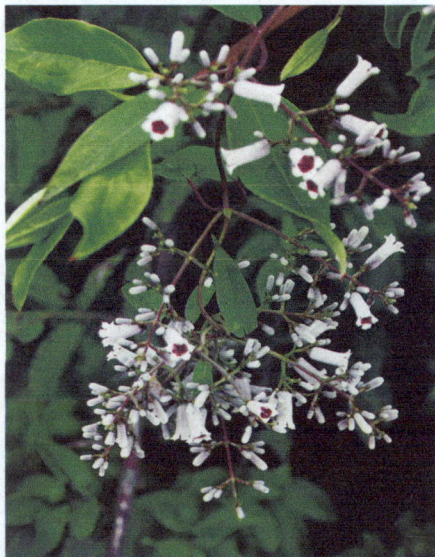

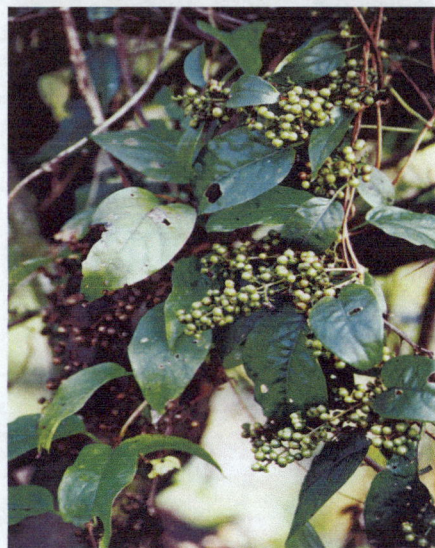

毛鸡矢藤（白鸡屎藤）

【来源及药用部位】茜草科植物毛鸡矢藤*Paederia scandens* (Lour.) Merr. var. *tomentosa* (Bl.) Hand.-Mazz. 的根或全草。

【本草论述】《贵州草药》："解毒除湿，健胃，补虚，理气。"

【形态特征】蔓生藤本，基部木质。小枝密被白色柔毛。叶对生，有柄；叶片近膜质，卵形、卵状长圆形至披针形，先端渐尖，基部心形；托叶卵状披针形，老时脱落。聚伞花序排成圆锥状腋生或顶生；花白紫色；萼狭钟状；花冠钟状，上端5裂，内面红紫色，被粉状柔毛；雄蕊5；子房下位。浆果球形，黄色。花期4～6月。

生于林下和河溪边阴湿处中。分布于长江以南各地。

【性味功效】甘、酸，平。祛风除湿，清热解毒，理气化积，活血止痛。

【常用配方】**1.治食积饱胀** 毛鸡屎藤、隔山消各10g，水煎服。**2.治胃痛、腹痛** 毛鸡屎藤、小青藤香各10g，水煎服。**3.治黄疸** 毛鸡屎藤60～90g，黄豆半升，共磨成浆，煮后饮服。**4.治湿疹、疥疮** 毛鸡屎藤叶适量，水煎浸洗患部。

【现代研究】现代临床用于治疗胃肠痉挛疼痛，胆绞痛，肾绞痛，痛经，黄疸型肝炎，急性肠炎、痢疾，消化不良腹痛和湿疹、疥疮溃烂等。

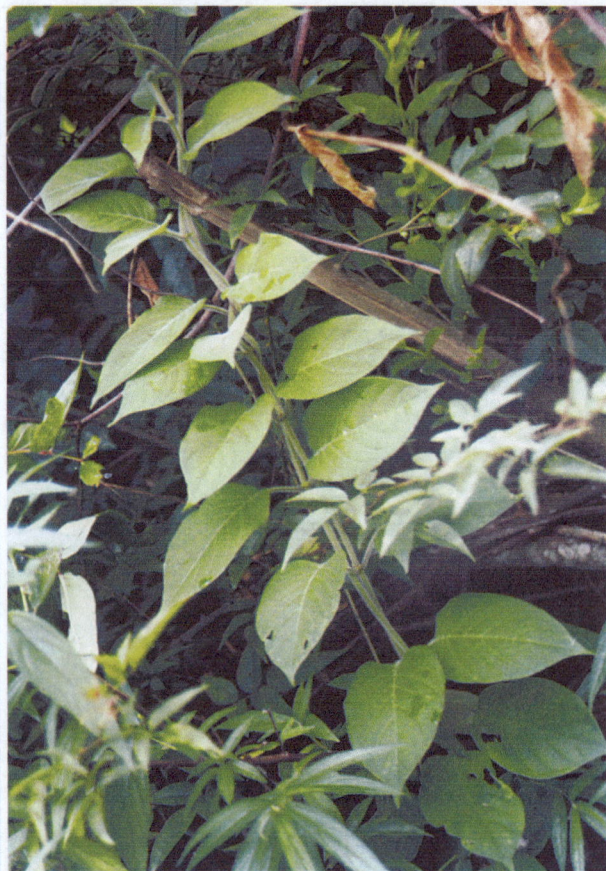

茜草（锯锯藤、小血藤）

【来源及药用部位】茜草科植物茜草*Rubia cordifolia* L.的根及根茎。

【本草论述】《本经》："主风湿寒痹，黄疸，补中。"

【形态特征】多年生攀援草本，长1~3m。支根数条至数十条，外皮黄赤色。茎方形，有四棱；棱上有倒生刺。叶4片轮生，有长柄；叶片卵状心形或狭卵形；先端渐尖，基部心形或圆形；全缘。聚伞花序圆锥状，腋生或顶生；花小；花冠5裂；淡黄色。浆果小球形，肉质，红色转黑色。花期6~9月，果熟期8~10月。

生于山坡、路旁和疏林灌丛中。分布于全国大部分地区。

【性味功效】苦，寒。化瘀止血，活血生新。

【常用配方】**1.治跌打损伤**　茜草、黑骨藤、血当归、四块瓦各20g，泡酒服。**2.治月经不调**　茜草、对叶莲、血当归各30g，水煎服。**3.治咯血、吐血**　茜草、檵木、白及各20g，水煎服。**4.治痔血**　茜草、仙鹤草、勾儿茶各20g，水煎服。**5.治牙痛**　茜草、花椒各10g，水煎含漱。

【主要化学成分】含蒽醌衍生物，萘醌衍生物，萘氢醌衍生物，环己肽，三萜化合物及茜草苷，皂苷和蔗糖等。

【现代研究】药理研究显示能缩短凝血时间、止血，升高白细胞，促进实验动物骨髓造血干细胞增殖和分化，抗癌等作用。现代临床用于治疗肺结核咯血，消化道出血，功能性子宫出血，血小板减少性紫癜，白细胞减少症，肝炎和肠炎等。

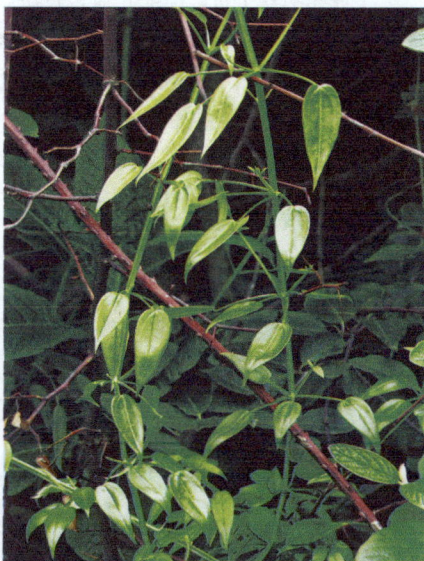

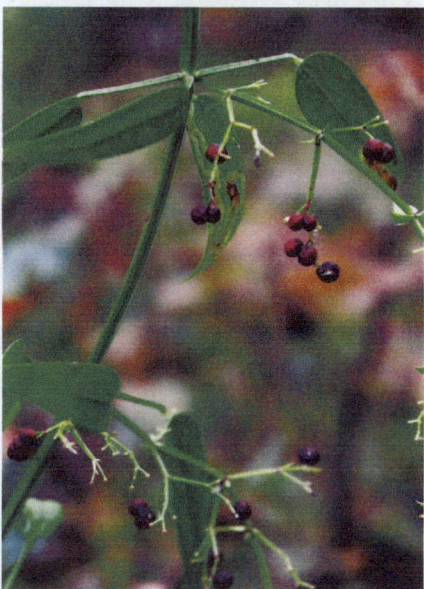

茜草藤

【来源及药用部位】茜草科植物茜草 *Rubia cordifolia* L.的地上部分。

【本草论述】《植物名实图考》："行血，治腰痛。"

【形态特征】见"茜草"项下。

【性味功效】苦，凉。止血，行瘀。

【常用配方】**1.治血热吐血、妇女血崩** 茜草藤叶60g，水煎服。**2.治跌打损伤筋骨疼痛** 茜草藤24g，与猪脚炖服。**3.治疔疮** 茜草鲜叶适量，加盐少许，捣烂，外敷疮头。**4.治痈肿** 茜草鲜茎叶适量，捣烂外敷患处。

【现代研究】现代临床用于治疗肺结核咯血，消化道出血，功能性子宫出血，血小板减少性紫癜，跌打损伤，风湿病筋骨疼痛和痈肿疔毒等。

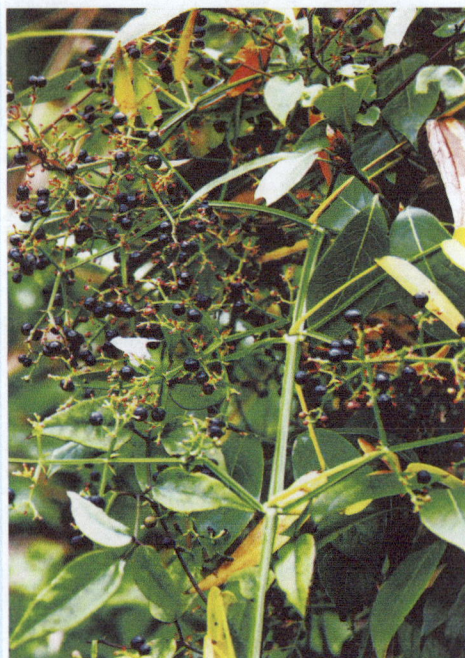

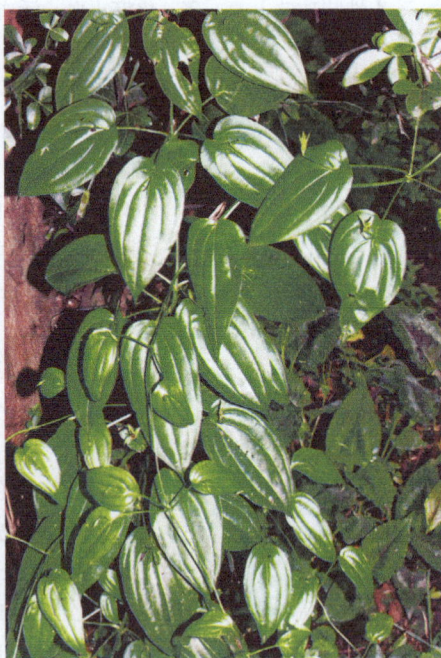

小红参（滇紫参）

【来源及药用部位】茜草科植物云南茜草*Rubia yunnanensis* (Franch.) Diels 的根。

【本草论述】《植物名实图考》："行血，治腰痛。"

【形态特征】多年生攀援草本，长1～2m。根簇生，细长，肥厚，圆柱形而微弯，外皮红褐色。茎四棱形，棱上有毛。叶近革质，4片轮生，无柄或近无柄；叶片倒卵形，先端锐尖，基部宽楔形，全缘而有刺毛，上面绿色被毛，下面色淡，脉3出。聚伞花序腋生或顶生；花小，5数，绿黄色；花冠5裂，裂片狭卵形。浆果小，黑色。花期夏季。

生于向阳山坡杂草丛中。分布于云南和贵州等地。

【性味功效】甘、苦，温。活血舒筋，祛瘀生新，调养气血。

【常用配方】**1.治妇女闭经、月经不调、产后关节痛** 小红参90g，水煎服。**2.治风湿病或跌打损伤筋骨疼痛** 小红参24g，水煎服或泡酒服。**3.治咳嗽痰血** 小红参、叶下花各6g，研末，水煎服，红糖为引。**4.治肺痨咯血** 小红参、小白及各30g，研末，和蜂蜜90ml，蒸后服，每日3次，2天服完。

【主要化学成分】根含蒽醌苷类成分等。

【现代研究】药理研究显示有抗肿瘤，升高白细胞等作用。现代临床用于肺结核咯血，贫血，月经不调，闭经，带下，跌打损伤，风湿病筋骨疼痛和头晕失眠等。

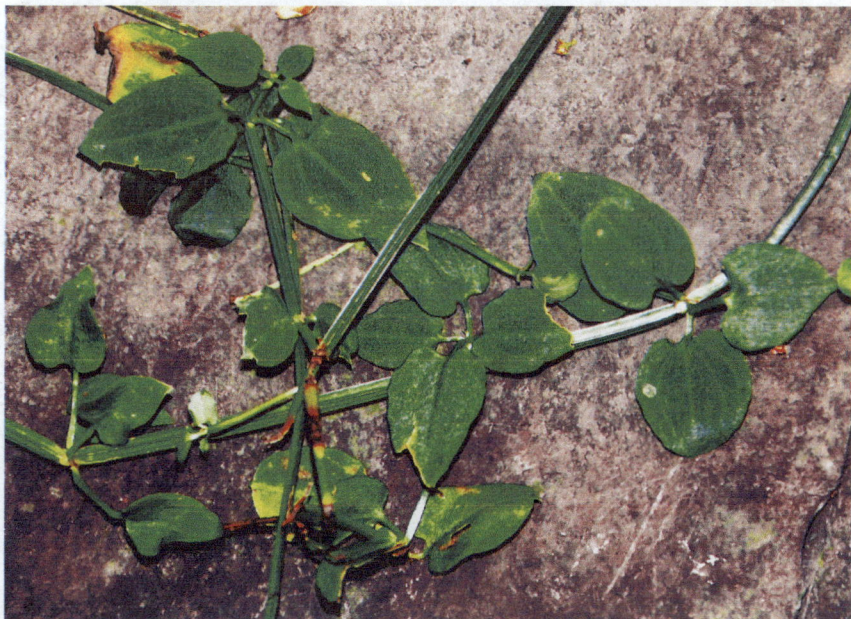

六月雪

【来源及药用部位】茜草科植物六月雪*Serissa japonica* (Thunb.) Thunb. 的全株。

【本草论述】《生草药性备要》："治伤寒，中暑，发狂乱语，火症，亦退身热。"

【形态特征】落叶小灌木，高30～100cm。枝粗壮，灰色。叶较小，对生，有短柄；托叶膜质；叶片狭椭圆形或椭圆状倒披针形，先端短尖，基部渐狭，全缘，两面无毛或下面被疏毛。花无梗，生于小枝顶端或近顶部叶腋，苞片1，白色膜质；萼片3裂，三角形；花冠管状，白色；雄蕊5；雌蕊1，子房下位，5棱。核果近球形，有2个分核。花期4～6月，果熟期9～11月。

生于山野、路旁或灌木林下。分布于我国中南、西南部各地。

【性味功效】淡，平。清热利湿，凉血解毒。

【常用配方】**1.治疳腮肿痛** 六月雪根15～30g，板蓝根15g，水煎服。**2.治时行感冒** 六月雪、千里光、土牛膝、白茅根各15g，留兰香3g，水煎，分2次服，每日1剂。**3.治牙龈肿痛** 六月雪20g，水煎含漱。**4.治痛经，带下** 六月雪、杠板归各30g，水煎服。

【现代研究】现代临床用于治疗流行性腮腺炎，流行性感冒，急性黄疸型传染性肝炎，肠炎，牙周炎，牙龈炎，冠周炎，牙髓炎，急性角膜炎和角膜翳等。

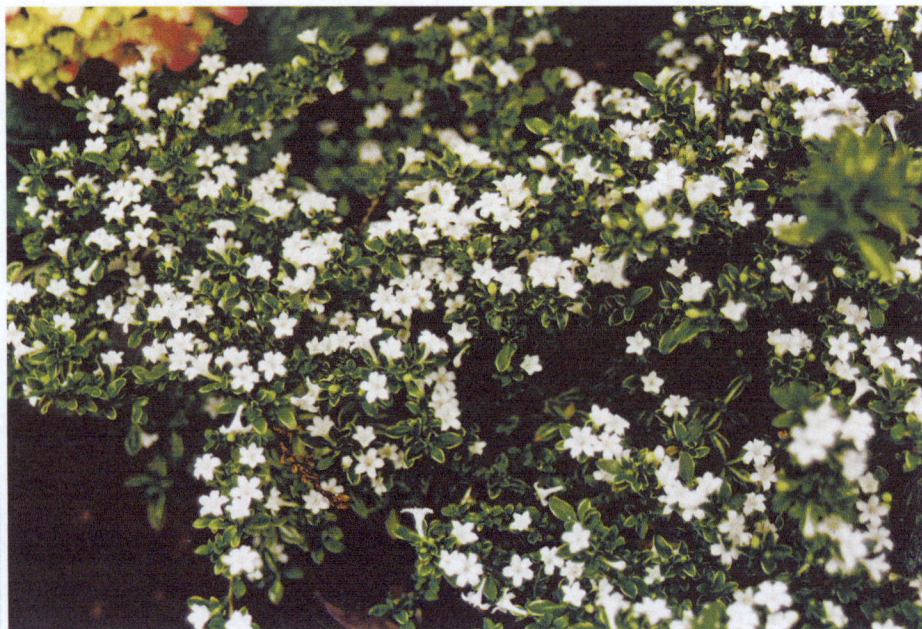

白马骨

【来源及药用部位】茜草科植物白马骨 *Serissa serissoides* (DC.) Druce 的全株。

【本草论述】《生草药性备要》："治伤寒，中暑，发狂乱语，火症，亦退身热。"

【形态特征】落叶小灌木，高30~100cm。枝粗壮，灰色。叶对生，有短柄；托叶膜质；叶片倒卵形或倒披针形，先端短尖，基部渐狭，全缘，两面无毛或下面被疏毛。花无梗，生于小枝顶端或近顶部叶腋，苞片1，白色膜质；萼片5裂，三角状锥尖；花冠管状，白色；雄蕊5；雌蕊1，子房下位，5棱。核果近球形，有2个分核。花期4~6月，果熟期9~11月。

生于山野、路旁或灌木林下。分布于我国中南、西南部各地。

【性味功效】淡，平。清热利湿，凉血解毒。

【常用配方】**1.治疟腮肿痛**　白马骨根15~30g，板蓝根15g，水煎服。**2.治时行感冒**　白马骨、千里光、土牛膝、白茅根各15g，留兰香3g，水煎，分2次服，每日1剂。**3.治牙龈肿痛**　白马骨20g，水煎含漱。**4.治痛经，带下**　白马骨、杠板归各30g，水煎服。

【主要化学成分】根含皂苷。全株含齐墩果酸、齐墩果酸乙酰化物及β-谷甾醇等。

【现代研究】药理研究显示有抗炎，抑制葡萄球菌等作用。现代临床用于治疗流行性腮腺炎，流行性感冒，急性黄疸传染性肝炎，肠炎，牙周炎，牙龈炎，冠周炎，牙髓炎，急性角膜炎和角膜翳等。

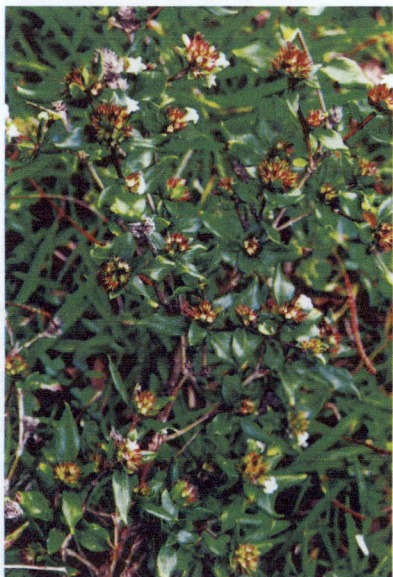

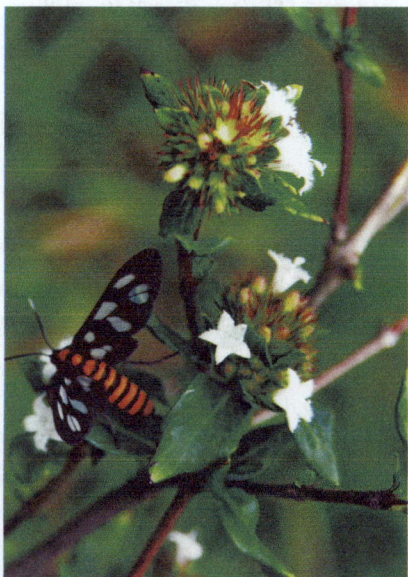

钩 藤

【来源及药用部位】茜草科植物钩藤*Uncaria rhynchophylla* (Miq.) Miq.ex Havil.以及同属近缘多种植物的带钩茎枝或根。

【本草论述】《名医别录》："主小儿寒热，惊痫。"

【形态特征】常绿木质藤本，长达10m。小枝四方形，光滑；叶腋有变态枝呈钩状，成对生或单生，向下弯曲，先端尖。叶对生，具短柄；托叶2深裂；叶片卵状披针形或椭圆形，先端渐尖，基部渐狭或圆形，全缘，上面光亮，下面略呈粉白色。头状花序单个腋生或顶生，花萼下部管状，先端5裂；花冠黄色，管状；雄蕊5；子房下位。蒴果倒卵状椭圆形。种子两端有翅。

生于山野、林缘、路旁。分布于华东、华南和西南等地。

【性味功效】甘，微寒。清热安神，活血通络。

【常用配方】**1.治失眠神昏惊悸** 钩藤根30g、石菖蒲10g，水煎服。**2.治半身不遂** 钩藤200g，五加皮、枫荷梨各100g，煎水炖老鸭吃。**3.治跌打损伤** 钩藤根50～100g，酒水各半煎服。**4.治小儿高热惊厥** 钩藤根、竹叶15g，蝉蜕5～6g，水煎服。

【主要化学成分】含钩藤碱，柯楠因碱，柯诺辛因碱，异柯诺辛因碱，卡丹宾碱等，金丝桃苷和鞣质等。

【现代研究】药理研究显示有明显镇静，扩张血管，减少外周阻力，降低平均动脉压，降低心肌耗氧量，刺激免疫系统及肝脏保护等作用。现代临床用于治疗高血压病，偏头痛，链霉素反应及小儿惊痫夜啼等。

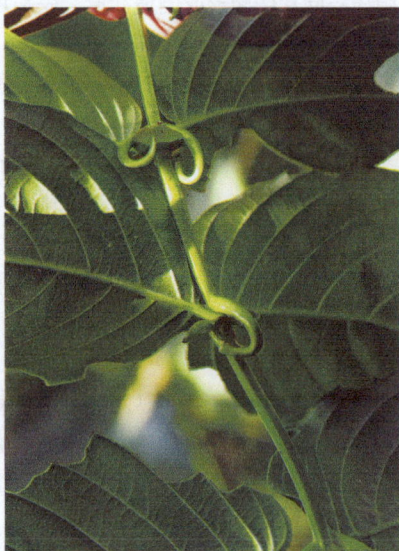

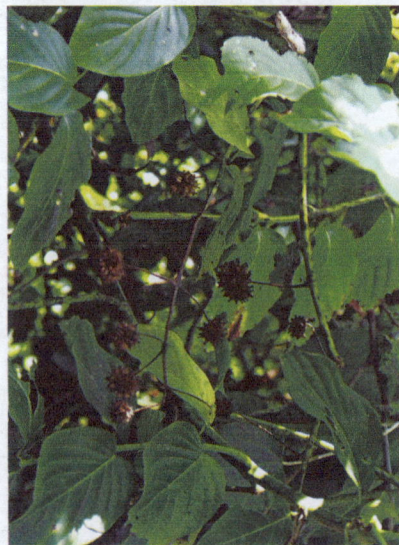

仙鹤草（蛇疙瘩，龙牙草）

【来源及药用部位】蔷薇科植物龙牙草*Agrimonia pilosa* Lwdeb. 的地上部分。

【本草论述】《滇南本草》："调治妇女月经或前或后，红崩白带，面寒背寒，腰痛，发热气胀，赤白痢疾。"

【形态特征】多年生草本，高50～120cm。茎直立，全体被白色长柔毛，上部分枝。单数羽状复叶；托叶2枚；小叶3～9片，长椭圆形或椭圆形，先端锐尖，基部楔形，边缘锐锯齿，两面均被柔毛。总状花序顶生或腋生，花有短梗；花萼筒状，5裂；花瓣5，黄色，倒卵形。瘦果，包于具钩的宿存花萼内。

生于路旁、山坡、灌丛及林缘。分布于我国大部分地区。

【性味功效】苦、涩，平。收敛止血，止痢杀虫，补虚，消积。

【常用配方】1.治咯血、吐血　仙鹤草、侧柏叶各30g，藕节12g，水煎服。2.治赤、白痢疾　仙鹤草12～30g，地榆10g，水煎服。3.治尿血　仙鹤草、小蓟、木通各10g，白茅根30g，水煎服。4.治外伤出血　仙鹤草鲜品适量，捣烂外敷伤处。

【主要化学成分】含木犀草素-7-葡萄糖苷，芹菜素-7-葡萄糖苷，槲皮素，没食子酸，赛仙鹤草酚，熊果酸，金丝桃苷，芸香苷和赛仙鹤草酚A、B、C、D等。

【现代研究】药理研究显示有抗凝血，抗血栓形成，良好杀灭阴道滴虫和一定的抗癌等作用。现代临床用于治疗食物中毒，滴虫性阴道炎，过敏性紫癜，嗜盐菌感染性食物中毒和全血细胞减少等。

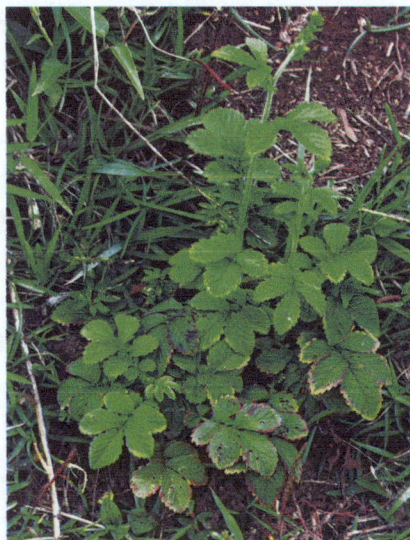

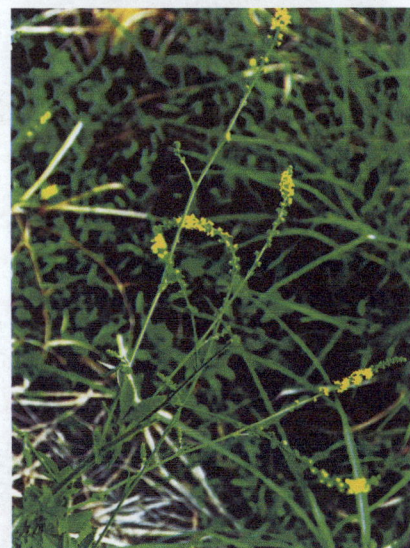

桃

【来源及药用部位】蔷薇科植物桃*Prunus persica* (L.) Batsch. 的叶、果实。

【本草论述】《名医别录》："（叶）主除尸重，出疮中虫。"

【形态特征】落叶小乔木，高约6m。小枝绿色或半边红褐色，无毛，冬芽有细柔毛。叶互生，叶片椭圆状披针形至倒卵状披针形，中部最阔，先端长尖，基部阔楔形。花常单生，先叶开放；具短梗；花萼5；花瓣5，倒卵形，粉红色；雄蕊多数；子房1室。核果近球形。种子1枚，扁卵状心形。花期3~4月，果熟期6~7月。

全国各地均有栽种。

【性味功效】苦，平。祛风除湿，清热杀虫，活血消积。

【常用配方】**1.治阴道滴虫致带下、阴痒** 桃叶、博落回枝叶各适量，水煎洗。**2.治痈疽肿痛** 桃叶、黄堇各适量，捣烂外敷。**3.治虚劳咳喘** 鲜桃3枚去皮，加冰糖30g，隔水蒸烂后去核食用。**4.治皮肤瘙痒** 鲜桃叶、鲜松叶、鲜青蒿叶各等适量，捣烂取汁外敷患处。

【主要化学成分】叶含柚皮素，奎宁酸，番茄烃，熊果酸，β-谷甾醇，鞣质，挥发油和少量氰苷等。果实含维生素B_1、B_2、C，烟酸，胡萝卜素，苹果酸，柠檬酸和挥发油等。

【现代研究】现代临床用于治疗感冒头痛，疟疾，疮疖，荨麻疹和痔疮等。

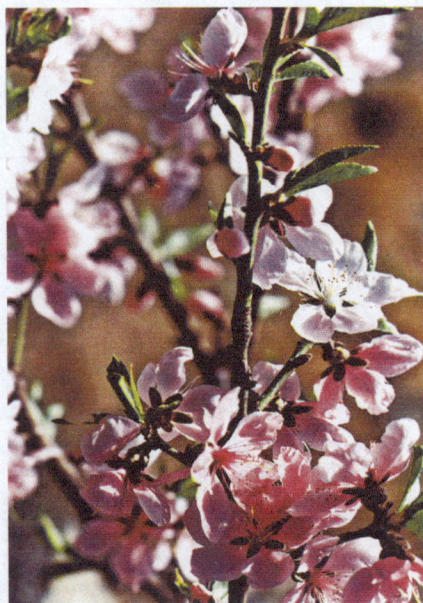

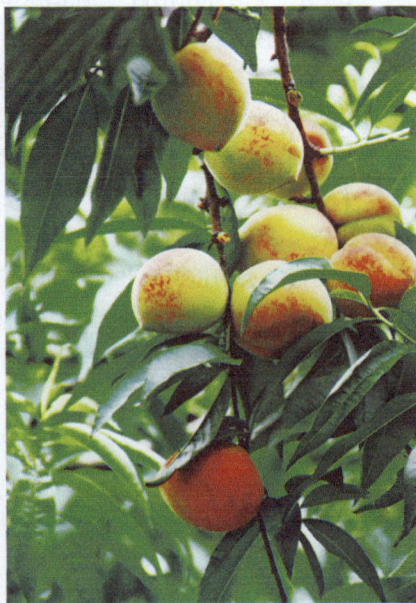

桃　仁

【来源及药用部位】蔷薇科植物桃*Prunus persica* (L.) Batsch. 的种仁。

【本草论述】《本经》："主瘀血，血闭，瘕，邪气，杀小虫。"

【形态特征】见"桃"该项下。

【性味功效】苦、甘、平。活血祛瘀，润肠通便。

【常用配方】**1.治闭经、痛经**　桃仁、红花、当归各12g，水煎服。**2.治产后瘀血阻滞腹痛**　桃仁、川芎、炮姜等，组方生化汤内服。**3.治跌打损伤，骨折肿痛**　桃仁、红花、大黄、当归各10g，水煎服。**4.治肠痈腹痛**　桃仁10g，大黄6g，丹皮12g，水煎内服。

【主要化学成分】含苦杏仁苷，挥发油，脂肪油，多种氨基酸和蛋白质，糖，甲基苷，野樱苷和甾体等。

【现代研究】药理研究显示有抑制血凝，扩张周围血管，减少血管阻力，增加血流量，抑制呼吸中枢产生镇咳、平喘，缓泻，保肝，抑制结核杆菌和短暂的降压等作用。现代临床用于治疗血栓闭塞性脉管炎，小儿支气管哮喘，急性气管炎，肋间神经痛，肋软骨炎，神经性头痛，脑血栓形成，慢性肝炎，肝硬化，软组织损伤和银屑病等。

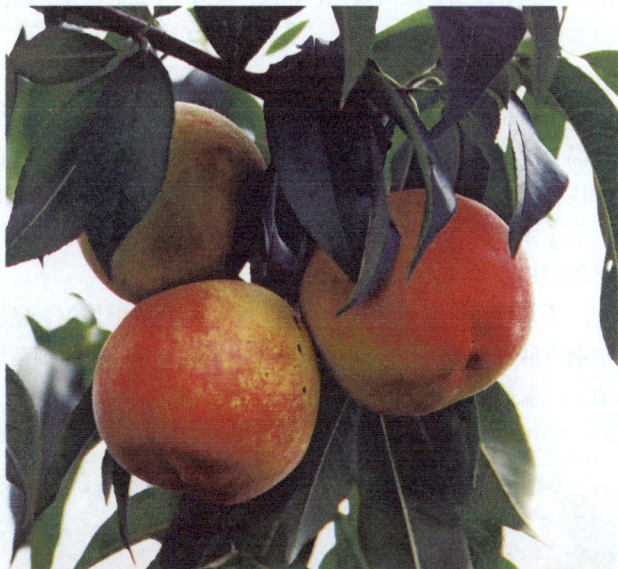

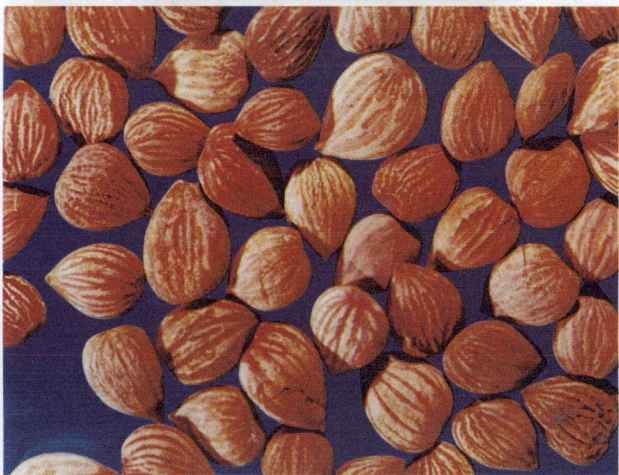

乌 梅

【来源及药用部位】蔷薇科植物梅*Armeniaca mume* Sieb. 的近成熟果实。

【本草论述】《本经》："主下气，除热烦满，安心，肢体痛，偏枯不仁，死肌，去青黑痣，恶疾。"

【形态特征】落叶乔木，高可达10m。树皮淡灰色或淡绿色，多分枝。单叶互生；叶片卵形至长圆状卵形，边缘具细锐锯齿。花单生或簇生，白色或粉红色，芳香，先叶开放；苞片鳞片状，褐色；萼筒钟状，裂片5；雄蕊多数；雌蕊1，子房密被毛。核果球形，一侧有浅槽，熟时黄色，核硬。花期1~2月，果熟期5~6月。

全国各地均有栽种。

【性味功效】酸，温。收敛生津，安蛔驱虫。

【常用配方】**1.治久咳不止**　乌梅10g，兔耳风20g，大毛香20g，水煎服。**2.治津伤口渴**　鲜乌梅10g，鲜甘蔗50g，共捣烂取汁饮服。**3.治崩漏下血**　乌梅10g，陈棕炭、红砖块各30g，水煎服。**4.治蛔虫腹痛**　乌梅、川楝子、阳荷根各10g，水煎服。

【主要化学成分】含琥珀酸，柠檬酸，苹果酸，酒石酸，齐墩果酸，β-谷甾醇，蜡醇和三萜类等。

【现代研究】药理研究显示有拮抗结肠收缩作用，轻度收缩胆囊、刺激蛔虫后退和抑制皮肤真菌等作用。现代临床用于治疗急性肠炎，细菌性痢疾，蛔虫腹痛，崩漏，便血、尿血等出血症。

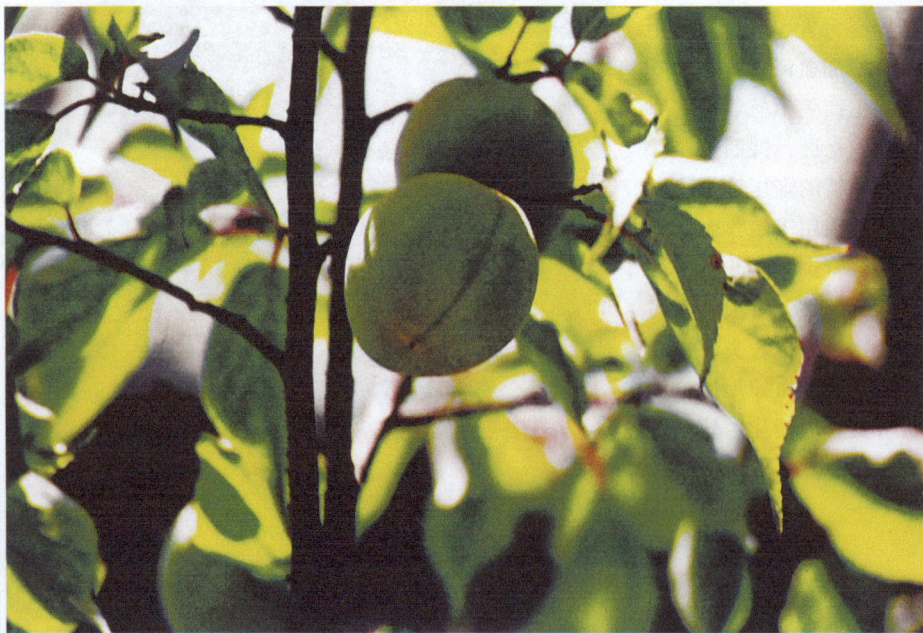

绿萼梅（白梅花）

【来源及药用部位】蔷薇科植物绿萼梅*Armeniaca mume* Sieb. f. *viridicalyx* (Makino) T. Y. Chen 的花蕾。

【本草论述】《饮片新参》："绿萼梅平肝和胃，止脘痛、头晕，进饮食。"

【形态特征】落叶小乔木。树皮淡灰色。小枝细长，先端刺状。单叶互生；叶柄被短柔毛；叶片椭圆状宽卵形，边缘有细锯齿。花单生或2朵簇生于二年生侧枝叶腋，先叶开放，白色或粉红色；花梗短；花萼5；花瓣5；雄蕊多数。核果近球形，黄色。花期11～12月，果熟期5～6月。

我国长江流域以南各地均有栽培。主要产于江苏、浙江、四川、贵州和湖北等地。

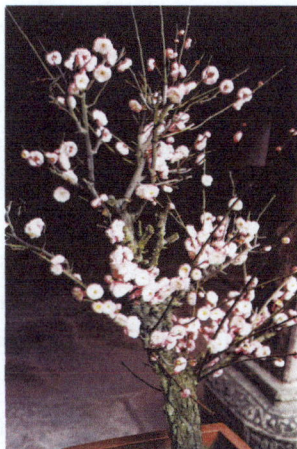

【性味功效】酸、涩，平。疏肝解郁，理气和胃。

【常用配方】**1.治梅核气** 绿萼梅花、玫瑰花各3g，开水冲泡，代茶常饮；或绿萼梅、八月札、瓜蒌皮、合欢花、陈皮各6g，水煎服。**2.治妊娠呕吐** 绿萼梅花6g，紫苏煎水冲泡，代茶饮。**3.治唇上生疮** 绿萼梅花瓣贴患处，如开裂出血者即止。**4.治肝郁胁痛** 绿萼梅、柴胡、香附、佛手各6g，水煎服。

【主要化学成分】花含苯甲醛，苯甲醇，4-松油烯醇，棕榈酸，苯甲酸和异丁香油酚等。

【现代研究】现代临床用于治疗肝病胁痛，消化不良，妊娠呕吐和麻疹等。

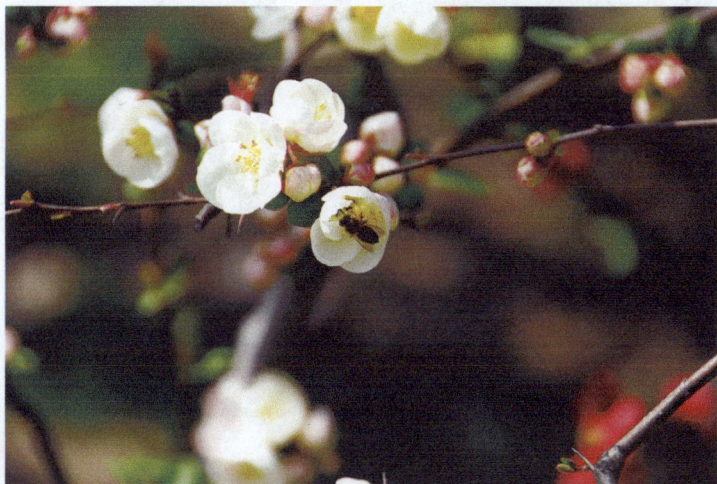

苦杏仁（杏仁）

【来源及药用部位】蔷薇科植物杏*Prunus armeniaca* L. 以及同属近缘植物的成熟种仁。

【本草论述】《本经》："主咳逆上气，雷鸣喉痹，下气。"

【形态特征】落叶乔木，高4～9m。树皮暗红棕色。叶互生，卵圆形，先端渐尖，边缘有细锯齿。花先叶开放，单生于小枝端，花萼5裂；花瓣5，白色或粉红色；雄蕊多数，着生于萼筒边缘；雌蕊1，子房1室，花柱光滑。核果黄红色，心脏卵圆形，略扁，微被绒毛；核近于光滑，坚硬，扁心形；内有种子1枚。花期3～4月，果熟期4～6月。

各地普遍栽种。

【性味功效】苦，平。降气化痰，止咳平喘，润肠通便。

【常用配方】**1.治外感咳嗽**　杏仁10g，枇杷花15g，车前草15g，水煎服。**2.治哮喘**　杏仁、桃仁各10g，捣烂，冰糖适量，蒸服。**3.治肠燥便秘**　杏仁20g，水煎灌肠。**4.治皮肤瘙痒**　杏叶、桃叶各适量，水煎外洗。

【主要化学成分】含苦杏仁苷，脂肪油，绿原酸，肌醇，雌酮和甘油三油酸酯等。

【现代研究】药理研究显示镇咳、平喘，润肠通便，抗炎，镇痛，抗突变，抑制肠道寄生虫及伤寒杆菌、副伤寒杆菌等作用。现代临床用于治疗慢性气管炎咳嗽气喘，急性呼吸道感染咳嗽，老年人便秘，脓疱疮和蛲虫病等。

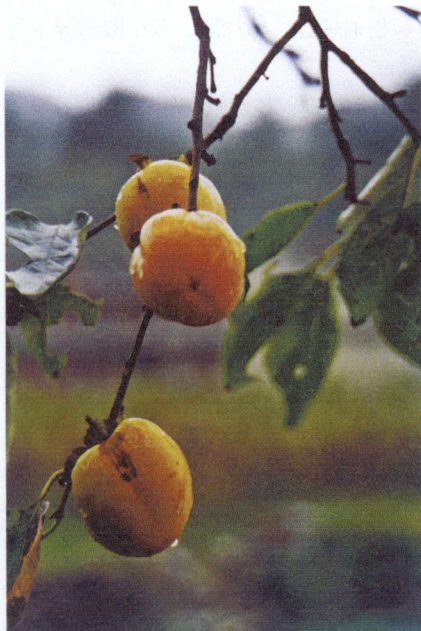

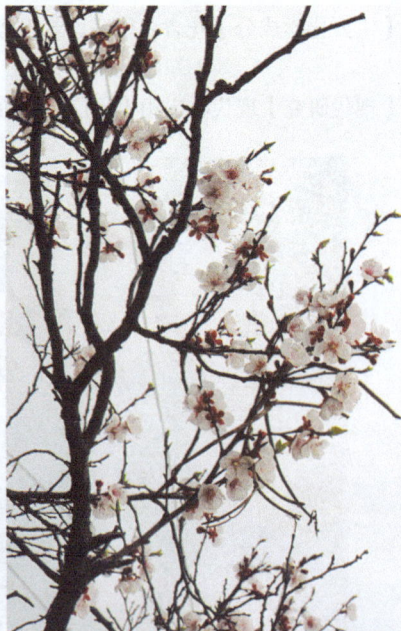

郁李仁

【来源及药用部位】蔷薇科植物郁李*Prunus japonica* Thunb. 以及同属近缘植物的成熟种子。

【本草论述】《本经》："主大腹水肿，面目四肢浮肿，利小便水道。"

【形态特征】落叶灌木。树皮灰褐色有不规则纵条纹；幼枝黄棕色，光滑。叶互生，叶柄被短柔毛；托叶线形，早落；叶片长卵形或卵圆形，先端渐尖，基部圆形，边缘有不整齐的重锯齿。花先叶开放，2～3朵簇生；花萼5；花瓣5，浅红色或近白色；雄蕊多数；雌蕊2。核果近圆球形。花期5月，果熟期6月。

生于向阳山坡、路旁或小灌木丛中。分布于东北、华北和华南、西南等地。

【性味功效】辛、苦、甘、平。润燥滑肠，下气利水。

【常用配方】1.治风热气秘　郁李仁（去皮、尖，炒）、陈橘皮（去白，酒一盏煮干）、京三棱（炮制）各50g，共研为散，每服9g，空腹服下。2.治产后肠胃燥热，大便秘涩　郁李仁（研如膏）、芒硝（研）各30g，当归（切、焙）、生干地黄（焙）各100g，上4味，将后2味粗捣筛，与前另研者2味和匀，每服21g，水一盏，煎至七分，温服，未通更服。3.治水气，四肢浮肿　郁李仁、杏仁（炮，去皮、尖）、薏苡仁各50g，为末，米糊丸，如梧桐子大，每服40丸，不拘时，米饮下。

【主要化学成分】种仁含苦杏仁苷，郁李糖苷，脂肪油及挥发性有机酸等。

【现代研究】药理研究显示有润滑性缓泻和利尿作用，酊剂有显著的降压作用，郁李糖苷有镇静和强烈的泻下作用。现代临床用于治疗各种便秘。

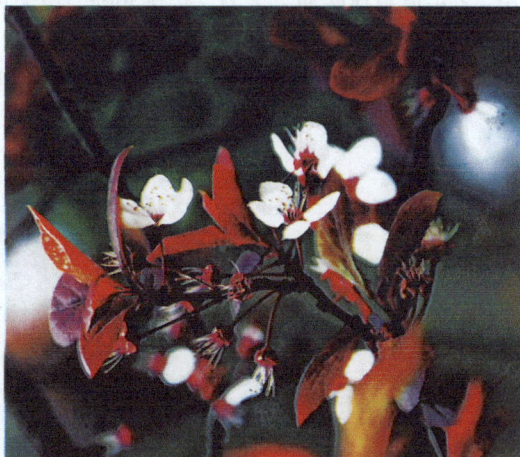

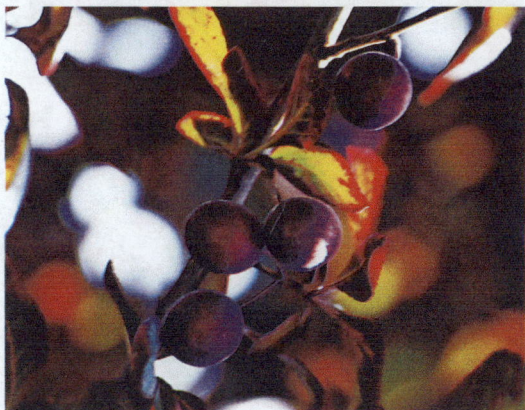

樱 桃

【来源及药用部位】蔷薇科植物樱桃 *Prunus pseudocerasus* Lindl.的果实。

【本草论述】《名医别录》："主调中，益脾气。"

【形态特征】落叶灌木或乔木，高3～8m。树皮灰棕色，有明显的皮孔。叶互生；托叶2枚；叶片广卵圆形、倒广卵形至椭圆状卵形，先端渐尖，基部圆形，边缘有大小不等的重锯齿，上面绿色，下面淡绿色。花先叶开放，2～6朵簇生或成总状花序；花白色；萼筒绿色，先端5裂；花瓣5；雌蕊1，子房上位。核果近圆球形，成熟时鲜红色或橘红色，有长柄，内含种子1枚。花期3～4月，果熟期5月。

栽种于庭园或山坡农田。分布于河北、河南、山东、四川、山西、贵州等地。

【性味功效】甘，温。益脾胃，滋肝肾。

【常用配方】1.**治脾虚体弱食少** 樱桃、龙眼肉各适量，加冰糖熬膏，或煎汤食用。2.**治肝肾虚腰痛、乏力** 樱桃300g，山茱萸、五味子各50g，浸酒7～10天，饮服。3.**治出痘喉哑** 甜樱桃核20枚，砂锅内焙黄，水煎服。

【主要化学成分】树皮含芫花素，樱花素；种仁含氰苷等。

【现代研究】现代主要作为水果食用。

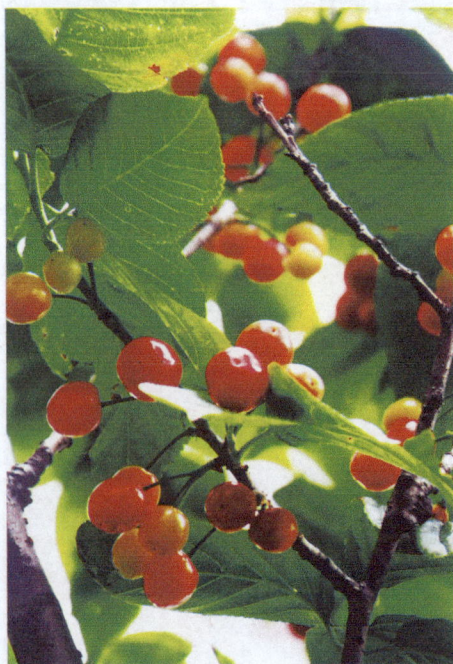

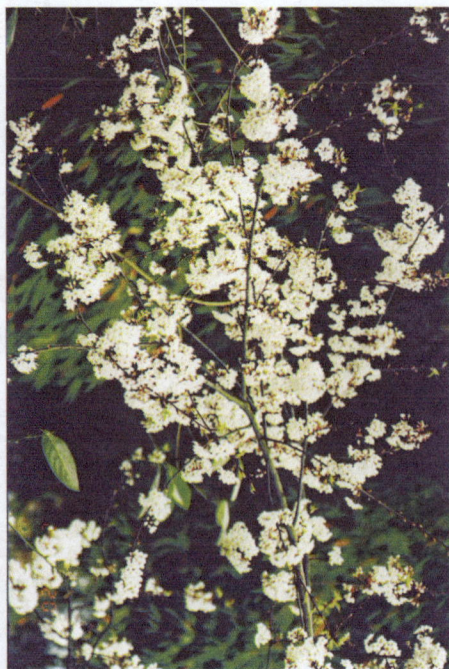

野樱桃（山樱桃）

【来源及药用部位】蔷薇科植物华中樱桃 *Prunus serrulata* Lindl. 的根、果实。

【形态特征】落叶乔木。小枝光滑，灰褐色。单叶互生，或于短枝上簇生；叶片卵形或卵状椭圆形，先端急尖，基部楔形，边缘具细密锯齿，侧脉4～7对。花两性，单生或两朵簇生，花芽与叶芽同时开放或花芽稍先开放；花白色或粉红色。核果近球形，红色。花期3～4月。

生于山地林缘及杂木林下。分布于陕西、河南、湖北、贵州、四川等地。

【性味功效】甘、酸，平。生津健脾，清肺利咽，固涩。

【常用配方】**1.治咽喉肿痛，声哑**　鲜野樱桃捣汁，每服15～20ml，每日两次。**2.治脾虚食滞**　野樱桃、土党参各10g，水煎服。**3.治牙齿松动**　野樱桃30g，炖肉吃。

【现代研究】现代临床用于治疗急性咽喉炎，感冒咽痛，慢性消化不良、食少脘胀。

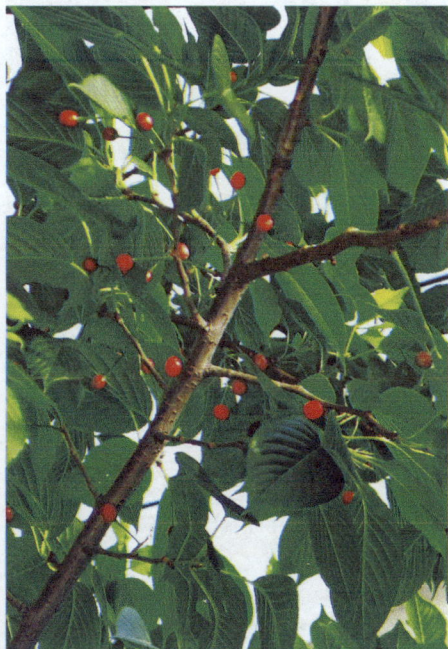

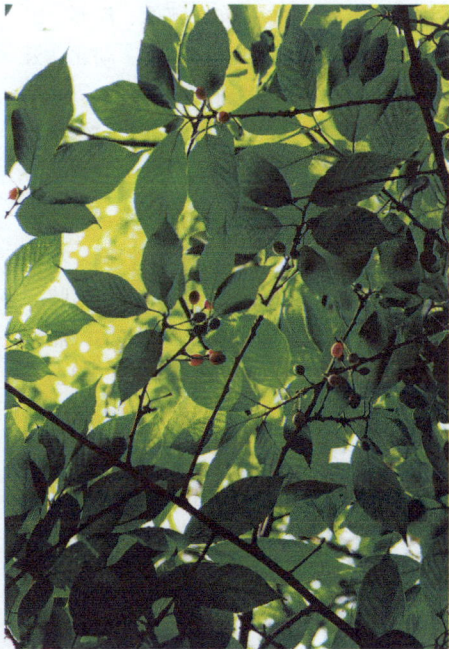

榠楂（光皮木瓜）

【来源及药用部位】蔷薇科植物光皮木瓜*Chaenomeles sinensis* (Thouin) Koehne的果实。

【本草论述】《本草拾遗》："去恶心，止心中酸水，水痢。"

【形态特征】灌木或小乔木。树皮成片状脱落；小枝无刺，圆柱形，幼时被柔毛。单叶互生；叶柄微被柔毛，有腺齿；托叶膜质，卵状披针形，边缘具腺齿；叶片椭圆卵形，先端急尖，基部宽楔形或圆形，边缘有刺芒状尖锐锯齿，齿尖有腺。花单生于叶腋，花梗短粗，无毛；萼筒钟状；花瓣倒卵形，淡粉红色；雄蕊多数。梨果长椭圆形，木质，暗黄色，芳香，果梗短。花期4月，果熟期9～10月。

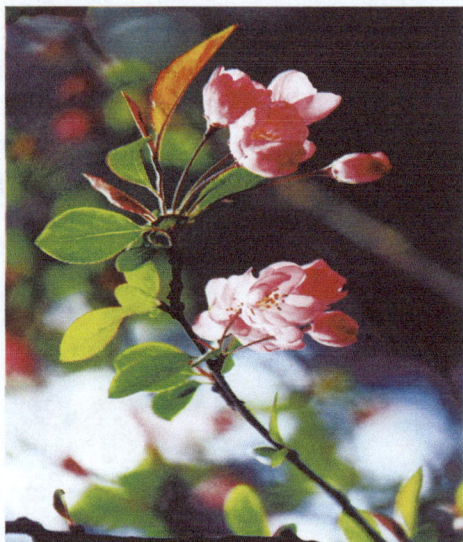

栽培或野生。分布于陕西、江苏、山东、安徽、浙江、江西、河南、湖北、云南、广西、甘肃、湖南和广东等地。

【性味功效】微酸，平。除湿和胃，舒筋止痛。

【常用配方】**1.治风湿痹痛，筋骨拘挛** 榠楂10g，独活、威灵仙各12g，水煎服。**2.治寒湿脚气** 榠楂12g，紫苏叶、吴茱萸、生姜各6g，水煎服。**3.治湿热脚气** 榠楂10g，黄柏、萆薢、石斛各12g，水煎服。

【主要化学成分】叶含杨梅树皮素-7-葡萄糖苷，杨梅树皮素，槲皮素；果实含苹果酸，酒石酸，枸橼酸和抗坏血酸等。

【现代研究】药理研究显示有抗菌，抗炎和抗惊厥等作用。现代临床用于治疗风湿病筋骨疼痛，跌打损伤肿痛，痛经和外伤出血等。

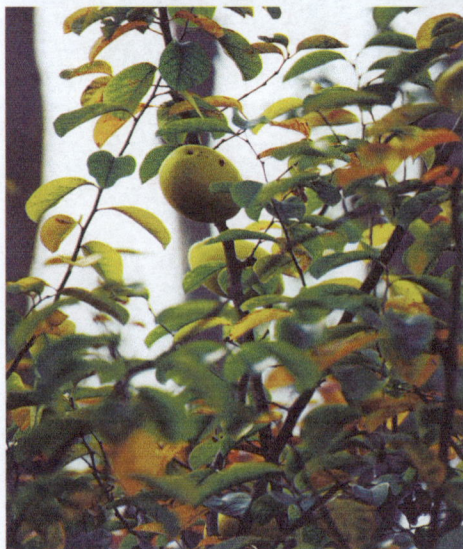

木瓜（皱皮木瓜）

【来源及药用部位】蔷薇科植物贴梗海棠*Chaenomeles speciosa* (Sweet) Nakai 的近成熟果实。

【本草论述】《名医别录》："主湿痹邪气，霍乱大吐下，转筋不止。"

【形态特征】落叶灌木，高约2m。枝条直立展开，有刺；圆柱形；紫褐色。叶片卵形 至椭圆形，基部楔形至宽楔形，边缘有尖锐锯齿；托叶大，草质。花先叶开放，2~3朵簇生于二年生老枝上；萼筒钟状，萼片直立；花瓣倒卵形或近圆形，猩红色；雄蕊40~50；花柱5。果实球形或卵球形。花期3~5月，果熟期9~10月。

栽培或野生。分布于华东、华南和西南各地。

【性味功效】酸，温。舒筋活络，和胃化湿。

【常用配方】1.治风湿痹痛，筋骨拘挛 木瓜10g，独活、威灵仙各12g，水煎服。2.治寒湿脚气 木瓜12g，紫苏叶、吴茱萸、生姜各6g，水煎服。3.治痢疾泄泻转筋 木瓜10g，黄连、吴茱萸各6g，薏苡仁20g，水煎服。

【主要化学成分】果实含皂苷，黄酮类，鞣质，维生素C和苹果酸、枸橼酸、酒石酸等多种有机酸。

【现代研究】药理研究显示对蛋清性关节炎有消炎作用，并有保肝、抑菌及抗肿瘤等作用。现代临床用于治疗病毒性肝炎，细菌性痢疾，疟疾，肠黏连梗阻和脚癣等。

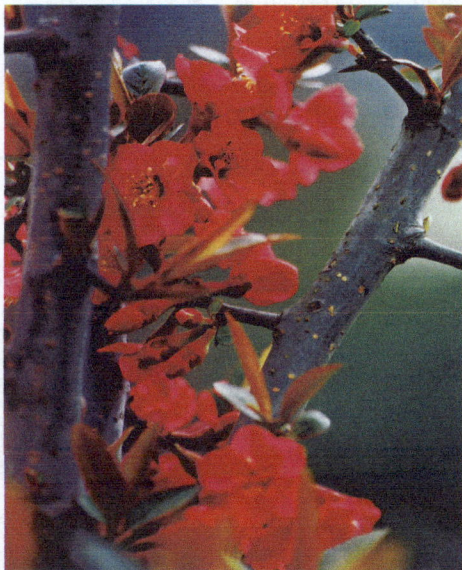

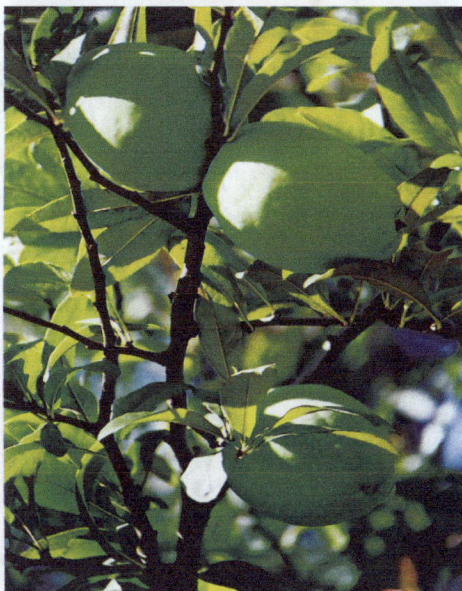

地红子（矮红子）

【来源及药用部位】蔷薇科植物小叶平枝枸子*Cotoneaster horizontalis* Decne.var. *perpusillus* Schneid.的根。

【形态特征】半常绿低矮灌木，高约80cm。枝横张开展，有平贴短柔毛。单叶互生，或近簇生于短枝末端，叶片椭圆形或卵圆形，长3~6mm，先端圆，有凸尖头，上面亮绿色，无毛，下面有少数平贴的毛。花淡红色，1~2朵生于距状短侧枝的顶端；萼筒管形，先端5裂，外被柔毛；花瓣5；雄蕊15枚；花柱2。梨果状核果，卵形或球形，熟时红色，内有3核。花期6月，果熟期9月。

生于山坡、岩石地。分布四川、湖北、贵州和云南等地。

【性味功效】酸、涩，凉。清热除湿，收敛止血。

【常用配方】**1.治下痢腹痛** 地红子15g，朱砂莲9g，吴萸子、银花各3g，水煎服，每日3次；呕吐者加藿香3g。**2.治红痢** 地红子30g，水煎服。**3.治吐血** 地红子60g，水煎服。**4.治痛经** 地红子30g，水煎服。

【主要化学成分】果含原花色素，叶含槲皮素或山柰黄素单糖苷、异绿原酸、表儿茶素等。

【现代研究】现代临床用于治疗小儿肺炎，风湿病筋骨疼痛，骨折，急性腰扭伤，黄疸型肝炎，慢性盆腔炎，尿路感染，神经衰弱，大叶性肺炎，睾丸炎，细菌性痢疾和脱肛等。

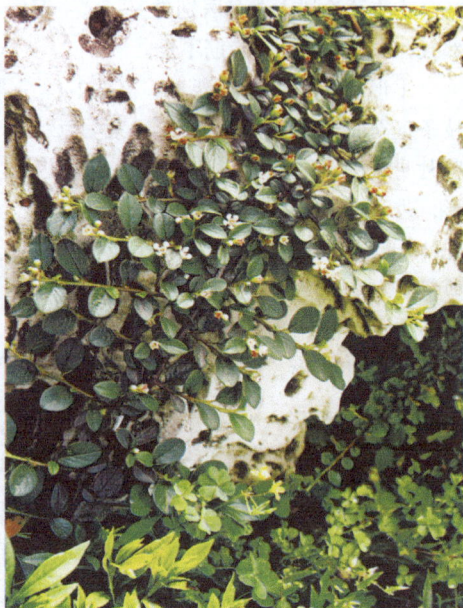

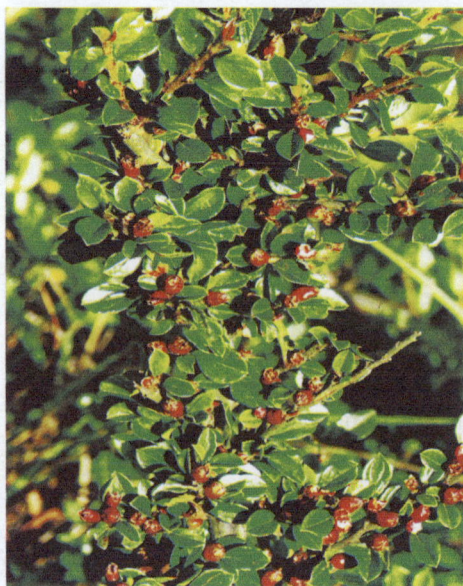

野山楂（南山楂）

【来源及药用部位】蔷薇科植物野山楂*Crataegus cuneata* Sieb. et Zucc.的根、叶、果实、种子。

【本草论述】《本草纲目》："化饮食，消肉积，癥瘕，痰饮痞满吞酸，滞血痛胀。"

【形态特征】落叶小乔木，高1～3m。分枝多，无刺或有少数短刺，无毛。单叶互生，有长柄；托叶镰形，有锯齿；叶片广卵形或菱状卵形，羽状3～7深裂，裂片卵状披针形。花两性，伞房花序，具花5～7朵；苞片披针形；萼筒钟状，萼片5；花瓣5，白色；雄蕊20。梨果球形，深红色。花期5～6月，果熟期9～11月。

生于山坡、草地及灌木丛中。分布于西南、华南大部分地区。

【性味功效】酸、甘，微温。消食化积，活血化瘀。

【常用配方】**1.治食积腹胀**　野山楂鲜果洗净，直接嚼服；或果实与根各10g，水煎服。**2.治泻痢腹痛**　野山楂、鸡屎藤各10g，水煎服。**3.治肝阳上亢眩晕**　野山楂叶、歪头草各20g，水煎服。**4.治冻疮肿痛**　野山楂、桂枝各10g，泡酒精100ml，外搽患处。

【主要化学成分】果实含金丝桃苷，山楂酸，槲皮素，枸橼酸，绿原酸，熊果酸，二甲酯，三甲酯，左旋表儿茶精和黄烷聚合物等。

【现代研究】药理研究显示有抗心律失常作用。现代临床用于治疗消化不良腹胀痛，产后腹痛，漆疮和冻疮等。

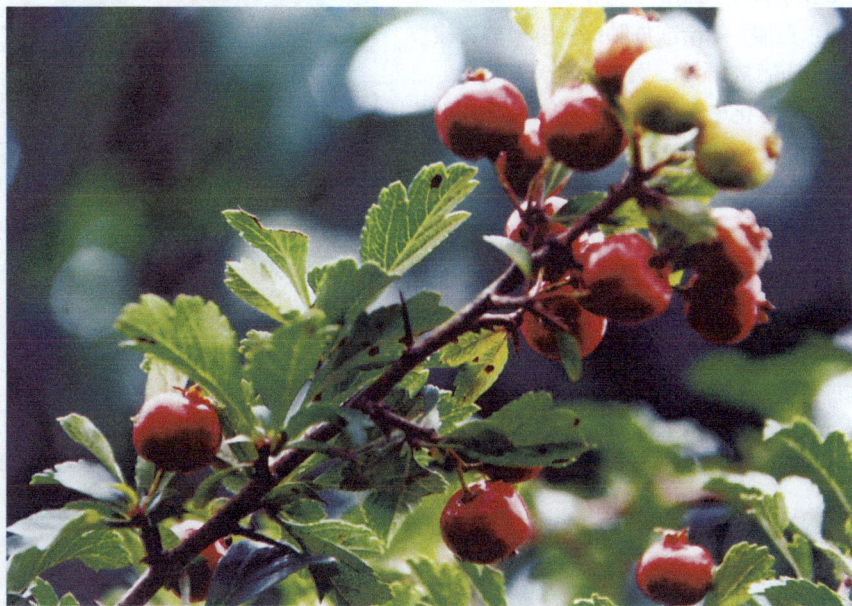

山 楂

【来源及药用部位】蔷薇科植物山里红*Crataegus pinnatifida* Bunge. var. *major* N. E. Br. 或山楂*Crataegus pinnatifida* Bunge 的果实。

【本草论述】《新修本草》："汁服止水痢，沐头及洗身上疮痒。"

【形态特征】**山里红**：落叶乔木，高达6m。分枝多，无刺或有少数短刺。单叶互生，叶柄长2~6cm；叶片广卵形或三角状卵形，羽状2~4裂片，先端渐尖，基部宽楔形，上面有光泽，下面沿叶脉被短柔毛，边缘有不规则重锯齿。伞房花序；萼筒钟状，裂片5；花冠白色，花瓣5；雄蕊约20，花药粉红色；子房下位。梨果近球形，深红色，有黄白色小斑点。花期5~6月，果熟期8~10月。

栽培于华北及江苏、山东、安徽、河南、贵州等地。

【性味功效】酸、甘，微温。消食化积，活血化瘀。

【常用配方】**1.治食积腹胀** 山楂鲜果洗净，直接嚼服；或果实与根各10g，水煎服。**2.治泻痢腹痛** 野山楂、鸡屎藤各10g，水煎服。**3.治肝阳上亢眩晕** 野山楂叶、歪头草各20g，水煎服。**4.治冻疮肿痛** 野山楂、桂枝各10g，泡酒精100ml，外搽患处。

【主要化学成分】果实含左旋表儿茶精，槲皮素，金丝桃苷，绿原酸，枸橼酸及其单甲酯、二甲酯，熊果酸和蔗糖等。

【现代研究】药理研究显示有促进消化及脂肪分解，改善冠状动脉循环，强心，扩张血管，降低心肌耗氧量，保护缺血、缺氧心肌等作用。现代临床用于治疗消化不良，细菌性痢疾，肠炎，高脂血症，高血压病，冠心病，乳糜尿，闭经，克山病，胆囊炎，胆结石，肝炎和慢性胃炎等。

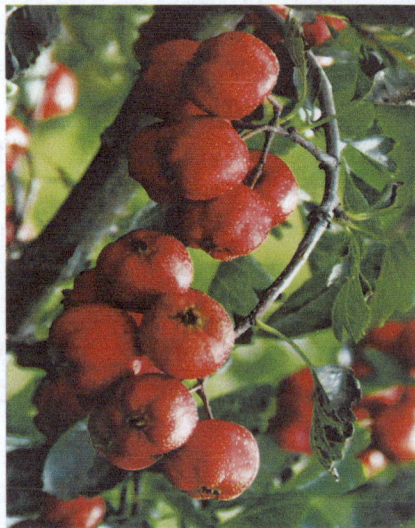

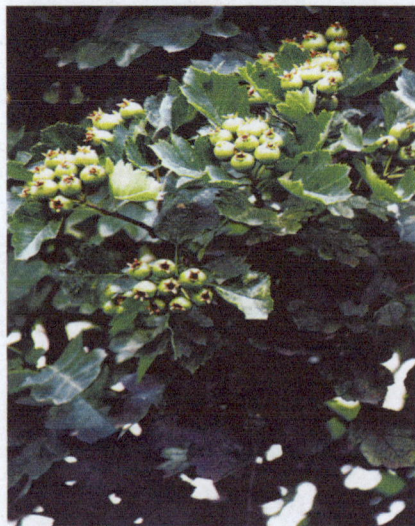

蛇莓（三匹风）

【来源及药用部位】蔷薇科植物蛇莓*Duchesnea indica* (Andrews) Forke的全草、根。

【本草论述】《名医别录》："主胸腹大热不止。"

【形态特征】多年生草本，有匍匐茎，长可达1m。全体被白色绢毛。三出复叶基生或互生，有长柄，基部有2枚托叶；小叶菱状卵形，先端钝，基部宽楔形，边缘有钝圆齿，两面散生柔毛或上面近无毛。花单生于叶腋；花萼2轮，内轮萼片5；花冠黄色，花瓣5；雄蕊多数。瘦果小，扁圆形。花期6~8月，果熟期8~10月。

生于山坡、河岸、草地、潮湿的地方。分布于我国大部分地区。

【性味功效】甘、酸，寒，有毒。化痰止咳，清热解毒。

【常用配方】**1.治咳嗽** 蛇莓、兔耳风各20g，水煎服。**2.治小儿惊风** 蛇莓、金钩莲各10g，水煎服。**3.治指疔** 蛇莓、天泡果各适量，捣烂敷。**4.治骨折** 蛇莓、玉枇杷、养鸡草各适量，捣烂包。**5.治蛇咬伤** 蛇莓适量，捣烂敷。

【主要化学成分】种子所含脂肪酸主要是亚油酸，非皂化物质有烃、醇和甾醇等。

【现代研究】药理研究显示有抑制金黄色葡萄球菌、脑膜炎双球菌的作用，还有抗肿瘤、抗炎、降压和兴奋子宫等作用。现代临床用于治疗急性细菌性痢疾，疔疮及无名肿毒，风热咳嗽，狂犬咬伤和小儿惊风等。

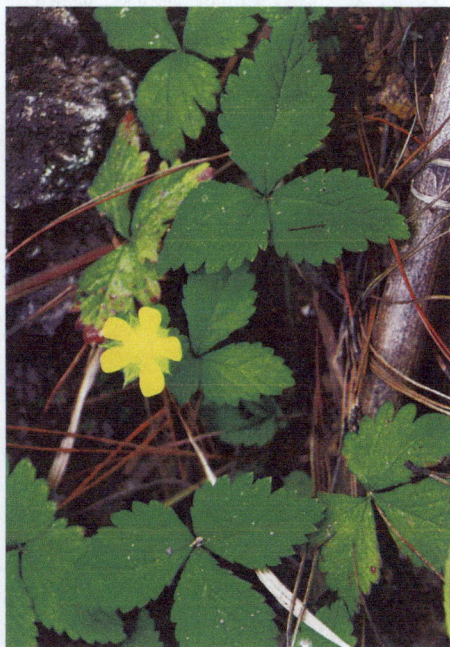

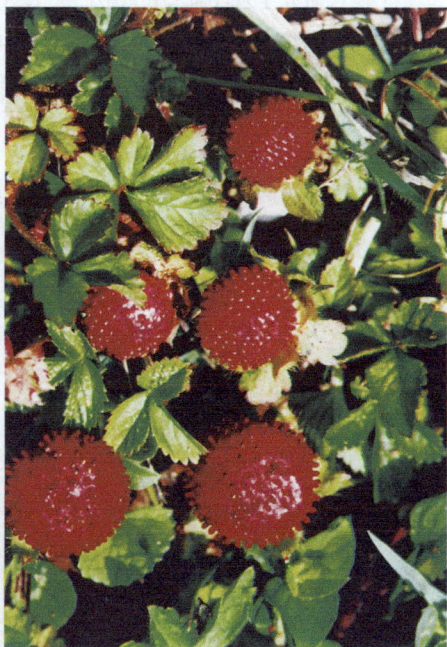

枇杷花（琵琶花）

【来源及药用部位】蔷薇科植物枇杷 *Eriobotrya japonica Thumb. Lindl* 的花。

【本草论述】《民间常用草药汇编》："治寒咳。"

【形态特征】常绿小乔木，高3～8m。单叶互生，革质；具短柄或近无柄；托叶2片，三角形，渐尖或短渐尖；叶片长椭圆形至倒卵状披针形，先端短尖或渐尖，基部楔形，边缘具疏锯齿，上面深绿色，有光泽，下面密被锈色绒毛。圆锥花序顶生，密被锈色绒毛；花密集；萼筒壶形，黄绿色，密被绒毛，5浅裂；花瓣5，白色，倒卵形；雄蕊20～25；子房下位，5室，每室有胚珠2，花柱5。浆果状梨果。花期9～11月，果熟期翌年4～5月。

多栽于村边、平地或坡地。分布于陕西、江苏、浙江、安徽、江西、福建、台湾、广东、广西、湖南、湖北、四川、贵州和云南等地。

【性味功效】淡，微温。解表，润肺止咳，和胃止呕。

【常用配方】1.预防流行性感冒　枇杷花15g，水煎，连服3天。2.治咳嗽气喘　取枇杷花15g，川贝母45g，杏仁6g，广陈皮6g，共为细末，每服6g，开水送下。3.治哮喘　鲜枇杷花30g，佛耳草、蕺菜各12g，橘皮6g，水煎服。4.治肺热咳嗽，咳逆呕吐　鲜枇杷花（洗净）30g，竹茹15g，陈皮6g，水煎，加蜂蜜调服。

【主要化学成分】含三萜皂苷，蛋白质，氨基酸，脂肪，维生素和矿物质等。

【现代研究】现代临床用于治疗急、慢性支气管炎，夏令痱疹、热疖和颜面粉刺、面疱等。

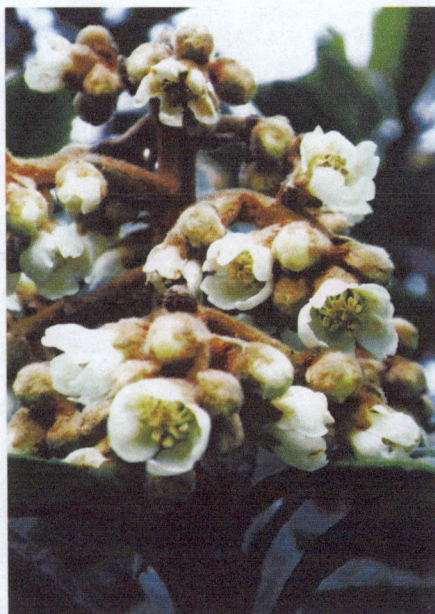

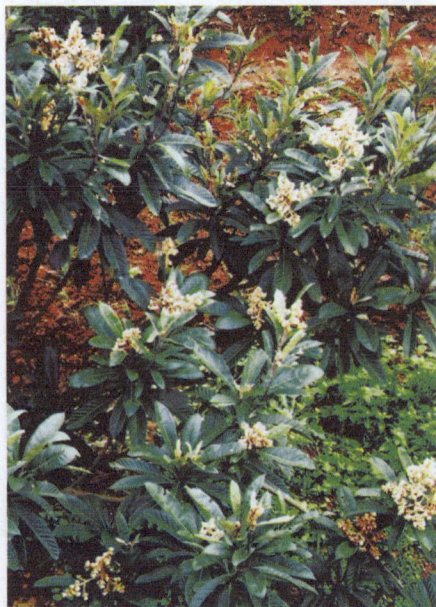

枇杷花

【来源及药用部位】蔷薇科植物枇杷*Eriobotrya japonica*(Thunb.)Lindl的叶实。

【本草论述】《本草纲目》："和胃降气，清热解暑毒，疗脚气。"

【形态特征】常绿小乔木，高3～8m。小枝粗壮，被锈色绒毛。单叶互生，叶片革质；长椭圆形至倒卵状披针形；先端短尖，基部楔形；边缘有疏锯齿，上面深绿色有光泽，下面被锈色绒毛。花数十朵聚为圆锥花序，密被锈毛；花萼5浅裂；花瓣5，白色。浆果状梨果，圆形或近圆形。

常栽种于村边、平地或山坡。分布于华中及南方各地。

【性味功效】苦，凉。清肺化痰，和胃止呕。

【常用配方】1.**治肺嗽气喘**　鲜枇杷叶15g，半夏6g，水煎服，每日1剂。2.**治声音嘶哑**　鲜枇杷叶30g，淡竹叶15g，水煎，每日数次饮服。3.**治胃热呕叶**　枇杷叶10g，生姜3片，水煎代茶。4.**治劳伤咳嗽**　鲜枇杷叶12g，薏苡仁9g，麦门冬9g，橘红6g，水煎服。

【主要化学成分】含挥发油，其中主要成分为橙花椒醇和金合欢醇；又含苦杏仁苷，酒石酸，柠檬酸，苹果酸，齐墩果酸，熊果酸，22-羟基熊果酸和马斯里酸等。

【现代研究】药理研究显示有止咳、镇痛等作用。现代临床用于治疗蛲虫病，百日咳，感冒，气管炎、支气管炎咳嗽和青年痤疮等。

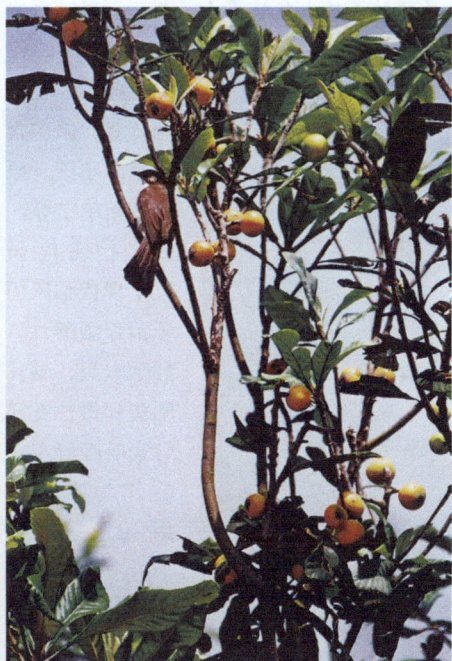

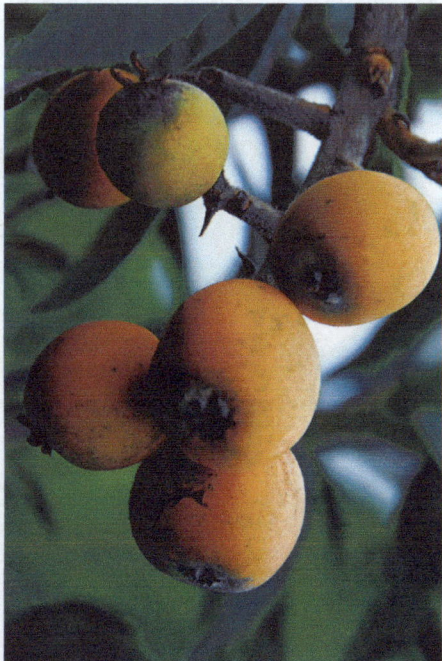

草 莓

【来源及药用部位】蔷薇科植物草莓*Fragaria ananassa* Duch. 的果实。

【本草论述】《台湾药用植物志》："清凉止渴，滋养。"

【形态特征】多年生草本，全体有柔毛，匍匐枝于花后生。基生三出复叶，小叶卵形或菱形，长3～7cm，宽2～6cm，先端圆钝，基部楔形，边缘有粗锯齿，上面有光泽，下面带白色，两面均有长柔毛；叶柄长2～8cm。聚伞花序生于一总花梗上，有花5～15朵；花萼裂片披针形，先端钝尖；副萼片椭圆形，花瓣椭圆形，白色。聚合果肉质，膨大，球形或卵球形，鲜红色，多数瘦果在肉质花托洼内。

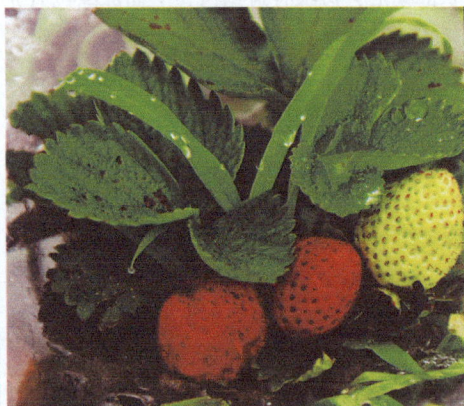

原产南美洲。现我国各地均有栽培。

【性味功效】甘、酸，凉。润肺生津，健脾和胃，清凉止渴。

【常用配方】1.治酒醉　草莓鲜果适量，直接生食。2.治疗疮　草莓鲜果捣烂，加红糖调匀，外敷患处。3.治咽喉灼热、疼痛　草莓鲜果250g，捣汁，分次慢慢含咽。4.治干咳无痰、久咳不止　草莓鲜果适量捣烂，冰糖30g加水溶化，混匀后饮服，每日3～4次。

【主要化学成分】叶和果含槲皮素，山柰素，儿茶素，白花色素，花色素-3-葡萄糖苷等；果实含有水解单宁，原花色素单宁等。

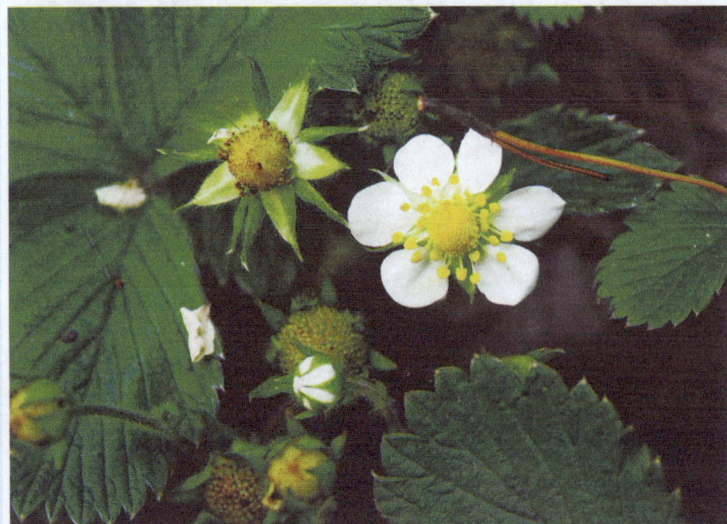

【现代研究】现代临床用于治疗酒醉，急性咽喉炎，感冒咽痛和慢性支气管炎咳嗽等。主要作为水果食用。

白草莓（白地莓）

【来源及药用部位】蔷薇科植物黄毛草莓*Fragaria nilgerrensis* Schlecht. ex Gay 的全草。

【形态特征】多年生草本，高约10cm，粗壮，密集成丛。茎密被黄棕色柔毛。三出复叶，小叶具短柄；鲜叶片倒卵形或椭圆形，先端圆钝，顶生小叶基部楔形，侧生小叶基部偏斜，边缘具缺刻状锯齿，上面深绿色，被疏柔毛，下面淡绿色。聚伞花序有花1～6朵，花两性；花瓣5，圆形，白色；雄蕊20枚，不等长。聚合果圆形，白色、淡白黄色或红色。花期4～7月，果熟期6～8月。

生于山坡草地或沟边林旁。分布于西南和陕西、台湾、湖北、湖南、西藏等地

【性味功效】甘、苦，凉。清肺止咳，解毒消肿。

【常用配方】**1.治风热咳嗽** 白草莓、清明菜各30g，水煎服。**2.治感冒发热** 白草莓、青蒿、鱼腥草各30g，水煎服。**3.治鹅口疮疼痛** 白草莓、鱼眼菊各20g，水煎服。**4.治指疔肿痛** 白草莓、三匹风各适量，捣烂外敷。

【现代研究】现代临床用于治疗小儿鹅口疮，口腔炎，外伤出血，感冒发热、咳嗽，蛇咬伤，疔肿和痔疮等。

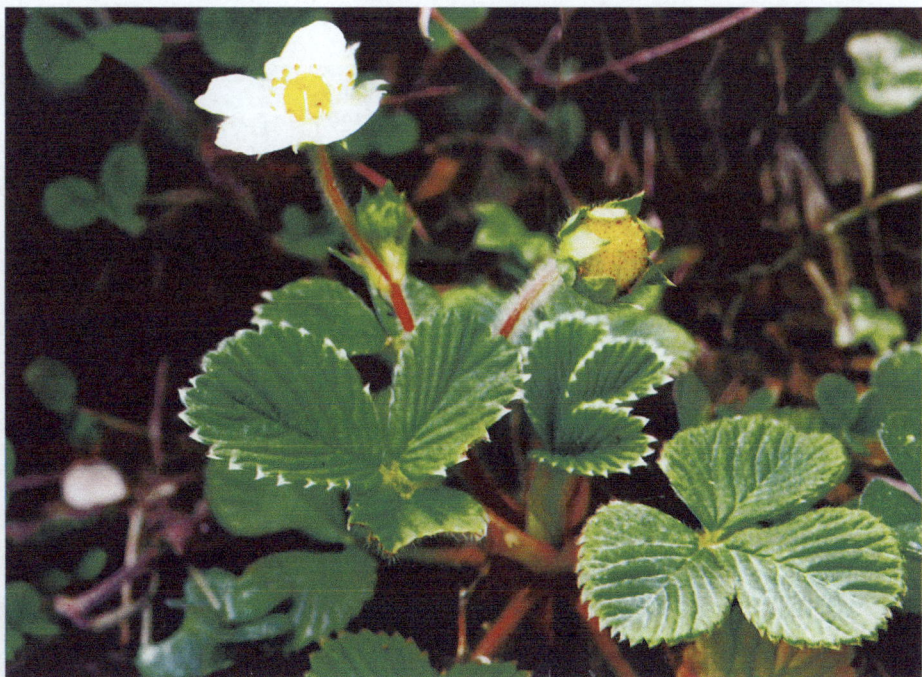

水杨梅（头晕药）

【来源及药用部位】蔷薇科植物路边青*Geum aleppicum* Jacq.的全草。

【本草论述】《本草纲目》："疗疔疮肿毒。"

【形态特征】多年生草本，高40～90cm，全体被长刚毛。主根短，有多数须根。茎直立，圆柱形。基生叶丛生，有长柄，羽状全裂或近羽状复叶，顶裂片最大，菱状卵形或宽卵形，3裂或具缺刻，先端急尖，基部楔形，边缘有大锯齿；侧生裂片小；茎生叶互生。花单生茎顶，花萼5裂；花冠黄色；花瓣5。聚合瘦果近球形。

生于山坡、路旁和河边。分布于全国各地。

【性味功效】辛、苦，平。安神补虚，解表散寒。

【常用配方】**1.治老年头晕**　水杨梅60g，炖猪肉，肉汤煮绿壳鸭蛋吃。**2.治虚弱，精神不振，骨蒸自汗**　水杨梅、地骨皮、臭牡丹根各9g，子鸡一只蒸服。**3.治虚弱咳嗽**　水杨梅、黄精、竹叶黄、夜寒苏、白胭脂花根、川牛膝、姜各9g，水煎服。**4.治月经不调**　水杨梅、血当归各12g，龙牙草、对月莲、泽兰各9g，月季花7朵，酒500ml浸泡，早、晚各服20ml。

【主要化学成分】含水杨梅苷，挥发油，鞣质和树脂等。

【现代研究】现代临床用于治疗月经不调，感冒，高血压病头痛、眩晕和疔疮等。

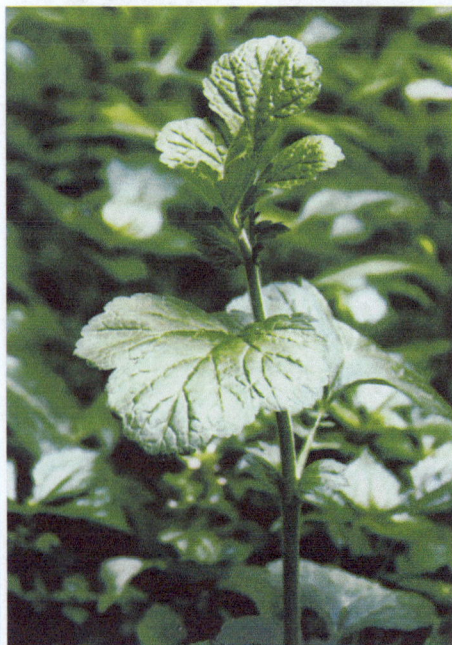

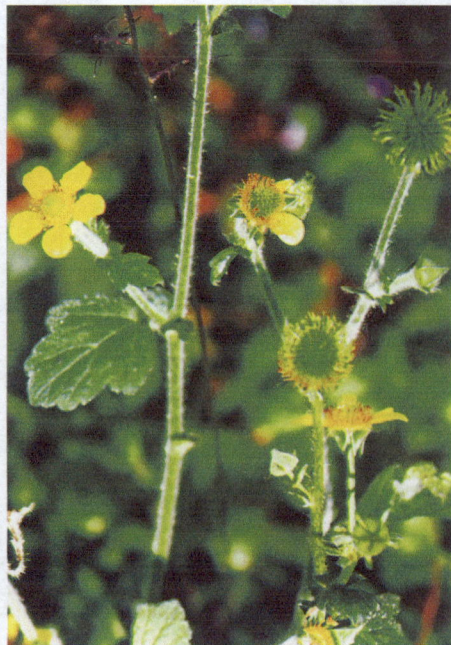

头晕药（南布正）

【来源及药用部位】蔷薇科植物柔毛路边青*Geum japonicum* Thunb. var. *chinense* F. Bolle的茎叶或全草。

【本草论述】《本草纲目》："疗疔疮肿毒。"

【形态特征】多年生草本，高40～90cm，全株被长刚毛。主根短，有多数须根。茎直立，圆柱形。基生叶丛生，有长柄，羽状全裂或近羽状复叶，顶裂片最大，菱状卵形或宽卵形，长5～10cm，宽3～10cm，先端急尖，边缘具锯齿，侧生裂片小，茎生叶互生。花单性顶生，花萼5裂；花冠黄色，花瓣5，雄蕊及心皮多数。聚合瘦果近球形。

生于山坡、路旁或河边。分布于全国各地。

【性味功效】苦，平。祛风解表，活血消肿。

【常用配方】1.治感冒头痛　头晕药全草30g，水煎服。2.治口疮溃烂疼痛　鲜头晕药、鱼眼菊各适量，捣烂取汁外搽。3.治咳嗽　头晕药、五匹风各30g，水煎服。4.治扭伤青肿　鲜头晕药、养鸡草、黄狗头叶各适量，捣烂取汁，外敷患处。

【主要化学成分】含有鞣质，酚性葡萄糖苷及糖类等；鲜根含有水杨梅苷。

【现代研究】药理研究显示有较强的利尿作用。现代临床用于治疗月经不调，感冒，高血压病头痛，眩晕和疔疮等。

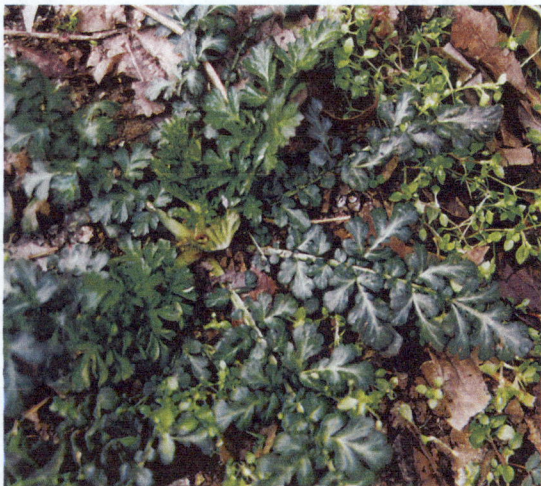

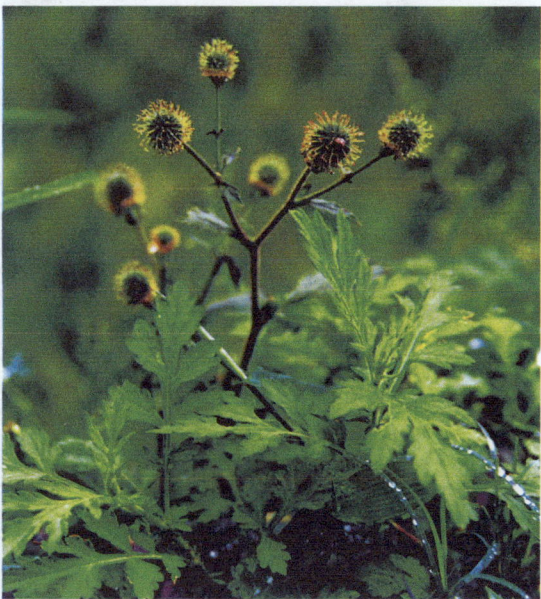

棣棠花（金弹子、清明花、金棣棠）

【来源及药用部位】蔷薇科植物棣棠花*Kerria japonica* (L.) DC. 及重瓣棣棠花 *Kerria japonica* (L.) DC. f. *pleniflora* (Witte) Rehd. 的花、枝叶或根。

【本草论述】《民间常用草药汇编》："祛风，润肺，止咳，化痰。"

【形态特征】落叶灌木，高1.5～2m。小枝绿色，圆柱形，无毛，常拱垂，具纵条纹，枝条折断后可见白色的髓。叶互生；叶片三角状卵形或卵圆形，先端锐尖，基部圆形或微心形，边缘有尖锐重锯齿；托叶早落。花两性，单生于侧枝顶端；萼片5，覆瓦状排列；花瓣5，金黄色；雄蕊多数，排列成数组；雌蕊5～8，分离，花柱直立。瘦果倒卵形至半球形，褐色或黑褐色。花期4～6月，果熟期6～8月。

生于海拔200～3 000m的山坡灌丛、林缘或路旁中。分布于华东、西南及陕西、甘肃、河南、湖北、湖南等地。

【性味功效】甘、涩，平。行气利水，祛风止咳，调经。

【常用配方】1.治久咳不止　棣棠花3～9g，蒸蜂蜜服。2.治风湿痹证筋骨疼痛　棣棠花根、野地瓜藤各15g，香樟根、黄精、黄地榆各9g，水煎服。3.治月经不调　棣棠花、通打根各9g，水、酒各半煎服。4.治风丹、热毒疮疡　鲜棣棠花枝叶适量，水煎外洗。

【主要化学成分】花瓣含柳穿鱼苷等。

【现代研究】药理研究显示有利尿作用。现代临床用于治疗风湿性关节炎，月经不调，皮肤细菌性感染，感冒咳嗽和急性支气管炎等。

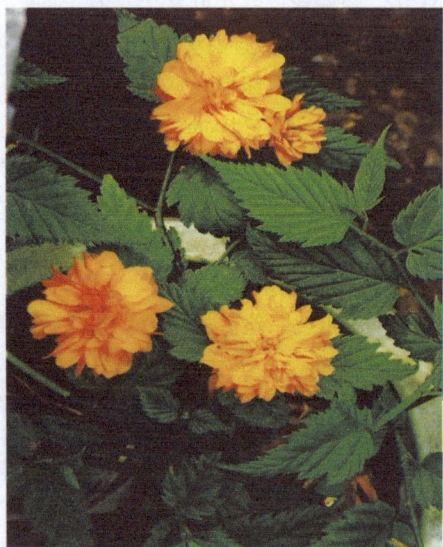

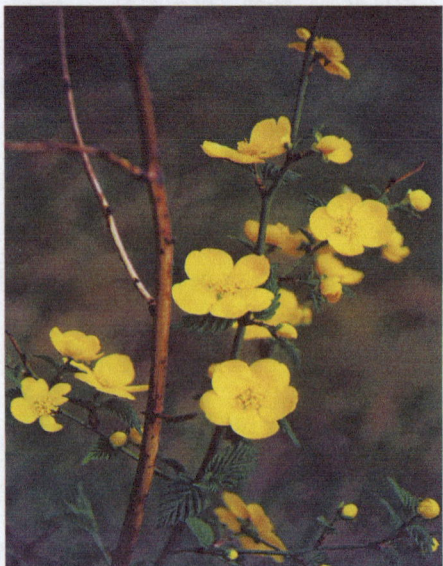

花 红

【来源及药用部位】蔷薇科植物林檎*Malus asiatica* Nakai 的果实。

【本草论述】《日华子本草》："下气。治霍乱肚痛，消痰。"

【形态特征】小乔木，枝常上伸如灌木状，小枝疏生有绒毛。单叶互生，椭圆形或卵状椭圆形，长7~12cm，先端短尖，基部圆形或楔形，边缘有细锯齿，幼叶密生白毛，叶柄线性。伞形总状花序，花淡红色；萼有细毛，子房下位，花柱5。梨果扁球形，茎2.5~4cm，果顶凹有残存萼片，果底深陷，果面黄色或浓红色。花期4月，果熟期7~8月。

生于山坡向阳处。我国长江流域以南普遍栽培。

【性味功效】酸、甘、平。止渴，化滞，涩精。

【常用配方】**1.治水泻**　花红半熟者10枚，水2L，煎取1L，空腹服。**2.治小儿痢**　花红鲜果、楮实各适量，杵汁，任意饮服。

【现代研究】现代主要作为水果食用。

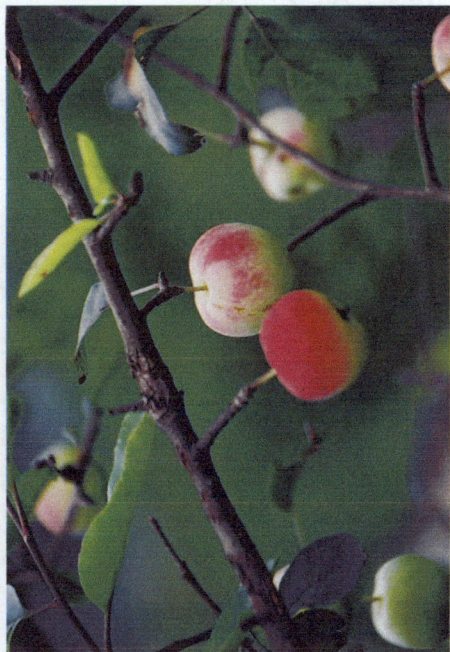

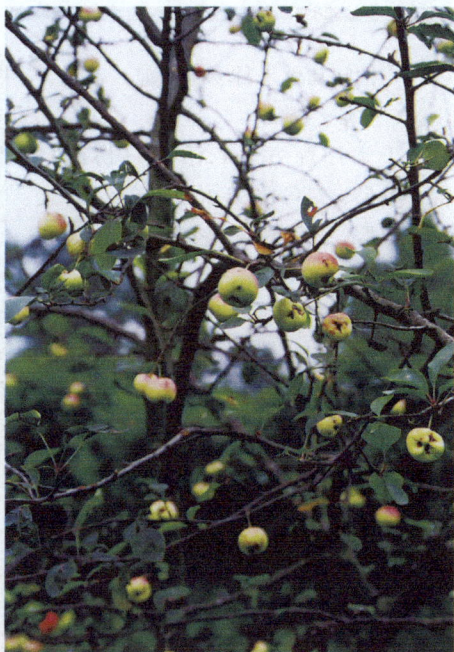

苹 果

【来源及药用部位】蔷薇科植物苹果*Malus pumila* Mill. 的果实。

【本草论述】《饮膳正要》："止渴生津。"

【形态特征】落叶乔木，高达15m。幼枝有绒毛，芽有短柔毛。叶广卵状椭圆形或卵形，先端稍尖，基部阔楔形，边缘具圆锥锯齿；幼叶两面及叶柄有短柔毛。伞房花序，花3～7朵；花白色而带红晕，花瓣5，雄蕊多数，子房下位，花柱5。梨果扁球形。花期3月，果熟期8～10月。

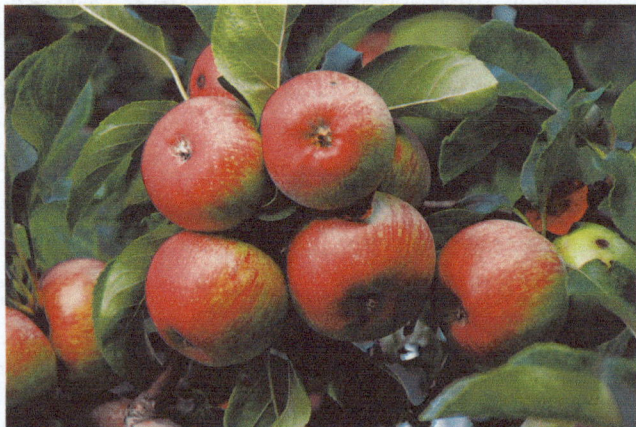

我国大部分地区均有栽种。

【性味功效】甘、酸，凉。益胃，生津，除烦，醒酒。

【常用配方】**1.治暑热伤津口渴** 苹果、梨各1个（30～50g），蜂蜜水煎温服。**2.治脾虚食少体倦** 苹果、山药各20g，糯米30g，水煎温服。

【主要化学成分】花所含香味成分主要有芳樟醇，乙酸苯甲脂和顺式-丁香烯等。

【现代研究】药理研究显示能升高血糖，使离体兔肠之异常运功（以阿托品、乙酰胆碱、镁盐或钡盐引起过度兴奋或抑制）正常化。现代主要作为水果食用。

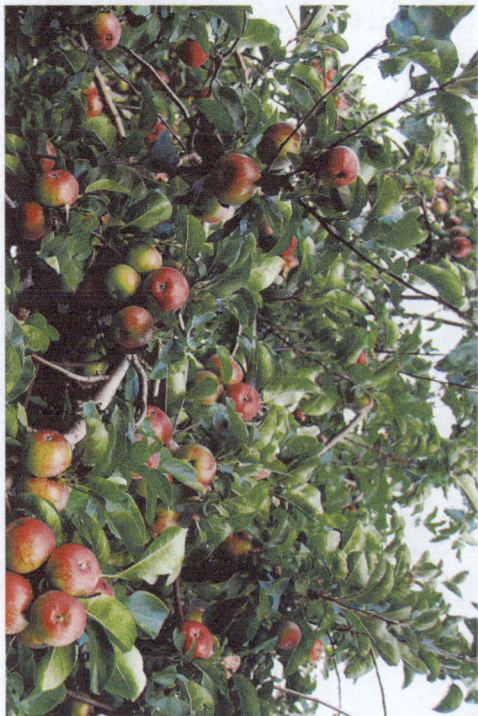

石楠叶（石南）

【来源及药用部位】蔷薇科植物石楠 *Photinia serrulata* Lindl.的茎叶。

【本草论述】《本经》："主养肾气，内伤阴衰，利筋骨皮毛。"

【形态特征】常绿灌木或小乔木，高达12m，树冠圆形，多分枝。叶互生，叶片革质，长椭圆形或长倒卵形，先端急尖或渐尖，基部圆形或阔楔形，边缘有细密而尖锐的锯齿。顶生圆锥状伞房花序，花萼钟状，裂片5，三角形；花瓣5，白色；雄蕊多数；子房半下位。梨果红色，近球形。花期4～5月，果熟期10月。

常栽植于庭院。分布于南方大部分地区。

【性味功效】辛、苦，平。祛风除湿，通络，益肾。

【常用配方】**1.治风湿痹痛**　石楠叶、追风伞、石南藤各15g，水煎服。**2.治偏头痛**　石楠叶9g，川芎、白芷、天麻、女贞子各6g，水煎，一日两次分服。**3.治风疹瘙痒**　石楠叶60g，研末，每次1.5～3g，酒水同煎，温服。**4.治小儿惊风**　石楠叶、瓜子金、金钩莲各10g，水煎服。

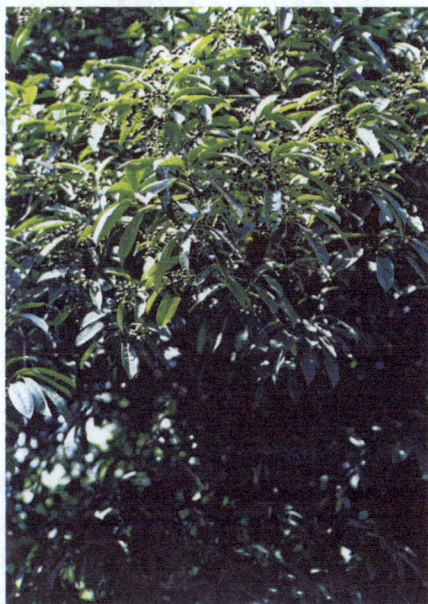

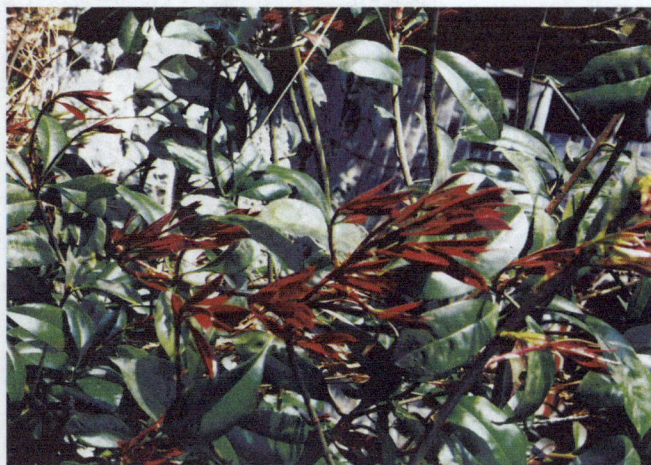

【主要化学成分】叶含叶绿素，类胡萝卜素，鞣质，樱花苷，山梨醇，氢氰苷和苯甲醛等。

【现代研究】药理研究显示有杀灭钉螺、日本血吸虫尾蚴，降低实验动物血压等作用。现代临床用于治疗牙龈肿痛，风湿病肌肉麻痹、关节疼痛，风疹和妇女偏头痛等。

委陵菜（萎陵菜）

【来源及药用部位】蔷薇科植物委陵菜*Potentilla chinensis* Ser.的全草。

【本草论述】《中国药植志》："治阿米巴痢。"

【形态特征】多年生草本，高30～75cm。根肥厚，木质化，呈圆锥形有分枝。茎丛生，近直立或稍披散，被白色绵毛。叶为单数羽状复叶，基生叶有柄，托叶钻形，膜质，与叶柄合生；茎生叶小叶15～31片，互生，矩圆形，基部楔形，边缘为规则的羽状深裂，裂片三角状披针形，下面密被灰白色绵毛。聚伞花序顶生，花冠深黄色；花瓣5；雄蕊多数。瘦果卵形。

生于山坡、路旁或草坡。分布于我国南北各地。

【性味功效】苦，平。清热解毒，通经止痛。

【常用配方】**1.治脓血便、里急后重** 委陵菜15g，黄连、黄柏各6g，水煎服。**2.治小儿消化不良** 委陵菜500g，百蕊草90g，加水3 000ml，反复煎，过滤，合并煎液浓缩为500ml，每次5～10ml，每日3次。**3.治湿热泄泻** 委陵菜、朝天罐各30g，地榆15g，青木香9g，水煎服，每日1剂。**4.治劳伤咳嗽** 委陵菜根15g，棣棠花根9g，炖肉吃；或委陵菜根、岩豇豆各15g，水煎服。

【主要化学成分】含熊果酸，丝石竹皂苷元，d-儿茶素，没食子酸，槲皮素，山柰素和壬二酸等。嫩苗含抗坏血酸。

【现代研究】药理研究显示有抑制痢疾杆菌、阿米巴原虫，抑制心脏和肠管，扩张支气管，兴奋子宫和止血等作用。现代临床用于治疗急性细菌性痢疾，阿米巴痢疾，痔疮，急、慢性肠炎，小儿消化不良，咳嗽，痈疽疮疡和外伤出血等。

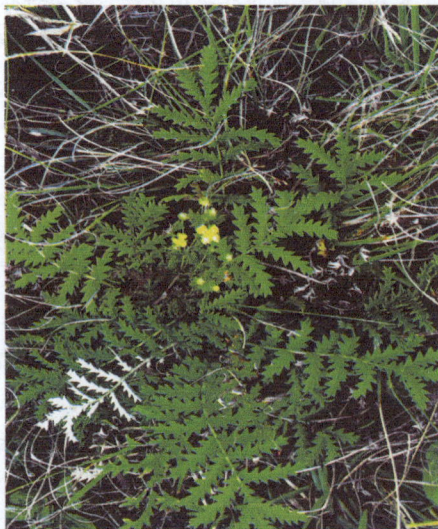

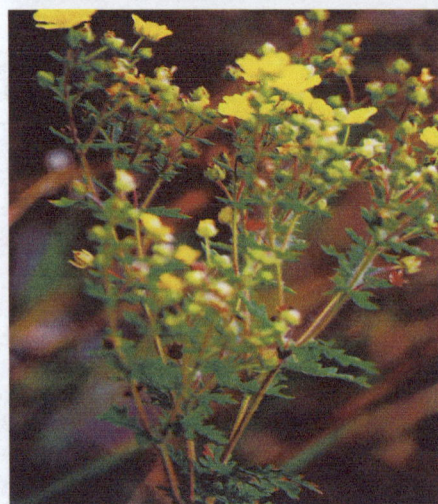

翻白草（反白草）

【来源及药用部位】蔷薇科植物翻白草*Potentilla discolor* Bunge的全草。

【本草论述】《本草纲目》："治吐血，下血，崩中，疟疾，痈疮。"

【形态特征】多年生草本，高15～40cm。根肥厚，数条簇生，外皮土棕色。单数羽状复叶基生，叶柄长达15cm；被白色长绵毛，基部有膜质托叶；小叶5～9片，中央叶片较大，向下渐小，矩状长椭圆形；边缘有粗锯齿，下面密被灰白色绵毛。聚伞花序顶生，有花约20朵；花萼5裂；花冠黄色，花瓣5；雄蕊、雌蕊多数。瘦果卵形，淡黄色，光滑。

生于丘陵、路旁和畦埂上。分布于全国大部分地区。

【性味功效】甘、苦、平。清热解毒，凉血，消肿。

【常用配方】**1.治湿热泻痢** ①翻白草30g，水煎服；②翻白草450g，黄柏、秦皮各300g，水煎，浓缩，干燥，研粉备用。每次1～2g，每日3次。**2.治创伤** 翻白草适量，洗净，晒干，研粉。撒敷伤口，每日1换。**3.治热毒疔疮** 鲜翻白草适量，敷患处。留疮头，干后再换。**4.治风湿关节痛** 翻白草根90g，泡酒服。

【主要化学成分】根含水解鞣质，缩合鞣质，黄酮类化合物，没食子酸，原儿茶素和槲皮素等。

【现代研究】现代临床用于治疗急性肠炎腹泻，细菌性痢疾，创伤，毛囊炎和风湿性关节炎肿痛等。

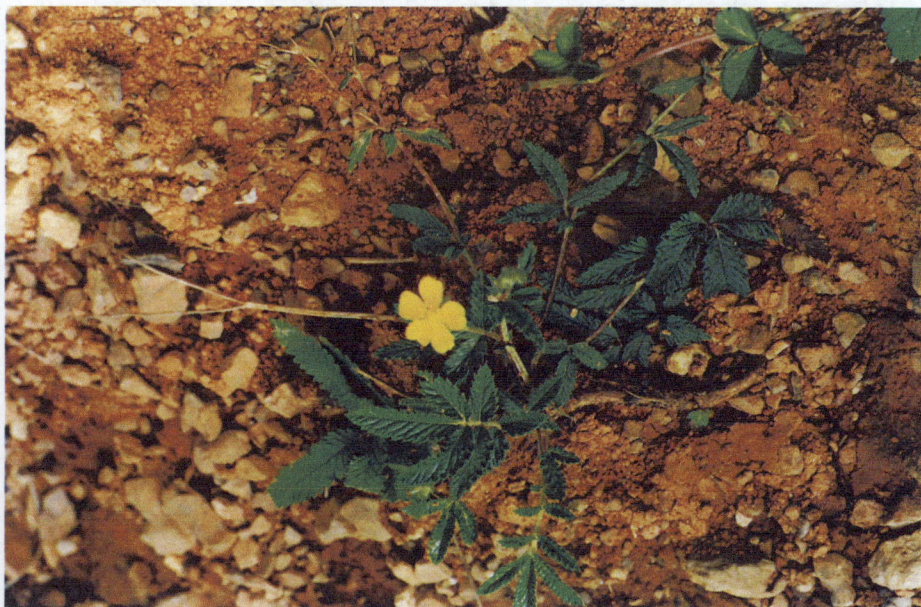

地蜂子

【来源及药用部位】蔷薇科植物三叶委陵菜*Potentilla freyniana* Borum.的全草。

【本草论述】《贵阳民间药草》："治肺虚咳嗽喘息，跌打损伤，疯狗咬伤，腹泻痢疾。"

【形态特征】多年生草本，高约30cm。主根短而粗，须根多数。茎细长柔软，有时匍匐，具柔毛。三出复叶，基部丛生，中间小叶菱状倒卵形，两侧小叶斜卵形，先端圆，基部阔楔形，边缘有粗锯齿，近基部全缘。总状聚伞花序顶生，花数朵，黄色；萼片5；花瓣5；雄蕊多数。瘦果卵形，黄色。

生于山地草坡，分布于江南各地。

【性味功效】苦，凉。镇咳祛痰，清热解毒。

【常用配方】1.治产后流血不止 地蜂子，朱砂莲各20g，水煎服。2.治哮喘 地蜂子、大毛香各30g，水煎服。3.治湿热痢疾 地蜂子、马尾黄连各15g，水煎服。4.治跌打腰痛 地蜂子、矮陀陀、四块瓦各20g泡酒服。5.治蛇咬伤 地蜂子适量，捣烂敷。

【现代研究】现代临床用于治疗月经过多，产后或流产出血不止，胃、十二指肠溃疡出血，骨髓炎，痰多咳嗽和跌打损伤等。

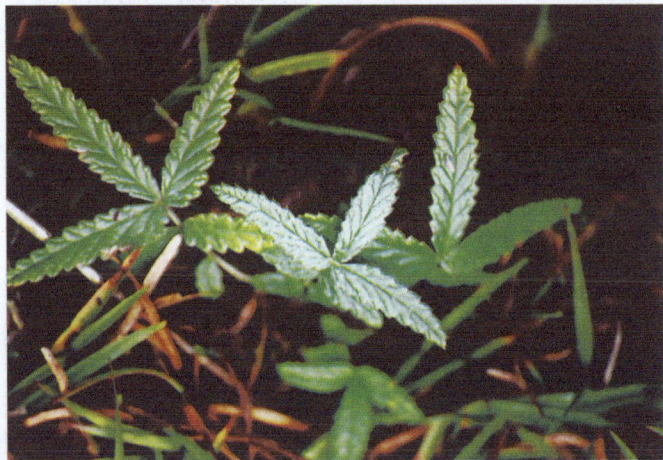

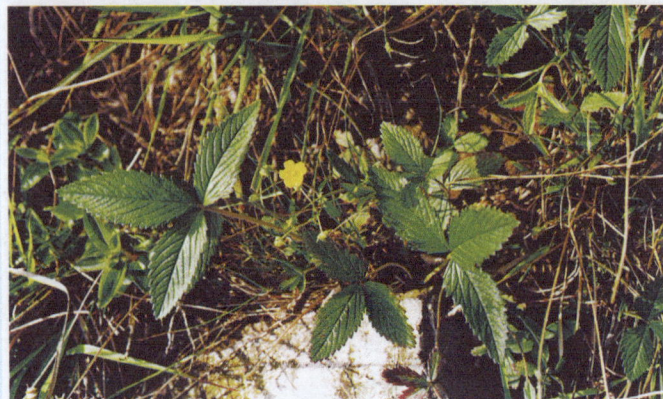

五匹风（蛇含）

【来源及药用部位】蔷薇科植物蛇含委陵菜*Potentilla kleiniana* Wight et Arn.的全草。

【本草论述】《本经》："主惊痫，寒热邪气，储热，金疮，疽痔，鼠瘘恶疮，头疡。"

【形态特征】多年生草本，高20～40cm。主根短粗，侧根丛生呈须状。茎多分枝，细长。基生叶有长柄，被丝状柔毛，托叶近膜质；掌状复叶有小叶5片，椭圆形，先端钝，基部楔形，边缘有粗锯齿；茎生叶互生，小叶1～3片。聚伞花序顶生，小花10朵以下；花萼5裂；花冠金黄色；花瓣5；雄蕊多数。瘦果卵圆形。

生于山坡或湿地。全国大部分地区有分布。

【性味功效】苦，微寒。化痰止咳，清热解毒。

【常用配方】**1.治痰壅咳嗽** 五匹风、岩豇豆、岩白菜各30g，水煎服。**2.治百日咳** 五匹风、鱼腥草、百尾笋各30g，水煎服。**3.治感冒咳嗽** 五匹风、马鞭草、忍冬藤各30g，水煎服。**4.治乳腺炎** 鲜五匹风、蒲公英各适量，捣烂敷。**5.治疔疮** 鲜五匹风适量，捣烂敷患处。

【主要化学成分】含仙鹤草素，鞣质和长梗马兜铃素等。

【现代研究】现代临床用于治疗急、慢性气管炎，细菌性痢疾，阿米巴痢疾，疟疾，疔疮，流行性感冒和小儿惊风等。

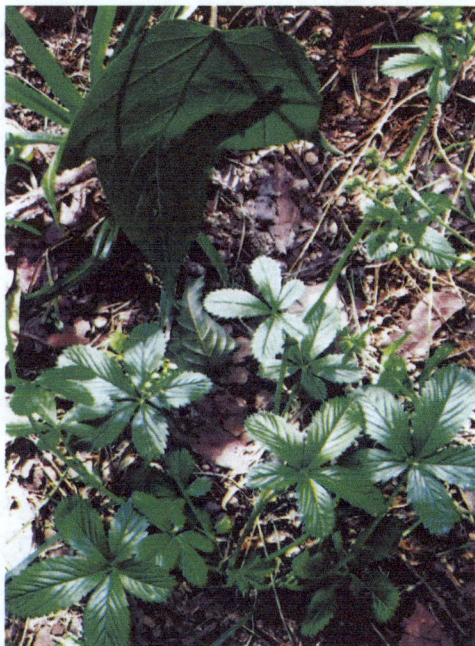

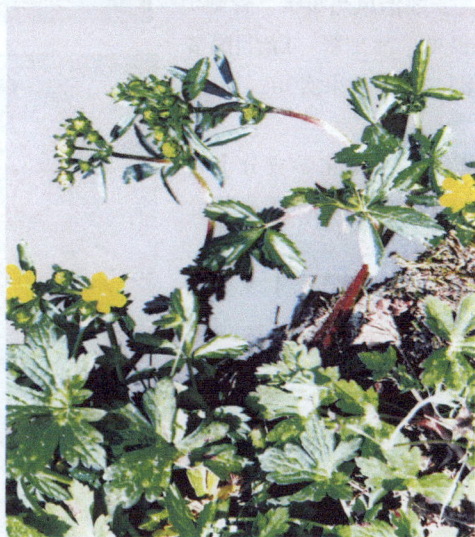

青刺尖（梅花刺）

【来源及药用部位】蔷薇科植物扁核木*Prinsepia utilis Royle*的果实、根和叶。

【本草论述】《滇南本草》："攻一切疮毒痈疽，有脓出头，无脓立消；散结核，嚼细用酒服。"

【形态特征】常绿或落叶灌木，高1～5m。老枝粗壮，灰绿色；小枝被黄褐色短毛，常为粗刺状，枝刺长达3.5cm，刺上生叶，近无毛。单叶互生；叶片卵形至狭长椭圆形，先端急尖或渐尖，基部宽楔形或近圆形，边缘有锯齿或全缘，花两性；总状花序顶生或腋生；萼筒杯状，上部5裂，边缘有齿；花瓣5，白色，基部有短爪；雄蕊多数，2～3轮着生于花盘上；心皮1，子房上位。核果长倒卵形或椭圆形，暗紫红色；核平滑，紫红色。花期4～5月，果熟期8～9月。

生于海拔1 000～2 560m的山坡溪边或灌木丛中。分布于云南、贵州、四川、台湾和西藏等地。

【性味功效】苦、辛，凉。清热解毒，活血消肿。

【常用配方】1.**治毒疮、蛇咬伤** 青刺尖鲜叶适量，榨汁外敷伤处。2.**治虚劳咳嗽** 青刺尖根30g，炖肉吃。3.**治风热咳嗽** 青刺尖根30g，水煎服。4.**治目翳多泪** 青刺尖果实30g，水煎服。

【主要化学成分】含维生素C，硫胺素和灰分等。

【现代研究】现代临床用于治疗虫蛇咬伤，咳嗽和慢性结合膜炎等。

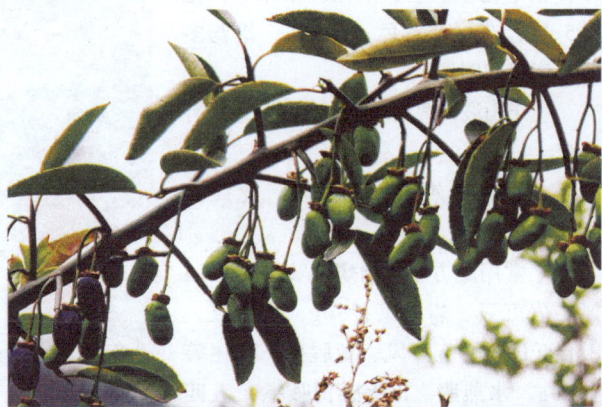

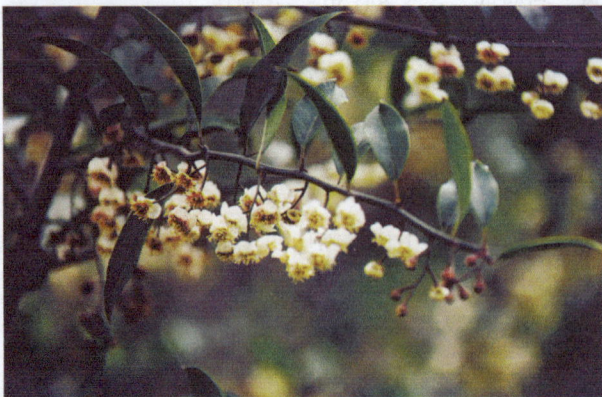

李

【来源及药用部位】蔷薇科植物李*Prunus salicina* Lindl.的果实、种仁，叶和花。

【本草论述】《名医别录》："（果实）除痼热，调中。"

【形态特征】落叶乔木，高10m。树皮红棕色，小枝光滑。叶椭圆状披针形，或椭圆状倒卵形，先端急尖，基部渐狭至柄，边缘具密而钝的细锯齿；叶柄长1～2cm。花常3朵簇生，白色，无毛；花瓣5；雄蕊多数；雌蕊具细长花柱，子房光滑。核果球状卵形，直径5～7cm，先端稍尖，基部深陷，缝痕明显。花期4～5月，果熟期7～8月。

各地普遍栽种。

【性味功效】果肉：甘，凉。生津，清热。种仁：甘，凉。生津，清热，消积。

【常用配方】**1.治水肿** 李仁、水灯芯、车前草各20g，水煎服。**2.治便秘** 李仁、杏仁、桃仁各10g，水煎服。**3.治皮肤瘙痒** 李叶、桃叶各适量，水煎外洗。**4.治面部黑斑** 李花、桃花、梨花研末，蜂蜜调搽。

【主要化学成分】茎叶含槲皮素，绿原酸，洋槐苷和山梨醇等。果实含赤霉素，胡萝卜素，隐黄质，白除虫菊苷，矢车菊苷元-3-鼠李糖基葡萄糖苷和蜀葵氨酸等。

【现代研究】现代临床用于治疗肝硬化腹水，麻疹不透，支气管炎咳喘，急、慢性咽喉炎肿痛，声音嘶哑和便秘等。

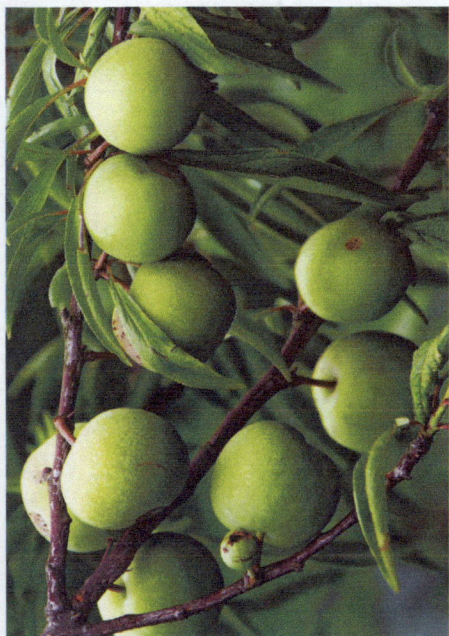

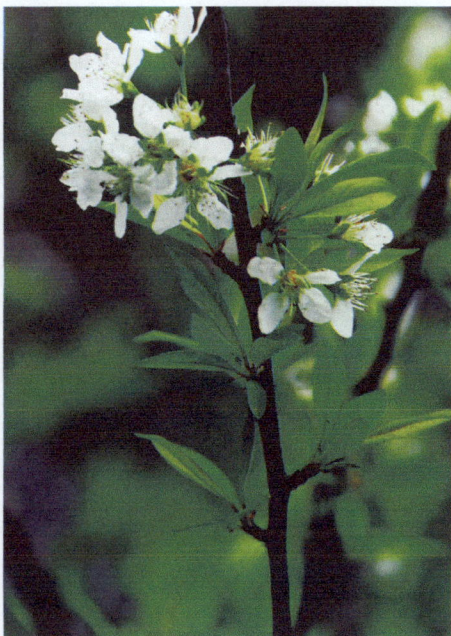

火　棘（红籽、救军粮）

【来源及药用部位】蔷薇科植物赤阳子*Pyracantha fortuneana* (Maxim.) Li的果实、叶、根。

【本草论述】《滇南本草》："治胸中痞块，食积，消虫，明目，泻肝经之火，止妇女崩漏。"

【形态特征】常绿小灌木，高1~3m。枝上多棘刺。单叶互生或簇生于短枝，叶柄短，叶片椭圆形或倒卵状椭圆形，先端圆或钝，或有小突尖，基部渐狭。复伞房花序生于短枝顶端，花萼5片，短三角形；花瓣白色；雄蕊20；心皮5。梨果近球形，橘红色或深红色；内有小坚果5枚。花期3~5月，果熟期8~11月。

生于山坡、灌木丛中，也有栽种。分布于全国大部分地区。

【性味功效】酸、涩、平。敛汗，解毒化瘀。

【常用配方】1.**治盗汗**　火棘根20g，水煎服。2.**治痔疮出血**　火棘根、龙牙草各20g，水煎服。3.**治劳伤腰痛**　火棘根、铁筷子、见血飞各20g，水煎服。4.**治红眼病**　火棘叶、三颗针各15g，水煎洗。

【主要化学成分】果实含多种维生素，氨基酸，芸香苷，芒花苷，槲皮素等；叶含没食子酸。

【现代研究】药理研究显示有抗氧化，增强细胞免疫功能，增强体力，降低甘油三酯含量等作用。现代临床用于治疗劳伤腰痛，肠出血，疗疮，结合膜炎，带下，肠炎腹泻和细菌性痢疾等。

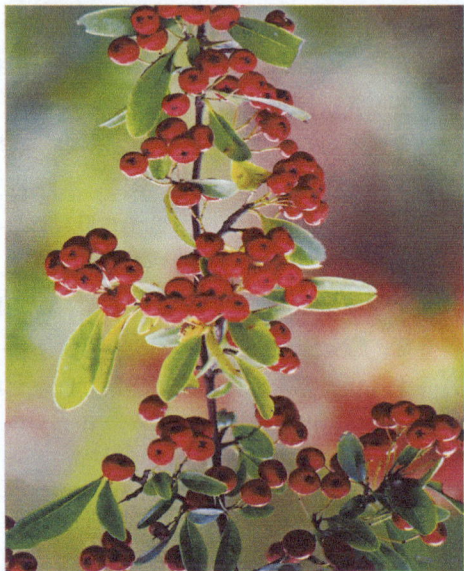

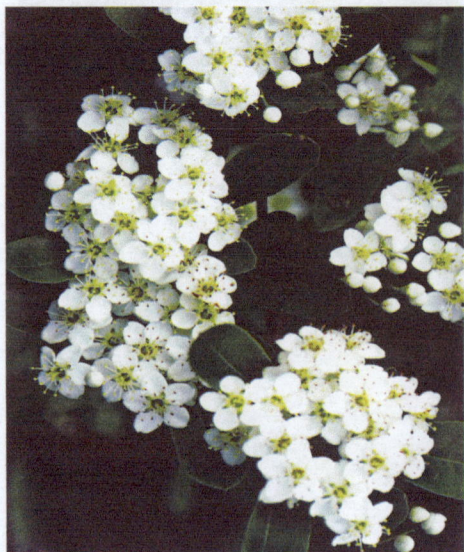

梨

【来源及药用部位】蔷薇科植物梨 *Pyrus bretschneideri* Rehd. 的果实。

【本草论述】《千金·食治》："除客热气，止心烦。"

【形态特征】乔木，高5～10m。小枝粗壮，幼时有柔毛。叶片卵形或椭圆状卵形，先端渐尖或急尖，基部宽楔形，边缘有带刺芒尖锐锯齿，微向内合拢，幼时两面有绒毛，老时无毛。伞形总状花序，花7～10朵；花白色，萼片5，花瓣5，雄蕊20。梨果卵形或近球形，黄色。花期4月，果熟期5～9月。

全国各地均有栽种。贵州等地有野生。

【性味功效】甘、微酸，凉。清热生津，润燥化痰。

【常用配方】**1.治热病伤津、烦热口渴** 鲜梨、鲜荸荠、鲜藕各适量，切块，水煎取汁加冰糖饮服。**2.治消渴口干** 梨切成小块，蜂蜜各适量，熬膏服用。**3.治肠热便秘** 鲜梨、鲜甘蔗、鲜芦根（布包）各适量，水煎取汁，加蜂蜜调服。**4.治肺热、肺燥咳嗽** 鲜梨100g，加川贝母3～6g，水煎取汁，兑入生姜汁、蜂蜜等饮服。

【主要化学成分】果实含苹果酸，柠檬酸，果糖，葡萄糖，蔗糖，蛋白质，维生素和纤维素等。

【现代研究】现代临床用于治疗发热口渴，老年便秘，肺炎咳嗽，秋季感冒咳嗽和肺结核干咳少痰等。

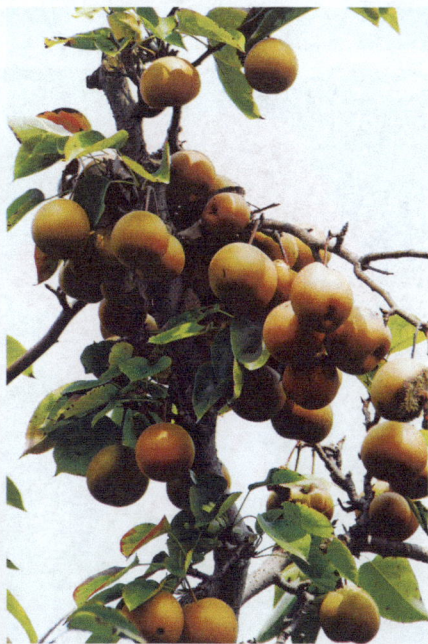

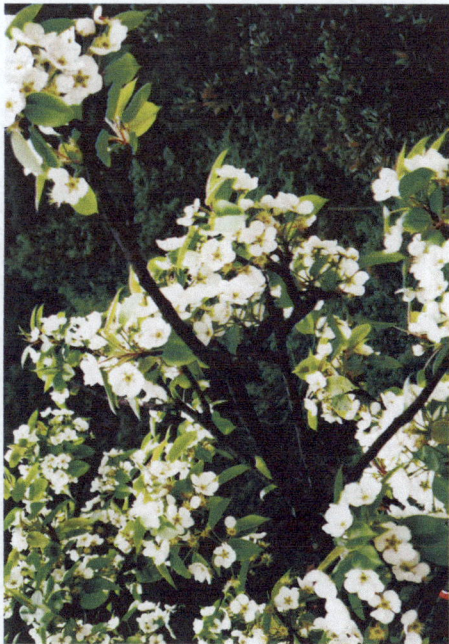

月季（月季花）

【来源及药用部位】蔷薇科植物月季*Rosa chinensis* Jacq.的花。

【本草论述】《本草纲目》："活血，消肿，敷毒。"

【形态特征】常绿或半常绿灌木，高0.5～1m。茎直立或披散，茎与枝均有粗壮而略带钩状的皮刺，有时无刺。单数或羽状复叶，小叶3～5枚，少数7枚，宽卵形或卵状矩圆形，先端尖，基部楔形或圆形；叶柄和叶轴散生皮刺和短腺毛，托叶附生于叶柄，边锯有腺毛。花常数朵聚生；花梗长；花萼裂片卵形；花冠红色或玫瑰色；花瓣多数。小坚果。花期5～9月，果熟期8～11月。

生于山坡路旁。各地有栽培。

【性味功效】甘、苦，温。活血调经，解毒消肿。

【常用配方】**1.治月经不调，痛经，经闭** 月季花15g，当归、茺蔚子、香附、丹参各6g，水煎服。**2.治跌打损伤，瘀血肿痛** 月季花适量，土鳖虫3g，捣烂外敷伤处。**3.治淋巴结结核，肿痛未溃** 月季鲜花适量，夏枯草、生牡蛎各6g，混合捣烂，局部外敷。**4.治肝阳上亢眩晕、烦躁** 月季花9～15g，开水泡服，每日1次。

【主要化学成分】花含牻牛儿醇，樱花醇，香茅醇及葡萄糖苷，没食子酸，槲皮苷，鞣质和色素等。

【现代研究】药理研究显示有较强抗真菌的作用。现代临床用于治疗月经不调，淋巴结结核和高血压病等。

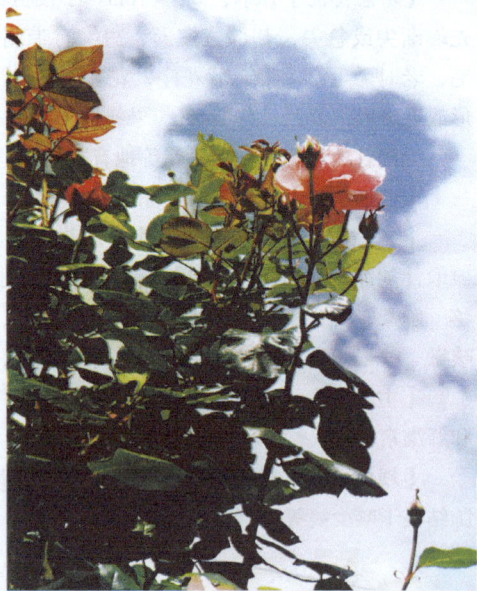

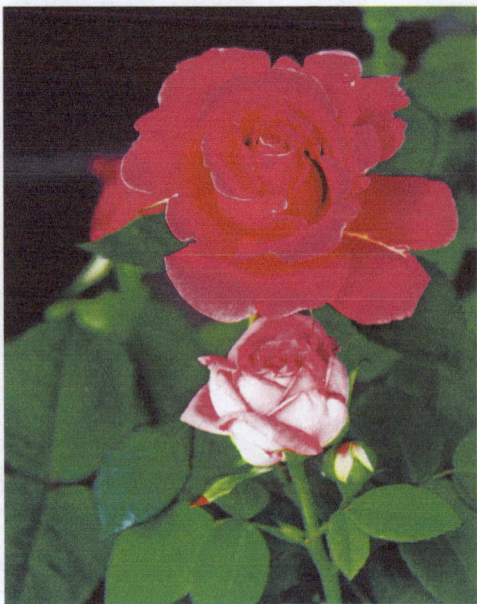

蔷薇(七姊妹、小金樱)

【来源及药用部位】蔷薇科植物多花蔷薇*Rosa multiflora* Thunb.的叶或根。

【本草论述】《名医别录》： "止泄痢腹痛，五脏客热，除邪逆气，疽癞诸恶疮，金疮伤挞，生肉复肌。"

【形态特征】披散状小灌木，高约2m，小枝有短、粗倒钩刺。单数羽状复叫互生，小叶5～9；小叶片倒卵形，长圆形或卵形，先端短尖，基部钝圆形，边缘有锯齿。圆锥状伞房花序顶生，小花20余朵，萼片5，披针形，有时中部具2个线形裂片；花瓣5或重瓣；花冠白色或稍带红晕；雄蕊多数；花柱结合成束。果实近球形，红褐色或紫褐色，有光泽。花期5～6用，果熟期9～10月。

生于路旁、田边或丘陵地的灌木丛中。分布山东、江苏、河南以及长江以南各地。

【性味功效】苦，平。散瘀止血，解毒消肿，镇咳，祛湿。

【常用配方】1.治烫伤　蔷薇叶、斑鸠毛各等量，水煎洗患处。2.治跌打损伤　蔷薇根30g，水煎浓汁，对酒服。3.治吐血、痔疮止血　蔷薇果30g，水煎服。

【主要化学成分】根皮含鞣质，鲜花含少量挥发油及黄酮苷，种子含油脂，果实含蔷薇苷、芦丁及槲皮素等。

【现代研究】现代临床用于治疗跌打损伤，消化道出血，痔疮出血，皮肤真菌感染和烫伤等。

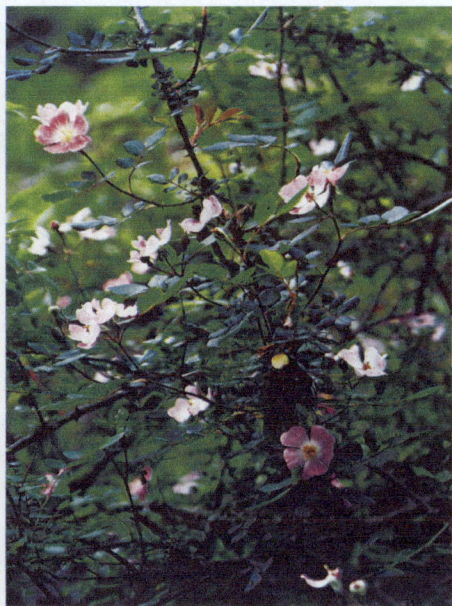

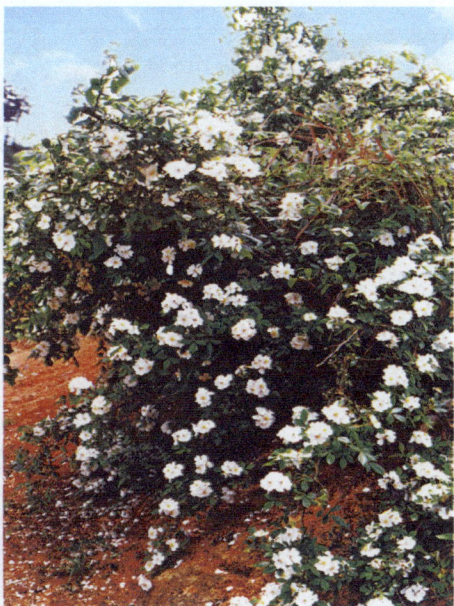

和尚头

【来源及药用部位】蔷薇科植物小果蔷薇*Rosa cymosa* Tratt.的根、叶。

【本草论述】《分类草药性》："治跌打损伤，消散肿毒；能和血，治血虚潮热。"

【形态特征】藤状灌木，长约5m。茎枝具硬钩状刺，小枝较细。单数羽状复叶互生，叶柄短，小叶3～7片，宽卵形至椭圆形，先端渐尖，基部宽楔形，边缘有内弯的细尖锯齿，无毛，叶柄和叶轴散生钩状皮刺。伞房花序顶生，花10余朵，花萼5裂，花冠白色；花瓣5；雄蕊、雌蕊心皮多数。蔷薇果近球形，肉质，熟后红色。

生于向阳山坡地、灌丛林缘。分布于华东、中南、西南各地。

【性味功效】根：苦、涩、平。祛风除湿。叶：苦，平。解毒消肿。

【常用配方】**1.治咳嗽** 和尚头根、白刺花各9g，水煎兑白糖服。**2.治湿热痢疾** 和尚头根15g，水煎兑红糖服。**3.治湿盛白带** 和尚头根18g，金樱子15g，椿根皮12g，水煎服。**4.治久泻脱肛** 和尚头120g，无花果60g，炖肉服。**5.治疮口溃烂难愈** 鲜和尚头嫩叶适量，捣烂外敷。

【主要化学成分】根皮含鞣质，有机酸，皂苷，树脂，淀粉，蛋白质和无机盐等。

【现代研究】现代临床用于治疗咳嗽，急性细菌性痢疾，阴道炎，脱肛和疮疡久溃等。

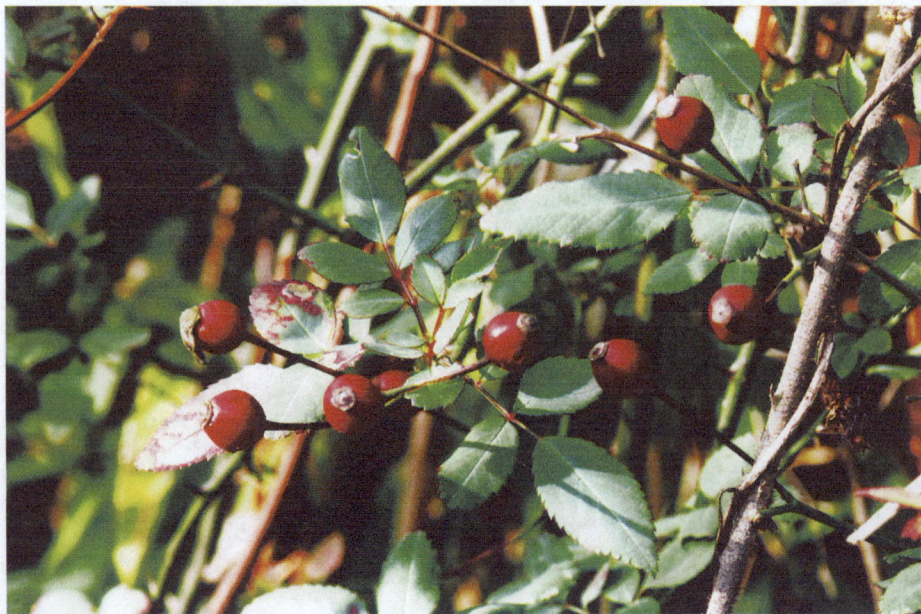

金樱子

【来源及药用部位】蔷薇科植物金樱*Rosa laevigata* Michx.的果实、根。

【本草论述】《滇南本草》："治日久下痢，血崩带下，涩精遗泄。"

【形态特征】常绿攀援灌木，长2～5m。茎具倒钩刺及刺毛。单数羽状复叶互生，小叶3～5，有叶柄；小叶片椭圆状卵形，革质，先端渐尖，基部宽楔形。花单生于侧枝顶端，花梗粗壮，与萼筒均密被刺毛；花冠白色，花瓣5；雄蕊多数。果实成熟黄红色，倒卵形，外被刺毛。

生于向阳山坡、灌丛或草坡。分布于南方各地。

【性味功效】酸、涩，平。收敛固精，涩肠止泻。

【常用配方】**1.治遗尿** 金樱子根、夜关门各20g，水煎服。**2.治腰酸遗精** 金樱子、臭牡丹根各30g，水煎服。**3.治肾虚带下** 金樱子、三白草、椿树皮各20g，水煎服。**4.治腹泻、痢疾** 金樱子、委陵菜各30g，水煎服。

【主要化学成分】根含单宁，果实含柠檬酸、苹果酸、水解型鞣质、树脂和抗坏血酸等，果皮含金樱子鞣质、仙鹤草素和地榆素等。

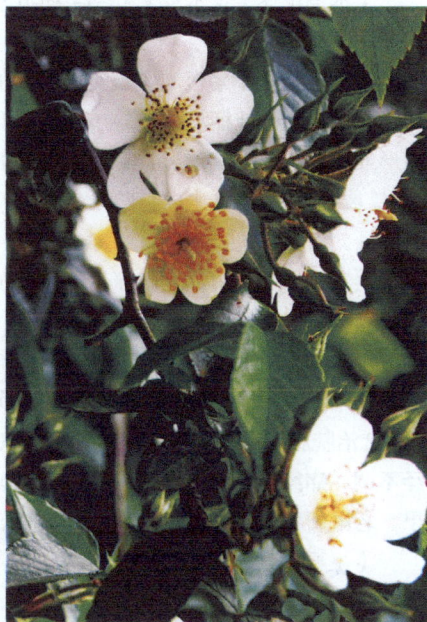

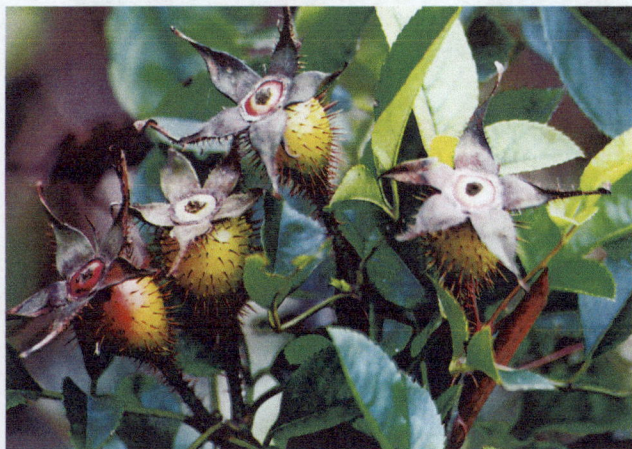

【现代研究】药理研究显示有促进胃液分泌，助消化，收缩肠黏膜，抑制流感病毒及金黄色葡萄球菌、痢疾杆菌等作用。现代临床用于治疗慢性腹泻，遗精，带下，子宫脱垂，烫伤，老年遗尿和阳痿等。

营实（蔷薇花）

【来源及药用部位】蔷薇科植物多花蔷薇 *Rosa multiflora* Thunb.的果实或花。

【本草论述】《本经》："主痈疽恶疮，结肉，跌筋，败疮，热气，阴蚀不利，利关节。"

【形态特征】攀援灌木。小枝有短的弯曲皮刺。羽状复叶；叶柄长5～10cm；托叶篦齿状，贴生于叶柄；小叶5～9，倒卵形、长圆状卵形或卵形，先端圆或急尖，基部近圆形或楔形，边缘具锯齿，上面无毛，下面有柔毛。花两性，多朵排成圆锥花序；萼裂片6，披针形；花瓣5，白色；雄蕊多数。果实近球形，红褐色或紫褐色，有光泽。花期5～6月，果成熟期9～10月。

生于路旁、田边或丘陵灌丛中。分布于四川、云南、贵州、甘肃、山东、江苏和河南等地。

【性味功效】苦、涩，凉。清暑，和胃，活血止痛，解毒。

【常用配方】1.**治暑热胸闷、不欲饮食**　营实9g，煎水代茶饮；或加佩兰9g，水煎服。2.**治脘腹疼痛**　营实、香附各9g，枳壳6g，生蒲黄、五灵脂各4.5g，水煎服。3.**治月经不调、痛经**　鲜营实果90～120g，水煎，冲红糖、黄酒服。4.**治风湿关节疼痛**　营实果、老鼠刺果、五加皮各120g，红枣30g，冰糖90g，白酒1 500ml浸泡，早晚饮服30ml。

【主要化学成分】花含多种挥发油。果实含蒿属香豆精，β-谷甾醇，水杨酸，没食子酸，槲皮苷，蔷薇苷A和B等。

【现代研究】药理研究显示蔷薇苷有泻下作用。现代临床用于治疗疮疡，风湿性关节炎，月经不调，肠炎腹泻，细菌性痢疾，水肿，口疮和外感暑热等。

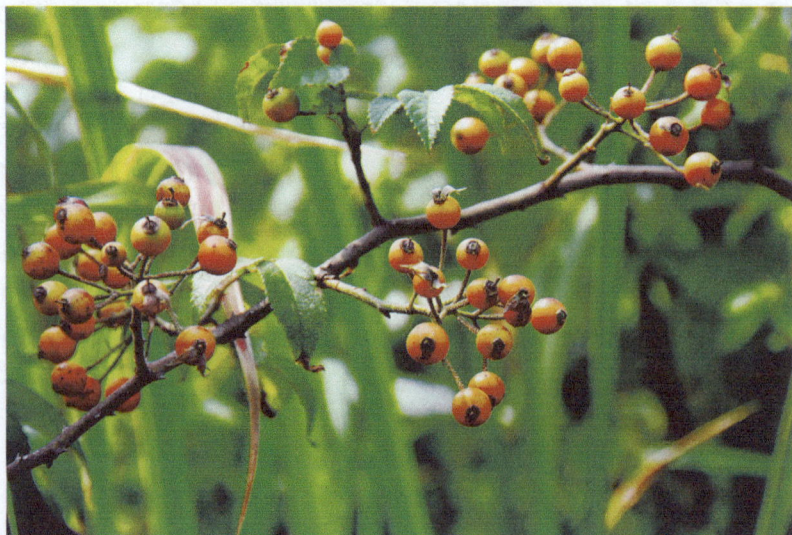

刺 梨

【来源及药用部位】蔷薇科植物缫丝花*Rosa roxburghii* Tratt. 的果实和根。

【本草论述】《四川中药志》："解暑，消食。"

【形态特征】落叶灌木，高约1m。多分枝，遍身具短刺，常成对生于叶基部。单数羽状复叶互生，长倒卵形至椭圆形，先端尖或圆形，基部阔楔形。花两性，单生于茎枝顶端，花萼5；花瓣5，淡红色；雄蕊多数；雌蕊多数。果实扁球形，被密刺，成熟时黄色。花期5～7月，果熟期8～10月。

生于山坡、土坎或路旁。分布于贵州、四川等地。

【性味功效】甘、酸，凉。消食化滞，止泻。

【常用配方】**1.治食积饱胀、胃痛** 刺梨果100～300g，捣汁，冲服苦荞根粉3g；或刺梨根、地苦胆、蜘蛛香根各10g，水煎服。**2.治慢性腹泻** 刺梨根、朝天罐各20g，水煎服。**3.治痢疾、便下脓血** 刺梨根、委陵菜、鸡屎藤各20g，水煎服。

【主要化学成分】根茎和茎皮含单宁19%；果实含维生素C，维生素P，胡萝卜素，委陵菜酸，野鸦椿酸，原儿茶酸等。

【现代研究】药理研究显示有抑制胃肠平滑肌，促进消化液分泌，抗氧化，抗肿瘤，保肝及增强免疫功能等作用。现代临床用于治疗婴幼儿秋季腹泻，黄疸型肝炎，痢疾，带下，痔疮和外伤出血等。

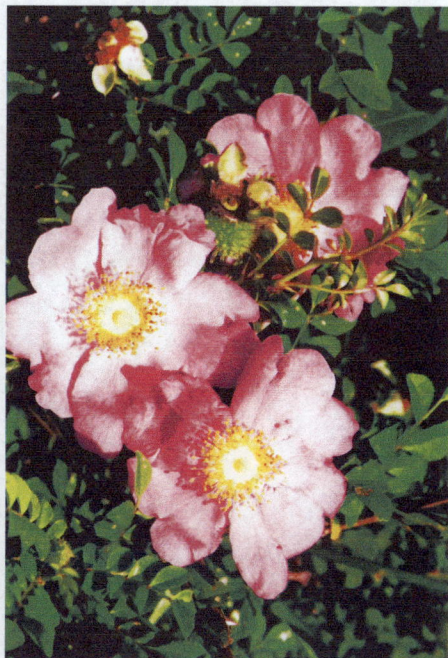

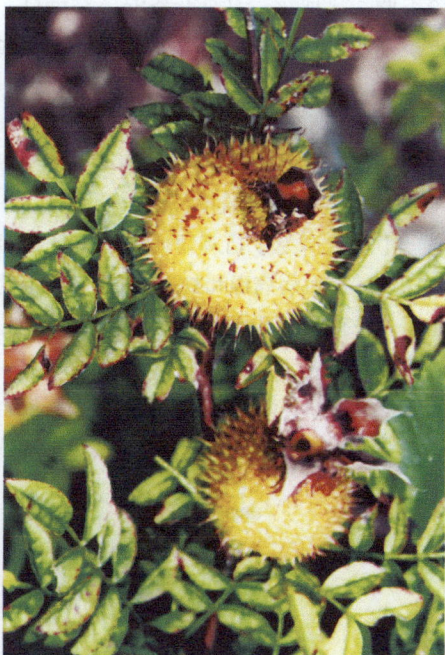

玫　瑰

【来源及药用部位】蔷薇科植物玫瑰*Rosa rugosa* Thunb. 花蕾。

【本草论述】《药性考》："行血破积，损伤瘀痛。"

【形态特征】直立灌木，干粗壮，枝丛生，密生绒毛、腺毛及刺。单数羽状复叶互生；小叶5～9片，椭圆形至椭圆状倒卵形，先端尖或钝，基部圆形或阔圆形，边缘有细锯齿，被柔毛；托叶附着于总叶柄。花单生或数朵簇生，直径6～8cm，紫色或白色；萼片5，花瓣5，雄蕊多数，雌蕊多数。瘦果骨质。花期5～6月，果熟期8～9月。

生于低山丛林中，我国大部分地区有栽种。

【性味功效】苦，温。理气解郁，和血散瘀。

【常用配方】**1.治胃痛**　玫瑰花、川楝子、白芍各9g，香附12g，水煎服。**2.治月经不调**　玫瑰花、月季花各9g，益母草、丹参各12g，水煎服。**3.治消化不良**　玫瑰花、陈皮各10g，研末，每次吞服2g。

【主要化学成分】花含槲皮苷，鞣质，没食子酸，花色苷，β-胡萝卜素，香茅醇，橙花醇和丁香油酚等。

【现代研究】药理研究显示有抗艾滋病病毒、白血病病毒和T细胞白血病病毒的作用，还有增加胆汁分泌，抗衰老和增强免疫功能等作用。现代临床用于治疗心绞痛，瘰病，慢性胆囊炎，胆系结石，前列腺炎，前列腺增生，慢性胃炎，胃痛，肠炎，痢疾，月经不调和白带异常等。

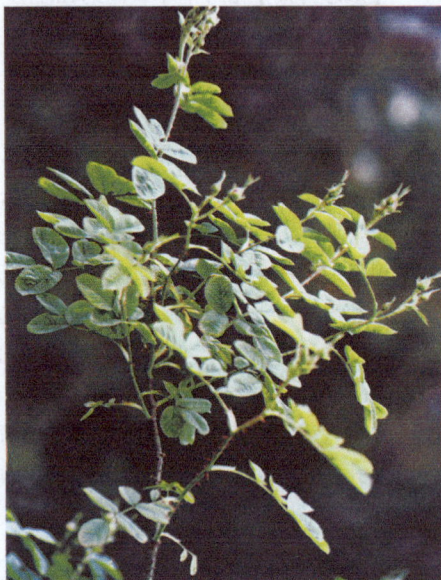

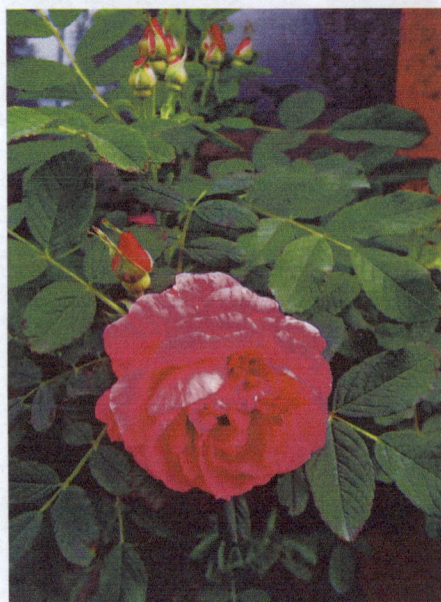

红毛刺（腺毛莓、红牛毛刺）

【来源及药用部位】蔷薇科植物红毛刺*Rubus adenophorus* Rolfe. 的茎叶或根。

【本草论述】《贵州草药》："理气，利湿，止痛，止血。"

【形态特征】直立亚灌木。茎被红色粗长毛，毛间散生红刺。小叶3枚，顶生叶卵圆形或矩圆形，先端长尖，基部心形或圆形；边缘有不整齐锯齿，下面主脉及侧脉均有刺；侧生小叶甚小，歪阔卵形或卵圆形，托叶线状披针形，贴生叶柄。花常数朵聚生，花梗长，花萼裂片卵形，花冠红色或玫瑰色，花瓣多数。小坚果。花期5～9月，果熟期8～11月。

生于山坡路旁及沟坎边。分布于长江以南等地区。

【性味功效】甘、涩、温。理气止痛，利湿，止血。

【常用配方】**1.治疝气疼痛** 红毛刺根10～15g，水煎服。**2.治劳伤或有吐血** 红毛刺根30g，泡酒服。**3.治黄水疮** 红毛刺鲜叶适量，捣烂外敷患处。

【主要化学成分】果实含多种维生素，总酸和SOD等。

【现代研究】现代临床用于治疗腹股沟疝肿痛，跌打损伤和黄水疮等。

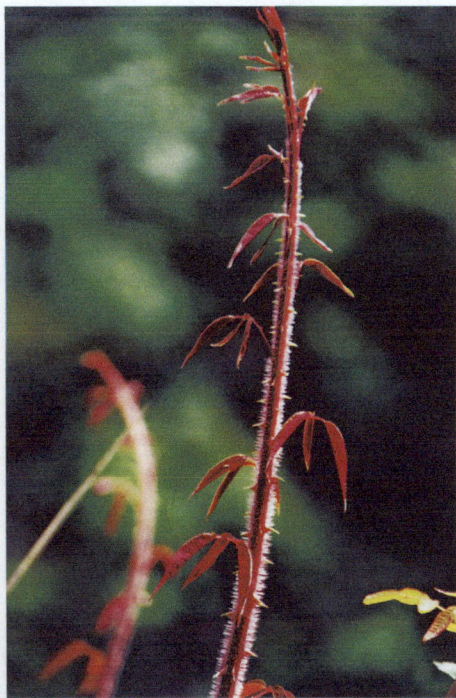

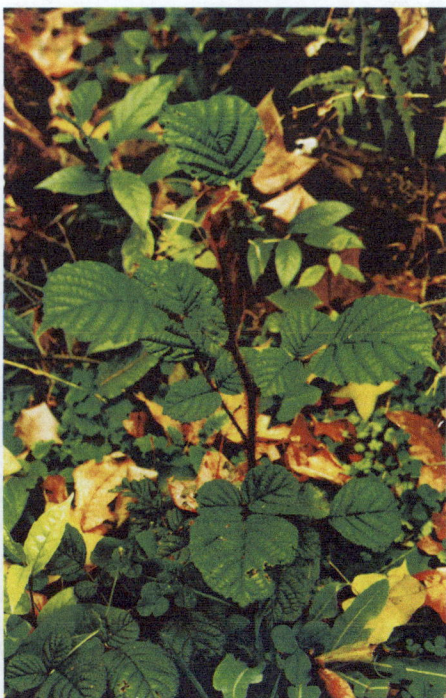

覆盆子

【来源及药用部位】蔷薇科植物华东覆盆*Rubus chingii* Hu的果实。

【本草论述】《名医别录》："益气轻身，令发不白。"

【形态特征】落叶灌木。新枝略带蔓性，紫褐色，幼枝绿色，被白粉，有少数倒刺。叶互生，近圆形，掌状5裂，偶有7裂，边缘具不整齐锯齿，两面脉上被白色短柔毛；叶柄散生细刺，托叶线形。花单生于枝端叶腋；萼片5，卵形或长椭圆形，被灰白色柔毛；花瓣5，近圆形，白色；雄蕊多数，生于凸起的花托上。聚合果球形，红色，下垂，小核果密被淡黄白色短柔毛。花期4～5月，果熟期6～7月。

生于向阳山坡、路边、林边及灌丛中。主产浙江、福建以及华南、西南等地。

【性味功效】甘、酸，温。益肾，固精，缩尿。

【常用配方】**1.治阳痿、早泄**　覆盆子，酒浸，焙研为末，每旦酒送服9g。**2.治肺虚寒咳嗽**　覆盆子，取汁作煎果，加少量蜂蜜，或熬为稀饭服。**3.治疗肾虚遗尿、尿频**　覆盆子、枸杞子、菟丝子、山茱萸各10g，水煎服。**4.治年老精亏目暗不明**　覆盆子、菟丝子、枸杞子、菊花、熟地黄等分，蜂蜜制丸常服。

【主要化学成分】含有机酸，糖类，没食子酸，β-谷甾醇，覆盆子酸及少量维生素C等。

【现代研究】药理研究显示有类似雌激素样作用，对葡萄球菌、霍乱弧菌等有抑制作用。现代临床用于治疗小儿遗尿，年老体虚和小便失禁等。

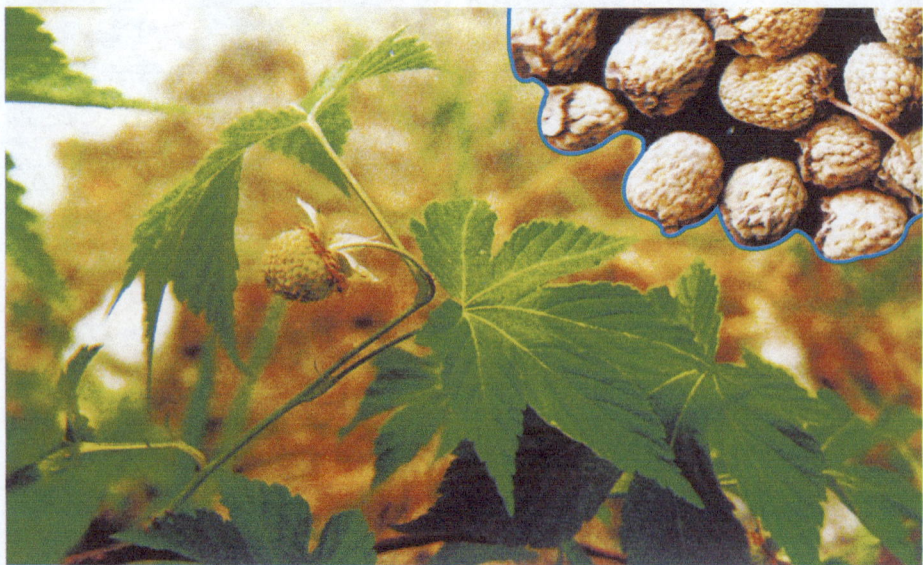

悬钩子（山莓、树莓）

【来源及药用部位】蔷薇科植物山莓*Rubus corchorifolius* L. f.的根和叶。

【本草论述】《本草拾遗》："食之醒酒，止渴，除痰唾，去酒毒。"

【形态特征】落叶灌木，高1~2m，有钩刺，幼时有绒毛。单叶互生；叶柄长5~20mm，托叶线形，贴生于叶柄上；叶片卵形至卵状披针形，先端渐尖，基部近心形，边缘有不规则锯齿，有时3浅裂，基出3脉，下面及叶柄有灰色绒毛。花单生或数朵生于小枝上；花白色；萼片5，外面有毛；花瓣5，长圆形；雄蕊、心皮多数分离。聚合果熟时鲜红色。花期3~4月。果熟期5~6月。

生于向阳山坡、溪边、灌丛中。分布于河北、陕西及长江流域以南各地。

【性味功效】苦、涩、平。祛风利湿，收湿敛疮。

【常用配方】**1.治风湿痹证关节肿痛**　悬钩子、万年茶根各20g，水煎服。**2.治黄疸、胁痛**　悬钩子30g，加红糖适量，水煎服。**3.治黄水疮**　悬钩子适量，研末，香油调搽。

【主要化学成分】叶含维生素C等。

【现代研究】现代临床用于治疗风湿性关节炎，急性黄疸型肝炎，烧烫伤和皮肤湿疹痒痛等。

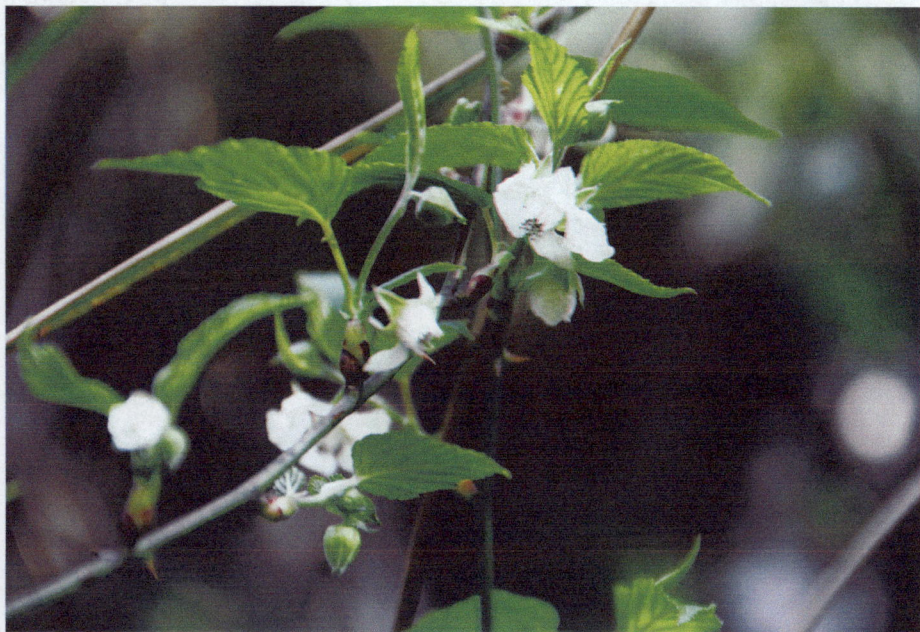

三月泡

【来源及药用部位】蔷薇科植物山莓*Rubus corchorifolius* L. f. 的果实。

【本草论述】《生草药性备要》："除蟛疥，杀虫，出汗斑，洗痔痔。"

【形态特征】见"悬钩子"该项下。

【性味功效】酸、甘，微温。醒酒，止渴，祛痰，解毒。

【常用配方】**1.治遗精** 三月泡果实18g，水煎服。**2.治咳嗽** 三月泡果实15g，五匹风20g，水煎服。**3.治乳痈肿痛** 三月泡果实、蒲公英各适量，捣烂外敷。**4.解酒毒** 三月泡20g，千层塔10g，水煎代茶饮。

【主要化学成分】果实含氨基酸类，维生素类，SOD；种子油含脂肪酸。

【现代研究】现代临床用于治疗醉酒，痛风，遗精，遗尿，丹毒，火烫伤和感冒等。

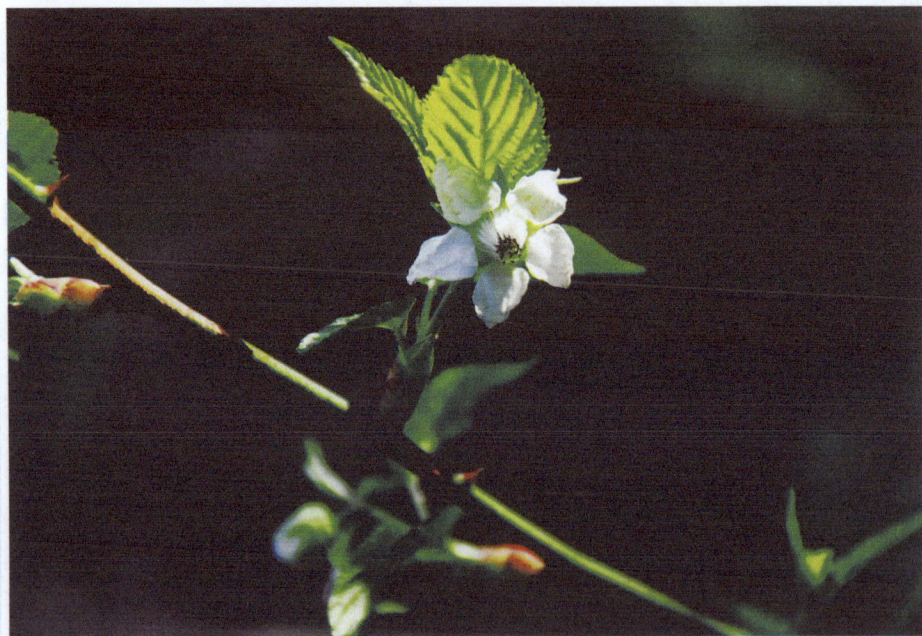

插田泡（倒生根）

【来源及药用部位】蔷薇科植物插田泡*Rubus coreanus* Miq.的果实、根。

【本草论述】《重庆草药》："行气活血，生肾水。"

【形态特征】灌木，高1～3m。茎直立或弯曲成拱形，红褐色，有钩状的扁平皮刺。奇数羽状复叶；托叶条形；小叶5～7；顶生小叶有柄，侧生小叶近无柄；叶片卵形、椭圆形或菱状卵形，先端急尖，基部宽楔形或近圆形，边缘有不整齐锥状锐锯齿，或缺刻状粗锯齿，下面灰绿色，沿叶脉有柔毛或绒毛。伞房花序顶生或腋生；总花梗和花梗有柔毛；花粉红色；萼裂片卵状披针形，外面有毛。聚合果卵形，红色。花期4～6月，果熟期6～8月。

生于山坡灌丛或山谷、河边、路旁。分布于江苏、浙江、江西、福建、陕西、甘肃、河南、湖北、湖南、贵州、四川和新疆等地。

【性味功效】酸、咸，平。活血止血，祛风除湿。

【常用配方】**1.治感寒腹痛** 插田泡根15g，水煎服。**2.治小便不利** 插田泡根15g，车前草9g，水灯芯6g，水煎服。**3.治吐泻** 插田泡根9g，铁马鞭、毛芥菜各30g，斋粑树15g，水煎服。**4.治风眼流泪** 插田泡鲜果30g，水煎用热气熏眼。

【主要化学成分】果实含覆盆子苷，叶含插田泡苷和覆盆子苷等。

【现代研究】现代临床用于治疗月经不调，跌打损伤，骨折，小便不利，胃肠感冒吐泻，痢疾，感冒腹痛、腹胀，急性结合膜炎，遗精，关节疼痛和腰痛等。

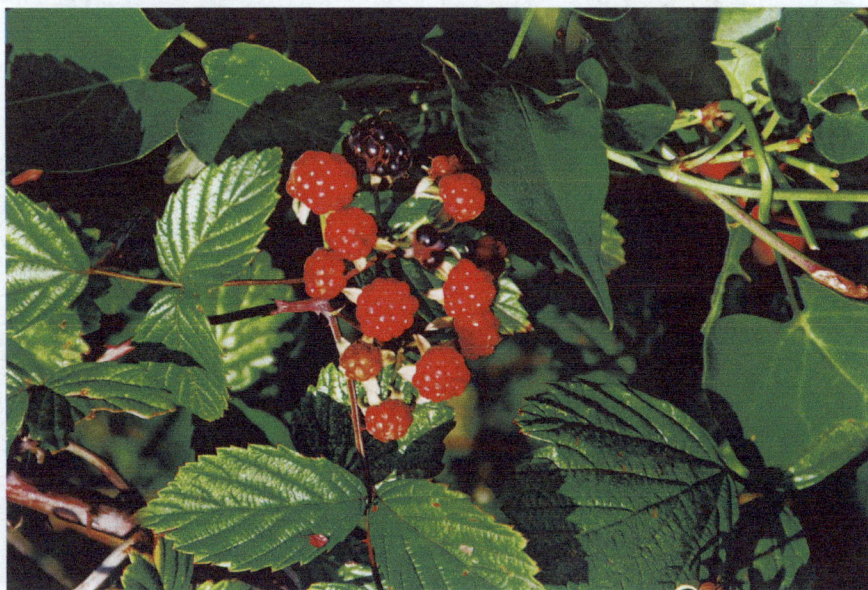

山楂叶悬钩子（树莓）

【来源及药用部位】蔷薇科植物山楂叶悬钩子*Rubus crataegifolius* Bunge的根、叶。

【形态特征】落叶灌木，高1~2m，茎直立；小枝黄褐色至紫褐色，无毛，具直立针状皮刺。单叶互生；托叶线形，基部与叶柄合生；叶柄具疏柔毛和钩状小皮刺；叶片广卵形至近圆卵形，先端急尖或微钝。花2~6朵簇生于枝顶成短伞房状花序；花梗具柔毛；萼筒杯状，外被短柔毛，萼裂片三角状卵形，先端渐尖，全缘，外面具短柔毛，内面密被白色柔毛；花瓣卵状椭圆形，白色；雄蕊多数，长约5mm；心皮多数，无毛。聚合果近球形，直径约1cm，暗红色，无毛，有光泽。花期6月，果熟期8~9月。

生于海拔100~1 100m的山坡灌丛、林缘及林中荒地。分布于我国东北及华北，朝鲜和日本亦有分布。

【性味功效】苦、涩、平。祛风利湿，收湿敛疮。

【常用配方】**1.治风湿痹痛**　山楂叶悬钩子、万年茶根各20g，水煎服。**2.治湿热黄疸、胁痛**　山楂叶悬钩子、六月雪各20g，水煎服。**3.治黄水疮**　山楂叶悬钩子鲜品适量，捣烂外敷患处。

【主要化学成分】含β–谷甾醇，胡萝卜苷和齐墩果酸等。

【现代研究】现代临床用于治疗风湿性关节炎，湿疹，湿疮和肝炎等。

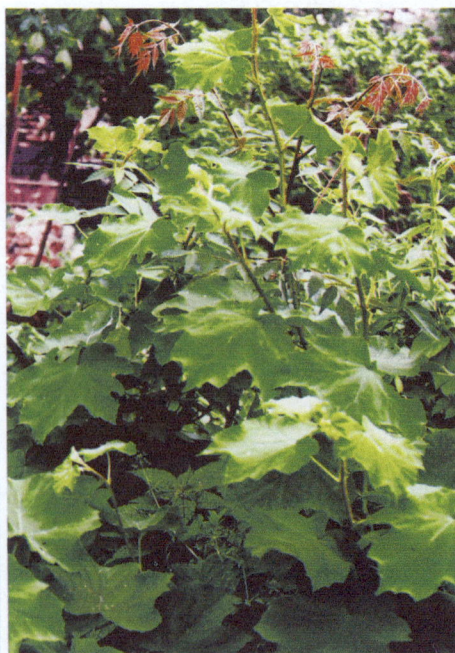

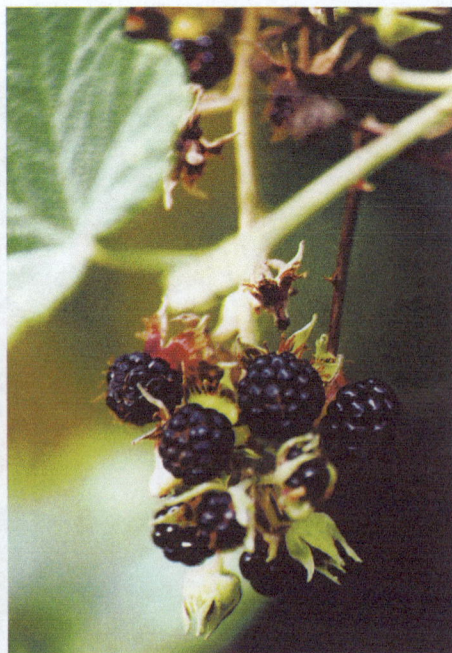

椭圆叶悬钩子（黄泡根、刺黄泡）

【来源及药用部位】蔷薇科植物椭圆叶悬钩子*Rubus ellipticus* Smith的根或茎叶。

【本草论述】《四川中药志》："（根）治疯狗咬伤；（叶）杀虫止痒干黄水。"

【形态特征】半匍匐状灌木；高1～3m。小枝粗壮，平展，密生红棕色毛，茎上有粗壮倒生皮钩刺。小叶3片，叶柄长2～7cm，被紫红色刺毛；叶片阔倒卵形，顶生小叶比侧生小叶大，先端圆截或微凹，基部楔形；上面深绿，下面密被棕色绒毛。短总状花序顶生或腋生；萼片5，萼片密被黄灰色绒毛；花瓣5，白色。聚合果球形，金黄色。花期2～3月，果熟期4～5月。

生于海拔1 000～2 500m的山坡、山谷和疏林内。分布于西南各地。

【性味功效】咸、酸、平。祛风除湿，清热解毒，收敛止泻。

【常用配方】**1.治风湿痹痛** 椭圆叶悬钩子30g，大风藤、红禾麻各15，浸酒服。**2.治咽喉肿痛** 椭圆叶悬钩子20g，浓煎后慢慢下咽。**3.治湿热泄泻** 椭圆叶悬钩子30g，刺梨根15g，水煎服。

【主要化学成分】含委陵菜酸，β–谷甾醇等；果实含无机元素，糖类和蛋白质等。

【现代研究】现代临床用于治疗阿米巴痢疾，细菌性痢疾，急、慢性肠炎和消化不良腹泻等

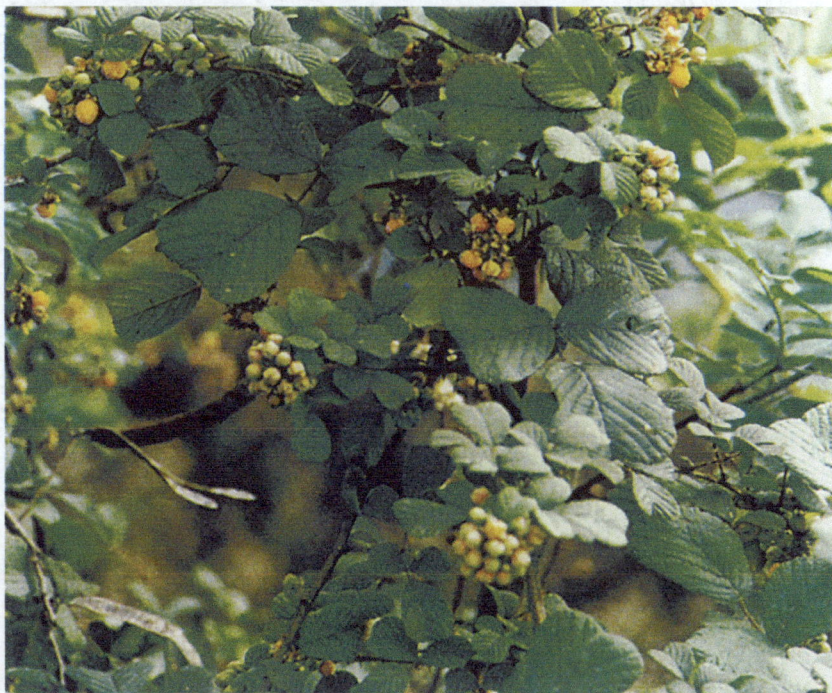

倒触伞（栽秧泡、黄泡）

【来源及药用部位】蔷薇科植物栽秧泡*Rubus ellipticus* Smith var. *obcordatus* (Franch) Focke的根、叶、果。

【本草论述】《滇南本草》："走经络。治筋骨疼痛，痿软麻木，日久赤白痢，休息痢。"

【形态特征】常绿灌木。茎、叶柄和叶轴均被红棕色柔毛，并有倒钩刺和较密的褐色刚毛。三出复叶，小叶片阔倒卵形或倒心形，中央小叶较大，先端截形或圆形，通常凹入，基部宽楔形，边缘有锯齿，上面绿色，沿叶脉具细柔毛，下面粉绿色，密被白色细绒毛；托叶针形。花成密生的聚伞花序，白色或淡红色；萼片5；花瓣5；雄蕊多数；雌蕊多数。聚合果球形，橘黄色。花期3～4月，果熟期4～5月。

生于山坡、灌木丛中。分布于四川、云南、贵州和广西等地。

【性味功效】淡、微苦，平。清热利湿，活血调经。

【常用配方】**1.治外伤出血，跌打损伤肿痛** 倒触伞叶、蛇泡叶、野花椒叶、地丁叶、牛筋叶鲜品各等量，捣烂外敷局部。**2.治湿热痢疾、泄泻** 倒触伞鲜根3g，嚼吃；或倒触伞15g（红痢加红糖，白痢加白糖），水煎服。**3.治外感夹食滞，吐泻** 倒触伞根皮15g，捣烂，兑淘米水，取汁服。**4.治红崩** 倒触伞根皮、金银花藤尖、千年矮根或叶各30g，水煎，加酒为引，每次服1酒杯，每日2～3次。

【现代研究】现代临床用于治疗外伤出血，消化不良，跌打损伤，肠炎腹泻和细菌性痢疾等。

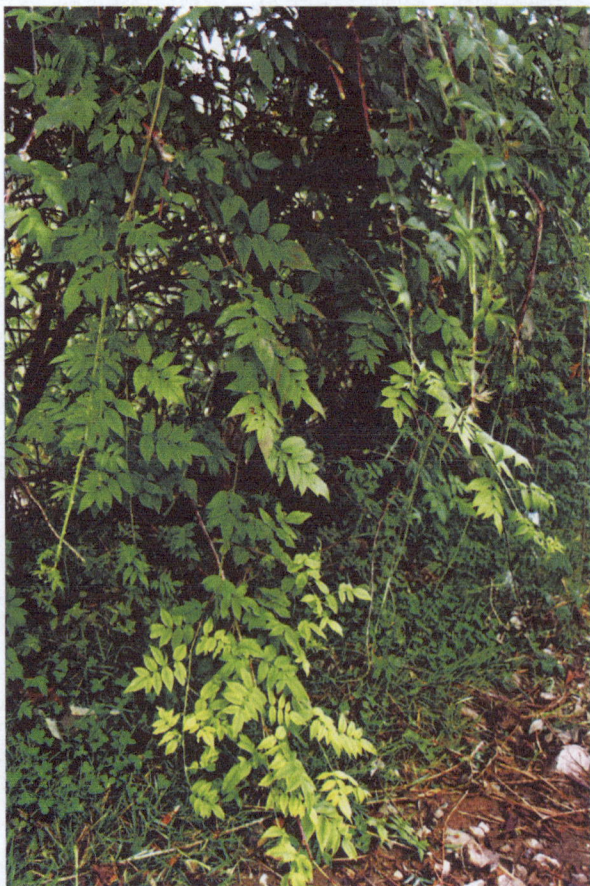

牛尾泡（黄泡子）

【来源及药用部位】蔷薇科植物宜昌悬钩子*Rubus ichangensis* Hemsl. et O. Kuntze的叶和根。

【本草论述】《四川常用中草药》："收敛，止血，解毒。根：通经散瘀。治吐血，痔疮出血。叶：治黄水疮，湿热疮毒。"

【形态特征】攀援或匍匐灌木，枝细长，具有柄腺毛，或脱落，散生小钩状皮刺。叶互生，近革质；卵状披针形或长圆状卵形，先端渐尖，基部深心形，两面无毛。下面中脉和叶柄有皮刺。顶生圆锥花序，腋生花序有时形成总状；花白色，萼5裂；雄蕊多数；心皮多数。聚合果球形，红色。花期4～5月，果熟期6～8月。

生于山坡灌丛中、路边及林缘。分布于四川、贵州、广西和湖北等地。

【性味功效】酸、涩，平。根：通经散瘀，止痛，利尿，杀虫。叶：治湿热疮毒。

【常用配方】**1.治吐血、衄血** 牛尾泡、白茅根各30g，水煎服。**2.治风湿痹痛** 牛尾泡、山冬青各20g，水煎服。**3.治小便不利** 牛尾泡30g，水煎服。**4.治黄水疮** 牛尾泡叶适量，研末，菜油调涂患处。

【现代研究】现代临床用于治疗外伤出血和各种出血，痛经，小便短涩和黄水疮等。

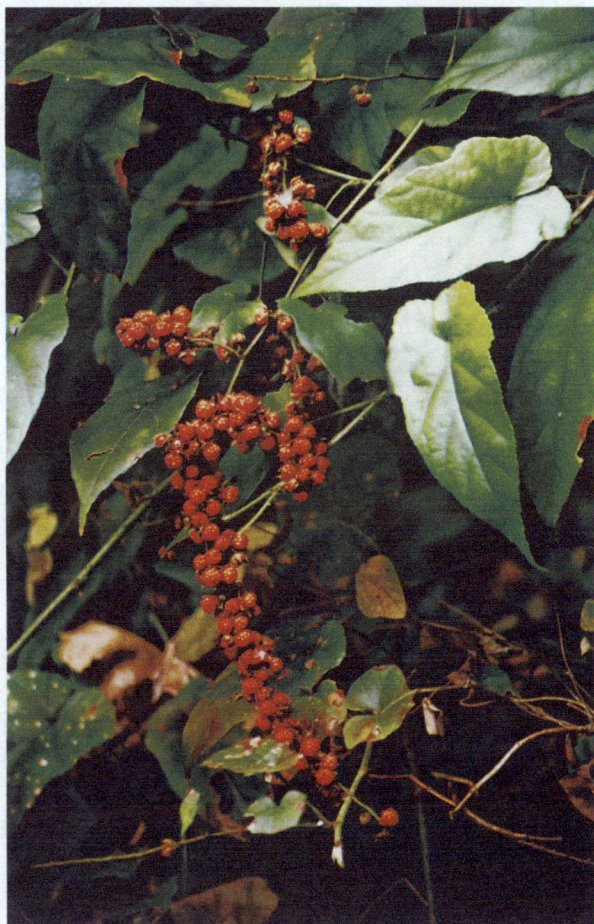

白叶莓

【来源及药用部位】蔷薇科植物无腺白叶莓*Rubus innominatus* S.Moore var. *kuntzeanus* (Hemsl.) Bailey的根。

【本草论述】《天目山药用植物志》："治小儿风寒咳逆，气喘。"

【形态特征】落叶灌木，高1~4m。茎直立，稍成拱形。茎枝叶柄、叶片下面和花梗均无腺毛。三出复叶，小叶片卵形或长椭圆状卵形，顶生小叶较大，先端渐尖，基部圆至浅心形，上面疏生白色柔毛，下面密生白柔毛，边缘具不整齐锯齿。短总状花序；萼5裂；花瓣5，红色。聚合果球形，橘红色。花期5~6月，果熟期7~8月。

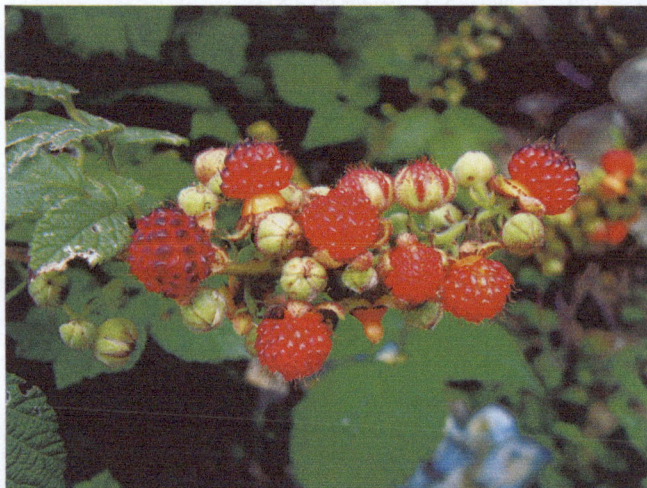

生于山坡灌丛中、路边及林缘。分布于长江流域以南各地。

【性味功效】辛，温。祛风散寒，止咳平喘。

【常用配方】**治小儿风寒咳逆、气喘** 白叶莓鲜根30g，芫荽菜、紫苏、前胡各9g，水煎，冲红糖，早晚饭前各服1次。

【主要化学成分】果实含种氨基酸，维生素和钾、钠、镁、锌、铁、硒等微量元素。

【现代研究】现代临床用于治疗感冒咳喘等。

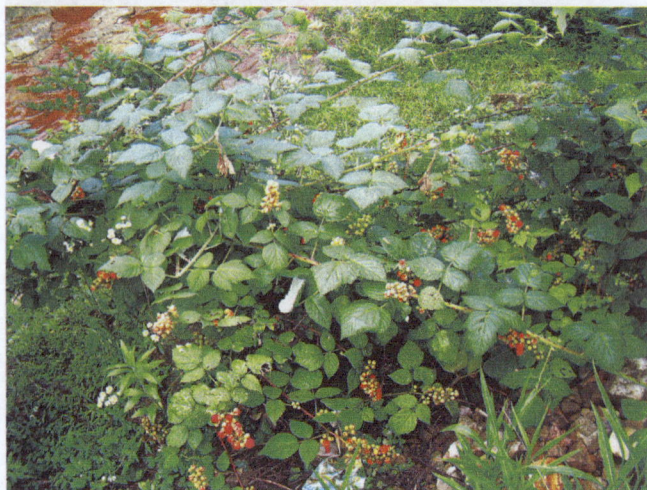

大乌泡

【来源及药用部位】蔷薇科植物大乌泡*Rubus multibractertus* Lévl. et Vant.的全株。

【本草论述】《全国中草药汇编》："清热利湿。"

【形态特征】蔓生小灌木，高2～3m。茎、叶柄及叶下均被黄色绒毛。单叶互生，革质，近圆形，掌状7～9裂，顶生叶片不明显3裂，先端圆钝或锐尖，基部心形，边缘有不整齐重锯齿，下面灰白色，托叶条裂。圆锥或总状花序顶生，密被黄色绒毛，苞片椭圆形，萼裂片卵形。聚合果球形，红色。

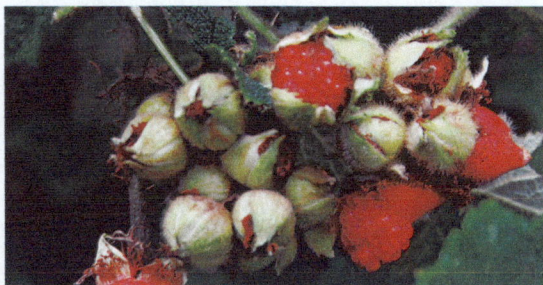

生于山坡、灌木丛中。分布于贵州及四川、云南等地。

【性味功效】涩，凉。清热凉血止血，祛风除湿，接骨。

【常用配方】1.治小儿腹泻、痢疾致脱肛　大乌泡根15g，水煎兑酒服，每日3次。2.治妇女倒经　大乌泡根、倒触伞根各30g，茅草根、金银花藤各15g，水煎红糖服，每日3次。3.治咳嗽带血、四肢无力　鲜大乌泡60g，鲜苦刺头30g，葵花杆芯15g，水浓煎后服。4.治骨折(未破皮者)　大乌泡根、野葡萄根、百尾参各等量，共捣烂，加酒炒热，先用手法使骨折复位，取药包上，再上夹板，每日1换。

【主要化学成分】果实中含氨基酸，糖，酸，维生素及钾、钙、镁、锰、锌、铁等。

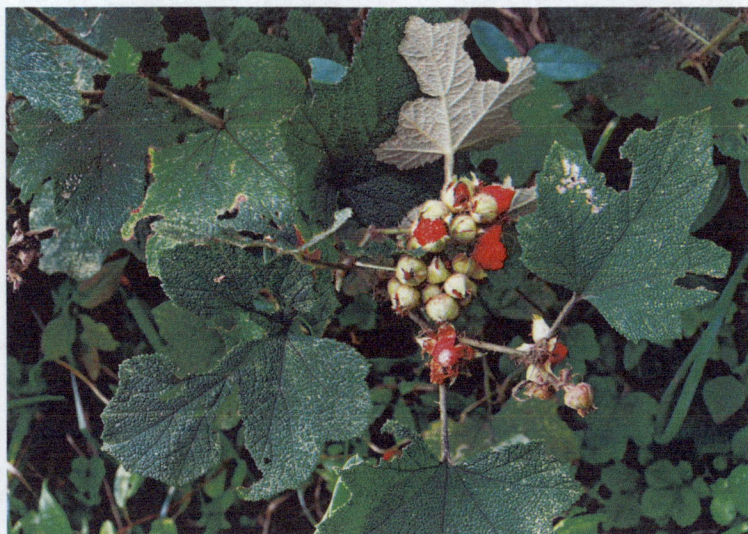

【现代研究】现代临床用于治疗龋齿痛，跌打损伤骨折，消化不良，咳嗽、咯血，牙周炎和牙龈炎疼痛等。

茅 莓

【来源及药用部位】蔷薇科植物茅莓*Rubus parvifolius* L.的根茎、叶。

【形态特征】落叶小灌木，高约1m。枝呈拱形弯曲，具短柔毛和倒生皮刺。单数羽状复叶互生，小叶通常3枚，顶生小叶菱状卵形至阔倒卵形，侧生小叶较小，具浅裂，先端钝，基部阔楔形，边缘有不规则锯齿。花数朵，萼片5，绿色；花瓣5，粉红色；雄蕊、雌蕊多数。聚合果球形，红色。

生于山坡、土坎。分布于江南地区。

【性味功效】苦、涩、凉。凉血止血，清热利湿。

【常用配方】**1.治吐血** 茅莓30g，土大黄20g，水煎服。**2.治白带** 茅莓、杠板归、六月雪各30g，水煎服。**3.治石淋** 茅莓50g，水煎吞服桃胶粉10g。**4.治刀伤出血** 茅莓鲜草适量，捣烂外敷。**4.治水泻、痢疾** 茅莓根、鱼腥草、车前草各30g，水煎服。

【主要化学成分】茎含鞣质，酚类，氨基酸。根含鞣质，黄酮苷等。

【现代研究】药理研究显示有止血，抗心肌缺血，抗血栓形成等作用。现代临床用于治疗泌尿系结石，风湿性关节疼痛，过敏性皮炎，外伤出血等。

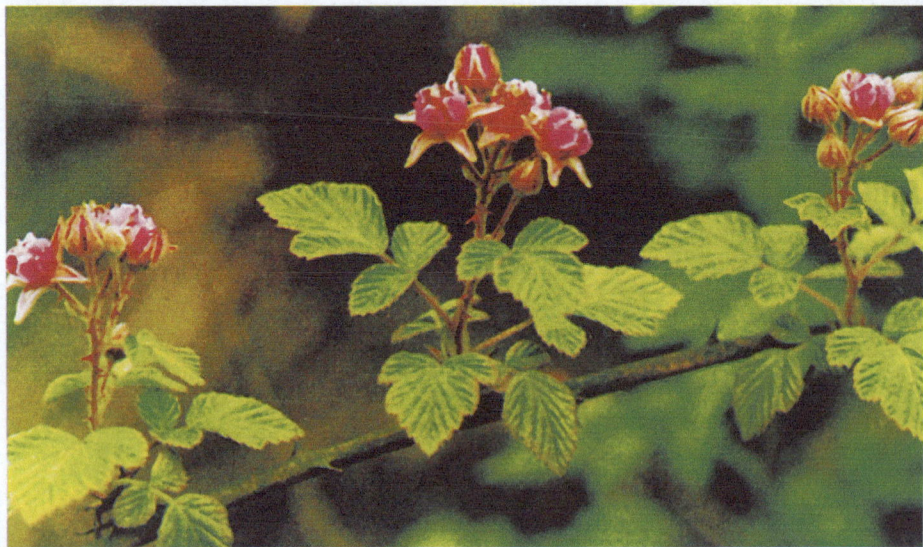

西南栒子（大红子）

【来源及药用部位】为蔷薇科植物西南栒子*Cotoneaster franchetii* Bois 的根、叶。

【形态特征】半常绿灌木，枝开展，灰褐色。单叶互生，椭圆形至卵形，先端渐尖，基部楔形，全缘。花两性，5～11朵组成聚伞花序，生于短枝侧顶端；花瓣5，粉红色；雄蕊20，比花瓣短；子房下位；果实卵球形。花期6～7月。

生于山野向阳石灰岩山地。贵州中、西部有产；分布于西南地区。

【常用配方】**1.治腮腺炎** 西南栒子适量，捣烂外敷。**2.治跌打损伤** 西南栒子20g，九龙藤20g，泡酒服。**3.治疮痈肿毒** 西南栒子适量，醋少许，捣烂外敷。

【主要化学成分】果含原花色素。叶含槲皮素或山萘黄素单糖苷、异绿缘酸、表儿茶素等。

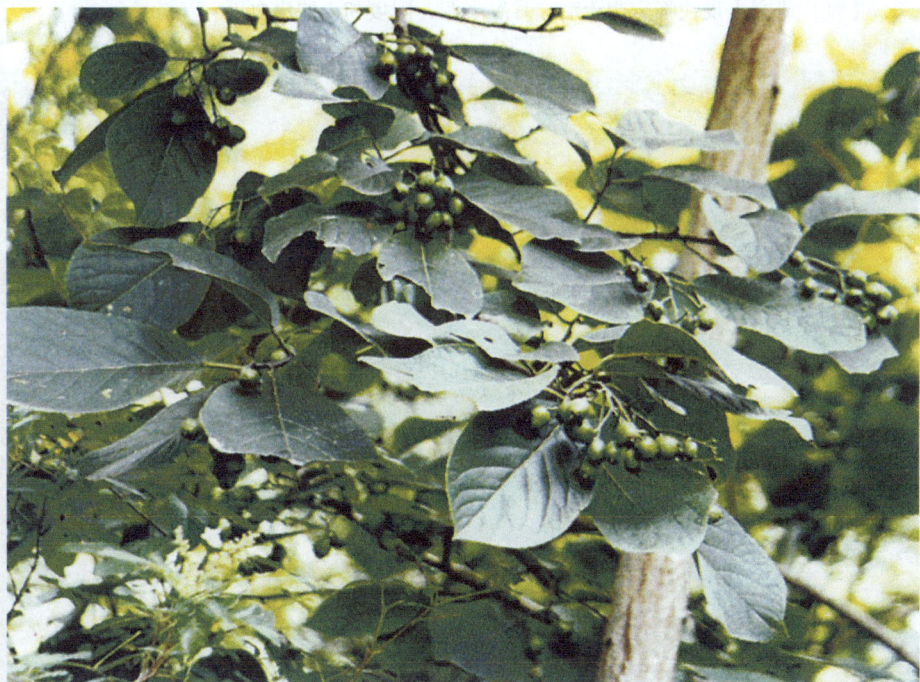

空筒泡（多腺悬钩子）

【来源及药用部位】蔷薇科植物多腺悬钩子*Rubus phoenicolassius* Maxim.的枝叶及果实。

【本草论述】《贵州草药》："活血，解毒，补肾。"

【形态特征】落叶灌木。茎直立，茎枝、叶轴均密被黄色有腺头的刺毛及少数瘦刺。三出复叶，顶生小叶最大，两侧小叶近于无柄；小叶片阔卵形，先端突尖，基部圆形，边缘有不等长锯齿，背面主脉上有腺头的刺毛及瘦刺。短总状花序腋生；萼片5，卵状椭圆形，外面密被细刺毛；花瓣5，淡红色；雄蕊10～15；子房下位。果实半球形，暗红色。

生于田坎、山坡及丛林中。分布于华北及陕西、甘肃、青海、河南、湖北、贵州等地。

【性味功效】甘，温。活血，解毒，补肾。

【常用配方】**1.治月经不调（错后者）** 空筒泡根30g，水煎服。**2.治肾虚阳痿** 空筒泡根30g，炖肉吃。**3.治血尿** 空筒泡根15g，煎水煮甜酒吃。

【现代研究】现代临床用于治疗月经不调，阳痿和小便出血等。

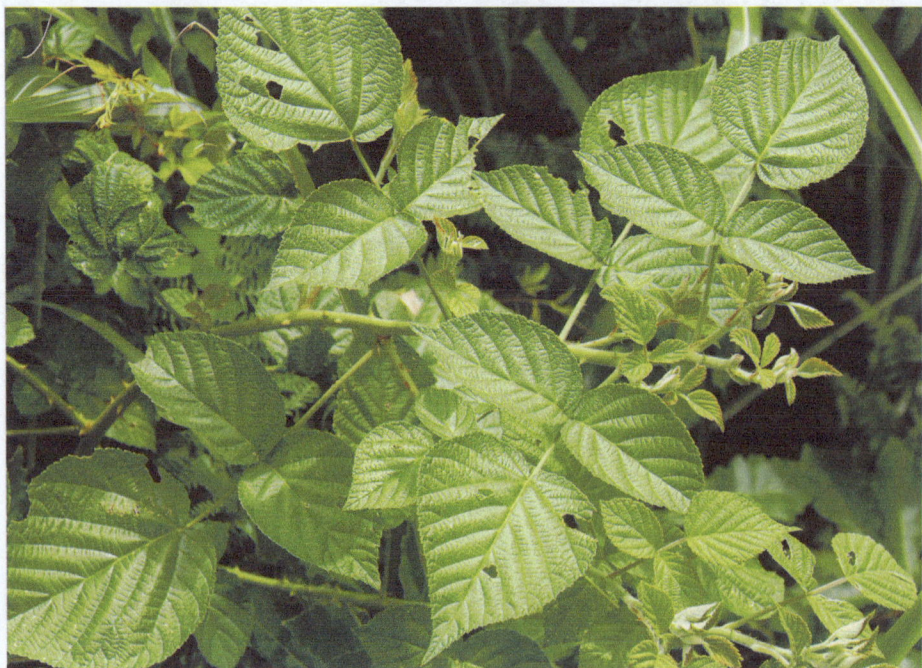

川　莓

【来源及药用部位】蔷薇科川莓*Rubus setchuenensis* Bur. et Franch.的根。

【形态特征】落叶灌木。高2～5m。茎圆柱形，密被灰褐色绒毛，有时混生刚毛。单叶，近圆形或宽卵形，直径6～17cm，先端急尖或圆钝，基部心形，边缘有不整齐锯齿，常有不明显的5～7裂，上面粗糙，下面灰绿色，有短绒毛；叶柄长5～7cm；托叶较宽，基部不对称，有早落现象。圆锥花序顶生或成腋生花丛；总花梗和花梗密生绒毛；花紫色；萼裂片三角状卵形，内外两面有绒毛；花瓣倒卵圆形；雄蕊多数。聚合果近球形，黑色。花期6～7月，果熟期8～9月。

生于山坡、路旁、林边、林中及灌丛中。分布于四川、贵州、湖北和西藏等地。

【性味功效】酸、咸，平。祛风除湿，清热，凉血，活血止血，敛疮。

【常用配方】**1.治吐血、咯血**　川莓10g，一口血8g，水煎服。**2.治月经不调**　川莓、团经药、大玉竹各15g，水煎服。**3.治痢疾**　川莓20g，水煎服。

【主要化学成分】含草莓苷F_1，胡萝卜苷等。

【现代研究】现代临床用于治疗痢疾脓血便，月经不调和咯血等。

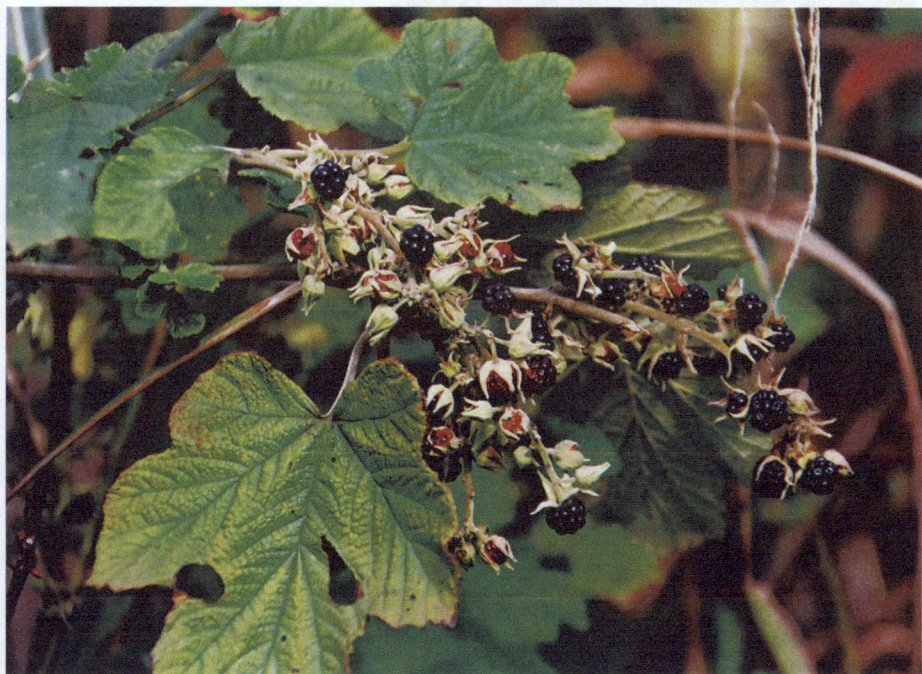

地　榆

【来源及药用部位】蔷薇科植物地榆*Sanguisorba officinalis* L. 或长叶地榆 *Sanguisorba officinalis* L. var. *longifolia* (Bert.) Yu et Li的根。

【本草论述】《本经》："主妇人乳痉痛，七伤带下病，止痛，除恶肉，止汗，疗金疮。"

【形态特征】多年生草本。茎有时带紫色。羽状复叶，基生叶有长柄，茎生叶互生；托叶镰状，有齿；小叶7～21，矩状椭圆形，长1.5～6cm，宽0.5～3cm，先端钝，有小突尖，基部截形或浅心形，边缘有圆而锐的锯齿，小叶柄基部具小托叶。穗状花序顶生，圆柱形，花小而密集；花被4裂，花瓣状，紫红色。瘦果椭圆形，褐色，花被宿存。花、果期7～9月。

生于土坡草地，全国各地均产。

【性味功效】苦、酸、涩，微寒。凉血止血，解毒敛疮。

【常用配方】**1.治便血、痔血**　地榆、槐花各12g，水煎服。**2.治烫火伤**　地榆、虎杖各适量，研末，麻油调搽。**3.治溃疡烂疮**　地榆适量，水煎外洗或研末调油搽。**4.治血热崩漏**　地榆、生地、黄芩、炒蒲黄各6g，水煎服。

【主要化学成分】含地榆苷，地榆皂苷（A、B、E），水解鞣质，缩合鞣质，没食子酸，鞣花酸，糖类，维生素A及多种微量元素等。

【现代研究】药理研究显示有明显缩短出血时间、凝血时间，抗炎，镇吐和镇静等作用。现代临床用于治疗慢性支气管炎，慢性胃炎，胃溃疡，胃、十二指肠出血，黄疸型肝炎，急性肠炎，细菌性痢疾，急性乳腺炎，慢性结肠炎，各种烧烫伤，痔疮，肛裂，带状疱疹，红眼病，漆疮，痤疮，湿疹，严重表皮剥脱性皮肤病等。

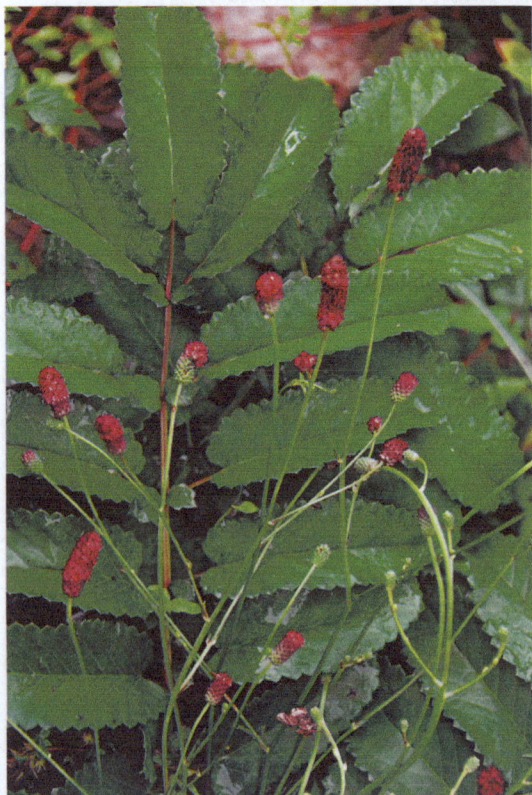

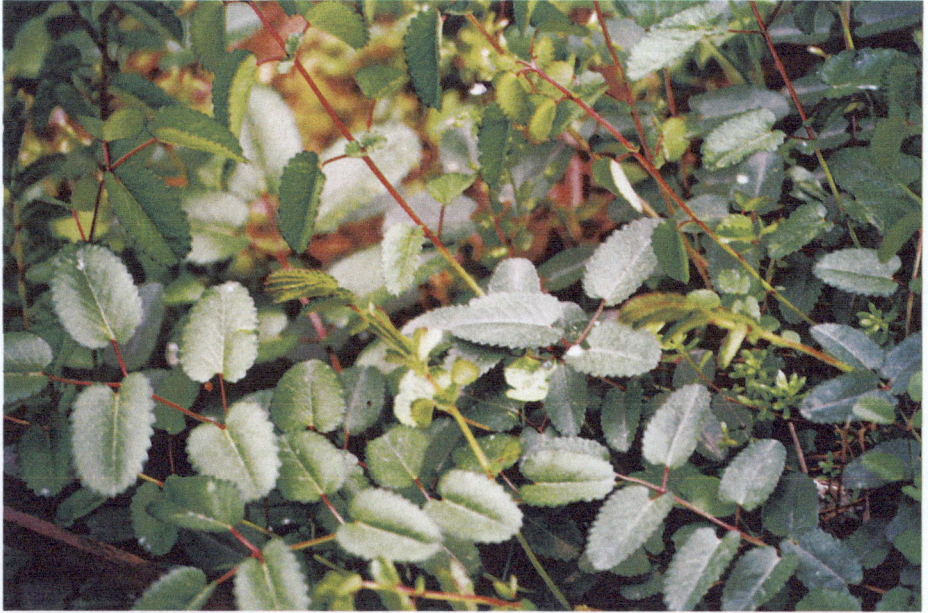

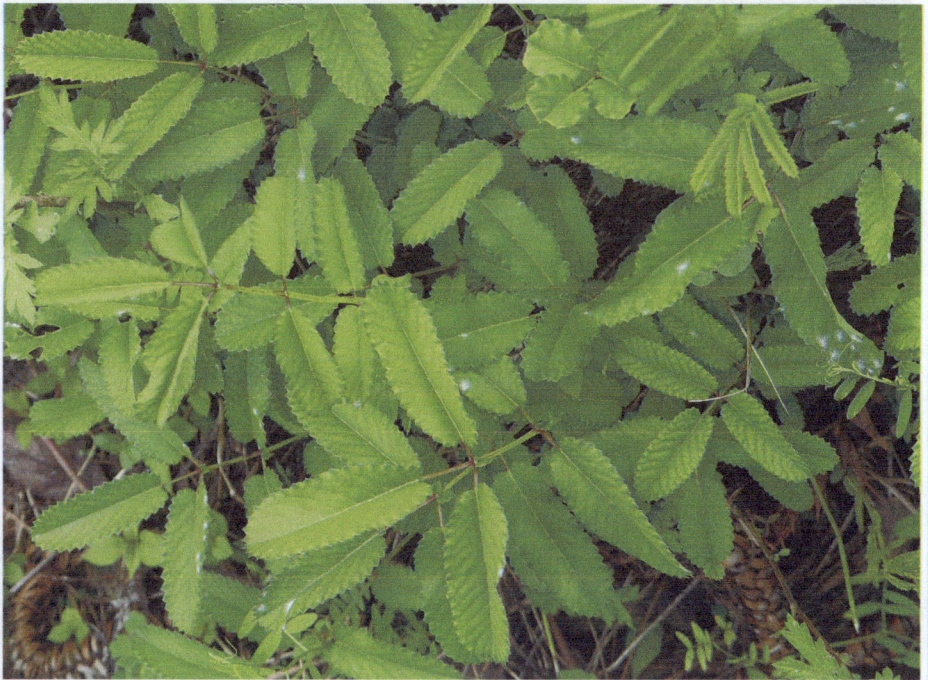

麻叶绣球

【来源及药用部位】蔷薇科植物绣球绣线菊*Spiraea blumei* G. Don 的根及根皮。

【本草论述】《贵州草药》："散瘀，利湿，解毒。"

【形态特征】灌木，高1~2m。小枝细，开张，深红褐色或暗灰褐色，无毛。单叶互生；小叶菱状卵形或倒卵形，先端圆钝或微尖，基部楔形，边缘近中部以上有圆钝缺刻或3~5浅裂，两面无毛，下面浅蓝绿色。伞形花序，无毛，花10~25朵；苞片披针形；花萼钟状，花瓣宽倒卵形，白色；雄蕊18~20；子房无毛。蓇葖果直立。花期4~6月，果熟期8~10月。

生于向阳土坡、杂木林或路旁。分布于全国大部分地区。

【性味功效】辛，微温。活血止痛，解毒祛湿。

【常用配方】**1.治跌打损伤瘀血肿痛** 麻叶绣球根60g，泡酒服。**2.治咽喉肿痛** 麻叶绣球根30g，半边莲、金银花各15~18g，水煎，兑糖服。**3.治风湿关节痛** 麻叶绣球根60g，水煎取汁，炖猪脚吃。**4.治带下** 麻叶绣球根9g，蒸白糖服。

【现代研究】现代临床用于治疗跌打损伤，瘀血肿痛，咽喉炎肿痛，疮疡，白带增多和湿疹等。

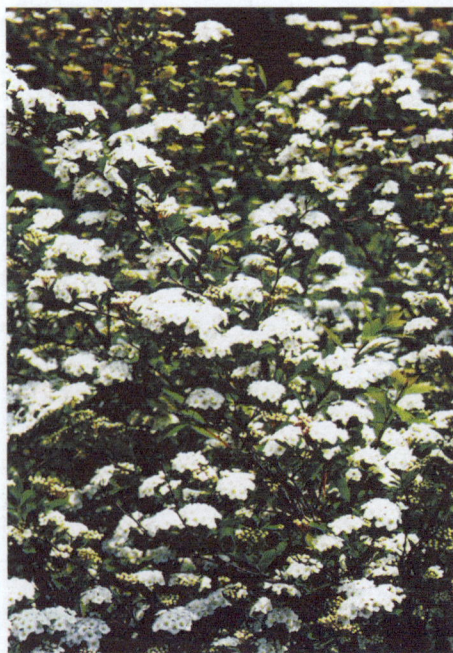

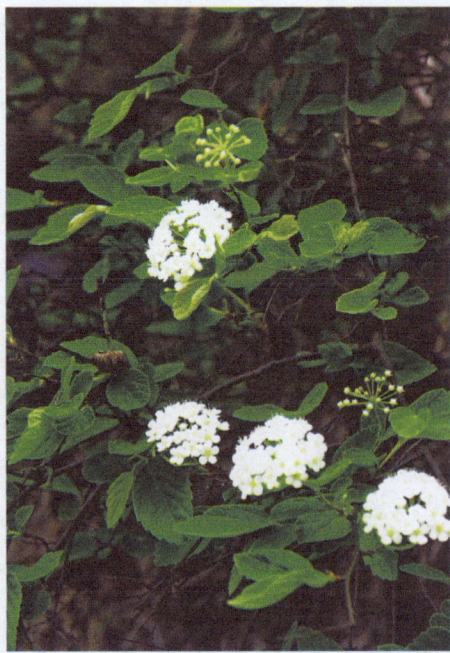

绣线菊根（土黄连）

【来源及药用部位】蔷薇科植物光叶绣线菊*Spiraea japonica* L. f. var. *fortunei* (Planch.) Rehd.的根。

【本草论述】《贵州民间药物》："止咳，镇痛，治翳明目。"

【形态特征】灌木，高1～3m。枝条细长，开展，小枝近圆柱形，无毛或幼时被短毛。单叶互生；小叶长圆状披针形，先端短渐尖，基部楔形，边缘有尖锐重锯，上面有皱纹，下面有白霜。复伞形花序生于新枝顶端，花朵密集；苞片披针形；花萼钟状，花瓣卵形至圆形，粉红色；雄蕊25～30；花盘不发达。蓇葖果半开张。花期6～7月，果熟期8～9月。

生于山坡、田野或杂木林下。分布于陕西、江苏、安徽、浙江、江西、山东、湖北、四川、贵州和云南等地。

【性味功效】苦、辛，凉。祛风清热，明目退翳。

【常用配方】**1.治咳嗽、痰呈泡沫状** 绣线菊根干品60g，水煎服，每日3次。**2.治头痛** 绣线菊根、何首乌各9～15g，水煎服。**3.治牙痛** 绣线菊根30～60g，水煎，加少量大油或炖猪肉服。**4.治赤眼肿痛、头痛** 绣线菊根15g，紫苏叶6g，白菊花3g，水煎服又熏洗。

【主要化学成分】根含多种绣线菊新碱等。

【现代研究】现代临床用于治疗慢性支气管炎咳嗽，感冒头痛，牙痛和急性结合膜炎等。

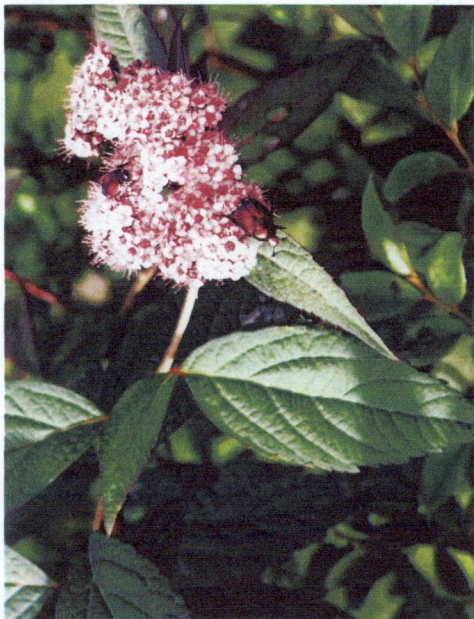

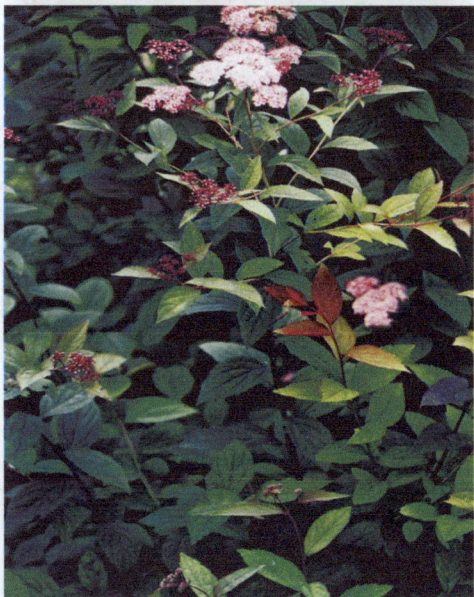

峨眉蔷薇

【来源及药用部位】蔷薇科植物峨眉蔷薇*Rosa omeiensis* Rolfe的果实、根。

【本草论述】《陕西中草药》："止血，止痢。治吐血、衄血，崩漏，白带，赤白痢疾。"

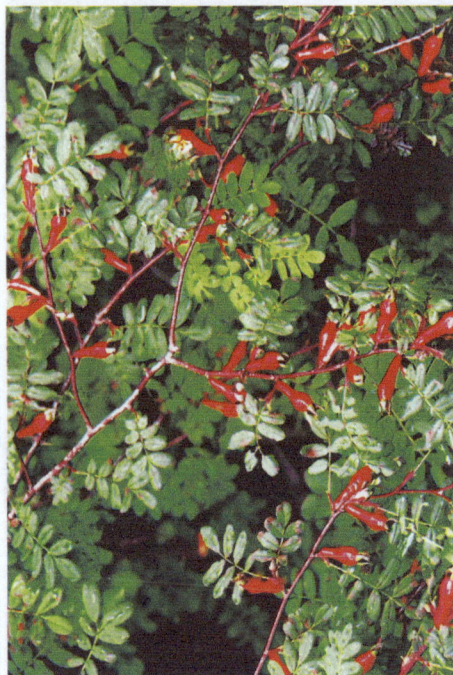

【形态特征】灌木。小枝红褐色，皮刺基部常膨大。羽状复叶；小叶9～17，矩圆形、椭圆状矩圆形，先端圆或微尖，基部近圆形，边缘具齿；叶柄和叶轴散生小皮刺和腺毛；托叶大部分附着于叶柄上。花单生，无苞片，花梗和花托均无毛；花白色；萼裂片4；花瓣4。果梨形，鲜红色，有黄色肉质果梗。花期5～6月，果熟期9～10月。

生于山坡、山脚下或灌丛中。分布于四川、云南、贵州、甘肃、青海、陕西、宁夏、湖北和西藏等地。

【性味功效】苦、涩、平。止血，止带，止痢。

【现代研究】现代临床用于治疗吐血，崩漏，白带，肠炎泄泻，细菌性痢疾和蛔虫病等。

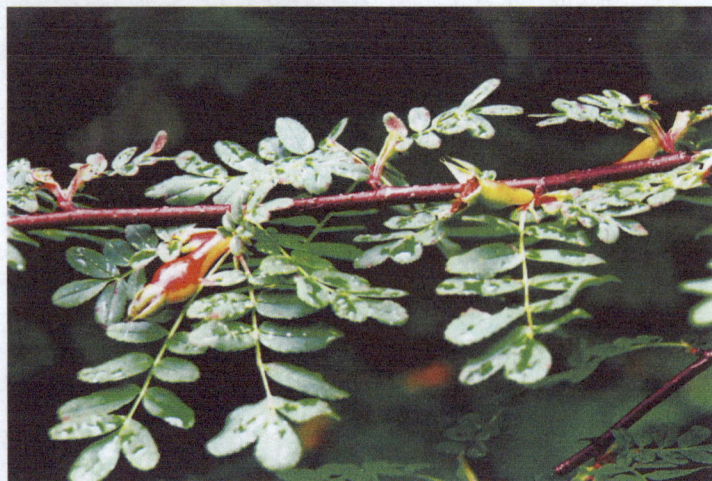

三分三

【来源及药用部位】茄科植物三分三*Anisodus acutangulus* C.Y.Wu et C.Chen ex C. Chen et C.L.Chen的根或叶。

【本草论述】《云南中草药》："麻醉止痛，除湿祛瘀。"

【形态特征】多年生草本，高1～1.5m。主根粗大。叶互生；叶柄长5～10mm；叶片卵形或椭圆形，先端渐尖，基部楔形，全缘或波状。花单生叶腋，淡黄绿色，下垂；花萼漏斗状钟形，萼齿4～5，狭三角形；花冠漏斗状钟形，5裂，淡黄绿色；雄蕊5，内藏；雌蕊稍长于雄蕊，子房圆锥形，花柱头状。蒴果近球形，中部以上环裂；宿存萼紧包果。花期6～7月，果熟期10～11月。

生于林缘、草地和阴湿处。分布于云南、贵州和四川等地。

【性味功效】苦、辛，温；大毒。解痉镇痛，祛风除湿。

【常用配方】1.**治胃痛、风湿痹痛、跌打损伤肿痛** 三分三根0.9g，水煎服；或研末开水冲服。2.**治外伤整复疼痛** 三分三根、叶适量，研末，酒调外敷伤口。

【主要化学成分】含东莨菪碱，山莨菪碱和莨菪碱等

【现代研究】药理研究显示有M受体阻滞作用。现代临床用于治疗胃痛，胆、肾、肠绞痛，腰腿痛，风湿性关节炎和外伤瘀肿疼痛等。

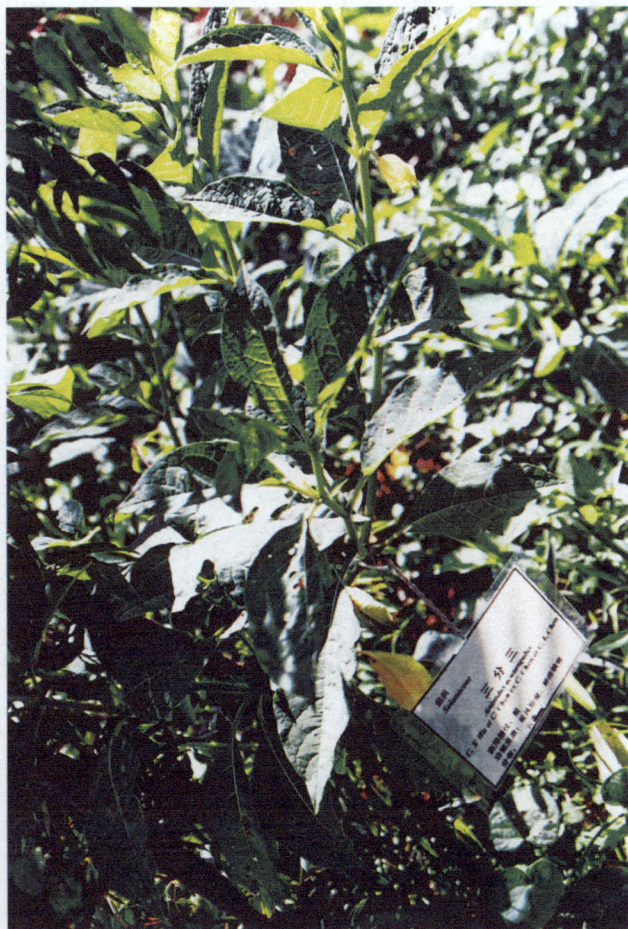

辣椒（辣茄、海椒）

【来源及药用部位】茄科植物辣椒*Capsicum annuum* L.的果实或根。

【本草论述】《药性考》："温中散寒，除风发汗，去冷僻，行痰逐湿。"

【形态特征】一年生或多年生草本，高40～80cm。单叶互生，叶片长圆状卵形、卵形或卵状披针形，全缘，先端尖，基部渐狭。花单生，俯垂；花萼杯状，不显著5齿；花冠白色，裂片卵形；雄蕊5；雌蕊1，子房上位，2室，少数3室，花柱线状。浆果长指状，先端渐尖且常弯曲，未成熟时绿色，成熟后红色，橙色或紫红色，味辣。种子多数，扁肾形，淡黄色。花、果期5～11月。

我国大部分地区均有栽培。

【性味功效】辛，热。果：温中散寒，健胃消食。根：活血消肿。

【常用配方】**1.治痢疾水泻** 辣椒一个，研末为丸，清晨热豆腐皮裹，吞下。**2.治疟疾** 辣椒子，每岁1粒，20粒为限，一日3次，开水送服，连服3～5天。**3.治冻疮** 辣椒皮适量，贴患处。**4.治毒蛇咬伤** 辣椒适量，生嚼烂，外敷伤口。

【主要化学成分】果实含辣椒碱类和β-胡萝卜素、玉米黄质、辣椒红素、茄碱、茄啶、柠檬酸、苹果酸等，种子含茄碱、茄啶和羽扇豆醇等。

【现代研究】药理研究显示对消化系统、循环系统有一定兴奋作用，还有抗菌、杀虫和调节脂质过氧化等作用。现代临床用于治疗腰腿痛，风湿性关节炎，外科炎症，外伤瘀肿疼痛和冻伤等。

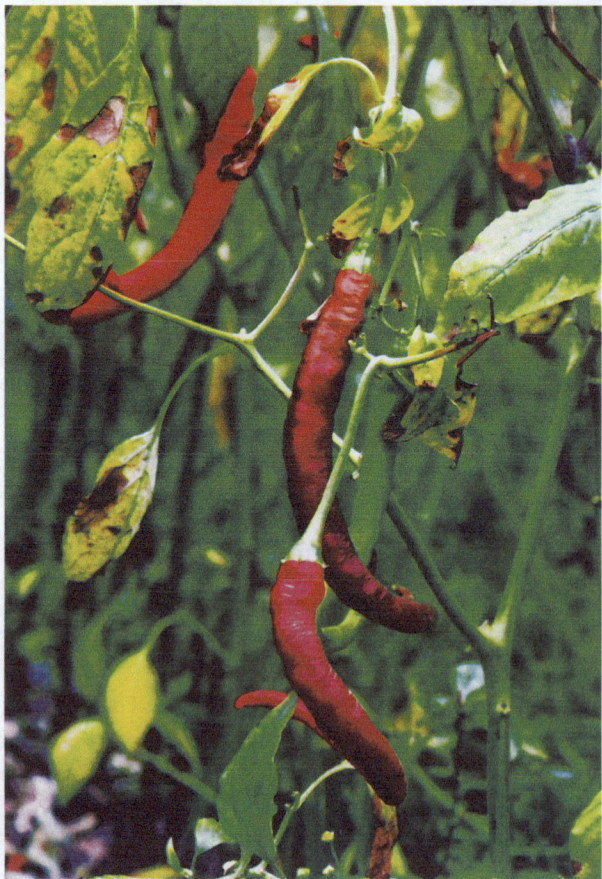

洋金花（曼陀罗）

【来源及药用部位】茄科植物白花曼陀罗*Datura metel* L.的花和叶。

【本草论述】《本草纲目》："主治诸风及寒湿脚气，煎汤洗之，又主惊痫及脱肛，并入麻药。"。

【形态特征】一年生草本。茎直立，圆柱形，高25～60cm，基部木质化，上部呈叉状分枝。叶互生，叶片卵形、长卵形或心脏形，先端渐尖或锐尖，圆形或近于阔楔形，全缘或具三角状短齿。花单生于叶腋或上部分枝间，花冠漏斗状，向下直径渐小，白色。蒴果圆球形。花期3～11月，果熟期4～11月。

生于山坡草地，或村旁住宅附近，有栽培。分布江苏、浙江、福建、广东、广西、四川、贵州等地。

【性味功效】辛，温；有毒。止咳平喘，消肿止痛，解痉止搐。

【常用配方】**1.治跌打伤痛** 洋金花叶、凤仙花叶各适量，捣烂外敷。**2.治牙痛** 洋金花研碎入香烟内，每次吸3～5口。**3.治疗疮** 洋金花叶、地丁各适量，捣烂外敷。**4.治牛皮癣** 洋金花叶、构树叶、醋少许，共捣烂外搽。**5.治蛇咬伤** 洋金花叶适量，捣烂外敷。

【主要化学成分】根、茎、叶含生物碱，花中含量最高，以天仙子碱为主，天仙子胺次之。

【现代研究】药理研究显示有镇痛，解除呼吸道平滑肌痉挛，降低胃肠道蠕动及张力，松弛膀胱逼尿肌，解除血管痉挛，改善微循环，抗休克，散瞳，调节眼麻痹及抑制腺体分泌等作用。现代临床用于治疗哮喘，风湿病关节疼痛，银屑病，慢性气管炎，溃疡病，化脓性骨髓炎，强直性脊椎炎和用于手术麻醉等。

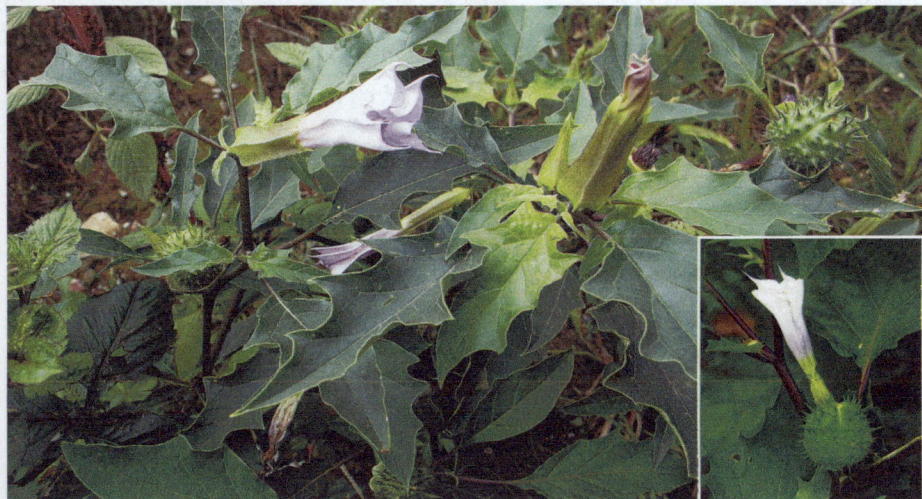

天仙子（莨菪子）

【来源及药用部位】茄科植物莨菪*Hyoscyamus niger* L. 的种子。

【本草论述】《名医别录》》："疗癫狂风痫，颠倒拘挛。"

【形态特征】二年生草本植物，高49～70cm，有特殊臭味，全株被黏性腺毛。根粗壮，肉质。茎直立或斜上伸，密被柔毛。单叶互生，叶片长卵形或卵状长圆形，顶端渐尖，基部抱茎，茎下部的叶具柄。花腋生，单一；花淡黄绿色，基部带紫色；花萼杯状；花冠漏斗状；雄蕊5，花药深紫色；子房略呈椭圆形。蒴果包藏于宿存萼内。种子多数，不规则阔肾形。花期5月，果熟期6月。

生于宅边荒地上，或有栽培。分布于全国多数地区。

【性味功效】苦、辛、温；有大毒。解痉止痛，安神，止咳平喘。

【常用配方】**1.治胃痛** 天仙子粉末0.6g，温开水送服，每日2次。**2.治恶疮** 莨菪子适量，烧灰，涂抹患处。**3.治跌打损伤、瘀血肿痛** 天仙子研末，取适量外敷患处。

【主要化学成分】种子含莨菪碱，阿托品及东莨菪碱；还含脂肪油，甾醇等。

【现代研究】药理研究显示有阿托品样作用、抑制腺体分泌、散瞳、升高眼压、使心率加速，治疗剂量能兴奋迷走神经和呼吸中枢。现代临床用于治疗慢性腹泻，慢性气管炎等。

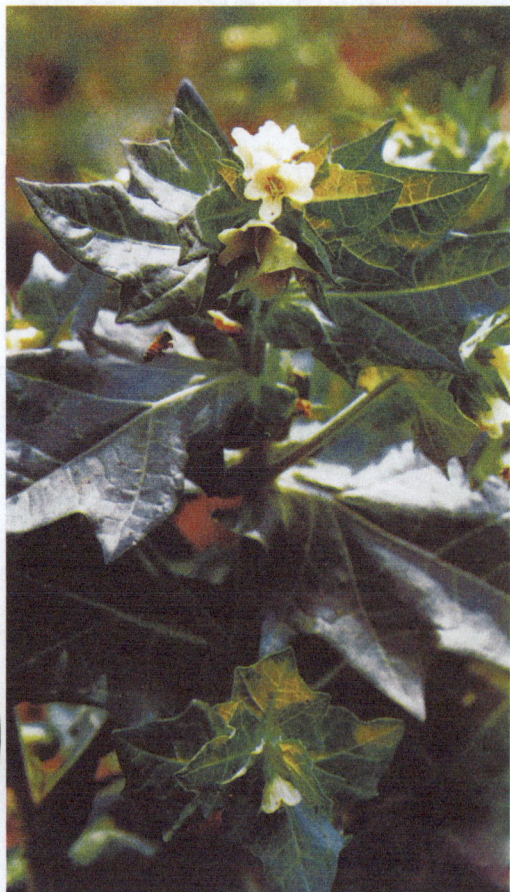

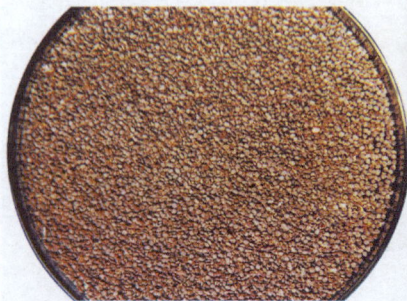

枸杞

【来源及药用部位】茄科植物宁夏枸杞*Lycium barbarum* L.的果实。

【本草论述】《本草纲目》："滋肾，润肺，明目。"

【形态特征】灌木，高1～3m。主茎数条，粗壮；小枝有纵棱纹，有棘刺；果枝细长，通常先端下垂；外皮浅灰黄色，无毛。叶互生或数片丛生，叶片披针形至长圆状披针形，先端尖，基部楔形或狭楔形下延成柄，全缘。花腋生，单生或数花簇生于短枝上；花萼钟状，先端2～3裂；花冠漏斗状，先端2～3裂，裂片卵形，粉红或淡紫色；雄蕊5；雌蕊1，子房长圆形，柱头头状。浆果卵圆形或长圆形，红色或橘红色。种子多数。花期5～7月，果熟期6～11月。

生长于山坡、田埂或丘陵地带，有栽培。全国大部分地区有分布。

【性味功效】甘，平。补肝益精，润肺，明目。

【常用配方】**1.治肝肾虚腰酸膝软无力**　枸杞子、杜仲、续断、桑寄生各20g，浸酒1 000ml，每日饮用30～50ml。**2.治内热消渴**　枸杞子20g，每次蒸熟食用；或枸杞、生地黄、麦冬各12g，水煎服。**3.治耳鸣**　枸杞子20g，大米100g，共煮粥，每日食用。**4.治眩晕、目痛、干涩**　枸杞子30g，白菊花12朵，开水冲泡后代茶饮。

【主要化学成分】含胡萝卜素，硫胺素，核黄素，烟酸，抗坏血酸，β-谷甾醇，亚油酸，葡萄糖，生物碱类，多种氨基酸，类脂，还原糖和多种无机元素等。

【现代研究】药理研究显示有促进免疫，升高白细胞，抗肿瘤，抑制脂质过氧化，抗衰老，抗脂肪肝，促进造血功能，降血糖，抗疲劳和降低血压等作用。现代临床用于治疗慢性萎缩性胃炎，胃溃疡，慢性肝胆疾患，转氨酶升高，银屑病，带状疱疹，湿疹，神经性皮炎，肥胖症，高脂血症，男性不育症等。

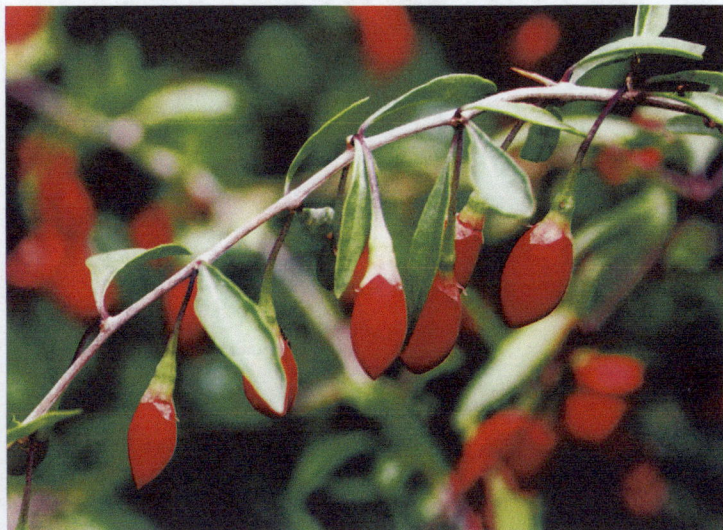

地骨皮

【来源及药用部位】茄科植物枸杞*Lycium chinensis* Mill.的根皮。

【本草论述】《本经》："主风湿，下胸胁气，客热头痛。补内伤大劳嘘吸，坚筋骨，强阴，利大小肠。"

【形态特征】落叶灌木，高约1m。蔓生，茎杆细长，外皮灰色，无毛，通常棘刺生于叶腋。叶互生或数片丛生，卵状菱形至卵状披针形，先端尖或钝，基部狭楔形，全缘。花腋生，单一或数花簇生；萼钟状，3~5裂；花冠漏斗状，先端5裂；雄蕊5；雌蕊1。浆果卵形或长圆形。花期6~9月，果熟期7~10月。

生于山坡、草地，亦有栽培。全国大部分地区有分布。

【性味功效】甘，寒。清虚热，泻肺火，凉血。

【常用配方】1.治肾虚苦渴，骨节烦热　地骨皮、地石榴各50g，炖肉吃。2.治骨折　地骨皮、水冬瓜、泽兰、麻根各适量，捣烂外包。3.治便血　地骨皮200g，炖猪大肠吃。4.治小儿肺热咳嗽　地骨皮、桑白皮各3~6g，甘草3g，粳米一撮，水煎服。

【主要化学成分】含甜菜碱，苦可胺A，枸杞素A，枸杞素B，β-谷甾醇，枸杞酰胺、亚油酸、亚麻酸、蜂花酸、桂皮酸及多种酚类物质等。

【现代研究】药理研究显示有抑制伤寒杆菌、甲型副伤寒杆菌、福氏痢疾杆菌，降血压，降血糖，降血脂，升白细胞和镇静等作用。现代临床用于治疗糖尿病，疟疾，感冒发热，原发性高血压病和淋巴结核等。

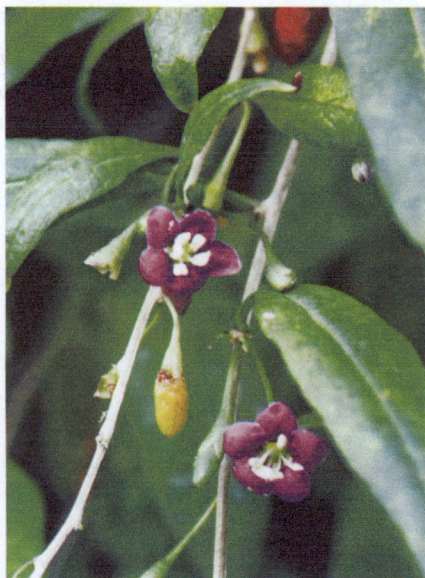

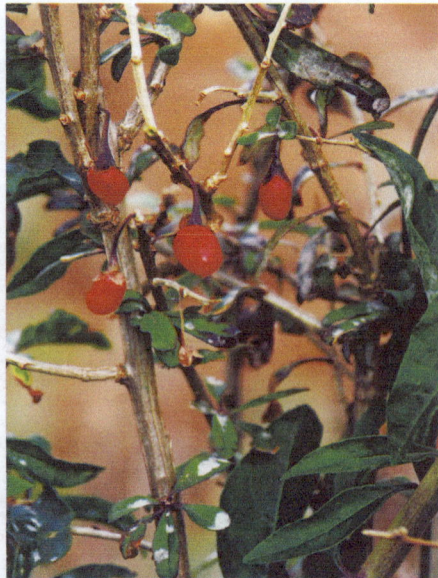

枸杞叶（狗地芽）

【来源及药用部位】茄科植物枸杞*Lycium chinensis* Mill. 的叶。

【本草论述】《食疗本草》："坚筋耐劳，除风，补益筋骨，能益人，去虚劳。"

【形态特征】见"地骨皮"项下。

【性味功效】甘、苦，凉。补虚益精，清热明目。

【常用配方】**1.治五劳七伤体弱**　枸杞叶、粳米各50g，煮粥，加葱白适量调和服。**2.治阳衰腰膝酸痛**　枸杞叶500g，羊肾1对，米150g，葱白14根，煮粥，空腹服。**3.治精血亏虚、视物不明**　枸杞叶60g，决明子12g，夜明砂6g，猪肝50g，水煎服。**4.治痔疮肿痛**　枸杞鲜叶100～150g，水煎熏洗。

【现代研究】现代临床用于治疗急性结合膜炎，视力减退，夜盲，年老体弱和腰腿酸痛等。

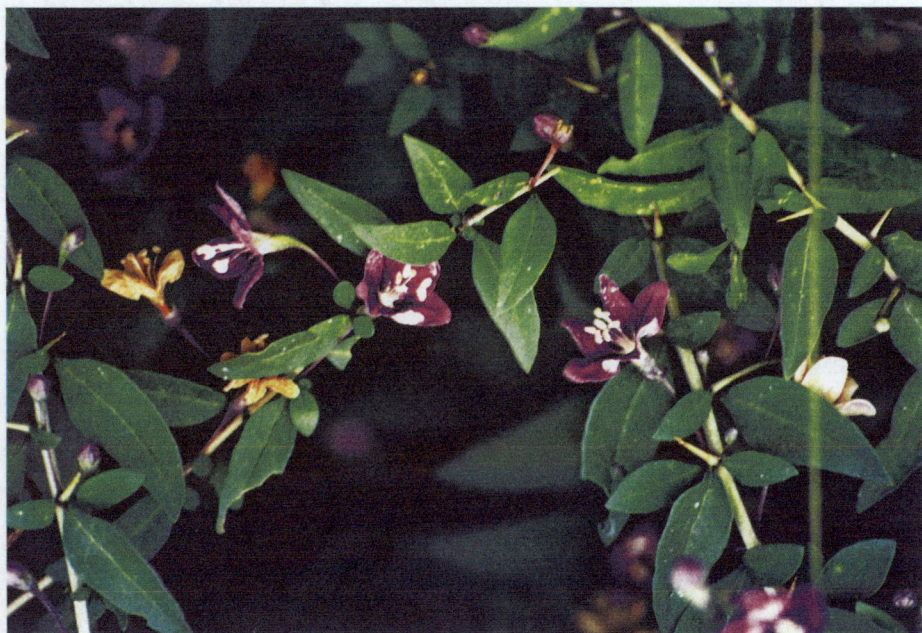

番茄（西红柿）

【来源及药用部位】茄科植物番茄 *Lycopersicon esculentum* Mill. 的果实、叶。

【本草论述】《广西中药资源》："果治肺结核"。

【形态特征】一年生或多年生草本，高1～2m，全体被软毛。茎直立，触地生根。单数羽状复叶互生，叶长10～40cm；小叶不规则，先端渐尖，边缘有不规则的齿缺或分裂。花3～7朵成侧生的聚伞花序，花萼5～6裂，裂片线状披针形至线形；花冠黄色，裂片5～6枚；雄蕊5～6，着生于筒部；子房2室至多室，柱头头状。花期5～9。浆果球形或扁球形，肉质而多汁，红色或黄色。

我国大部分地区均有栽种。

【性味功效】甘、酸，平。生津止渴，健胃消食。

【常用配方】1.治津伤口渴　西红柿、岩蜈蚣各30g，捣烂，开水泡服。2.治口干、口苦　西红柿、鱼香菜各20g，水煎代茶饮服。3.治小儿厌食　鲜西红柿叶20g，六角英10g，水煎服。4.治湿疹瘙痒　鲜西红柿叶、地星宿各适量，捣烂取汁外搽患处。

【主要化学成分】含苹果酸，柠檬酸，番茄碱，维生素B_1、B_2、C和A，蛋白质和钙、磷、铁等无机元素。

【现代研究】药理研究显示有抗微生物，抗炎，降压，降低血中胆固醇和拮抗组胺等作用。现代临床用于治疗贫血，夜盲症，高血压病，久病体弱，暑热烦渴和消化不良等。

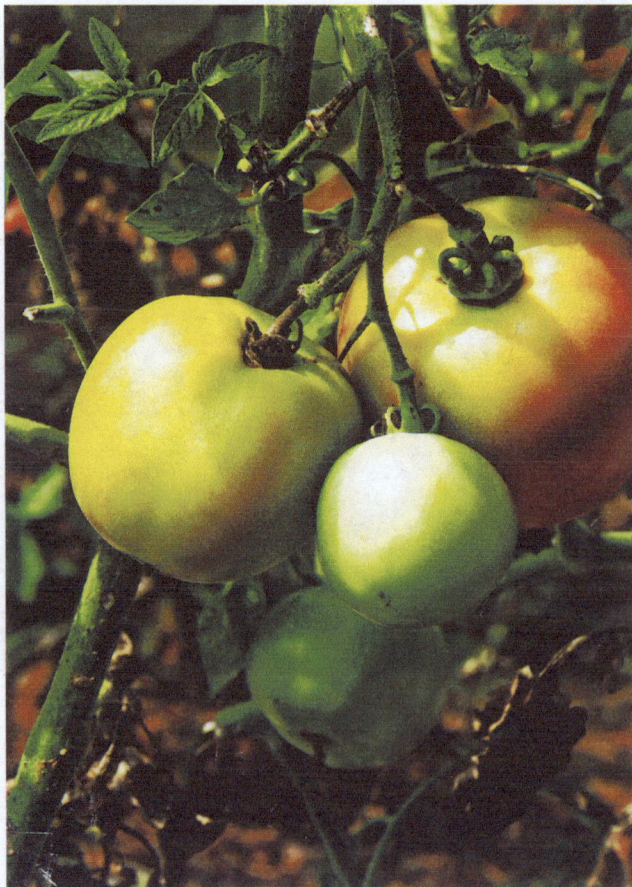

假酸浆（凉粉子）

【来源及药用部位】茄科植物假酸浆*Nicandra physaloides* (L.) Gaertn. 的地上部分，果实或种子。

【本草论述】《贵州草药》："种子：清热退火，利尿。"

【形态特征】一年生草本，高50~80cm。主根长锥形，有纤细须根。茎棱状圆柱形，有4~5条纵沟，上部三叉状分枝。单叶互生，革质，先端渐尖，基部阔楔形下延，边缘有不规则锯齿呈皱波状。花单生于叶腋，淡紫色。花萼5深裂；花冠漏斗状。蒴果球形。

生于荒地、田边或路旁。现有栽种。主产于江南各地。

【性味功效】甘、微苦，平。清热解毒，化痰止咳。

【常用配方】**1.治疮痈肿毒**　鲜凉粉子适量，捣烂外敷患处。**2.治热淋、小便不利**　凉粉子、三白草、须须药各20g，水煎服。**3.治外感发热**　凉粉子、青蒿、竹叶菜各30g，水煎服。**4.治感冒咳嗽**　凉粉子、石油菜各30g，水煎服。

【主要化学成分】叶含假酸浆烯酮、假酸浆烯酮内酯；新鲜全草含假酸浆苷苦素；根含托品碱和古豆碱等。

【现代研究】药理研究显示有抗肿瘤作用。现代临床用于治疗风湿性关节炎，泌尿道感染和胃痛等。

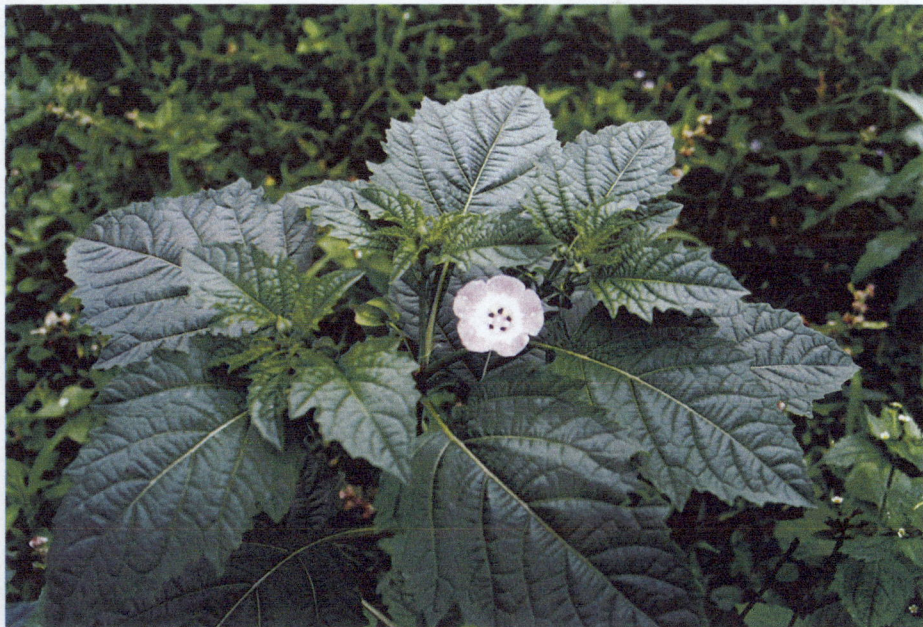

烟

【来源及药用部位】茄科植物烟草*Nicotiana tabacum* L. 的叶。

【本草论述】《滇南本草》："治热毒疔疮，痈疽搭背，无名肿毒，一切热毒疮，或吃牛马驴骡丝柔中毒。"

【形态特征】一年生或有限多年生草本。全株被腺毛。根粗壮。茎高0.7～2m，基部稍木质化。叶互生，长圆状披针形、披针形、长圆形或卵形，先端渐尖，基部渐狭至茎成耳状半抱茎。圆锥花序顶生，多花；花萼筒状或筒状钟形；花冠漏斗状，淡红色；雄蕊5；雌蕊1，子房上位，2室。蒴果卵状或长圆状。种子圆形或宽圆形，褐色。花、果熟期夏、秋季。

我国南北各地均有栽培。

【性味功效】辛，温；有毒。行气止痛，解毒杀虫。

【常用配方】**1.治无名肿毒** 鲜烟叶和红糖捣烂敷患处。**2.治毒蛇咬伤** 先避风挤去恶血，用生烟叶捣烂敷患处。**3.治妇女胞寒，月经不调** 烟叶适量炖服。**4.治乳痈初起** 鲜烟叶浸热酒，敷患处。

【主要化学成分】含生物碱，芸香苷，有机酸，脂肪，树脂，无机质，γ-谷甾醇葡萄糖苷，环木波萝烯醇等。

【现代研究】药理研究显示有加快心率，升高血压，兴奋神经节，兴奋中枢神经和致癌等作用。现代临床用于治疗食滞饱胀，气结疼痛，痈疽，疔疮，疥癣和蛇咬伤等。

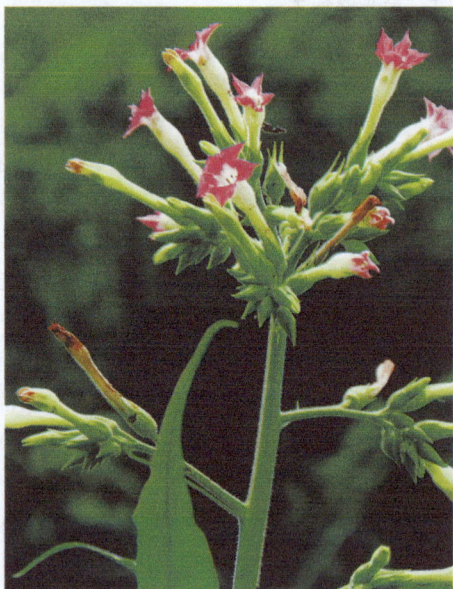

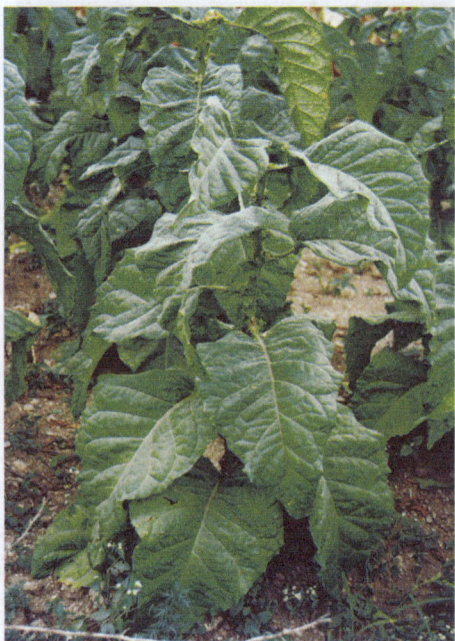

锦灯笼（天泡果、酸浆）

【来源及药用部位】茄科植物酸浆*Physalis alkekengi* L. var. *francheti* (Mast.) Makino的宿萼或带果实的宿萼。

【本草论述】《本经》："主热烦满，定志益气，利水道。"

【形态特征】一年生草本，全株密生短柔毛，高25～60cm。茎多分枝。叶互生，卵形至卵状心形，边缘有不等大的锯齿。花单生于叶腋；花萼钟状，5裂；花冠钟状，淡黄色，直径6～10mm，5浅裂，裂片基部有紫色斑纹；雄蕊5，花药黄色；子房2室。浆果球形，绿色，直径约1.2cm。绿色宿萼卵形或阔卵形，结果时增大如灯笼，具5棱角，绿色，熟时红色，有细毛。花期7～9月，果熟期8～10月。

生于路旁、田野草丛中。有栽培。分布于全国大部分地区。

【性味功效】苦，寒。清热解毒，利咽，化痰，利尿。

【常用配方】1.治咽喉肿痛　锦灯笼、鱼眼菊各15g，水煎服。2.治天疱疮　锦灯笼、三匹风各20g，水煎服，又熏洗。3.治小便不利　锦灯笼30g，水煎服。4.治肺热咳嗽　锦灯笼、兔耳风、虎耳草各15g，水煎服。

【主要化学成分】宿萼含α–胡萝卜素、酸浆黄质及叶黄素，果实含微量生物碱、枸橼酸、草酸、维生素C、酸浆红素和隐黄素等。

【现代研究】药理研究显示有抑制痢疾杆菌、金黄色葡萄球菌、绿脓杆菌，使血管收缩及血压上升，催产和抑制肿瘤细胞等作用。现代临床用于治疗急性扁桃体炎，肾炎，百日咳，急性支气管炎和角膜炎等。

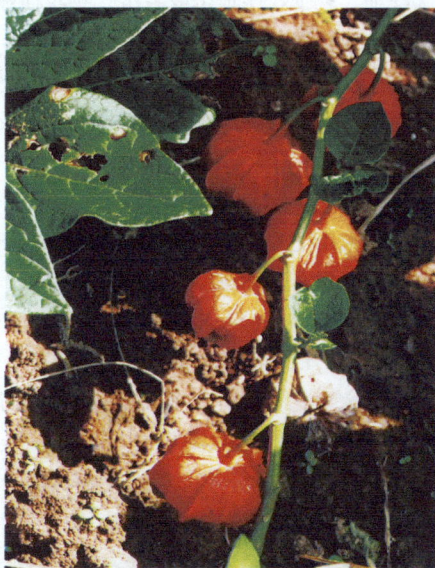

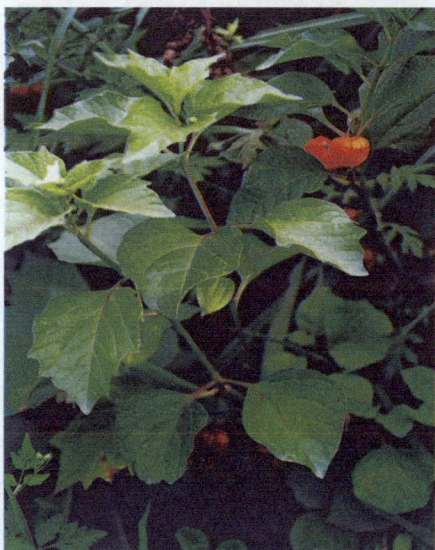

千年不烂心（苦茄、白毛藤）

【来源及药用部位】茄科植物千年不烂心*Solanumn dulcamara* L.的果实或全草。

【本草论述】《贵州草药》："驱风，除湿，解热，熄风，解毒。"

【形态特征】草质藤本。叶心形，先端渐尖，基部心形或戟形，全缘，少数基部1~2深裂，侧裂片短而端钝，中裂片长，卵形至卵状披针形，先端渐尖；中脉明显，侧脉纤细。聚伞花序顶生或腋生，总花梗被长柔毛及短柔毛；萼杯状，萼齿5，花冠蓝紫色；雄蕊着生于花冠筒喉部，花药长圆形；子房卵形，花柱丝状，柱头头状。浆果成熟时红色，种子两侧压扁。花期夏秋间，果熟期秋末。

生于海拔1 100~2 700m的山谷及山坡阴湿处。分布于陕西、河南、山东至长江以南各地。

【性味功效】甘、苦，微寒。清热解毒，祛风利湿。

【常用配方】**1.治痈肿疮疡、丹毒** 千年不烂心、野菊花、蒲公英鲜药等量，捣烂取汁内服、药渣外敷患处。**2.治带下** 千年不烂心15g，黄柏、苦参、车前草各10g，水煎服。**3.治风疹、湿疹皮肤瘙痒** 千年不烂心鲜品适量，水煎外洗；或用乙醇浸制后，药棉蘸搽。**4.治风湿痹痛** 千年不烂心、五加皮、忍冬藤各30g，浸酒服。

【主要化学成分】茎及果实中含有茄碱，甾体糖苷等。全草含有番茄烯胺，澳洲茄-苦茄新胺和蜀羊泉碱等。

【现代研究】药理研究显示有抑制金黄色葡萄球菌、绿脓杆菌、伤寒杆菌，增强免疫生物学反应等作用。现代临床用于治疗流行性感冒，急性黄疸型肝炎，带状疱疹，湿疹，风疹，妇女带下病，风湿性关节炎疼痛和肝硬化早期等。

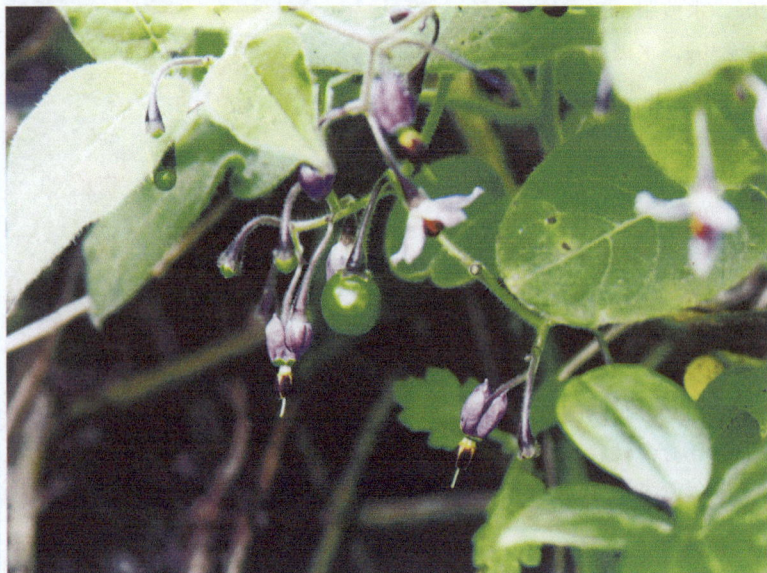

刺天茄（天茄子、金纽扣）

【来源及药用部位】茄科植物刺天茄*Solanum indicum* L. 的全草。

【形态特征】小灌木，高40～60cm。茎、叶柄、叶脉均密背长针刺。叶互生，叶长卵圆形或宽卵形，先端短尖，基部两侧不对称，边缘两侧有2浅裂。花小，白色，生于枝侧腋外，单一或两枚；花梗长2～2.5cm。浆果球形，未成数有深绿色花纹，熟时黄色或橘红色。种子多数。

生于山间林下或荒坡，路旁及村庄附近。分布于贵州，云南等地。

【性味功效】苦，凉。祛风，清热，解毒，止痛。

【常用配方】**1.治牙痛**　刺天茄果研末，放于痛处。**2.治风湿痹证关节筋骨疼痛**　刺天茄根30～60g，土牛膝根15g，猪脚1个，水炖服。**3.治象皮腿肿**　刺天茄根60g，种子60g，酒125～155ml，水炖服，每日1剂。局部用杠板归250g，刺天茄叶、一枝黄花叶、茶枯各125g，糯米250g，共研细末，作糊包于患脚。

【主要化学成分】含β–谷甾醇，薯蓣皂苷等；果实含黄果茄甾醇；种子含挥发油等。

【现代研究】药理研究显示有抗肿瘤作用。现代临床用于治疗牙痛，消化不良腹胀，风湿性关节炎，痈疽疮疡和支气管炎咳嗽等。

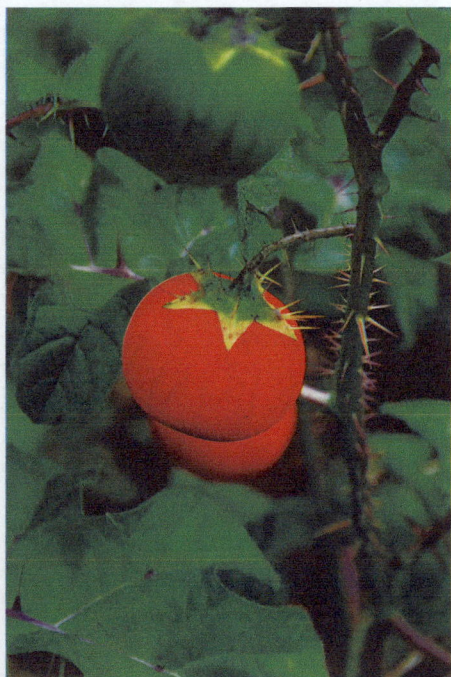

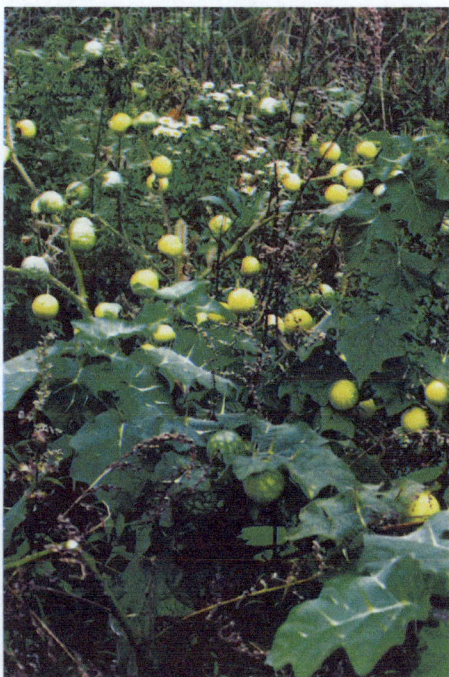

白英（白毛藤、毛秀才）

【来源及药用部位】茄科植物白英*Solanum lyratum* Thunb.的全草。

【本草论述】《本经》："主寒热，八疸，消渴，补中益气。"

【形态特征】多年生蔓生半灌木，茎长达5m，基部木质化，上部草质，具细毛。叶互生，上部叶多为戟状3裂或羽状多裂；下部叶长方形或卵状长方形，先端尖，基部心形，全缘。聚伞花序生于枝顶或与叶对生，枝梗、花柄及花均密被长柔毛；萼片5；花冠白色，裂片5；雄蕊5；雌蕊1。浆果卵形或球形。

生于路旁、山野或灌木丛中。分布于全国大部分地区。

【性味功效】甘、苦，寒；有小毒。清热利湿，解毒消肿。

【常用配方】**1.治黄疸初起**　白英、神仙对坐草、大茵陈、三白草、车前草各12g，白酒煎服。**2.治伤风感冒**　白英、一枝黄花、马鞭草各20g，水煎服。**3.治小儿腹泻**　白英叶10g，捣烂泡开水服。**4.治湿疹**　白英鲜草适量，捣烂外搽。

【主要化学成分】含甾体糖苷，β-羟基甾体生物碱，α-苦茄碱和β-苦茄碱；果实含茄碱等。

【现代研究】药理研究显示有抑制肿瘤，抑制金黄色葡萄球菌、绿脓杆菌、伤寒杆菌、炭疽杆菌、抗真菌和增强免疫生物学反应等作用。现代临床用于治疗流行性感冒、急性黄疸型肝炎、带状疱疹、风湿性关节炎疼痛和肝硬化早期等。

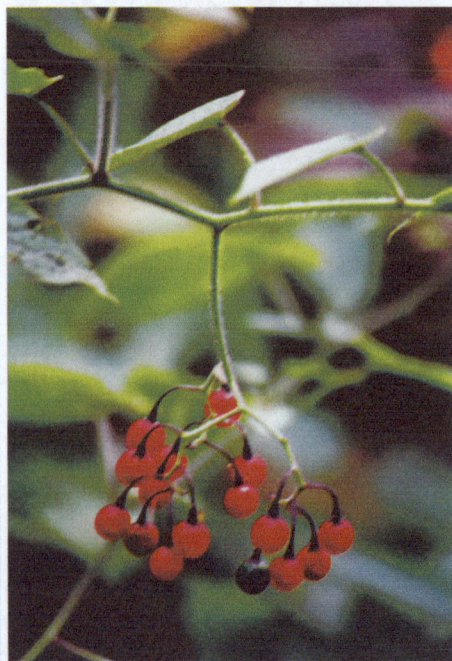

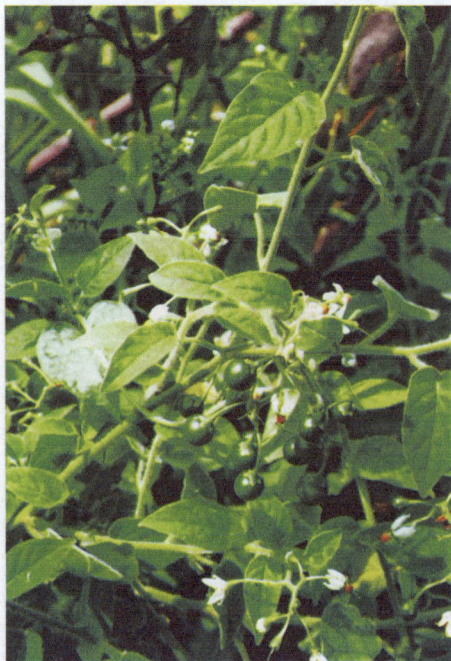

茄　子

【来源及药用部位】茄科植物茄*Solanum melongena* L. 的叶、根或果实。

【本草论述】《本草纲目》：“散血消肿。治血淋，下血，血痢，阴挺。”

【形态特征】一年生草本。茎直立，基部木质化，上部分枝，绿色或紫色，全体被星状柔毛。单叶互生；叶片卵状椭圆形，先端钝尖，叶缘波状浅裂。聚伞花序侧生，花萼钟形，顶端5裂，花冠紫蓝色；雄蕊5，花丝短，着生于花冠后部，花药黄色；雌蕊1，子房2室。浆果长椭圆形、球形或长柱形，深紫色、淡绿色黄白色；基部有宿存萼。花期6～8月，花后结实。

全国各地均有栽种。

【性味功效】甘，凉。清热，活血，止痛，消肿。

【常用配方】1.治疮痈红肿、冻疮　鲜茄子适量，捣烂外敷患处。2.治血热便血、痔疮　茄枝叶、血人参各15g，水煎服。3.治湿热带下　茄子、胭脂花根各20g，水煎服。

【主要化学成分】果实含葫芦巴碱，水苏碱，茄碱，飞燕草苷，羧酸，缬氨酸等氨基酸，苹果酸和少量枸橼酸等。

【现代研究】药理研究显示有降低血胆甾醇水平，利尿和抗炎等作用。现代临床用于治疗冻疮，痈疮，痔疮便血和妇女带下病等。

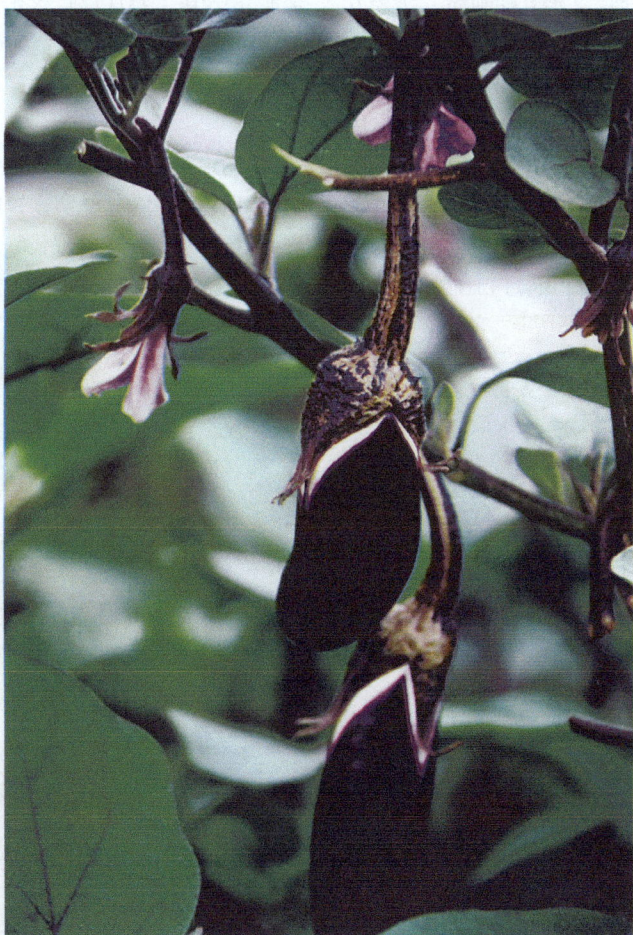

龙 葵

【来源及药用部位】茄科植物龙葵*Solanum nigrum* L. 的全草。

【本草论述】《唐本草》："食之解劳少睡，去虚热肿。"

【形态特征】一年生草本，高约60cm。茎直立或下部偃卧，有棱角，沿棱角稀被细毛绿色。叶互生，卵形，先端尖或长尖，基部宽楔形或近截形，叶片大小相差很大，叶缘具波状疏锯齿。伞状聚伞花序侧生，花柄下垂，每花序有4～10朵花；花白色；萼圆筒形，裂片5；雄蕊5，雌蕊1。浆果球状，成熟时红或黑色。花期6～7月。

生于路旁或田野中。全国各地有分布。

【性味功效】苦，寒；有小毒。清热解毒，利水消肿。

【常用配方】**1.治咳嗽、痰多** 龙葵全草15g，桔梗9g，甘草3g，水煎服，每日1剂。**2.治乳痈肿痛** 龙葵10g，水煎分2次服，每日1剂。**3.治湿疹、皮肤瘙痒** 龙葵干品10g（或鲜品15g），水煎分2次内服。**4.治湿热带下** 龙葵鲜草150～200g，水煎熏洗。

【主要化学成分】含龙葵碱，澳洲茄明碱，澳洲茄边碱，澳洲茄碱，龙葵定碱，皂苷，维生素A类物质及维生素C等。

【现代研究】药理研究显示有抑制金黄色葡萄球菌、痢疾杆菌、伤寒杆菌、大肠杆菌及须毛癣菌、石膏样小孢子癣菌、白色念珠菌，祛痰，镇咳，镇静，解热，镇痛，抗炎，抗过敏，抗休克，抗蛇毒及一定抗肿瘤等作用。现代临床用于治疗慢性气管炎，急性乳腺炎，白血病，湿疹皮肤瘙痒和肝癌等。

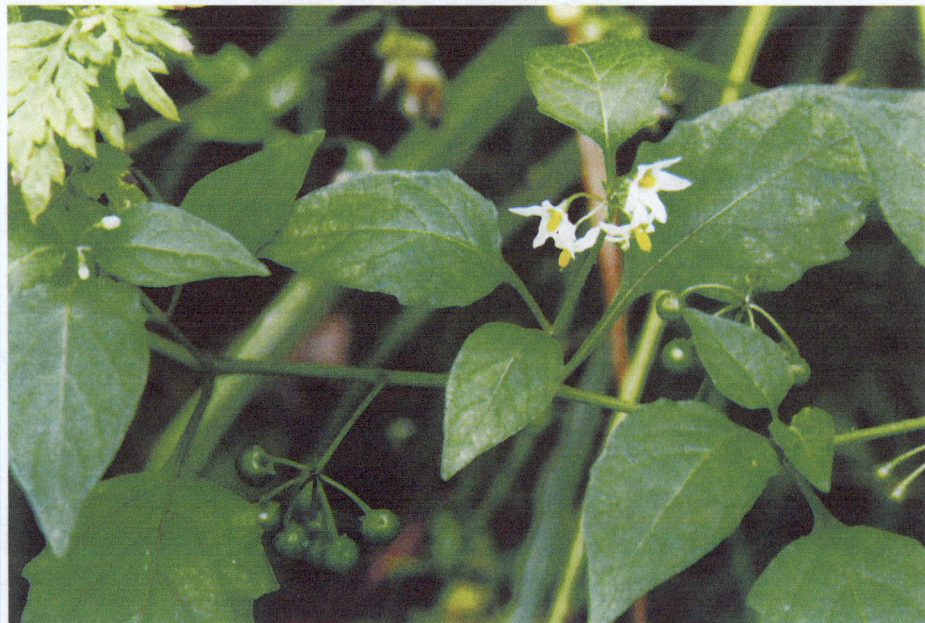

蜀羊泉（青杞）

【来源及药用部位】茄科植物青杞*Solanum septemlobum* Bunge的全草或果实。

【本草论述】《本经》："主头秃恶疮，热气，疥瘙痂癣虫。"

【形态特征】多年生直立草本，高约50cm。茎具棱角，多分枝。叶互生，叶片卵形，为不整齐的羽状分裂，裂片阔线形或披针形，先端渐尖，基部突狭，延为叶柄。二歧聚伞花序顶生或叶外生；花梗基部具关节；萼小，杯状，5裂；花冠青紫色，先端深5裂；裂片长圆形；雄蕊5；子房卵形，2室，柱头头状。浆果近球形，熟时红色。种子扁圆形。花期夏秋间。

生于山坡向阳处。分布于我国大部分地区。

【性味功效】苦，寒；小毒。清热解毒。

【常用配方】**1.治疗疮痈肿** 蜀羊泉鲜草适量，洗净捣烂，取汁外搽患处。**2.治咽喉肿痛** 蜀羊泉60g，水煎服。**3.治食道癌** 蜀羊泉、白花蛇舌草、威灵仙、白茅根各30g，水煎服。

【现代研究】现代临床用于治疗急性咽喉炎，感冒咽痛和皮肤痈疽溃疡等。

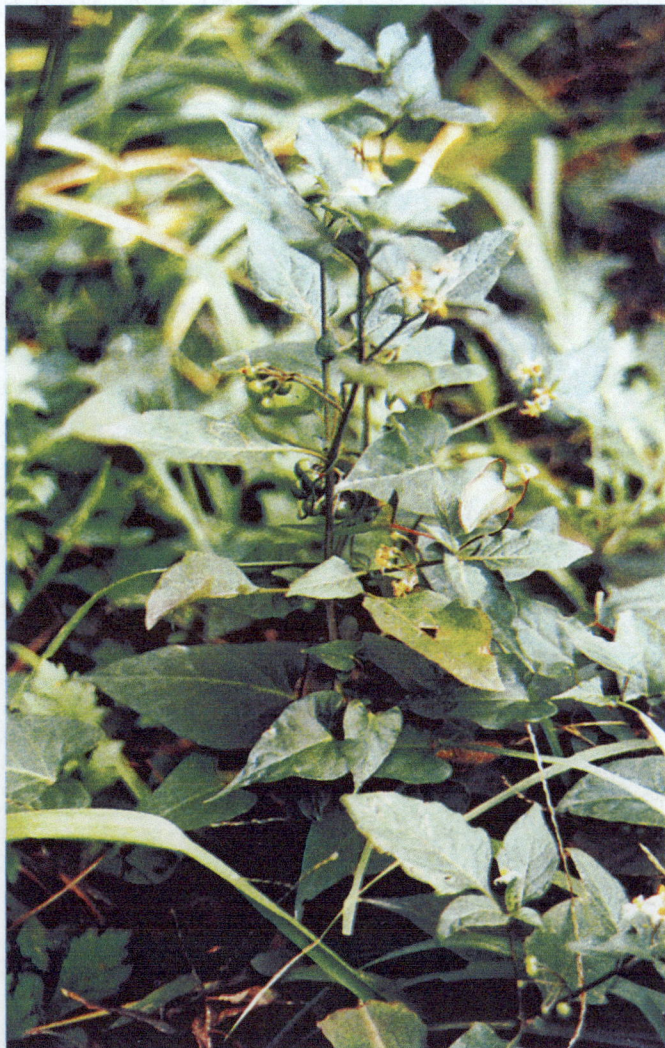

马铃薯（洋芋、地蛋）

【来源及药用部位】茄科植物马铃薯*Solanum tuberosum* L.的块茎。

【本草论述】《食物中药与便方》："和胃，调中，健脾，益气。"

【形态特征】一年生草本，高30~80cm。茎无毛或被疏毛。地下块茎椭圆形、扁圆形或长圆形，外皮黄白色，内白色，具芽眼，着生于匍匐茎上成密集状。奇数不相等的羽状复叶，常大小相间，小叶6~8对，卵形或矩圆形，先端钝尖，基部稍不等，全缘，两面均被白色疏柔毛。伞房花序顶生，后侧生；花萼钟状，5裂；花冠辐射状，白色或蓝紫色，先端浅5裂，裂片略呈三角形；雄蕊5，花药长圆形；雌蕊1，子房上位，柱头头状。浆果圆球形，熟时红色。花期夏季。

我国各地区有栽培。

【性味功效】甘，平。和胃健中，解毒消肿。

【常用配方】**1.治胃脘痛** 鲜马铃薯，洗净不去皮，捣烂取汁，每日早上空腹服1~2匙，酌加蜂蜜，连续2~3周。**2.治疗腮肿痛** 马铃薯1个，磨醋取汁，频搽患处，干后再搽。**3.治皮肤湿疹瘙痒** 马铃薯洗净，洗净捣烂，外敷患处，每日换2次。

【主要化学成分】块根含生物碱糖苷，生物碱，茄啶，茄碱，槲皮素，叶黄素，多种氨基酸和胡萝卜素等。

【现代研究】药理研究显示有某些酶抑制作用，发芽马铃薯中茄碱含量稍有增加，可致胃肠道反应。现代临床用于治疗胃、十二指肠溃疡疼痛，腮腺炎，烫伤和皮肤湿疹等。

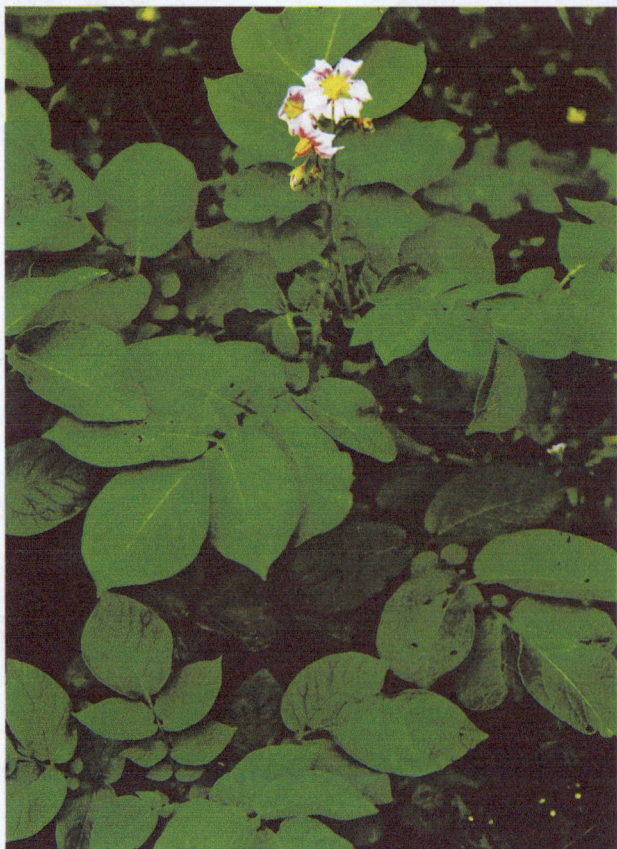

野烟叶

【来源及药用部位】茄科植物假烟叶树*Solanum verbascifolium* L.的叶或全株。

【本草论述】《贵州草药》："清热解毒，杀虫。"

【形态特征】小乔木，高1.5～10m。小枝密被白色长具柄头状簇绒毛。单叶互生；叶片大而厚，卵状长圆形，纸质，柔软，先端渐尖，基部阔楔形或钝，全缘，上面绿色，下面灰绿色，疏生星状毛。聚伞花序平顶状，多花，侧生或顶生；花白色，萼钟形，5瓣裂；花冠浅钟状，5深裂；雄蕊5，花药黄色；雌蕊1，子房上位，柱头头状。浆果球形，具宿存萼，黄褐色。种子扁平。几乎全年开花结果。

生于山野灌木丛中。分布于我国华南和西南地区。

【性味功效】苦、辛，微温；有毒。行气血，消肿毒，止痛。

【常用配方】**1.治癣**　野烟叶50～100g，洗净水煎，取煎液浸洗患处。**2.治痈疮肿毒、湿疹，外伤感染疼痛**　鲜野烟叶适量，捣烂涂患处。**3.治痛风肿痛**　鲜野烟叶适量，捣碎和酒炒热，推擦患处。

【主要化学成分】叶含澳洲茄胺，密花茄碱，薯蓣皂苷元，野烟叶碱，番茄胺和澳洲茄碱等；地上部分含野烟叶苷Ⅰ、Ⅱ、Ⅲ和野烟叶醇等。

【现代研究】药理研究显示有兴奋腹直肌和子宫平滑肌，降压，延长睡眠时间等作用；毒性表现为运动失调和呼吸加快、甚至惊厥、死亡。现代临床用于治疗痛风，皮肤癣，无名肿毒和慢性粒细胞白血病等。

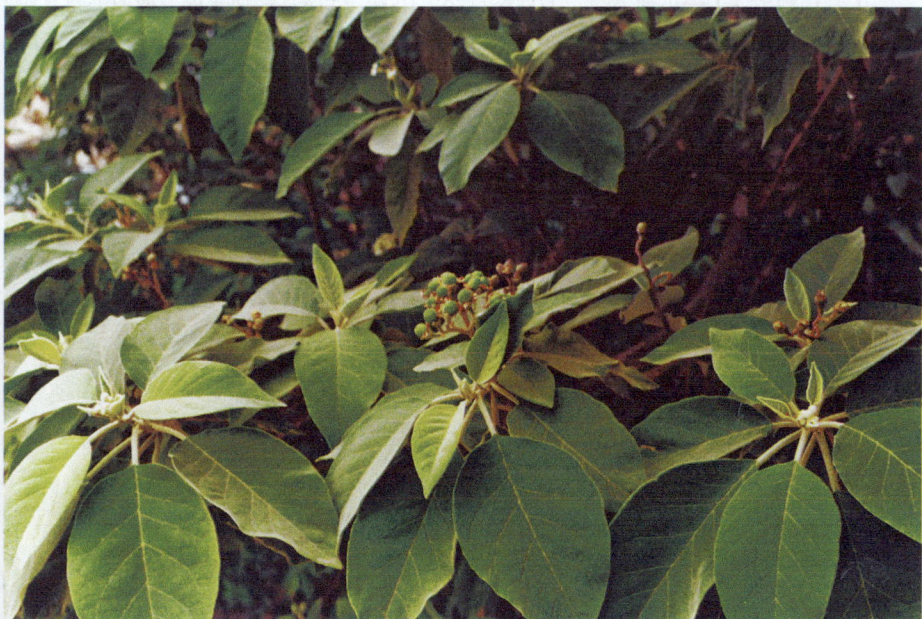

龙 珠

【来源及药用部位】茄科植物龙珠*Tubocapsicum anomalum* (Franch. et Sav.) Makino 的全草或根、果实。

【本草论述】《本草拾遗》："子，主丁肿。"

【形态特征】多年生草本，高约90cm。茎分枝，斜开，绿色。单叶互生或成对。叶片长椭圆形或椭圆形，两端锐尖，全缘，或有不明显的粗波状齿。花小，3～5朵簇生；花梗细，下垂；花冠淡黄色，钟状；裂片5，披针状三角形；雄蕊5，花药黄色；雌蕊1，柱头头状。果实球形，熟时红色。花期6～7月。

生于山野，亦有栽培观赏。分布于我国大部分地区。

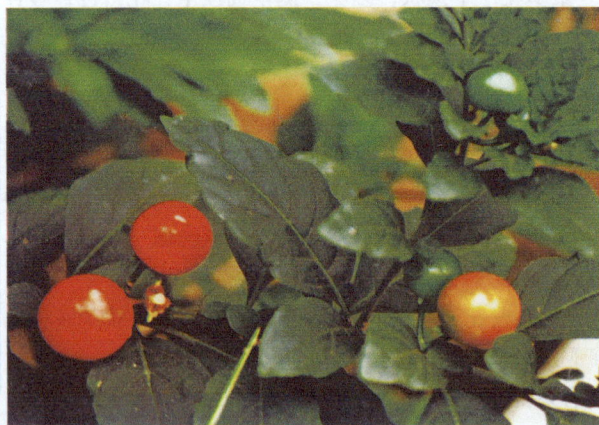

【性味功效】苦，寒。清热解毒，利尿通淋。

【常用配方】**1.治小便淋痛** 龙珠全草50～100g，洗净，酌加水煎，取煎液每日服3次。**2.治疔疮炎肿** 鲜龙珠叶一握（果实亦可），和蜂蜜共捣烂，涂患处，每日换药2次。

【主要化学成分】鲜果实中含有龙珠苷。

【现代研究】现代临床用于治疗细菌性痢疾，泌尿道感染小便淋痛和化脓性疔肿等。

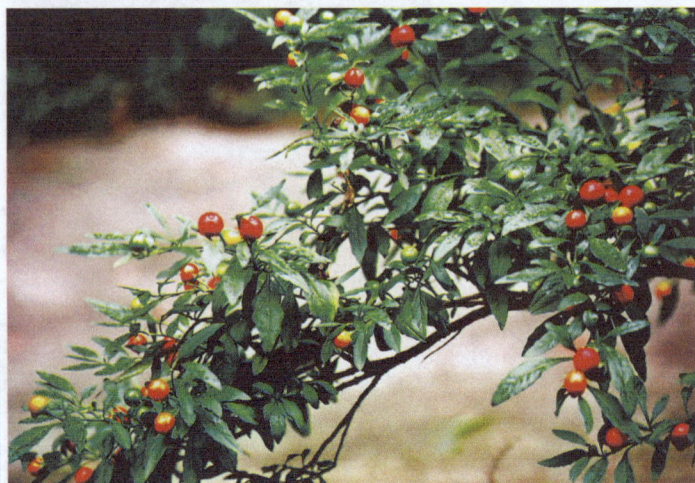

灵寿茨

【来源及药用部位】清风藤科植物泡花树*Meliosma cuneifolia* Franch. 的根皮。

【本草论述】《全国中草药汇编》："利水，解毒。"

【形态特征】落叶灌木或乔木，高3～9m。树皮黑褐色，嫩枝暗黑色，无毛。单叶互生；叶片倒卵状楔形或狭倒卵状楔形，先端短渐尖，中部以下渐狭，边缘具侧脉伸出的锐尖齿，背面被白色平伏毛；纸质。圆锥花序顶生，花小，两性；萼片5，宽卵形；花瓣5，黄色；发育雄蕊2。核果扁球形。花期6～7月，果熟期9～11月。

生于海拔650～3 300m的阔叶落叶树种或针叶树种的疏林、密林中。分布于西南和陕西、甘肃、河南、湖北、西藏等地。

【性味功效】甘、辛、平。利水解毒。

【常用配方】**1.治腹胀气滞**　灵寿茨15g，窝儿七、太白米、木通、太白茶各3g，青蛙七、大黄各6g，水煎服。**2.治无名肿毒**　鲜灵寿茨根皮、鲜独蒜兰各适量，捣烂外敷患处。

【现代研究】现代临床用于治疗水肿，无名肿毒和蛇咬伤等。

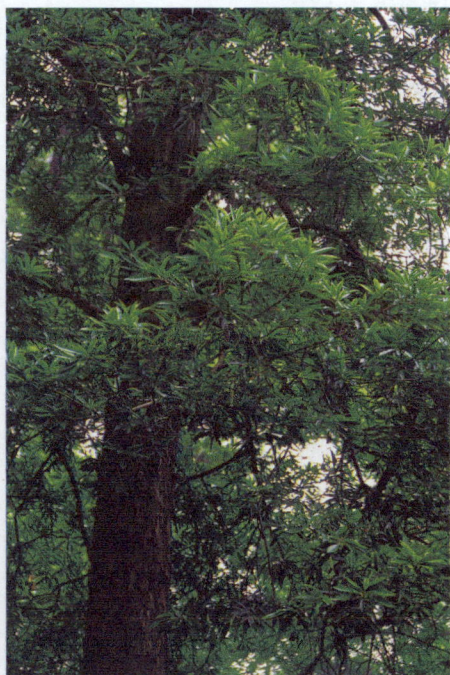

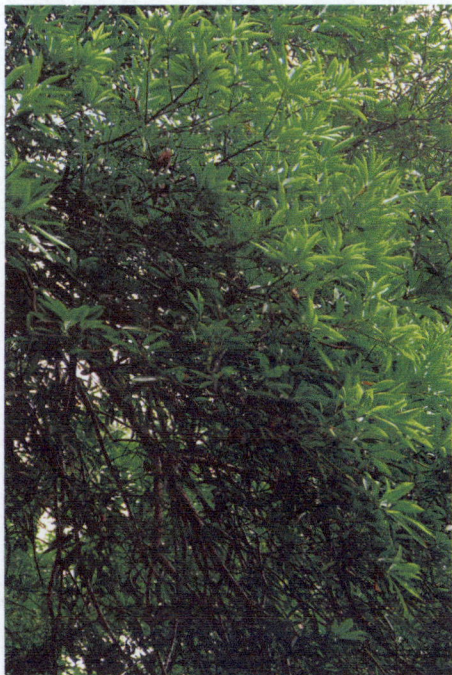

清风藤（青风藤）

【来源及药用部位】清风藤科植物清风藤*Sabia japonica* Maxim. 的藤茎或根。

【本草论述】《纲目》："治风湿流注，历节鹤膝，麻痹瘙痒，损伤疮肿。"

【形态特征】落叶攀缘木质藤本。嫩枝条屈曲，有微毛。单叶互生；叶柄一般为红色；叶片椭圆形至卵状椭圆形，先端短尖，基部圆或阔楔形，全缘，近纸质。花单生或数朵簇生于叶腋，花小，两性；萼片5；花瓣5，黄色；雄蕊5。核果深裂，成并列的2分果，分果扁，倒卵形，熟时深碧色。花期2～3月，果熟期4～7月。

生于海拔1200m以下的山谷、林缘灌木林中。分布于江苏、浙江、安徽、福建、江西、广东、四川、贵州、陕西、湖北、湖南和甘肃等地。

【性味功效】苦，平。活血止痛，祛风除湿。

【常用配方】**1.治跌打损伤筋骨疼痛**　清风藤、山鸡椒根、山冬青各20g，泡酒吃。**2.治劳伤腰痛**　清风藤、生杜仲各30g，炖肉吃。**3.治风湿痹痛**　清风藤、大风藤各20g，水煎服。**4.治湿热黄疸**　清风藤、清鱼胆草各20g，水煎服。

【主要化学成分】含生物碱如清风藤碱等。

【现代研究】药理研究显示有镇痛，抗炎和免疫抑制等作用。现代临床用于治疗风湿病关节疼痛，跌打损伤，急性黄疸型肝炎和水肿等。

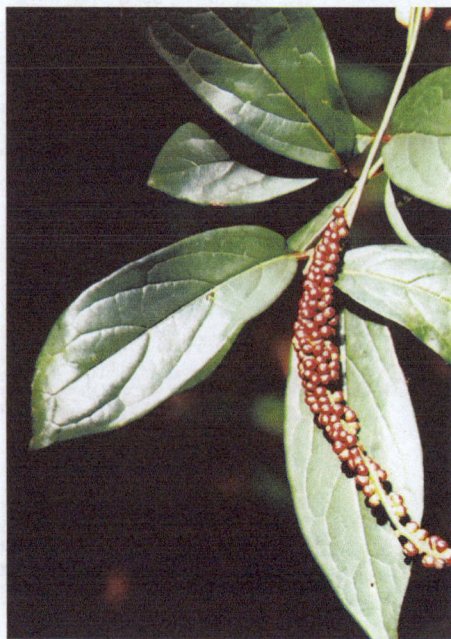

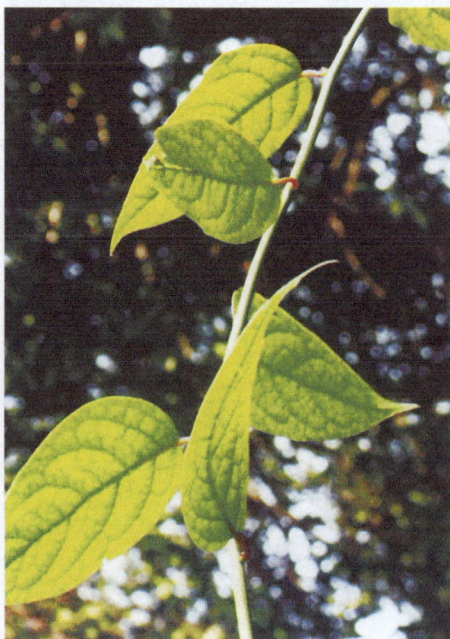

小花清风藤（小花青藤）

【来源及药用部位】清风藤科植物小花清风藤*Sabia parviflora* Wall. ex Roxb.的茎、叶和根。

【本草论述】《中国民族药志》："治疗和预防黄疸型传染性肝炎。止刀伤出血，并能消炎。"

【形态特征】常绿木质藤木，长2～4m。单叶互生；叶柄长1～2cm，叶片纸质，卵状披针叶，或长圆状椭圆形，长5～12cm，宽1～3cm，先端渐尖，基部圆形，侧脉5～8条。花小，两性；聚伞花序，果成圆锥花序式，有花10～20朵；花绿色或黄绿色；萼片5，有红色条纹；雄蕊5，花盘杯状。分果近圆形。花期3～5月，果熟期7～9月。

生于山沟溪边林中，分布于广西、贵州、云南等地。

【性味功效】苦，凉。清热利湿，清肝利胆，祛风湿，消炎止痛。

【常用配方】1.**治疗和预防黄疸型传染性肝炎**　小花清风藤150～200g，叶适量，煎水当茶喝。2.**治刀伤出血**　小花清风藤鲜叶适量，捣烂敷伤口。

【现代研究】现代临床用于治疗急性黄疸型肝炎，风湿性关节炎和跌打损伤等。

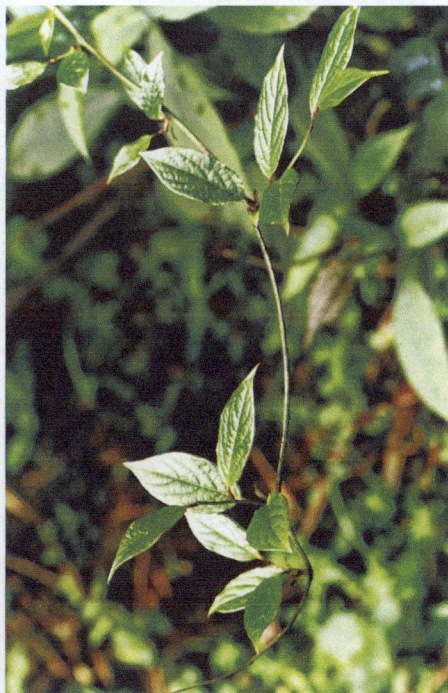

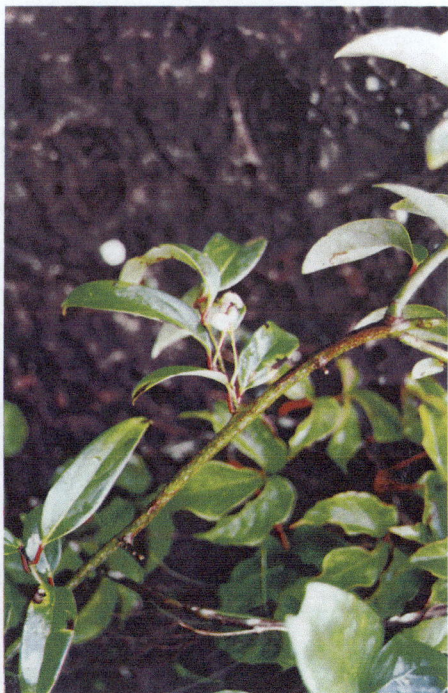

铁牛钻石（石钻子）

【来源及药用部位】清风藤科植物四川清风藤*Sabia schumanniana* Diels.的根。

【本草论述】《江西草药》："祛风活血。"

【形态特征】落叶攀援木质藤木，长2~3m。单叶互生；叶柄长0.2~1cm，一般为红色；叶片纸质，长圆状卵形，长3~13cm，宽1.5~3.5cm，先端急尖或渐尖，基部圆或阔楔形，侧脉每边3~5条。聚伞花序，花1~3朵；花淡绿色；萼片5，三角状卵形；花瓣5；雄蕊5，花盘圆柱状；子房无毛。分果倒卵形或近圆形，核中肋呈狭翅状。花期3~4月，果熟期6~8月。

生于山沟、山坡、溪边和阔叶林中，分布于陕西、浙江、江西、湖北、四川和贵州等地。

【性味功效】辛，温。祛风活血，化痰止咳。

【常用配方】**1.治风湿病关节肿痛**　铁牛钻石根60g，五加皮30g，寮刁竹根15g，白酒500ml，浸泡1周，每次服30ml，每日2次；或用水煎服，每日1剂。**2.治跌打损伤、陈旧腰痛**　铁牛钻石根60g，五加皮30g，八角枫根30g，水煎服。

【主要化学成分】根皮含3-氧代-11,13(18)-齐墩果二烯等。

【现代研究】现代临床用于治疗慢性咳喘，风湿性关节炎和跌打损伤等。

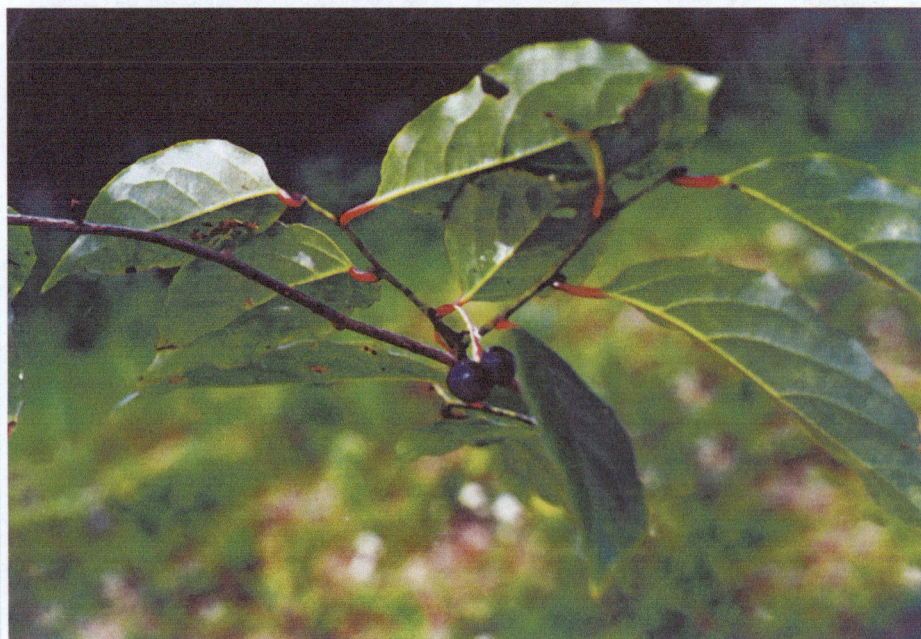

老鼠吹箫（风藤草）

【来源及药用部位】清风藤科植物云南清风藤*Sabia yunnanensis* Franch.的茎叶或根。

【本草论述】《全国中草药汇编》："祛风湿，止痛，除疮毒。"

【形态特征】落叶攀援木质藤木，长3～4m。单叶互生；叶柄长0.3～1cm，有柔毛；叶片膜质或近纸质，长圆状卵形，长3～7cm，宽1～3.5cm，先端急尖、渐尖或短尾状渐尖，基部圆钝或阔楔形，侧脉每边3～6条。聚伞花序有花2～4朵；花绿色或黄绿色；萼片5，阔卵形，有紫红色斑点；花瓣5；雄蕊5，花盘肿胀；子房有柔毛或微柔毛。分果近肾圆形，核有中肋。花期4～5月，果熟期5月。

生于山沟、溪边和疏林中，分布于云南和贵州等地。

【性味功效】苦，寒；小毒。祛风镇痛，除湿解毒。

【常用配方】**1.治风湿病腰痛或不遂** 老鼠吹箫茎叶适量，水煎浸洗。**2.治皮肤疮毒** 老鼠吹箫茎叶适量，水煎浸洗。

【现代研究】现代临床用于治疗肢体瘫痪，风湿病腰痛，胃痛，皮肤痈疮和蛇咬伤等。

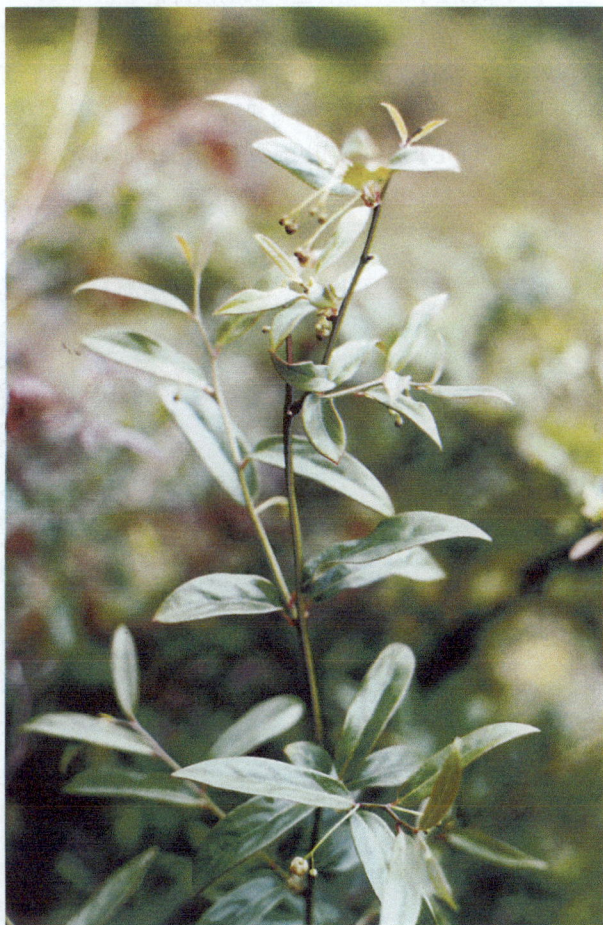

岩蜈蚣

【来源及药用部位】秋海棠科植物盾叶秋海棠*Begonia cavaleriei* Lévl 的带根全草。

【本草论述】《贵州草药》："祛瘀活血，消肿杀虫。"

【形态特征】多年生肉质草本，高约20cm。根茎长而横生，上有长卵形棕色鳞片覆盖；全株无毛，无地上茎。叶自根茎上长出，盾状着生，2～6片，叶片近圆形，先端渐尖，基部圆形，全缘，两面平滑，上面绿色，下面浅褐色，掌状脉7条。花葶有花1～3朵，花梗纤细，雄花被片3～4；雄蕊多数，雌花未见。蒴果具3翅。种子细小，圆球形。花期3～5月。

生于山谷、密林下阴湿处。分布于湖南、海南、广西、贵州和云南等地。

【性味功效】酸、涩、温。舒筋活血止痛。

【常用配方】**1.治肺痨** 岩蜈蚣15g，铁包金、金银花、马鞭草各9g，折耳根15g，水煎服。**2.治跌打损伤瘀血疼痛** 岩蜈蚣根15g，泡酒服或捶绒敷伤处。

【主要化学成分】含多种有机酸等。

【现代研究】现代临床用于跌打损伤肿痛，肺结核咯血等。

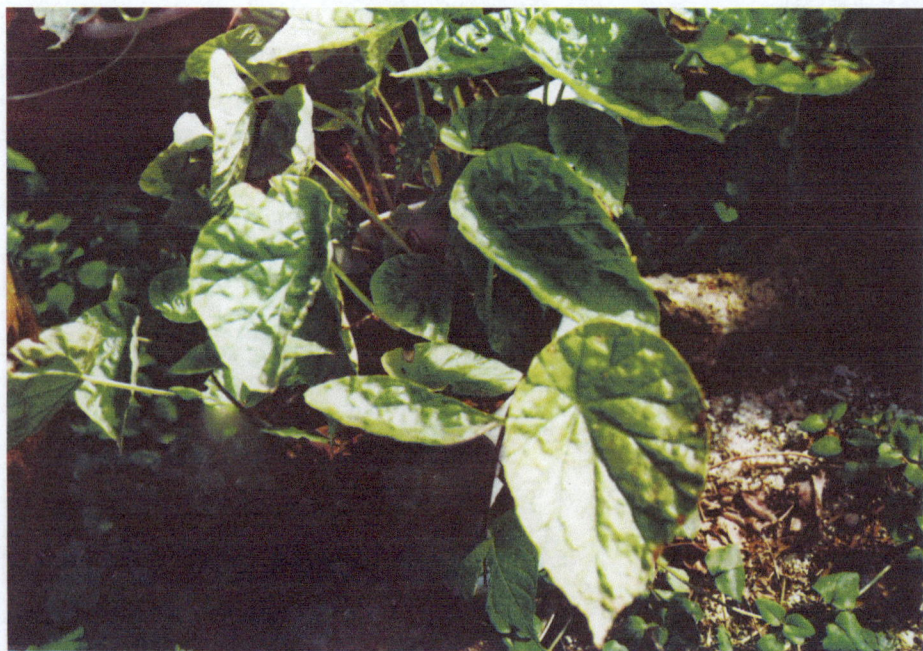

秋海棠（一口血）

【来源及药用部位】秋海棠科植物秋海棠*Begonia evansiana* Ardr. 的根。

【本草论述】《分类草药性》："治吐血，跌打损伤。"

【形态特征】多年生草本，高60～100cm。地下球形块茎。茎直立粗壮，多分枝，光滑，节部膨大。叶腋间生珠芽；叶互生，叶柄长5～12cm；托叶披针形；叶片宽斜卵形，先端尖，基部斜心脏形，边缘有细尖锯齿，两面生细刺毛，叶下面和叶柄带紫红色。花单性，粉红色，雌雄同株，腋生的叉状聚伞花序，雄花被片4，雄蕊多数；雌花被片5，雌蕊1，子房下位。蒴果具3翅。花期7～8月，果熟期10～11月。

生于林下阴湿处，野生或栽培。分布于长江流域以南各地及河北、山东。

【性味功效】酸、辛，微寒。解毒消肿，散瘀止痛，杀虫。

【常用配方】**1.治吐血、咯血** 秋海棠根15g，水煎服。**2.治尿血、便血** 秋海棠根、石韦各15g，水煎服。**3.治心悸疼痛** 秋海棠根、大木姜子各15g，捣烂吞服或水煎服。**4.治跌打重伤** 秋海棠根、仙桃草各20g，酒水各半煎服。**5.治血瘀闭经** 秋海棠根6g，泽兰12g，牛膝15g，水煎服。

【主要化学成分】叶含草酸和吲哚-3-乙酸氧化酶等。根含秋海棠皂苷等。

【现代研究】现代临床用于治疗跌打损伤，月经不调，咳嗽，咯血，吐血和咽喉炎肿痛等。

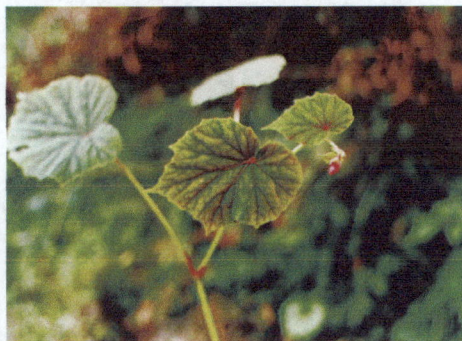

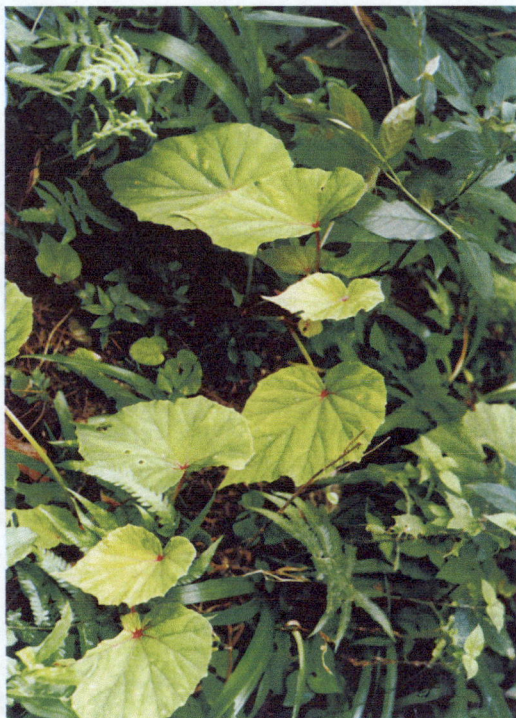

红孩儿

【来源及药用部位】秋海棠科植物裂叶秋海棠Begonia palmata D.Don的全草或根。

【本草论述】《广西药植名录》："全株：治风湿骨痛，肚痛，消化不良。根：治吐血。"

【形态特征】多年生草本，高15～60cm。根茎横生，粗壮具节；地上茎肉质，茎节膨大，多少被棕色绵毛。单叶互生；叶柄与叶片近等长；托叶披针形，早落；叶片膜质，斜卵形，呈多角状或不规则状的5～7裂，上面绿色，下面淡绿色或淡紫色。花单性，雌雄同株；聚伞花序腋生，总花梗与花梗细长，粉红色，被棕色柔毛；雄花被片4；雄蕊多数；雌花被片5，斜卵形，子房被柔毛。蒴果具3翅。花期6～8月，果熟期7～9月。

生于海拔450～1 900m的山谷、密林潮湿地，亦有栽培。分布于长江以南各地。

【性味功效】酸，平。祛风活血，利水，解毒。

【常用配方】**1.治湿热痹证关节红肿疼痛** 红孩儿根15g，水酒煎服；另用红孩儿鲜根适量，加酒糟少许，捣烂外敷。**2.治跌打损伤** 红孩儿根适量，晒干研末，每服6g，开水送服；另用鲜根适量，甜酒少许，捣烂外敷。**3.治蛇咬伤** 红孩儿根30g，大青叶15g，万年青叶3片(均为鲜品)，水煎服；药渣捣烂外敷。

【现代研究】现代临床用于治疗急性关节炎，急性肾炎水肿、血尿，跌打损伤和蛇咬伤等。

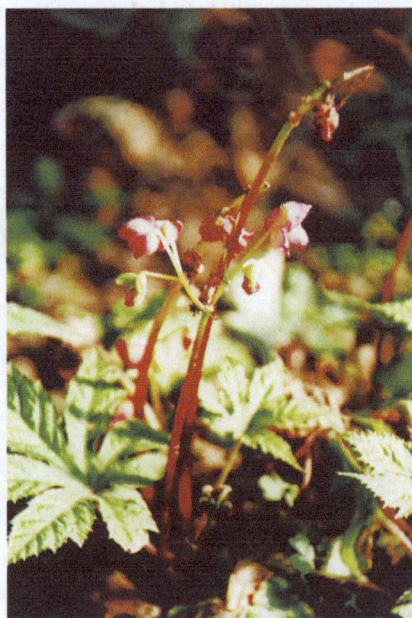

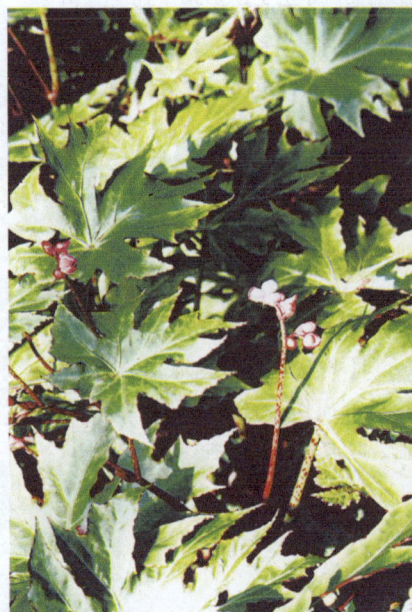

红白二丸

【来源及药用部位】秋海棠科植物中华秋海棠*Begonia sinensis* A. DC. 的全草或根茎。

【本草论述】《河北中草药》："活血，止血，止痛。"

【形态特征】多年生草本，高20～40cm。有双球形块茎，较多须根。茎圆柱形，直立，淡褐色，不分枝。叶互生；叶柄长4～15cm；叶片薄纸质，宽卵形，先端渐尖，常成尾状，基部心形，偏斜，叶背淡绿色，叶缘有锯齿。聚伞花序腋生或顶生，花小而稀疏，粉红色；雄花被片4；雄蕊多数，花药纵裂；雌花被片5，外轮2片，花柱3，基部合生。蒴果具3翅。花、果期夏、秋间。

生于阴湿岩石上。分布于河北、山西、陕西、湖北和贵州等地。

【性味功效】苦、酸，寒。活血调经，止血止痢，镇痛。

【常用配方】**1.治月经不调** 红白二丸6g，青龙、勾丁各6～9g，水煎服。**2.治跌打损伤** 红白二丸30g，泡酒服。**3.治胃脘腹痛** 红白二丸研末，每次3g，开水送服。**4.治疝气肿痛** 红白二丸15～30g，酒水各半煎服。

【现代研究】现代临床用于治疗月经不调，带下病，跌打损伤，外伤出血，胃痛，疝气肿痛，吐血，痢疾腹痛，腰痛和蛇咬伤等。

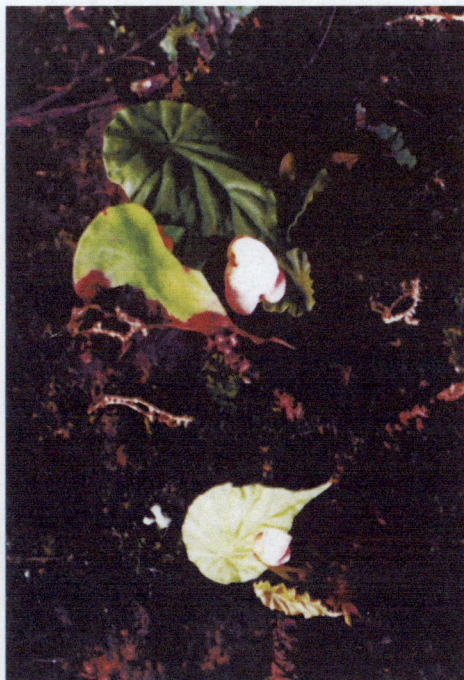

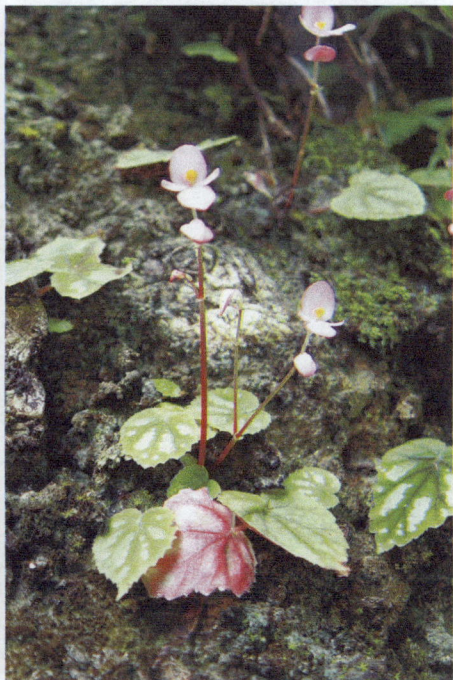

一点血

【来源及药用部位】秋海棠科植物一点血秋海棠*Begonia wilsonii* Gagnep. 的根茎

【本草论述】《全国中草药汇编》："补气健脾，养血，止血。"

【形态特征】多年生草本，高20～30cm。根茎短而肥厚，横生，稍呈节状。根出叶1～2片，叶片纸质，近菱形或斜卵圆形，先端尖，基部斜心形，两侧不对称，上面绿色，斜面略带紫色。花6～7朵，粉红色，伞房状排列；花单性，雌雄同株；雄花被片4，雄蕊10～15；雌花被片3，子房纺锤形，3棱。蒴果，无翅。花期7月，果熟期8月。

生于阴处的岩石缝及小谷底。分布于四川和贵州等地。

【性味功效】甘、苦，微寒。养血止血，散瘀止痛。

【常用配方】**1.治虚弱带下**　一点血、一朵云各20g，炖肉，吃肉饮汤。**2.治经闭**　一点血、女儿红各10g，水煎服。**3.治跌打损伤**　一点血15g，巴岩姜、大血藤、四块瓦、血当归各10g，泡酒服。

【主要化学成分】含强心苷，黄酮类，鞣质，酚类成分，甾醇，三萜类和皂苷等。

【现代研究】现代临床用于治疗体虚带下，妇女月经不调，吐血，咯血，外伤出血，跌打损伤和功能性子宫出血等。

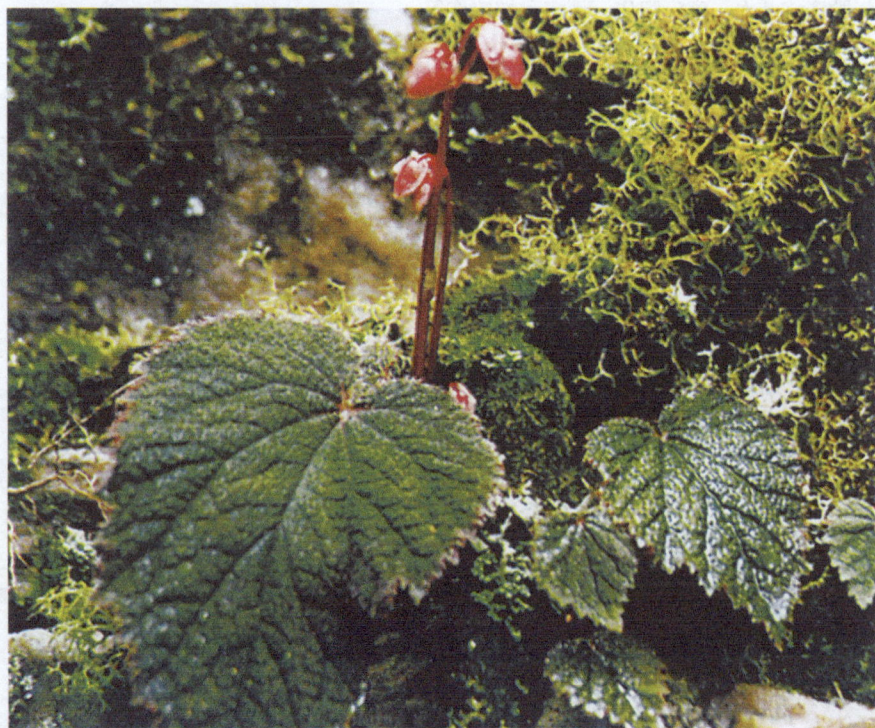

山海棠

【来源及药用部位】秋海棠科植物云南秋海棠*Begonia yunnanensis* Lévl 的全草或根。

【本草论述】《滇南本草》："治筋骨疼痛，风湿寒痹，麻木不仁，瘫痪痿软，湿气流痰。"

【形态特征】多年生瘦弱草本。根茎细长，斜出，有须根。茎细无毛，不分枝或下部偶有分枝，生4～6叶。单叶互生，上部叶渐变小，长卵形；头渐尖，基部心形，稍歪斜；边缘有不整齐钝齿，膜质；叶柄纤细。总状聚伞花序腋生或顶生，花小，粉红色。蒴果有3翅。

生于山坡下潮湿石岩上。分布于云南、贵州、四川以及广西等地。

【性味功效】苦、酸，微温。活血调经，行气止痛。

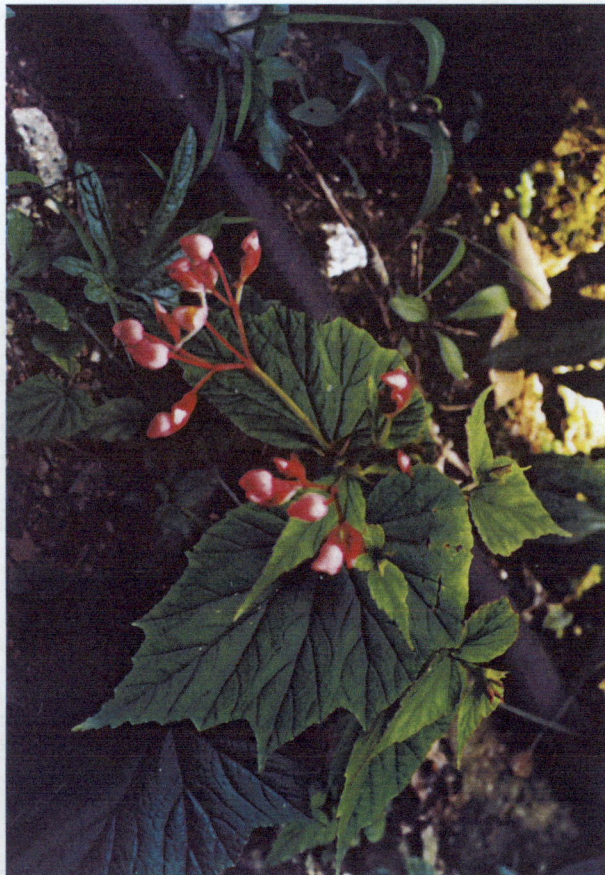

【常用配方】1.治胃痛　山海棠10～15g，水煎服。2.治骨折　山海棠适量，捣烂外包固定。3.治小儿血尿　山海棠、鼠尾草各10g，水煎服。4.治小儿口腔炎　山海棠适量，捣汁涂抹。

【现代研究】现代临床用于治疗月经不调，痛经，带下，胃痛，小儿疝气肿痛和跌打损伤等。

红八角莲（猫爪莲、水八角）

【来源及药用部位】秋海棠科植物掌裂叶秋海棠*Begonicc pedatifida* Lévl.的根茎。

【本草论述】《分类草药性》："治黄肿。"

【形态特征】多年生草本。根系短而粗，结节状，红褐色，有多数须根。叶根生，叶柄长约30cm，绿色带红；叶片阔卵圆形，长约15cm，基部心形，边缘开裂，裂片三角形，边缘有刺状锯齿，中央带红色，疏被短毛。二歧聚伞花序5～6花，总花梗自根茎生出，无毛；花淡红色，直径3～4cm；雄花花被片4，2大2小；雌花花被片5，4大1小；子房2室。蒴果具3翅。果熟期9～10月。

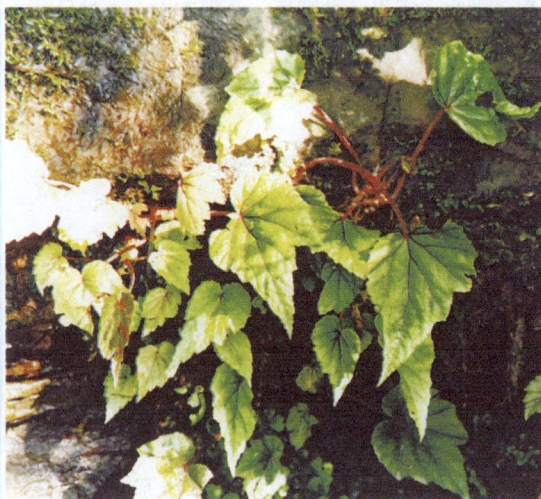

生于林下阴湿处。分布于西南及江西、湖北、湖南、广东、广西等地。

【性味功效】酸，凉。活血止血，利湿消肿，止痛，解毒。

【常用配方】1.治热痹证关节肿痛　红八角莲15g，水酒煎服；关节疼痛者，另用鲜根茎适量，酒糟少许，捣烂外敷患处。2.治全身浮肿，尿血　红八角莲18g，乌韭根15g，车前草10g，水煎服。3.治劳伤咳嗽　红八角莲3g，蒸酒或水煎服。4.治胃气痛或胀满　红八角莲10g，水煎服。5.治跌打损伤　红八角莲6g，研末，开水吞服。

【主要化学成分】含有机酸等。

【现代研究】现代临床用于治疗急性风湿性关节炎，吐血，尿血，崩漏，外伤出血，水肿，胃痛，跌打损伤，痈疮和蛇咬伤等。

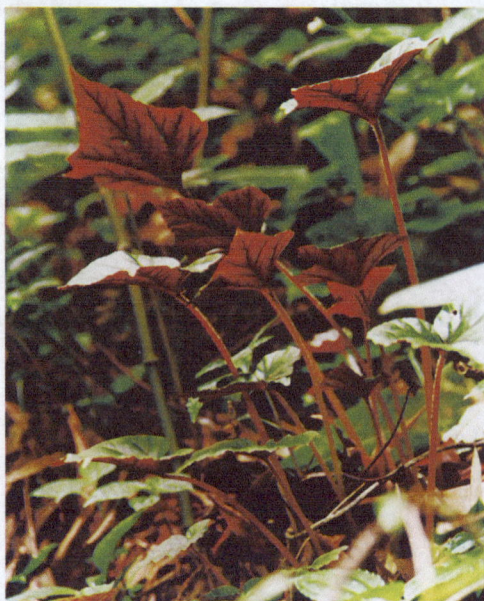

紫荆桠（小叶六道木，对叶花）

【来源及药用部位】忍冬科植物小叶六道木*Abelia parvifolia* Hemsl.的根或果实。

【本草论述】《四川中药志》："祛风除湿，消肿止痛。"

【形态特征】落叶灌木或小乔木，高1～4m。枝纤细，多分枝，幼枝红褐色，被短柔毛。叶对生，稀3枚轮生；叶片革质，卵形、狭卵形或披针形，先端尖或有小尖头，基部圆至阔楔形，近全缘或边缘疏生浅圆齿，上面暗绿色，下面白绿色；两面疏被硬毛。聚伞花序生于侧枝上部叶腋，花1～3朵；萼筒被短柔毛，2或3裂片；花冠粉红色至浅紫色，狭钟形，花蕾时花冠弯曲；雄蕊4，2强；花柱细长。瘦果冠以2枚略增大的宿存萼裂片。花期4～5月，果熟期8～9月。

生于海拔240～2 000m的林缘、路旁、草坡、岩石和荒地。分布于西南和陕西、甘肃、湖北等地。

【性味功效】苦、涩，平。祛风，除湿，解毒。

【常用配方】**1.治痈疽肿痛**　紫荆桠、紫花地丁、齐头蒿、红牛膝各适量研末，或鲜品各等分，捣烂外敷患处。**2.治风湿筋骨疼痛**　紫荆桠、八月瓜根、鸡血藤、桑寄生、石南藤、舒筋草、刺三甲各15g，泡酒10 000ml，7天后，每次服15ml，每日3次。

【现代研究】现代临床用于治疗风湿性关节炎疼痛和皮肤痈疖肿痛等。

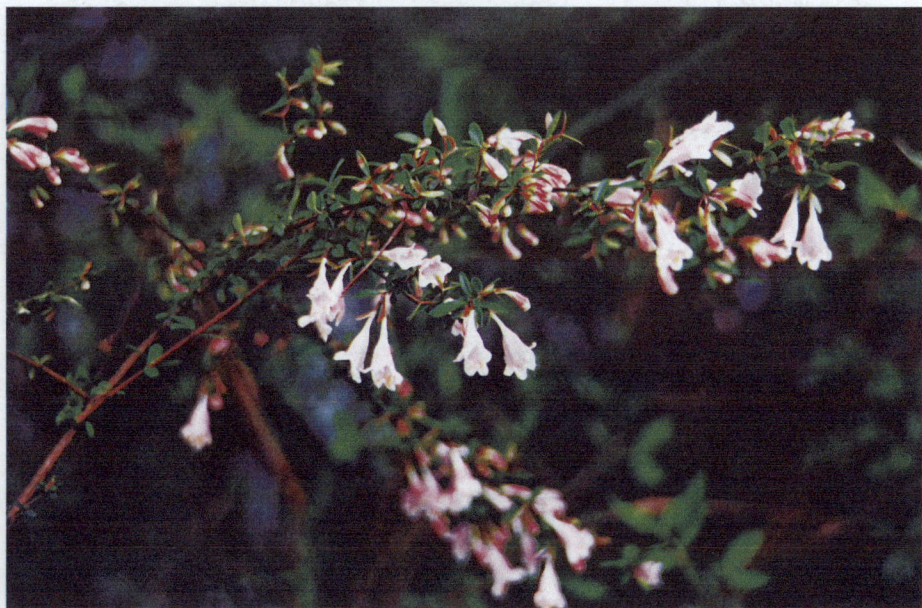

六道木（通花梗）

【来源及药用部位】忍冬科植物短枝六道木Abelia engleriana (Graebn.) Rehd.的根、或果实。

【本草论述】《滇南本草》："治风热积毒，痈疽，疮疖，疥癫，血风癣疮。"

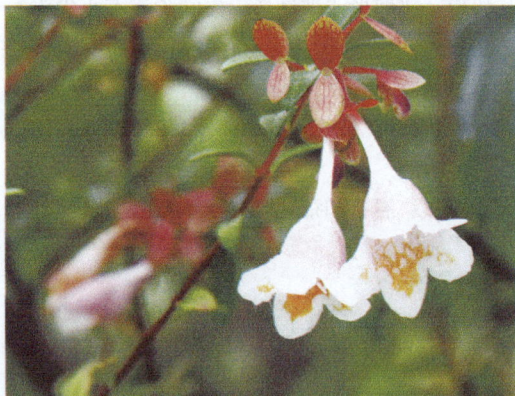

【形态特征】灌木，幼枝有短柔毛。叶对生，卵形、椭圆状卵形或椭圆状披针形，先端尖锐或渐尖，基部楔形，边缘疏生小锯齿，绿色有光泽，背脉上疏生白色微毛；叶柄短或近于无。花数朵，腋生或顶生于短侧枝上；萼片2；花冠玫瑰红色，5裂；雄蕊4；子房下位，3室。瘦果顶部有膨大的宿存萼片。花期6~7月。

生于荒地。分布于西南各地。

【性味功效】苦、涩，平。清热燥湿，祛风通络。

【常用配方】1.治感冒发热 六道木、忍冬藤各15g，水煎服。2.治牙痛 六道木适量，水煎含漱。3.治风湿痹痛 六道木、水麻柳各15g，水煎服。4.治疮痈肿毒 六道木鲜品适量，捣烂外敷患处。

【现代研究】现代临床用于治疗感冒，龋齿牙痛，风湿性关节炎疼痛和皮肤痈疖肿痛等。

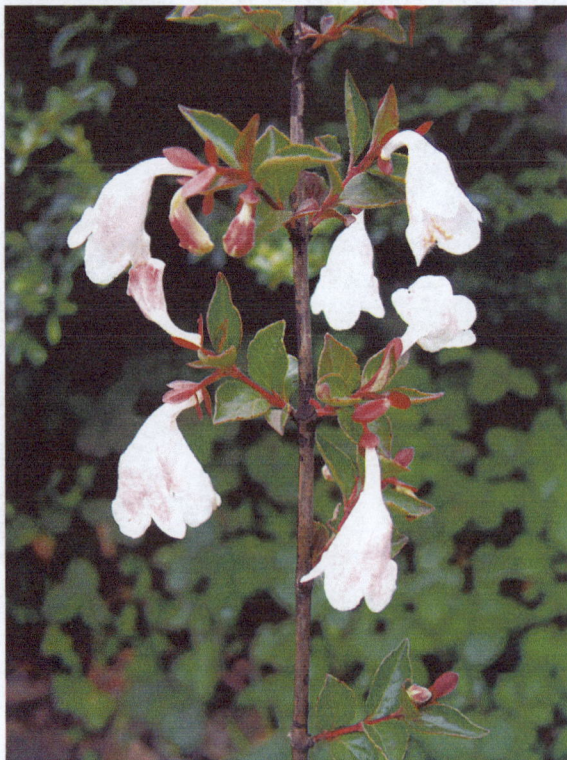

空心木（鬼吹哨）

【来源及药用部位】忍冬科植物鬼吹箫*Leycesteria formosa* Wall.或狭叶鬼吹箫*Leycesteria formosa* Wall.var.*stensepala* Rehd.的茎叶或根。

【本草论述】《贵州草药》："舒筋活络，祛瘀止痛，生新。"

【形态特征】鬼吹箫：灌木，高1～3m，全株有疏或密的紫色短腺毛。小枝、叶柄、花序梗、苞片和萼齿均被短柔毛。叶对生，叶片纸质；卵状披针形或卵形，先端长，尾尖锐、短尖或渐尖，基部圆形至近心形，全缘或边缘具微齿，上面绿色，被短糙毛，下面白绿色。穗状花序顶生或腋生，每节6朵花，由2个具3朵花的聚伞花序对生；苞片叶状，绿色或紫红色；萼筒圆柱状；花冠白色或粉红色，有时玫瑰红色；雄蕊5；子房5室。浆果卵状球形，具宿存萼齿。种子小而多数。花期6～9月。

生于山坡、山谷溪沟边、林缘或灌丛中。分布于西南各地。

【性味功效】苦，凉。清热燥湿，活血止血。

【常用配方】**1.治劳伤筋骨疼痛** 空心木根、马蹄叶根、刺五加根各等分，泡酒5倍，每日睡前饮服30ml。**2.治骨折肿痛** 空心木90～120g，捣烂，加酒适量调匀，炒热外包伤处；另用根90g，泡酒500ml，浸泡1天后，煨热服用30ml。

【现代研究】现代临床用于治疗黄疸，哮喘，外伤出血，膀胱炎和骨折损伤等。

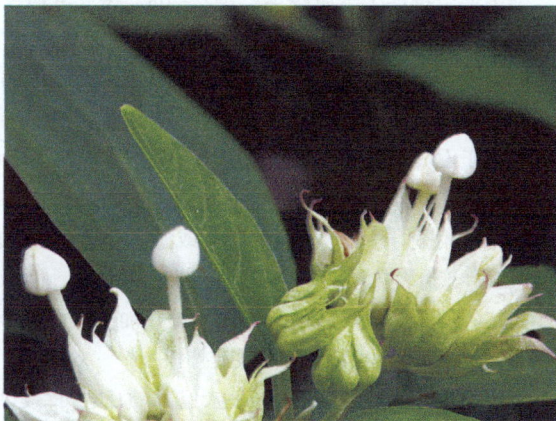

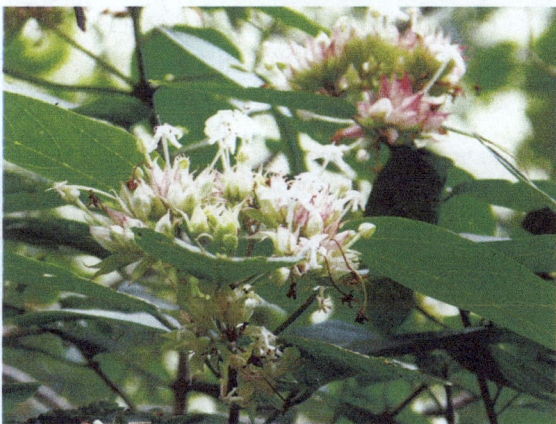

山银花

【来源及药用部位】忍冬科植物山银花Lonicra confusa Sweet DC.的花蕾或带初开的花。

【本草论述】《本草纲目》："一切风湿气，及诸肿毒、痈疽疥癣、杨梅诸恶疮。散热解毒。"

【形态特征】木质藤本，长2~4m。树皮黄褐色渐次变为白色，嫩时有短柔毛。叶对生，卵圆形至椭圆形，长4~8cm，宽3.5~5cm，上面绿色，主脉上有短疏毛，下面带灰白色，密生白色短柔毛；花冠管状，长1.6~2cm，稍被柔毛，初开时白色，后变黄色。花期6~9月，果熟期10~11月。

生于山坡、灌丛、旷野或路边。分布于广东、广西、云南和贵州等地。

【性味功效】甘，寒。清热解毒，凉散风热。

【常用配方】**1.治风热外感、或温病初起** 山银花、马兰、马鞭草、金柴胡各10g，水煎服。**2.治暑热烦渴** 山银花、菊花各10g，水煎代茶饮服。**3.治暴泻、痢疾** 山银花20g，莲子40g，粳米适量，加水煮粥，加少许白糖，早餐食用。**4.治疖腮肿痛** 山银花藤叶、土大黄各20g，水煎内服又外搽。

【主要化学成分】含绿原酸，异绿原酸，挥发油，木犀草素，木犀草素-7-葡萄糖苷以及铁、锰、铜、锌等。

【现代研究】药理研究显示有广谱抗菌，抗炎及解热的作用；能促进白细胞吞噬，双向调节免疫系统。现代临床用于细菌性痢疾，急性泌尿系感染，乳腺炎，急性扁桃体炎，腮腺炎，阑尾炎，急性肾盂肾炎，钩端螺旋体病，慢性附件炎，高脂血症和褥疮等。

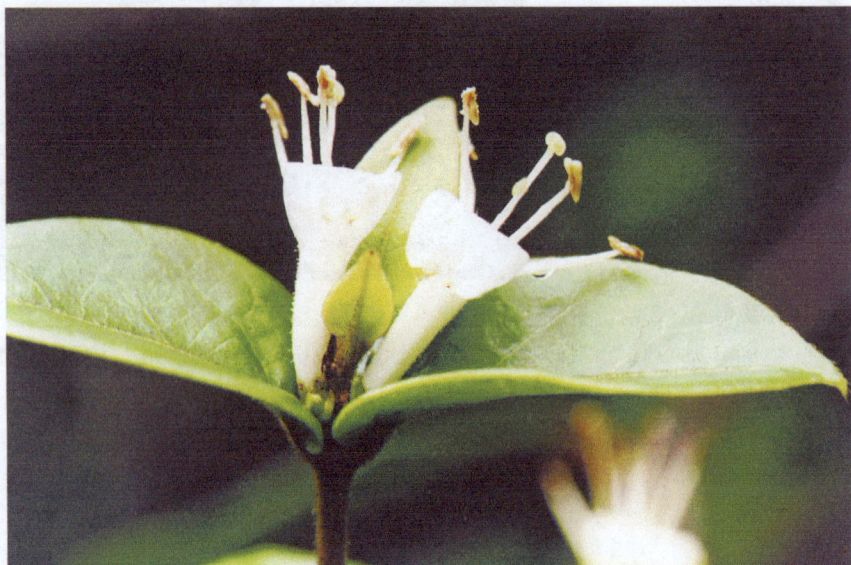

苦糖果（大金银花）

【来源及药用部位】忍冬科植物大忍冬*Lonicera fragrantissima* Lindl. et Pax. subsp. *stadishii* (Carr.) Hsu et H. J. Wang 的茎叶及根。

【本草论述】《贵州草药》："祛风除湿，清热止痛。"

【形态特征】落叶灌木，高达2m。小枝、叶柄常有糙毛。叶对生，叶片厚纸质；叶片卵状长圆形或卵状披针形，先端渐尖，基部圆形，通常两面被刚伏毛及短腺毛；叶缘具硬睫毛。花先叶开放，或与叶同时开放，芳香，生于幼枝基部苞腋；花冠白色；雄蕊内藏；花柱下部被疏糙毛。浆果红色，椭圆形。花期3～4月。

生于向阳山坡、灌丛、旷野或路边。分布于陕西、甘肃、山东、安徽、浙江、江西、湖北、湖南、四川和贵州等地。

【性味功效】甘，寒。祛风除湿，清热止痛。

【常用配方】**1.治风湿热关节痛**　苦糖果根15g，水煎服。**2.治疔疮**　苦糖果嫩叶适量，捣烂外敷。**3.治劳伤疼痛**　苦糖果根茎90～120g，白酒适量浸泡，取适量饮服。

【现代研究】现代临床用于治疗风湿病关节疼痛，痈疽疔疮和劳伤疼痛等。

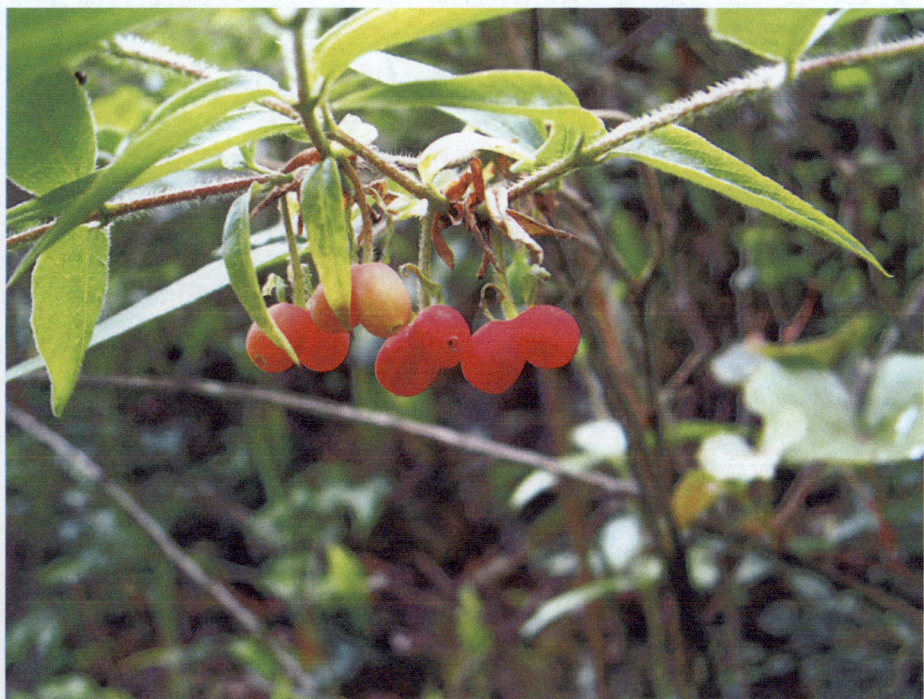

金银花（忍冬花）

【来源及药用部位】忍冬科植物忍冬*Lonicera japonica* Thunb. 的花蕾或带初开的花。

【本草论述】《本草纲目》："一切风湿气，及诸肿毒、痈疽疥癣、杨梅诸恶疮。散热解毒。"

【形态特征】多年生常绿缠绕灌木。茎中空，多分枝，幼枝密生短柔毛和腺毛。叶对生，纸质，被短柔毛，叶片卵形、长卵形或卵状披针形，先端短尖。花成对腋生；苞片2枚，叶状；合瓣花冠左右对称，花初开白色，2~3日后变为金黄色。成熟浆果黑色。

生于山坡、灌丛、旷野或路边。广泛分布于南方各地，全国大多数地区有栽培，以山东、河南所产为佳。

【性味功效】甘，寒。清热解毒，凉散风热。

【常用配方】**1.治风热外感、温病初起** 金银花、马兰、马鞭草、金柴胡各10g，水煎服。**2.治暑热烦渴** 金银花、菊花各10g，水煎代茶饮服。**3.治暴泻、痢疾** 金银花20g，莲子40g，粳米适量，加水煮粥，加少许白糖，早餐食用。**4.治疔腮肿痛** 鲜银花藤叶、土大黄各20g，水煎内服又外搽。

【主要化学成分】含绿原酸，异绿原酸，挥发油，黄酮类，三萜类，木犀草素，木犀草素-7-葡萄糖苷，咖啡酸，肌醇，β-谷甾醇和蔗糖等。

【现代研究】药理研究显示有广谱抗菌，抗炎，解热，促进白细胞吞噬，双向调节免疫，保肝，降低转氨酶，降低胆固醇和抗早孕等作用。现代临床用于治疗细菌性痢疾，急性泌尿系感染，乳腺炎，急性扁桃体炎，流行性腮腺炎，急性阑尾炎，急性肾盂肾炎，钩端螺旋体病，慢性附件炎，高脂血症和褥疮等。

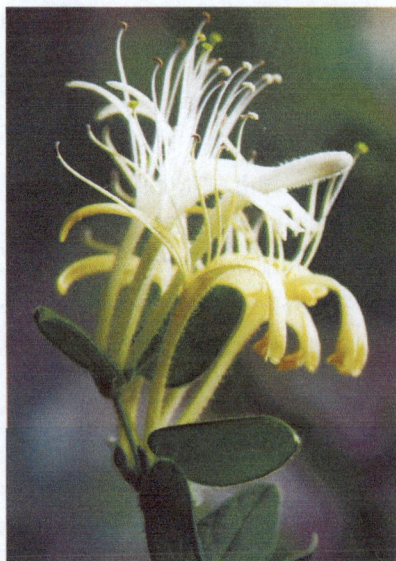

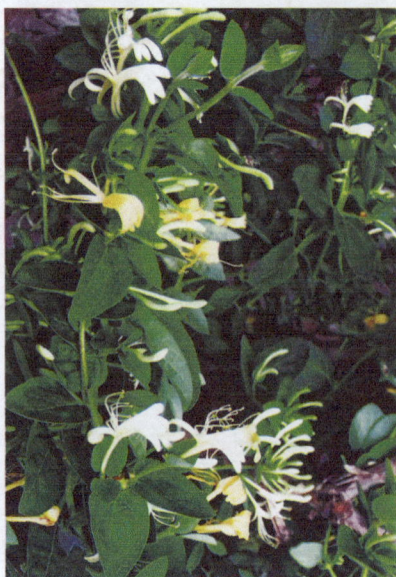

忍冬藤（右旋藤、二花藤）

【来源及药用部位】忍冬科植物忍冬*Lonicera japonica* Thunb. 的藤茎。

【本草论述】《名医别录》："主寒热身肿。"

【形态特征】见"金银花"该项下。

【性味功效】甘，寒。清热解毒，通络。

【常用配方】**1.治痈疽发背、乳痈、肠痈** 忍冬藤、黄芪各15g，当归4g，炙甘草24g，水酒煎服。**2.治热痹筋骨疼痛** 忍冬藤捣为细末，每次6g，热酒调服。**3.治暴泻、痢疾** 忍冬藤20g，樗白皮10g，水煎服。

【主要化学成分】藤含绿原酸，异绿原酸等。

【现代研究】药理研究显示有抗病原微生物的作用。现代临床用于治疗细菌性痢疾，感冒发热，乳腺炎，急性扁桃体炎，流行性腮腺炎，钩端螺旋体病，急性风湿热和褥疮等。

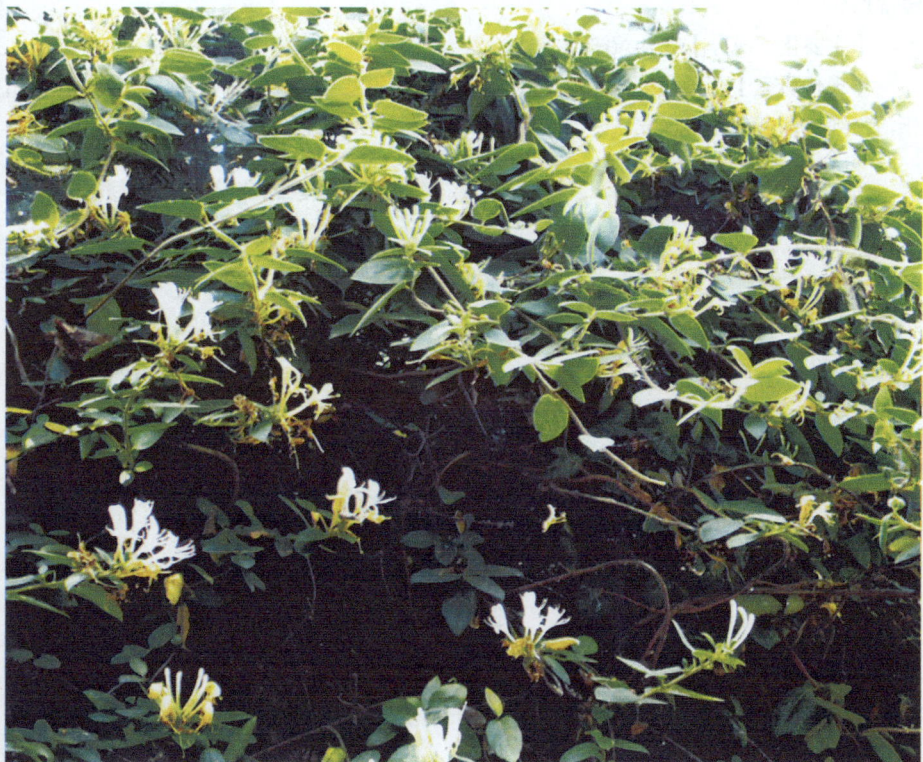

木金银（金银忍冬）

【来源及药用部位】忍冬科植物金银忍冬*Lonicera maackii* (Rupr.) Maxim. 的茎叶及花。

【本草论述】《湖南药物志》："祛风解百毒，消肿止痛。"

【形态特征】落叶灌木，高达6m。茎干直径达10cm，树皮灰白色至灰褐色，不规则纵裂；小枝中空，稍具短柔毛。单叶对生，有腺毛及柔毛，叶片纸质，卵状椭圆形至卵状披针形，先端长渐尖，基部阔楔形，全缘两面脉上有毛。花芳香，腋生；苞片条形；花萼钟状；花冠先白色后黄色；雄蕊与花柱均短于花冠。浆果暗红色，球形。种子椭圆形。

生于山坡、灌丛、旷野或路边。广泛分布于全国大多数地区。

【性味功效】甘，寒。清热解毒，通络。

【常用配方】**1.治梅毒**　木金银60g，土茯苓30g，水煎服。**2.治头晕**　木金银15g，散血莲9g，黄精、铁马鞭、臭牡丹各6g，水煎服。**3.治跌打损伤**　木金银适量，水煎，浸洗伤处。

【主要化学成分】叶含黄酮类成分。

【现代研究】药理研究显示有抗菌，调节机体免疫功能和解热等作用。现代临床用于治疗细菌性痢疾，感冒发热，乳腺炎，急性扁桃体炎和肺脓疡等。

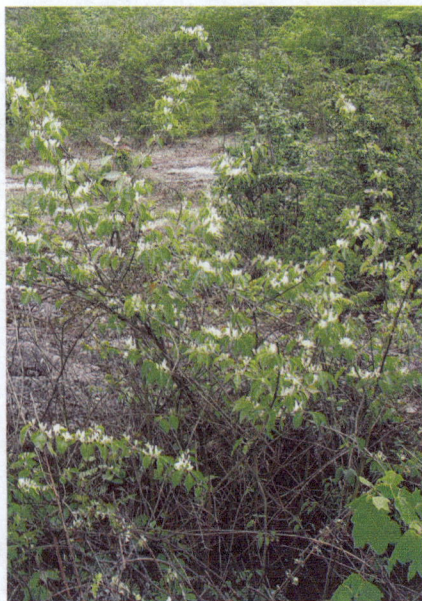

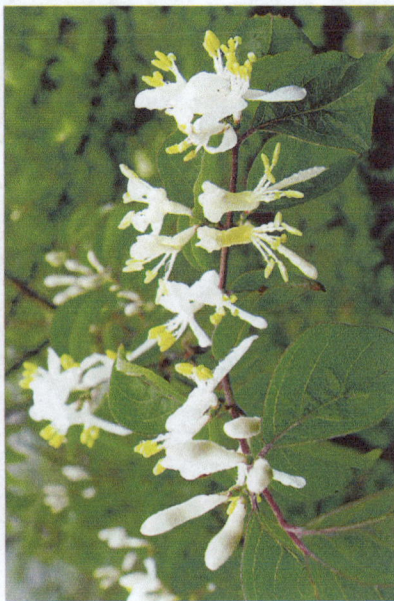

陆英（臭草、接骨木）

【来源及药用部位】忍冬科植物陆英*Sambucus chinensis* Lindl.的茎叶。

【本草论述】《本经》："主骨间诸痹，四肢拘挛疼酸，膝寒痛，……短气不足，脚肿。"

【形态特征】高大草本或半灌木，高达2m。茎有棱条，髓部白色。单数羽状复叶对生，小叶5~9枚；小叶片披针形，先端长而渐尖，基部钝圆形，两侧常不对称，边缘具小锯齿。大型复伞房花序顶生，具总花梗；花小而密，白色至淡黄色；萼筒杯状；花冠裂片卵形；雄蕊5；子房3室。浆果近球形，红色。花期4~5月，果熟期9~10月。

生于林下、灌丛或平原路旁。分布于东北、中南、西南及河北、山西、陕西、甘肃、山东、江苏、安徽、浙江、福建、广东、广西等地。

【性味功效】甘、苦，平。祛风利湿，活血止血。

【常用配方】**1.治跌打损伤肿痛** 陆英、酸咪咪各等量，捣烂加酒外包。**2.治湿脚气** 陆英60g，煎水熏洗。**3.治风湿痹痛** 陆英、三角风、虎杖各20g，水煎服。**4.治眼翳** 陆英鲜果实适量，捣烂取汁滴眼。

【主要化学成分】含黄酮类，酚类，鞣质，糖类，绿原酸。种子含氰苷等。

【现代研究】药理研究显示有镇痛作用。现代临床用于治疗风湿性关节炎，痛风，跌打损伤，骨折，黄疸，湿疹痒痛，风疹瘙痒，丹毒和创伤出血等。

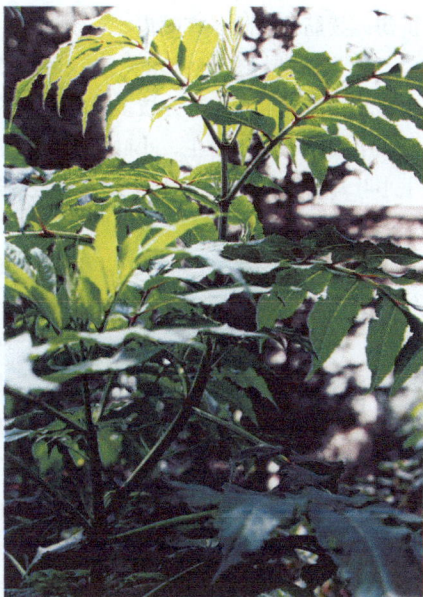

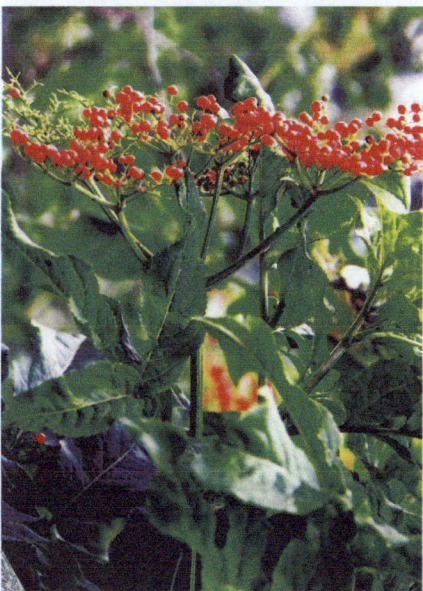

接骨木（臭草柴）

【来源及药用部位】忍冬科植物接骨木*Sambucus williamsii* Hance的茎枝。

【本草论述】《新修本草》："主折伤，续筋骨，除风痒龋齿。"

【形态特征】接骨木：落叶灌木或小乔木，高2~6m。茎分枝多，枝皮灰褐色。单数羽状复叶对生，小叶2~3对；侧生小叶片卵圆形、狭椭圆形至倒长圆状披针形，先端尖、渐尖至尾尖，基部楔形或圆形，边缘具不整齐锯齿，揉碎后有臭气。圆锥聚伞花序顶生，具总花梗；花小而密，白色至淡黄色；花萼钟形；花冠5裂；雄蕊5；雌蕊1；子房下位，3室。浆果状核果近球形，黑紫色或红色。花期4~5月，果熟期9~10月。

生于林下、灌丛或平原路旁。分布于东北、中南、西南等地。

【性味功效】甘、苦，平。祛风利湿，活血止血。

【常用配方】**1.治跌打损伤肿痛** 接骨木、酸咪咪各等量，捣烂加酒外包。**2.治湿脚气** 接骨木60g，煎水熏洗。**3.治风湿痹痛** 接骨木、三角风、虎杖各20g，水煎服。**4.治眼翳** 接骨木鲜果适量，捣烂取汁滴眼。

【主要化学成分】含接骨木花色苷，花色素葡萄糖苷，氨基酸，氰醇苷和环烯醚萜苷等。

【现代研究】药理研究显示有镇痛，镇静，利尿，抗病毒等作用。现代临床用于治疗风湿性关节炎，痛风，跌打损伤，骨折，湿疹痒痛和创伤出血等。

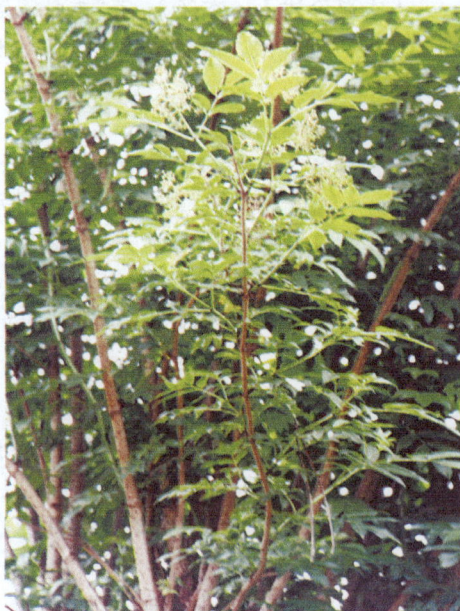

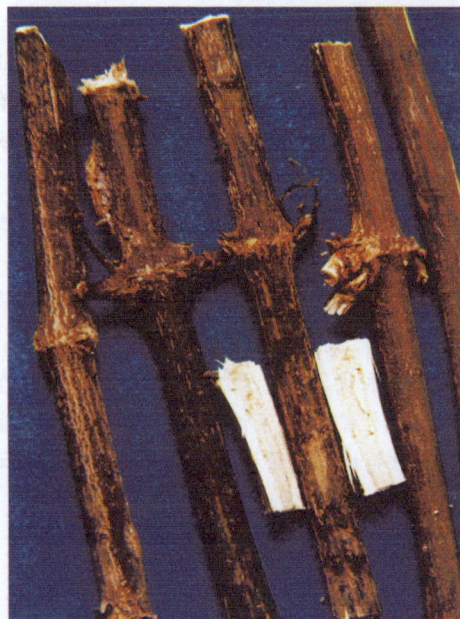

水红木叶（吊白叶）

【来源及药用部位】忍冬科植物水红木*Viburnum cylindricum* Buch.-Ham. ex D. Don 的茎叶。

【本草论述】《贵州民间药物》："治癣。"

【形态特征】常绿灌木或小乔木，高达8m。幼枝被微毛，老枝红褐色，多分枝，疏生皮孔。叶对生，叶革质，叶片椭圆形、长圆形至卵状长圆形，先端渐尖至急渐尖，基部狭窄至宽楔形，全缘或在中上部具少数不整齐疏齿；上面暗绿色，下面灰绿色。聚伞花第一级辐射枝通常7条；花着生于第三级辐射枝上，萼齿小；花冠白色或有红晕，钟状，裂片5；雄蕊5。核果卵球形，先红后紫黑。花期6～7月。

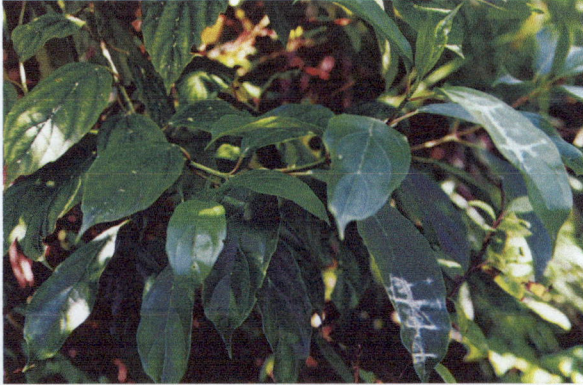

生于向阳山地、疏林和灌木丛中。分布于甘肃、湖北、湖南、广东、广西、四川、云南、贵州和西藏等地。

【性味功效】苦、涩，凉。利湿解毒，活血。

【常用配方】1.治赤白痢疾 ①水红木叶30g，水煎服。②水红木叶、三颗针、刺黄芩各9g，木香6g，水煎服。2.治跌打损伤、痛经 水红木叶30g，水煎，适量加酒服。3.治癣 水红木叶、构树皮各等量，研末，菜油煎后涂搽患处。

【主要化学成分】叶含穗花杉双黄酮和芹菜素等。

【现代研究】现代临床用于治疗痢疾，肠炎腹泻，疝气肿痛，跌打损伤，痛经，尿路感染，皮肤癣，口腔炎和烫火伤等。

荚 蒾

【来源及药用部位】忍冬科植物荚蒾*Viburnum dilatatum* Thunb.的茎叶。

【本草论述】《贵州草药》："清热解毒，疏风解表。"

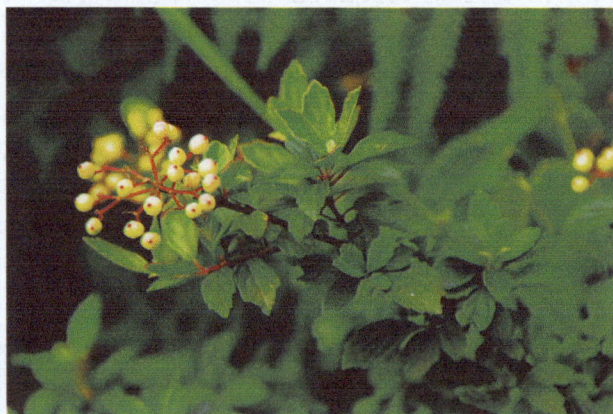

【形态特征】落叶灌木，高达3m。树皮灰褐色，多分枝，嫩芽有星状毛。叶对生，膜质，叶片宽倒卵形、倒卵形至宽卵形，先端急尖至渐尖，基部宽楔形、近圆形或近心形，叶缘具三角状锯齿；上面有疏毛，下面有星状毛及黄色小腺点；叶脉上毛尤密。复聚伞花序多花，花萼筒形，5齿裂；花冠白色微黄，裂片5；雄蕊5，高出花冠；柱头3裂。核果红色，椭圆状卵圆形，有3条浅腹沟和2条浅背沟。花期5～6月。

生于向阳山地、林下和灌木丛中。分布于华中、西南、华南和江苏、浙江、安徽、河北、陕西等地。

【性味功效】酸，微寒。疏风解表，清热解毒，活血。

【常用配方】**1.治风热感冒** 荚蒾15g，水煎服。**2.治疗疮发热** 荚蒾30g，水煎服。**3.治外伤骨折** 荚蒾、荨麻、水桐树根、糯米各适量，捣烂外敷伤处。

【主要化学成分】叶含荚蒾内酯，谷甾醇，熊果酸，异槲皮苷和新绿原酸甲酯等。

【现代研究】药理研究显示有抗菌，抗肿瘤和抗胆碱酯酶等作用。现代临床用于治疗感冒发热，疗疮发热，产后伤风和跌打损伤骨折等。

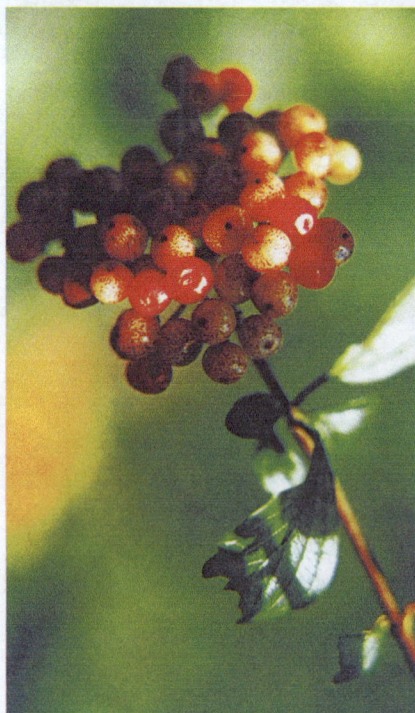

珍珠荚蒾（山五味子）

【来源及药用部位】忍冬科植物珍珠荚蒾*Viburnum foetidum* Wall. var. *ceanothoides* (C. H. Wright) Hand. –Mazz. 的果实。

【本草论述】《全国中草药汇编》："清热解毒，止咳，止血。"

【形态特征】常绿灌木，直立或攀援状，高达3m。小枝多，被粗毛，老渐无毛，具有近圆形皮孔。叶对生，纸质或厚纸质，叶片倒卵形、倒卵状椭圆形，先端急尖或圆形，基部楔形，边缘中部以上具少数不规则圆的或钝的粗牙齿或缺刻；下面散生棕色腺点；脉腋聚集簇状毛。聚伞花序排成圆锥状，花萼筒形，5微齿；花冠白色略有浅紫色晕；雄蕊5，稍长于花冠。核果红色，卵状椭圆形，有3条浅腹沟和2条浅背沟。花期4～6月。

生于海拔900～2 600m的山坡密林和灌木丛中。分布于四川、贵州和云南等地。

【性味功效】酸、涩，平。解表，清热，解毒，止咳。

【常用配方】**治热咳或有咯血** 珍珠荚蒾15～30g，研末，蜂蜜水冲服。

【现代研究】现代临床用于治疗感冒发热，咳嗽，头痛，口腔溃疡和咯血等。

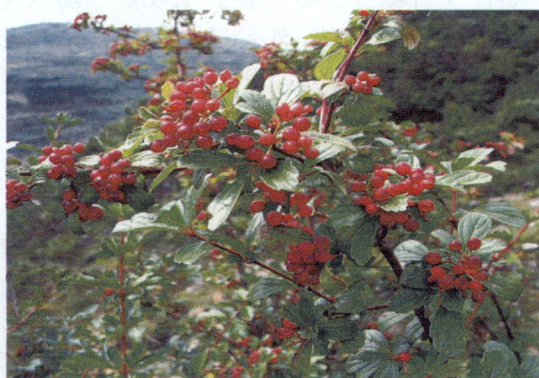

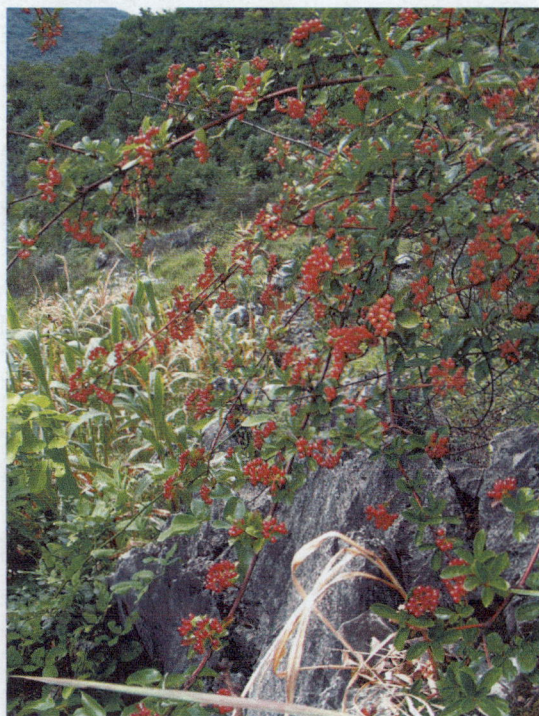

南方荚蒾

【来源及药用部位】忍冬科植物南方荚蒾*Viburnum fordiae* Hance.的茎叶和根。

【本草论述】《全国中草药汇编》："祛风清热，散瘀活血，清热解毒。"

【形态特征】灌木或小乔木，高3～5m。幼枝、叶柄、花序、花萼和花冠均被黄色簇状毛。叶对生，膜状坚纸质至膜状，叶片宽卵形或菱状卵形，先端尖至渐尖，基部钝或圆形，边缘基部以上疏生浅波状小尖齿；上面绿色，下面淡绿色，各级脉上具簇状绒毛。复伞形聚伞花序顶生或侧枝顶上，花萼筒形，5齿裂，裂片三角形；花冠白色，裂片卵形；雄蕊5，近等长或超出花冠。核果红色，卵状球形，核扁，有2条腹沟和1条背沟。花期4～5月。

生于海拔200～1 300m的山谷溪涧旁疏林、山坡灌丛和平原旷野。分布于西南、华南和浙江、安徽、江西、陕西等地。

【性味功效】苦、涩，凉。疏风解表，清热解毒，活血散瘀。

【常用配方】1.治外感风热　南方荚蒾、虎杖根各30g，紫苏、水灯芯草、白牛胆、铁马鞭各15g，水煎服。2.治小儿疳积　南方荚蒾茎叶15～30g，芡实3～5g，水煎服。3.治湿疹瘙痒　南方荚蒾根茎30～60g，水煎外洗。4.治牙痛　疮疖肿痛　南方荚蒾茎适量，燃烧后贴近冷刀面，取冷凝油液涂敷痛处。

【现代研究】现代临床用于治疗感冒发热，月经不调，风湿病，淋巴结炎，疮疖，湿疹和跌打损伤骨折等。

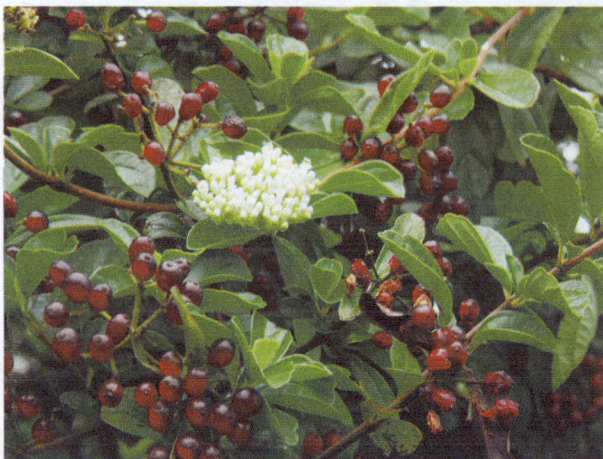

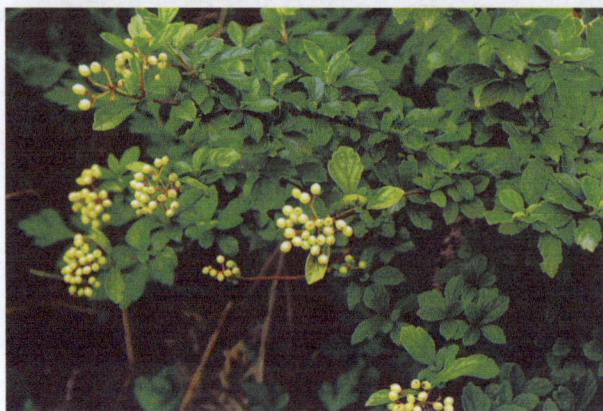

珊瑚树（早禾树）

【来源及药用部位】忍冬科植物珊瑚树*Viburnum odoratissimum* Ker-Gawl.的叶、树皮和根。

【本草论述】《福建药物志》："散寒祛湿，通经活络，拔毒生肌。"

【形态特征】常绿灌木或小乔木，高达10m。树皮灰色或灰褐色；枝有小瘤状凸起的皮孔。叶对生，革质，叶片椭圆形、长圆形至倒卵形，先端急尖或钝，基部阔楔形至近圆形，边缘至基部上1/3处疏生尖锯齿，有时近全缘；上面深绿色，有光泽，下面淡绿色，两面无毛或有时下面叶脉有簇状毛。圆锥花序，花芳香；花萼筒形，5浅钝齿；花冠白色，裂片5；雄蕊5。核果先红后黑，卵状椭圆形，核有1条深的腹沟。花期4～5月。

生于海拔600～1 900m的山谷密林或山坡灌丛中。分布于西南、华南和江西等地。

【性味功效】辛，温。祛风除湿，通经活络。

【常用配方】**治风湿痹证筋骨疼痛、骨折伤痛**　珊瑚树根9～15g，水酒煎服；另用树皮捣烂外敷。

【主要化学成分】叶含绿原酸，琥珀酸，槲皮素和芸香苷等。

【现代研究】现代临床用于治疗感冒发热，风湿病和跌打损伤骨折等。

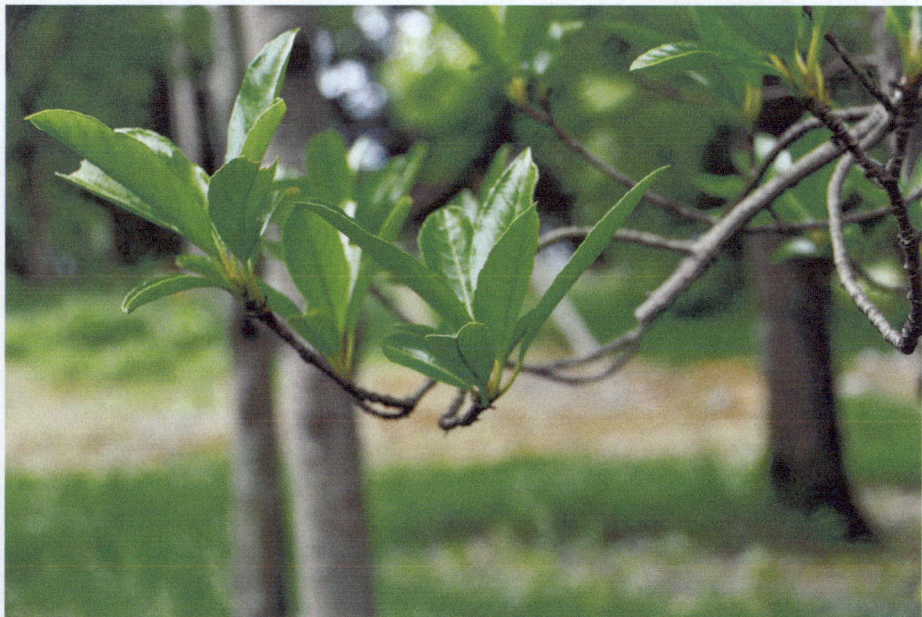

蝴蝶戏珍珠

【来源及药用部位】忍冬科植物蝴蝶戏珠花*Viburnum plicatum* Thunb. f. *tomentosum* (Thunb.) Rehd.的根或茎。

【本草论述】《贵州草药》："清热解毒，健脾消积。"

【形态特征】灌木或小乔木，高达5m。叶对生；叶柄长1～2cm；叶片纸质，宽卵形、长圆状卵形，先端突尖或尖，基部阔楔形，边缘有锯齿，下面绿白色，有星状毛；侧脉8–12对。聚伞状复伞形花序，外围有4～6朵大型的白色不孕花；花冠不整齐4～5裂，花稍芳香；中央可孕花白色至乳白色，辐射状，稍具香气；花冠淡黄色；雄蕊5。核果黑色，宽卵圆形或倒卵圆形。花期4～5月，果熟期8～9月。

生于海拔600～1 800m的山谷林中，各地常有栽培。分布于陕西、安徽、浙江、江西、福建、台湾、河南、湖北、湖南、广东、广西、四川、贵州及云南等地。

【性味功效】苦、辛，寒；有小毒。清热解毒，抗疟杀虫。

【常用配方】**1.治疟疾** 蝴蝶戏珍珠叶10g，黄常山6g，水煎服。**2.治胸闷，心悸** 蝴蝶戏珍珠根、野菊花、漆树根各15g，水煎服。**3.治喉溃烂** 蝴蝶戏珍珠根，醋磨，涂患处。**4.治肾囊风** 蝴蝶戏珍珠花适量，水煎洗患处。

【主要化学成分】全株含氰苷，根及其他部分含瑞香素的甲基衍生物和伞形花内酯。叶含八仙花酚、叶甜素等。

【现代研究】药理研究显示有抗疟，兴奋子宫和降血压等作用。现代临床用于治疗疟疾，心悸，胸闷，烦躁和喉痹等。

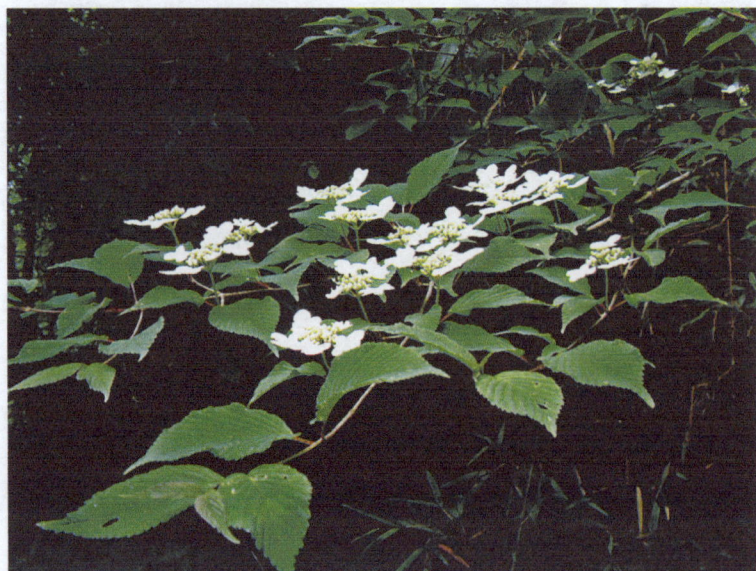

烟管荚蒾（羊屎条、黑汗条）

【来源及药用部位】忍冬科植物烟管荚蒾*Viburnum utile* Hemsl.的根、花。

【本草论述】《本草纲目》："主痈疽发背，捣烂敷之。能合疮口，散脓血，干者为末，浆水调敷。又治下血如倾水。"

【形态特征】常绿灌木。枝条密被星状毛。叶对生；叶片革质，椭圆状卵形至卵状长圆形，先端圆至稍钝，基部圆形，全缘，边内卷，上面深绿色有光泽而无毛，下面被灰白色星状毡毛，具5～6对下面隆起的侧脉。聚伞花序有星状毛；总花梗粗壮，第1级辐射枝通常5条，花通常生于第2～3级辐射枝下；萼筒长约2mm，萼檐具5钝齿；花冠白色，辐射状；雄蕊5。核果椭圆形，黑色。花期3～8月，果熟期5～9月。

生于山坡林缘或灌丛中。分布于陕西、湖北、湖南、四川、贵州等地。

【性味功效】苦、涩，平。利湿解毒，活血通络。

【常用配方】**1.治热痢** 烟管荚蒾30g，大木姜子7粒，水煎服。**2.治痔疮出血** 烟管荚蒾30g，水煎服。**3.治脱肛** 烟管荚蒾30g，黄芪60g，猪大肠适量，炖服。**4.治跌打损伤、风湿痛** 烟管荚蒾60g，大血藤30g，威灵仙30g，泡酒服。

【现代研究】现代临床用于治疗痢疾，脱肛，痔疮下血，白带，风湿痹痛，跌打损伤，痈疽及湿疮等。

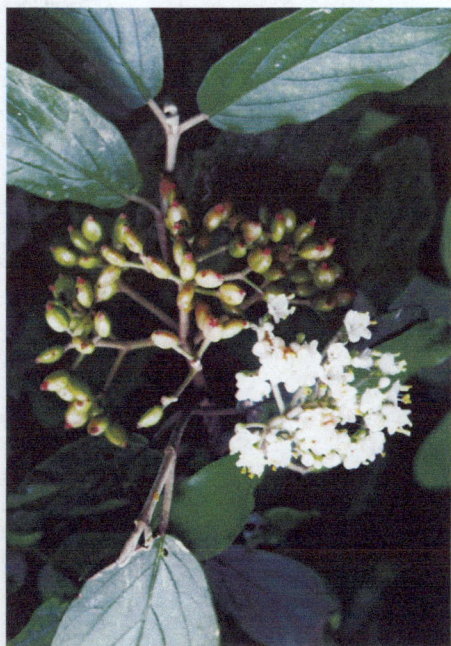

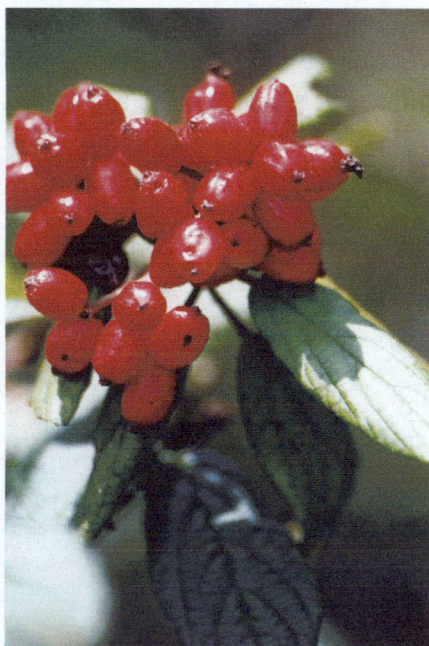

肉豆蔻

【来源及药用部位】肉豆蔻科植物肉豆蔻*Myristica fragrans* Houtt. 的成熟种仁。

【本草论述】《药性论》："能主小儿吐逆不下乳，腹痛，治宿食不消，霍乱中恶。"

【形态特征】常绿乔木，高达20m。叶互生，椭圆状披针形或长圆状披针形，革质，先端尾状，基部急尖，全缘，上面淡黄棕色，下面色较深；有红棕色叶脉。花雌雄异株；雄花为总状花序，花疏生，黄白色，椭圆形或壶形，下垂，花药9～12个，联合成圆柱状有柄的柱。果实圆球形或梨形，淡红色或黄色，成熟时纵裂成两半，显出绯红色假种皮。种子长球形，种皮红褐色，木质。

热带地区广为栽培。原产于马来西亚、印度尼西亚和巴西等，我国广东和云南现有栽种。

【性味功效】辛，温。涩肠止泻，温中行气。

【常用配方】1.治婴幼儿腹泻　煨肉豆蔻、车前子、煨诃子、木香各等份，研末，姜汁调药面成糊状，贴于肚脐。2.治久病泄泻　肉豆蔻粉、五倍子粉各3份，豆浸膏粉4份，凡士林调膏，贴于肚脐。3.治脾肾阳虚，大便稀溏或五更泄泻　肉豆蔻、补骨脂、吴茱萸、五味子各10g，水煎服。4.治久痢不止，痢下赤白　肉豆蔻12g，黄连3～6g，水煎服。

【主要化学成分】含脂肪油，挥发油，多种脂溶性成分，睾丸酮、雌醇、肉豆蔻酸，三萜皂苷和钾、钠、钙、铜、铁、锌等。

【现代研究】药理研究显示有调节消化道平滑肌运动，增加胃液分泌、刺激肠蠕动，促进消化，镇静，抑制肿瘤和抗炎等作用。现代临床用于治疗婴幼儿腹泻，泄泻，慢性肠炎和慢性痢疾等。

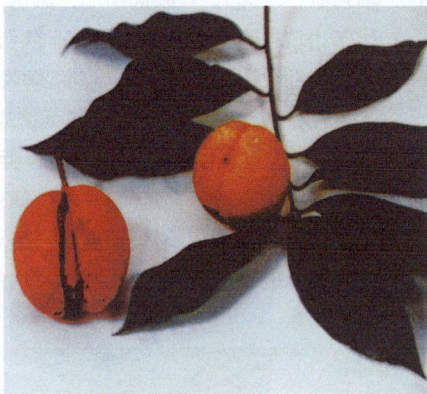

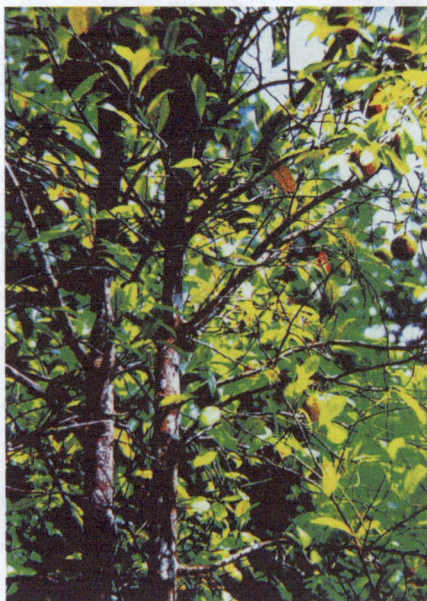

沉 香（沉香木、沉水香）

【来源及药用部位】瑞香科植物沉木香*Aquilaria agallocha* (Lour.) Roxb. 含有树脂的木材。

【本草论述】《本草纲目》："治上热下寒，气逆喘急，大肠虚闭，小便气淋，男子精冷。"

【形态特征】常绿乔木，高达30m。幼枝被绢毛。叶互生，稍带革质，椭圆披针形、披针形或倒披针形，先端渐尖，全缘，下面叶脉有时被亚绢毛。伞形花序，无梗，被绢毛；花白色；花被钟形，5裂；雄蕊10，其中5枚较长；子房上位，长卵形，密被柔毛。蒴果倒卵形，木质，压扁状，密被灰白色绒毛。花期3～4月。

野生或栽培于热带地区。我国广东、台湾和广西有栽种。

【性味功效】辛、苦，微温。行气止痛，降逆调中，纳气平喘。

【常用配方】**1.治寒凝气滞胸腹胀痛** 沉香3g，乌药、木香、槟榔各6g，水煎服。**2.治寒邪犯胃呕吐** 沉香3g，陈皮、胡椒各6g，蜂蜜制丸内服。**3.治胃寒呃逆日久不止** 沉香、丁香、柿蒂、豆蔻各3g，研末吞服。**3.治下元虚冷喘息不止、呼多吸少** 沉香、肉桂各6g，白附片（先煎）10g，杏仁、桔梗、厚朴各12g，水煎服。

【主要化学成分】含挥发油，倍半萜有沉香螺醇、沉香醇等。挥发油有苄基丙酮、茴香酸和氢化桂皮酸，另含沉香木质素和鹅掌楸碱等。

【现代研究】药理研究显示有抑制回肠自主收缩，对抗组织胺、乙酰胆碱引起的痉挛性收缩，解除肠平滑肌痉挛，促进消化液分泌及胆汁分泌等作用。现代临床用于治疗支气管哮喘，消化性溃疡与慢性胃炎，小儿便秘和老年性肠梗阻等。

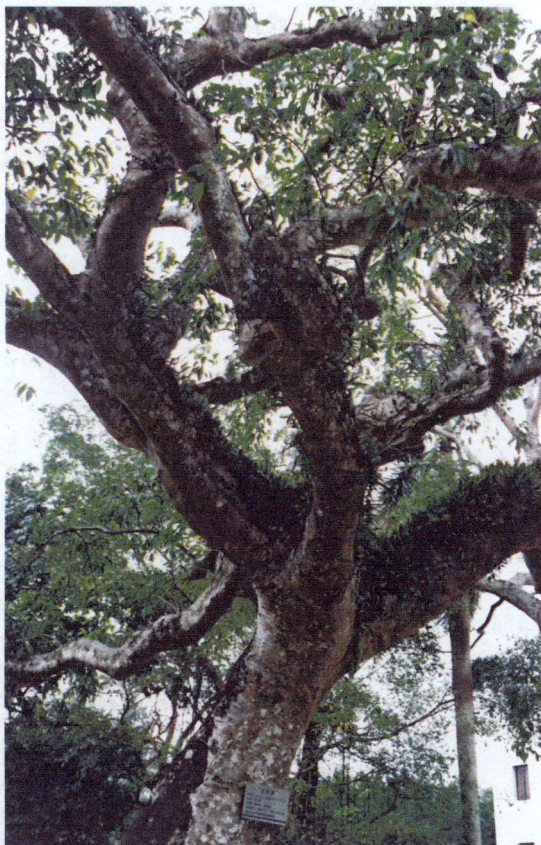

芫 花

【来源及药用部位】瑞香科植物芫花*Daphne genkwa* Sieb. et Zucc. 的花蕾。

【本草论述】《本经》："主咳逆上气，喉鸣喘，咽肿短气，蛊毒，鬼疟，疝瘕，痈肿；杀虫鱼。"

【形态特征】落叶灌木，高可达1m。茎细长而直立，幼时有绢状短柔毛。叶通常对生，偶为互生，叶片椭圆形至长椭圆形，略为革质，全缘，先端尖；叶柄短，密被短柔毛。花先叶开放，淡紫色，3～7朵簇生；花两性，无花瓣；萼圆筒状而细，先端4裂；雄蕊8，2轮；雌蕊1，子房上位。核果革质，白色，种子1粒，黑色。花期3～4月，果熟期5月。

生于路旁、山坡，或栽培于庭院。分布于我国长江以南多数地区及河北、陕西。

【性味功效】苦、辛，温；有毒。泻水逐饮，祛痰止咳，解毒杀虫。

【常用配方】**1.治哮喘、胸胁隐痛、心下痞块及水肿、臌胀** 芫花、甘遂、京大戟各等量，研末，每次3～4g，大枣煎汤送服。**2.治冻疮** 芫花、甘草各15g，加水煎成2000ml，趁热浸泡患处，每次30分钟，每日2次。药液可连用2～3天，但切勿入口。**3.治头癣** 用鲜芫花适量，制成药液，局部涂搽。

【主要化学成分】含芫花素，羟基芫花素，多种芫花酯以及刺激性有毒油状物等。

【现代研究】药理研究显示有刺激肠黏膜、引起剧烈水泻和腹痛，利尿，中止妊娠，镇痛、镇静，镇咳祛痰和抗惊厥等作用。现代临床用于治疗水肿，腹水，肝炎，头癣和冻疮等。

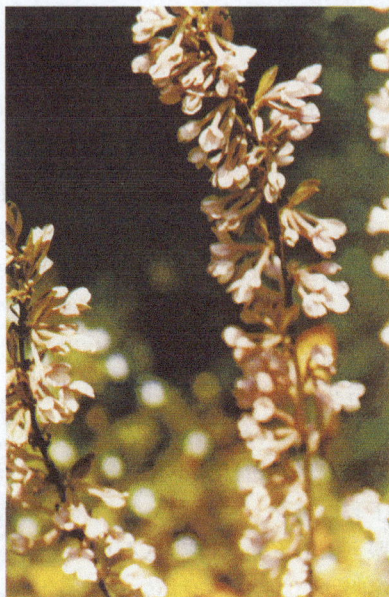

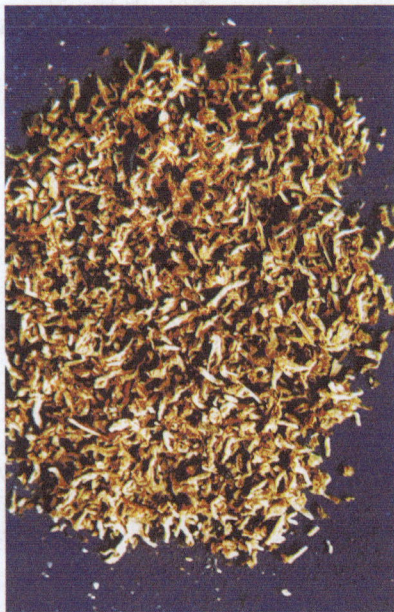

瑞香花（野梦花）

【来源及药用部位】瑞香科植物瑞香*Duphne odora* Thunb. 的花。

【本草论述】《本草纲目拾遗》："稀痘，治乳岩初起。"

【形态特征】常绿灌木，高约2m。枝细长，光滑无毛。叶互生，椭圆状长圆形，先端钝或短尖，基部近楔形，全缘，上面深绿色，下面淡绿色。花富有香气，白色或淡红色，成头状花序，生于枝端，苞片披针形，萼筒4裂，无花冠；雄蕊8，雌蕊1。果实浆果状。花期3～5月。

生于山野林缘及路旁。分布于长江流域以南各地，现在日本亦有分布。

【性味功效】甘、咸，温。活血止痛，通络消肿。

【常用配方】**1.治跌打伤痛**　瑞香花30g，黄杜鹃根10g，泡酒服。**2.治四肢麻木**　瑞香花根、金钩莲根、红禾麻根各30g，炖肉吃。**3.治咽喉肿痛**　瑞香花20g，水煎慢咽。**4.治风热目赤**　瑞香花、三颗针各10g，水煎洗。**5.治牙痛**　瑞香花、小叶花椒皮各10g，水煎含漱。

【主要化学成分】含白瑞香素-7-葡萄糖苷，白瑞香素-3-葡萄糖苷和伞形花内酯等。

【现代研究】药理研究显示有降低血液凝固性，促进体内尿酸排泄等作用。现代临床用于治疗急性咽喉炎，齿痛，风湿性关节炎，坐骨神经痛和急性结合膜炎等。

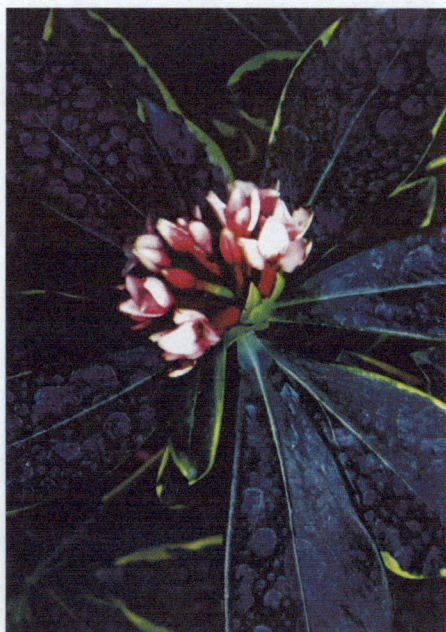

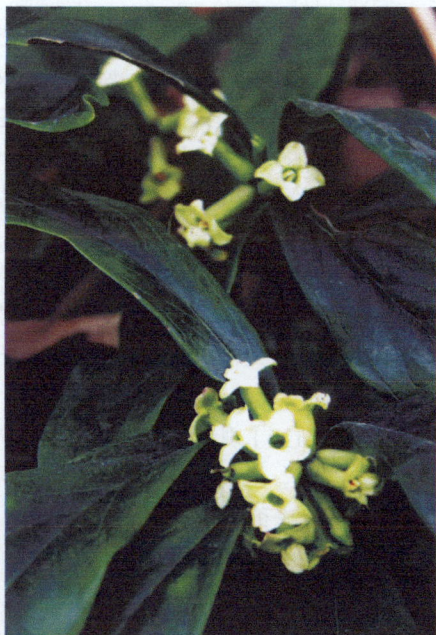

梦 花

【来源及药用部位】瑞香科植物结香*Daphne odora* Thunb.var. *atrocaulis* Rehd. 的花蕾和根。

【本草论述】《分类草药性》："治失音。"

【形态特征】落叶灌木，全株被绢状长柔毛。枝常呈3叉状分枝，有皮孔。单叶互生，通常簇生于枝端，椭圆状长卵形，先端渐尖，基部楔形，下延，全缘，上面被疏长毛，下面几无毛。花多数，黄色，芳香，成顶生头状花序，下垂；花萼圆筒形，外面被绢毛状长柔毛；雄蕊8，两轮；子房椭圆形，被柔毛。核果卵形。花期3～4月，先叶开花，果熟期约8月。

生于山野林丛，多栽种于庭院。分布于全国大部分地区。

【性味功效】辛、甘，平。祛风活络，滋养肝肾。

【常用配方】**1.治腰腿疼痛** 梦花根、九龙藤、山梦花各20g，炖肉吃；或浸酒服用。**2.治失眠多梦** 梦花、转枝莲各30g，水煎服。**3.治跌打损伤** 梦花根、白花丹、九斯马各30g，浸酒内服。**4.治头痛** 梦花、三角咪各20g，水煎服。

【主要化学成分】花含西瑞香素，东方小翅大蜻酮等；根和茎含结香素，结香苷，西瑞香素，柠檬油素和伞形花内酯等。

【现代研究】现代临床用于治疗肩周炎，骨质增生，风湿麻木关节痛，阳痿早泄，坐骨神经痛和小儿疳积等。

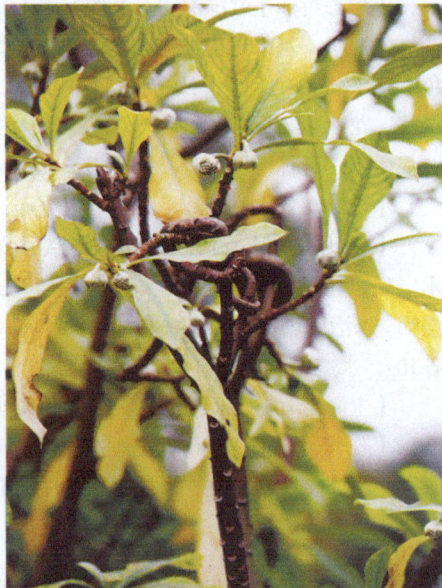

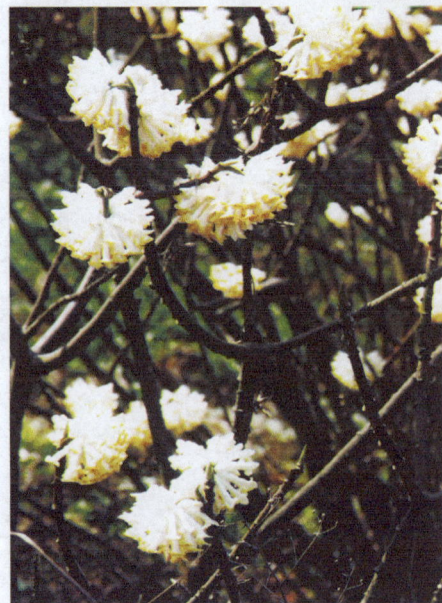

狼　毒

【来源及药用部位】瑞香科植物瑞香狼毒*Stellera chamaejasme* L.的干燥根。

【本草论述】《本经》："主咳逆上气，破积聚，饮食，寒热，水气，恶疮，鼠瘘疽蚀，蛊毒。"

【形态特征】多年生草本，丛生，高20~50cm。根圆柱形。茎丛生，下部几木质，褐色或淡红色。单叶互生，较密，狭卵形至线性，全缘，两面无毛，老时略带革质。头状花序顶生，花多数，萼花管状，白色或黄色，先端5裂；雄蕊10，两列；子房上位。果卵形，种子1枚。

生于高山及草原。分布于东北、华北、西北和西南等地。

【性味功效】苦、辛，平；有毒。逐水祛痰，破积杀虫。

【常用配方】1.**治腹胀积聚**　狼毒、炮附子各60g，旋覆花30g，捣烂过筛，蜂蜜为丸如梧桐子大，每服2丸。2.**治瘰疬结核**　狼毒适量，切片水煮，去药渣，药汁浓缩成膏，患处洗净后外敷。3.**治疥癣生痂**　狼毒适量，童便浸炒，研末，早晚温酒下1.5g。

【主要化学成分】含甾醇，酚性成分，氨基酸，三萜类和狼毒苷等。

【现代研究】药理研究显示有抗菌，止痛和通便等作用。现代临床用于治疗皮肤疾病，结核病，肿瘤和慢性支气管炎等。

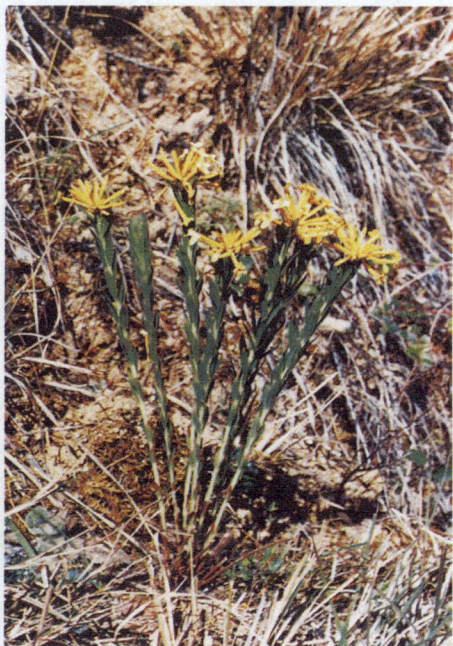

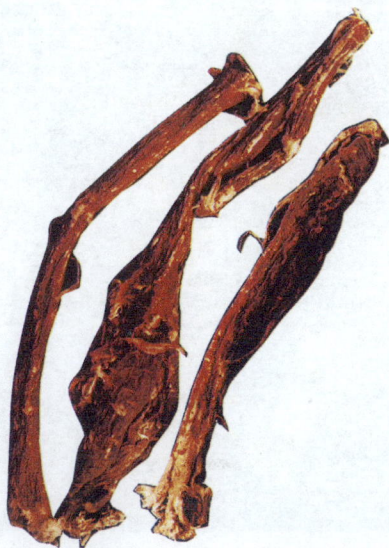

荛 花

【来源及药用部位】瑞香科植物荛花*Wikstroemia canescens* (Wall.) Meissn. 的花蕾。

【本草论述】《本经》："主伤寒温疟，下十二水，破积聚、大坚癥瘕，荡涤肠胃中留癖、饮食疗寒热邪气，利水道。"

【形态特征】落叶灌木，高30～90cm。枝细长，小枝有灰色或淡黄色柔毛。叶互生或对生，叶柄被柔毛；叶片长圆状披针形，先端急尖，基部阔楔形，全缘，上面绿色，近无毛或疏生短柔毛，下面灰绿色，密生柔毛，叶脉隆起。花黄色，数朵花顶生或腋生组成穗状花序，被柔毛；花萼管状，4裂；雄蕊8，2轮；子房上位，花柱头球形。核果窄卵圆形，成熟时黑色。

生于山地石壁缝隙或山坡沟边潮湿灌丛中，有栽培。分布于陕西、江西、湖北、湖南、四川和贵州等地。

【性味功效】辛、苦、寒；有毒。泻水逐饮，消坚破积。

【常用配方】**治水肿、痰饮，胸胁支满** 芫花、荛花各15g，甘草、甘遂、大黄、黄芩各30g，大枣10枚，水煎，分4次，空腹服；得利下止。

【现代研究】现代临床用于治疗水肿，胸中痰滞胀满，咽喉肿痛和瘀血癥瘕等。

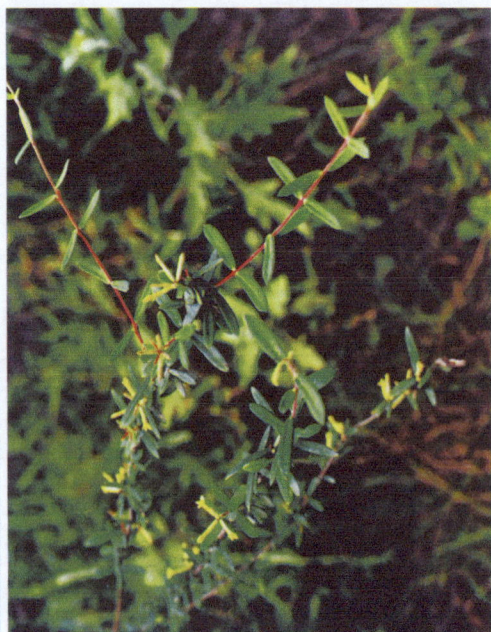

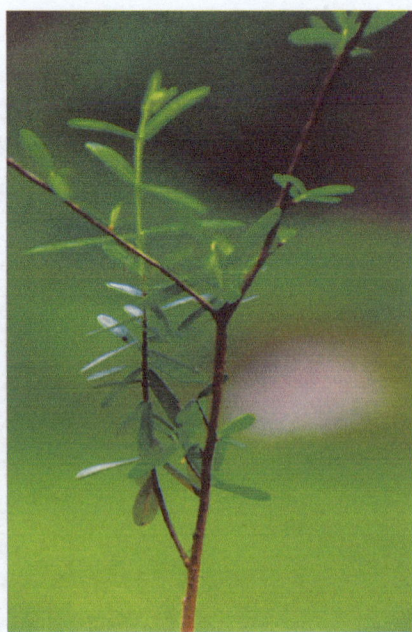

了歌王

【来源及药用部位】瑞香科植物岭南荛花*Wikstroemia indica* (L.) C. A. Mey. 的茎叶。

【本草论述】《生草药性备要》："消热毒疮，手指生狗皮头，可撕皮扎之。"

【形态特征】灌木，高30~100cm。枝红褐色，无毛。叶对生，坚纸质至近革质，长椭圆形，先端钝或急尖，基部楔形，全缘；叶柄短或几无。数朵花组成顶生短总状花序；花萼管状，4裂；雄蕊8，2轮；子房椭圆形，顶部被疏柔毛。核果卵形，成熟时暗红色或紫黑色。

生于山脚或山坡潮湿灌丛中。分布于华南、华东以及四川、贵州等地。

【性味功效】苦、辛，寒；有毒。清热解毒，散结止痛。

【常用配方】1.**治疔毒** 了哥王全草捣烂外敷。2.**治烫火伤** 了哥王叶适量、食盐少许，捣烂外搽。3.**治跌打损伤** 了哥王10g，两面针根20g，水煎服。4.**治淋巴结结核** 了哥王、虾脊兰、岩豇豆各20g，水煎服。

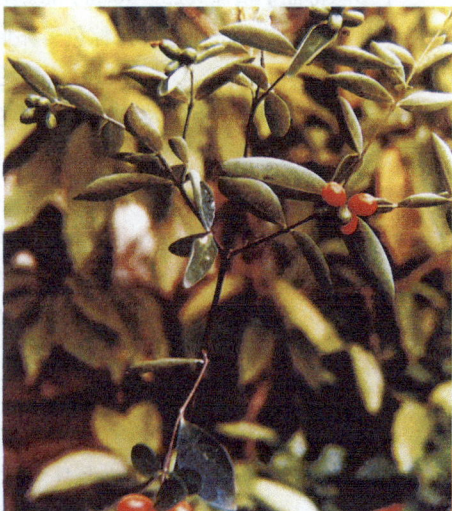

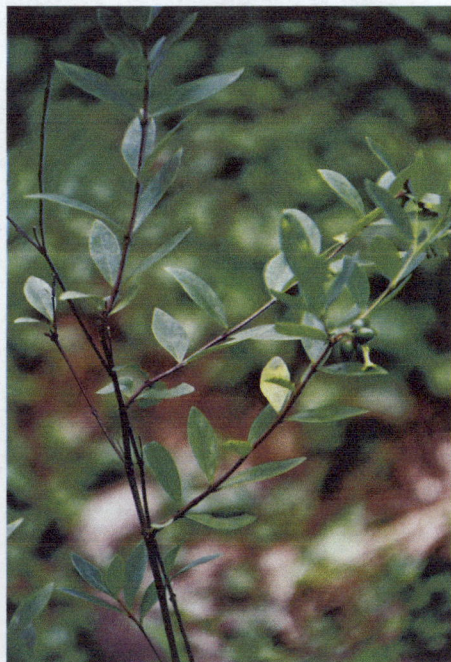

【主要化学成分】茎及茎皮含小麦黄素，山柰酚-3-吡喃葡萄糖苷，西瑞香素，松脂酚，穗罗汉松脂酚和右旋牛蒡苷元等。

【现代研究】药理研究显示有抗惊厥，抗炎，改善心肌营养性血流量及抗肿瘤等作用。现代临床用于治疗儿童单纯性颈淋巴结肿大，跌打损伤，虫蛇咬伤，疔疮肿毒，无名肿毒，膝关节创伤性滑膜炎和乳腺炎等。

骨碎补

【来源及药用部位】水龙骨科植物槲蕨*Drynaria fortunei* (Kunze) J.Sm. 的根茎。

【本草论述】《药性论》："主骨中疼痛，风血毒气，五劳六极，口手不收，上热下冷，悉能主之。"

【形态特征】植株高25～40cm。根茎横生，粗壮，肉质，密被钻状披针形鳞片，有缘毛。叶二型；叶状的不育叶灰棕色、卵形、无柄，干膜质，基部心形，背面有疏短毛，边缘有粗浅裂；能育叶高大，纸质，绿色，无毛，长椭圆形；裂片7～13对。孢子囊群圆形，着生于内藏小脉的交叉点上。

附生于海拔200～1 800m的林中岩石或树干上。分布于西南及湖北、湖南、广西等地。

【性味功效】苦，温。祛风除湿，补肾健骨。

【常用配方】**1.治风湿骨痛**　骨碎补、花蝴蝶、酸咪咪各30g，酒水各半煎服。**2.治劳伤腰痛**　骨碎补、万年炮各20g，九月生10g，泡酒服。**3.治耳鸣**　骨碎补100～200g，炖肉吃。**4.治骨折**　骨碎补、园麻根、玉枇杷各适量，捣烂外包。**5.治肾虚牙痛**　骨碎补、生地各20g，水煎服。

【主要化学成分】含里白烯，里白醇，多种黄酮类，三萜类，β–谷甾醇，豆甾醇，菜油甾醇，淀粉及葡萄糖等。

【现代研究】药理研究显示有促进骨对钙吸收、提高血钙和血磷水平、有利于骨钙化和骨质形成，使心肌收缩力增强，降低血中甘油三酯及胆固醇含量和良好预防动脉硬化等作用。现代临床用于治疗病后发脱不住，强直性脊柱炎，风湿性腰腿痛，遗尿，斑秃，脱发，白癜风，鸡眼，皮肤疣和骨折等。

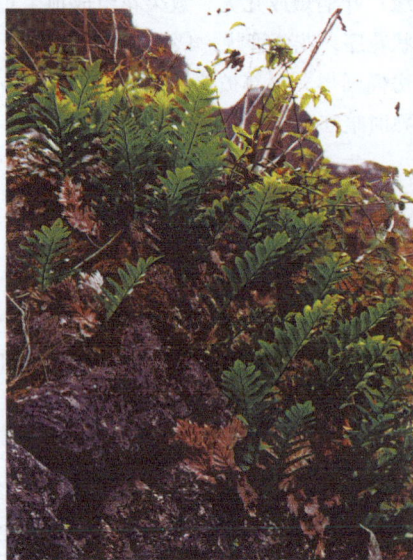

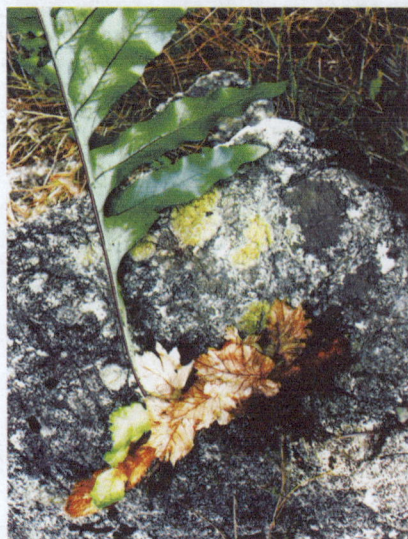

伏石蕨（抱石莲）

【来源及药用部位】水龙骨科植物伏石蕨*Lemmaphyllum microphyllum* Presl的全草。

【本草论述】《本草纲目》："治小便出血，吐血，衄血，龋齿痛。"

【形态特征】多年生草本，根茎极细，长而横走，随处生根，疏被鳞片。叶二型，营养叶有短柄或近无柄，叶片稍肉质，近圆形或卵形、倒卵形；先端圆，基部阔楔形，叶面无毛或疏被棕色卵圆形鳞片，叶脉网状不明显，全缘。孢子叶呈线形，孢子囊群着生于叶背中脉及叶缘之间，与中脉平行。

生于岩石或大树上。分布于贵州、广西、广东、福建、湖北、湖南和台湾等地。

【性味功效】甘、微苦，寒。清热解毒，凉血止血，除风湿，消瘀。

【常用配方】**1.治食积痞块** 伏石蕨50g，炖猪大肠吃。**2.治劳伤咳嗽** 伏石蕨50g，泡酒服。**3.治便血、尿血** 鲜伏石蕨50～100g，水煎服。**4.治胁痛、口苦** 鲜伏石蕨50～100g，豆腐200g，炖服。

【现代研究】现代临床用于治疗慢性支气管炎咳嗽，慢性肝囊炎，痔疮便血，石淋尿血和消化不良、食积等。

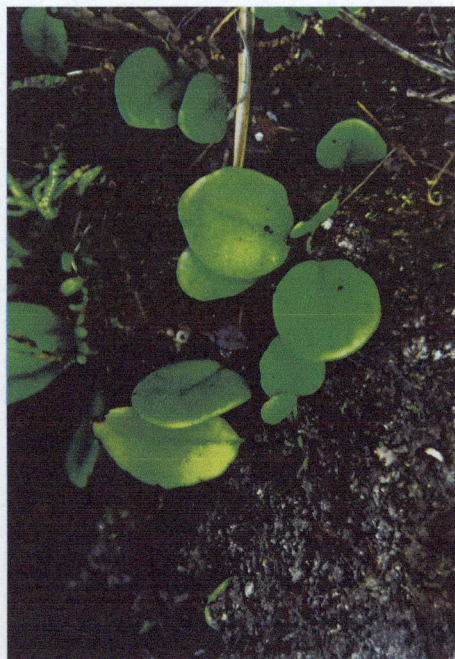

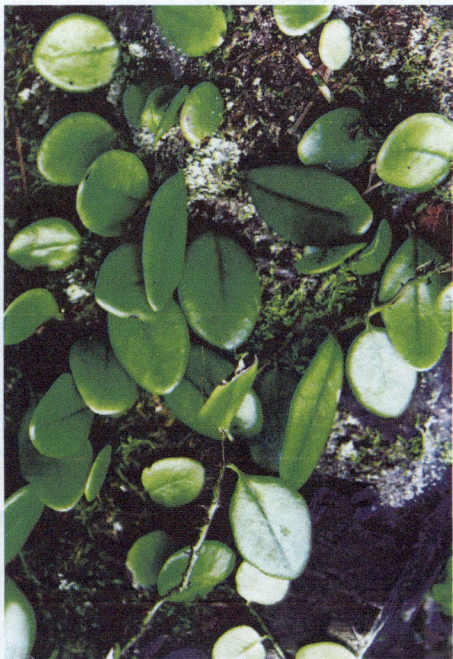

抱石莲

【来源及药用部位】水龙骨科植物抱石莲*Lepidogrammitis drymoglossoides* (Baker.) Ching的全草。

【本草论述】《本草纲目拾遗》："治臌胀，瘰疬，火毒症。"

【形态特征】多年生草本。根茎纤细，长而横生。叶远生，二型，营养叶片卵圆形或近圆形；孢子叶片缩狭呈舌状或狭披针形，干后边缘反卷；叶脉不明显，小脉连接成网状，内藏小脉单一而呈棒状。孢子囊群线形。

生于山谷、溪边等阴湿的岩石壁上或树上。分布于长江流域以及华南各地。

【性味功效】甘、苦，平。清热利尿，凉血祛瘀。

【常用配方】**1.治热淋**　抱石莲、水白菜、鱼腥草各30g，水煎服。**2.治石淋**　抱石莲，连钱草，小马蹄草各30g，水煎服。**3.治咳嗽**　抱石莲、羊奶奶叶、三匹风各20g，水煎服。**4.治跌打损伤**　抱石莲、菝葜各20g，水煎服。**5.治小儿高热**　抱石莲50g，竹叶菜20g，水煎服。

【现代研究】药理研究显示有抑制金黄色葡萄球菌、绿脓杆菌、大肠杆菌、白色葡萄球菌的作用。现代临床用于治疗疔疮，痈肿，腹水，胆囊炎，久病咳嗽，淋巴结结核，尿血和便血等。

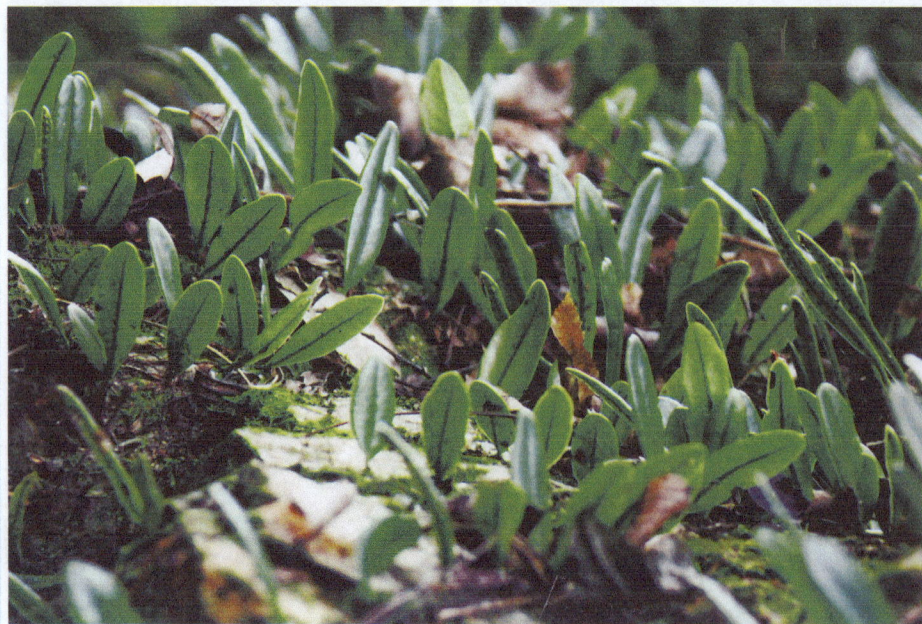

瓦 韦

【来源及药用部位】水龙科植物狭叶瓦韦*Lepisorus angustus* Chine的全草。

【本草论述】《唐本草》："疗淋。"

【形态特征】多年生草本。根茎细长，横生，密被黑褐色鳞片。叶近生或疏生；叶片软革质，狭线形，先端渐尖，基部渐狭并下延成叶柄，上面光滑，下面少被鳞片；叶脉网状，侧脉不明显。孢子囊群椭圆形。

生于阴湿的山野树干或岩石上。分布于长江流域以南各地。

【性味功效】苦、淡、凉。利尿通淋，止血，消肿止痛。

【常用配方】**1.治咳嗽吐血** 瓦韦30~50g，刷去孢子囊群，煎汤服。**2.治小便淋漓** 瓦韦（连根）、猪鬃草各20g，水煎服。**3.治结石淋痛** 鲜瓦韦30~60g，茅莓30g，水煎服。**4.治跌打损伤** 瓦韦、水龙骨、岩蜈蚣各20g，浸酒适量，内服外搽。

【现代研究】现代临床用于治疗慢性支气管炎咳嗽咯血，支气管哮喘，输尿管结石，跌打损伤和外伤出血等。

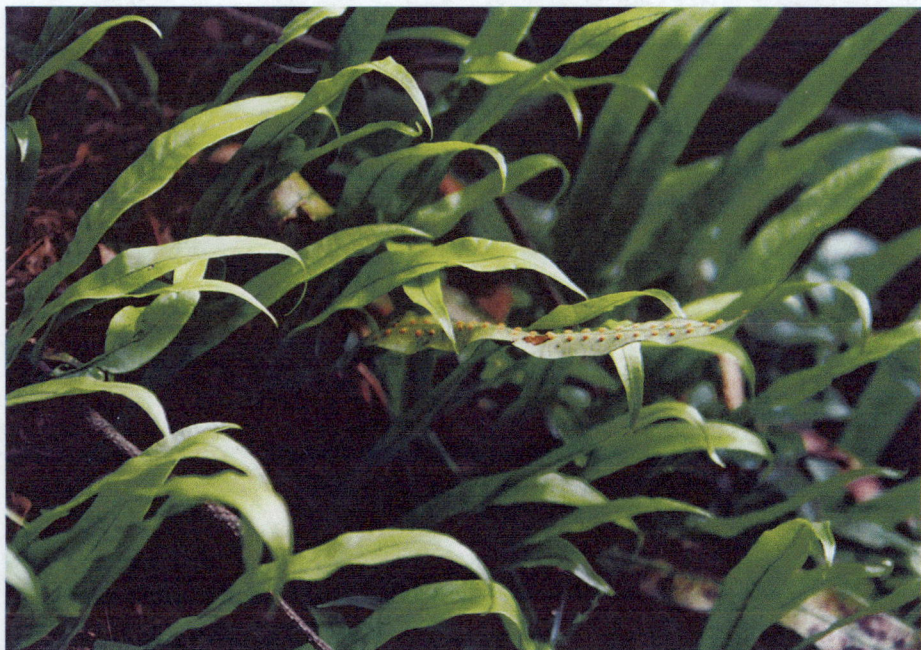

盾蕨

【来源及药用部位】水龙骨科植物盾蕨Neolepisorus ovatus (Bedd.) Ching 的全草。

【形态特征】多年生草本。根茎横生，密被卵状披针形鳞片。叶远生，叶片厚纸质，卵状披针形或近三角形，先端渐尖，基部较宽，多少下延至叶柄，全缘或下部有分裂。孢子囊群大，圆形，在侧脉两侧排成不整齐的一至数行。

生于山野林阴处。分布于华东、华南及西南等地。

【性味功效】苦、甘、平。清热利湿，活血止血。

【常用配方】**1.治水肿**　盾蕨、白毛夏枯草、夏枯草各15g，水煎服。**2.治热淋涩痛**　盾蕨20g，海金沙藤15g，水煎服。**3.治吐血、咯血**　盾蕨30g，水煎服。

【现代研究】现代临床用于治疗肾炎水肿，泌尿道感染和消化道出血等。

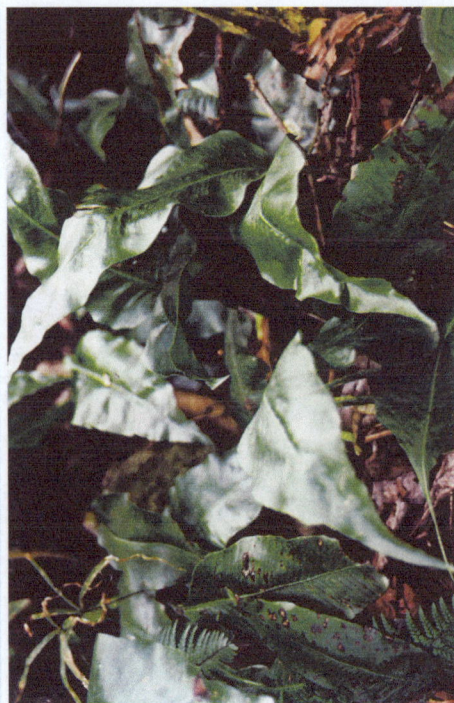

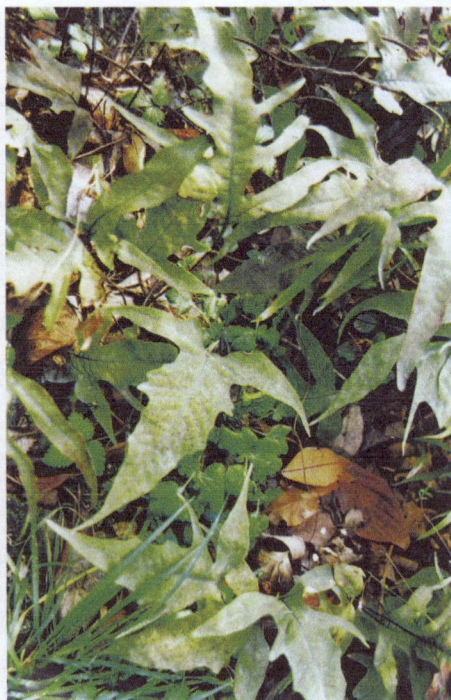

金星草

【来源及药用部位】水龙骨科植物大果柄假瘤蕨*Phymatopsis griffithiana* (Hook.) J. Sm. 的全草。

【本草论述】《本草纲目》："解热，通五淋，凉血。"

【形态特征】植株高15～45cm。根茎细长、横走，密生披针形鳞片。叶远生；柄长15～20cm，禾秆色；叶片近革质，披针形或矩圆状披针形，先端渐尖，基部阔楔形或圆楔形；边缘软骨质，多少波状，无缺刻。侧脉两面明显。孢子囊群大，圆形，靠近主脉。

生于阴湿山谷中石上或树上。分布于我国西南各地以及广西、安徽等地。

【性味功效】甘、苦，平。健脾益气。

【常用配方】**1.治食积痞满** 金星草、天葵子、血藤、土知母、隔山撬各15g，石耳子9g，通花根30g，曲药一块，炖猪肚子服。**2.治小儿疳积** 金星草、莲米各30g，炖肉吃。**3.治风湿痹证疼痛** 金星草适量，沾桐油烧灯火灸患处。

【现代研究】现代临床用于治疗风湿病关节炎疼痛，消化不良和小儿厌食等。

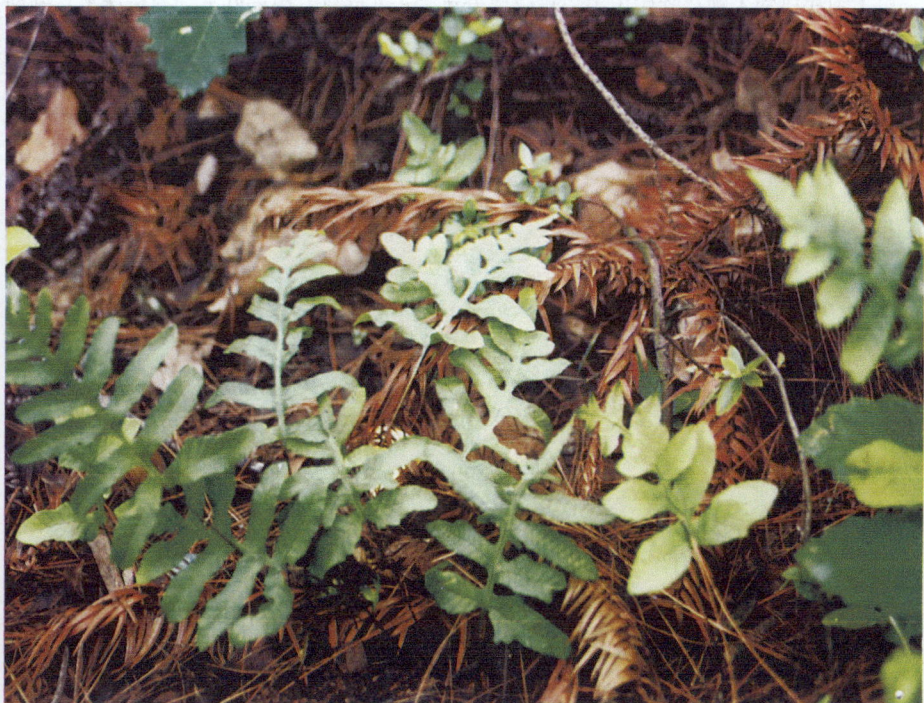

鹅掌金星

【来源及药用部位】水龙骨科植物金鸡脚*Phymatopsis hastate* (Thunb.) Kitag的全草。

【本草论述】《本草纲目拾遗》："治伤寒疟痢，风气肿毒，时气恶气，散邪风，乳痈，热疮，小儿痘眼疳。"

【形态特征】附生草本，植株高8～35cm。根茎细弱横生，密生鳞片；鳞片基部线状披针形，基部盾形，淡棕色，膜质；须根周围密生小根。叶疏生；叶柄长4～17cm，稻秆色，叶片革质，常有3裂，基部圆形或稍下延；裂片线状披针形，先端渐尖，边缘软骨质，上面绿色，下面灰灰绿色；侧脉明显，近对生。孢子囊群圆形，稍近中脉。

生于松林下阴处或山沟阴湿处。分布于西南、中南、华东向北至山东半岛等地。

【性味功效】苦，凉。清热，凉血，利尿，解毒。

【常用配方】**1.治风热感冒** 鲜鹅掌金星60g，水煎服。**2.治小儿惊风** 鹅掌金星、草、虎耳草各15g，水煎服。**3.治咽喉肿痛，白喉** 鲜鹅掌金星30g，水煎服。**4.治小便淋痛** 鲜鹅掌金星60g(干品30g)，冰糖30g，加水煎，饭前服。

【主要化学成分】叶含香豆精等。

【现代研究】现代临床用于治疗感冒发热，小儿吐乳，慢性肝炎，扁桃体炎，细菌性痢疾，便血，虫蛇咬伤和皮肤化脓性感染等。

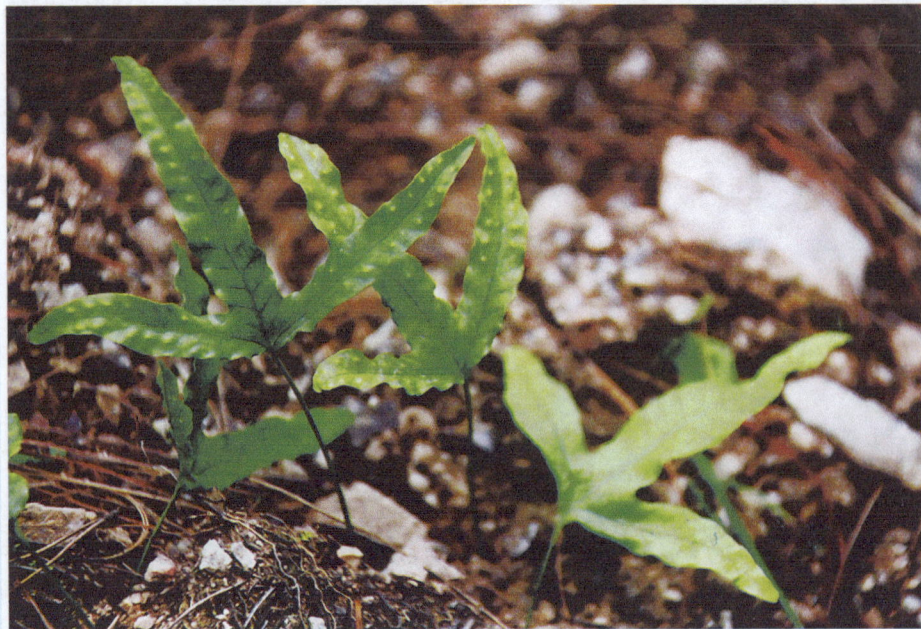

水龙骨

【来源及药用部位】水龙骨科植物水龙骨 *Polypodiodes nipponicua* (Mett) Ching的根茎。

【本草论述】《本草纲目拾遗》："治风痹，羊毛痧。"

【形态特征】多年生常绿草本。根茎粗，横走，鲜时青绿色，干后黑褐色。光秃而被白粉，仅顶部有鳞片，鳞片基部卵圆形，中上部窄长披针形；根须状，棕褐色。叶疏生，直立，叶片长圆形，羽状深裂，羽片20对左右，线状或线状披针形，全缘，先端钝，下面被白色短柔毛。孢子囊群着生于羽片中脉两侧，圆形。

生于岩石阴处或老树干上。分布于长江以南各地。

【性味功效】甘、苦，凉。活血消肿，祛风通络。

【常用配方】**1.治跌打损伤** 水龙骨、黑骨藤、九龙藤、七叶莲各20g，泡酒服。**2.治风湿热痹肿痛** 水龙骨60g，沙糖少许，水煎服。**3.治痈疽肿毒** 水龙骨、万年炮各适量，捣烂外敷。**4.治小儿高热** 水龙骨20～30g，水煎服。

【主要化学成分】含β–谷甾醇，7–脱氢胆甾醇等9种甾醇及蜕皮甾酮，蜕皮松等。

【现代研究】现代临床用于治疗小儿感冒高热，急性结合膜炎，急性风湿性关节炎，尿路感染，牙痛和荨麻疹等。

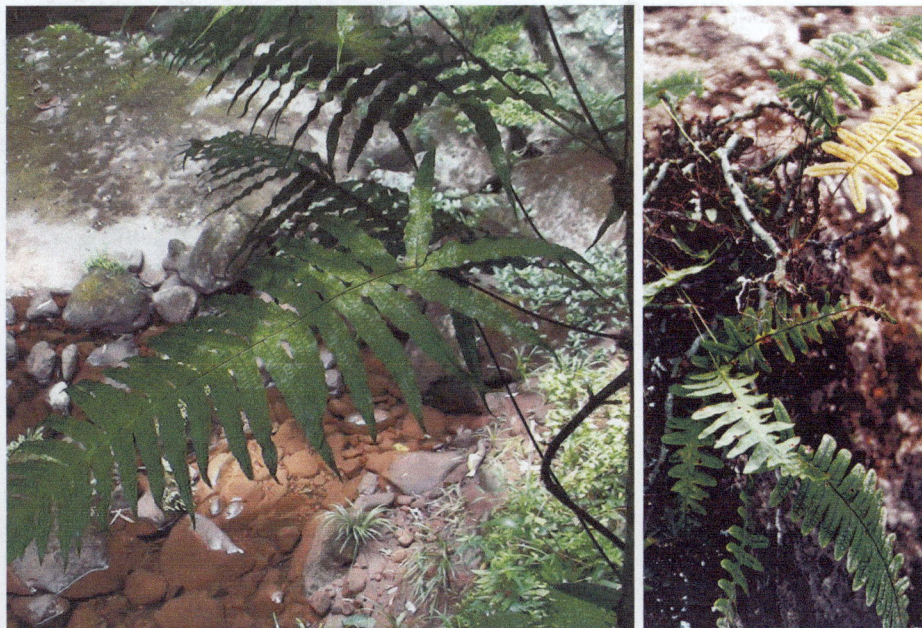

石 韦

【来源及药用部位】水龙骨科植物石韦*Pyrrosia lingua* (Thumb.) Farw.以及同属近缘植物的叶。

【本草论述】《本经》："主劳热邪气，五癃闭不通，利小便水道。"

【形态特征】多年生草本。高13～30cm，根茎细长横走，密被深褐色披针形鳞片，先端长尖，边缘锯齿状。叶亚簇生，叶柄长18～30cm，粗壮，被星状毛；叶片披针形，厚革质，先端渐尖，基部圆形，两侧呈不等的亚耳形；叶上面有斑点，初时疏被星状毛，背面被星状鳞毛。孢子囊群散布全背面。

生于山野岩石上，或树上、石坎上。分布于南方各地。

【性味功效】苦、甘，微寒。利水通淋，清肺止咳。

【常用配方】**1.治咳嗽** 石韦（去毛）、槟榔（锉）各适量为末，每次6g，姜汤送服。**2.治痢下脓血** 石韦鲜品50g，水煎，调冰糖15g，饭前服。**3.治淋浊尿血** 石韦（去毛）、猪鬃草、连钱草各15g，水煎服。**4.治崩漏** 石韦研末，每次10g，水酒送服。

【主要化学成分】含有皂苷，蒽醌，鞣质，黄酮，β－谷甾醇，里白烯，槲皮素，异槲皮素，三叶豆苷，绿原酸，原儿茶酸，延胡索酸和咖啡酸等。

【现代研究】药理研究显示具有镇咳、祛痰、平喘作用，对金黄色葡萄球菌、变形杆菌、大肠杆菌有不同程度的抑制作用。现代临床用于治疗慢性支气管炎，支气管哮喘，输尿管结石和苯中毒性贫血等。

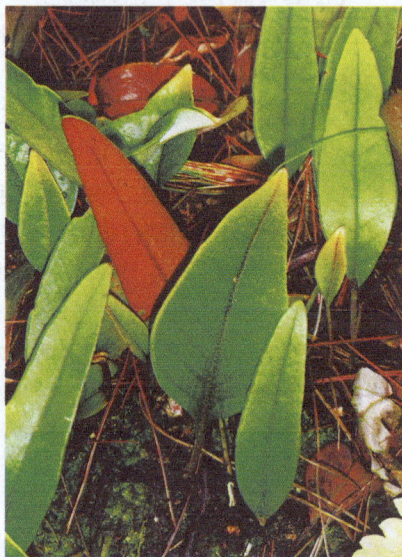

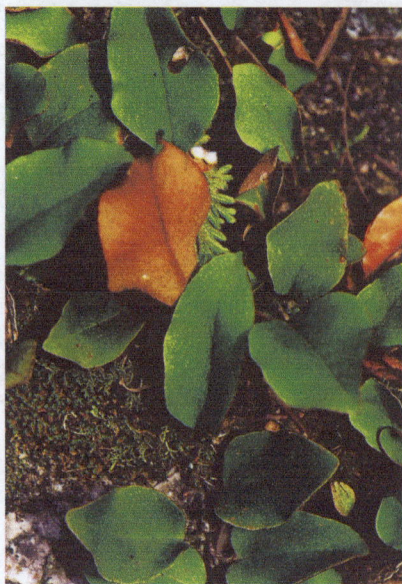

书带蕨

【来源及药用部位】书带蕨科植物书带蕨*Vittaria flexuosa* fé e的全草。

【本草论述】《广西药用植物名录》："续筋骨。"

【形态特征】多年生附生或石生草本。根茎短而横走，密被鳞片；鳞片狭披针形，黑褐色；须根细密。叶丛生，无柄或几无柄；叶片线形，先端渐尖，基部长狭形，全缘，革质，中脉在叶上凹下为狭沟，下面稍隆起，叶缘稍反卷。孢子囊群线性，深陷叶肉内，沿叶边缘以内的沟着生。

生于阴暗岩石或附生于大树上。分布于华东、华南及西南各地。

【性味功效】苦，微温。活血，理气，止痛。

【常用配方】**1.治跌打伤痛** 书带蕨，岩泽兰各30g，酒水煎服。**2.治小儿掠风** 书带蕨10g，瓜子金8g，尖惊药10g，水煎服。**3.治胃脘痛** 书带蕨30g，水煎服。

【现代研究】现代临床用于治疗劳伤疼痛，骨折，慢性胃炎和小儿消化不良等。

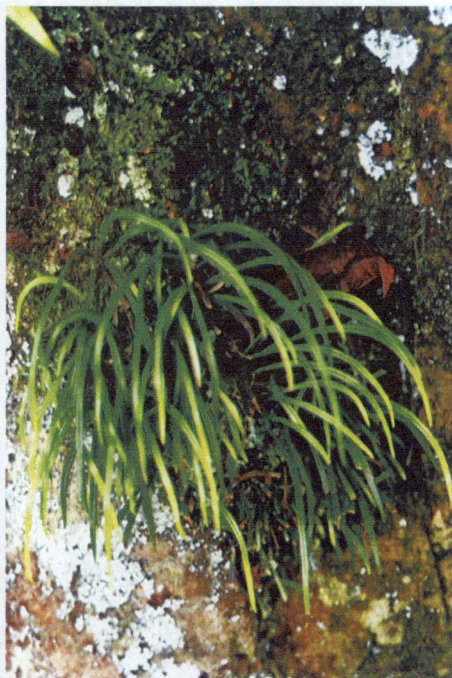

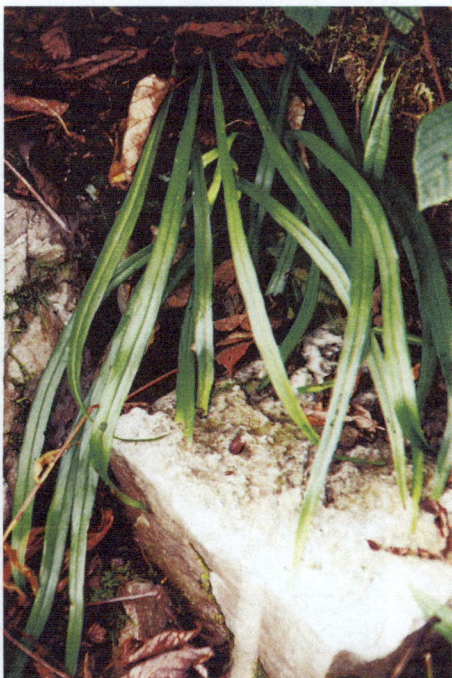

肾蕨（天鹅抱蛋）

【来源及药用部位】肾蕨科植物肾蕨*Nephrolepis auriculata* (L.) Trimen的根茎。

【本草论述】《贵州草药》："清热凉血，利湿。"

【形态特征】多年生草本。根茎近直立，从主轴向四周生长匍匐茎，其枝端生出圆形 肉质块茎。叶簇生；叶片光滑无毛，一回羽状，羽片无柄。孢子囊群生于每组侧脉的上侧小脉先端；囊群盖肾形。

生于岩石缝中。分布于西南，华南地区。

【性味功效】苦、辛，平。清热利湿，解表消肿。

【常用配方】**1.治湿热黄疸** 肾蕨、马蹄金各30g，水煎服。**2.治湿热痢疾** 肾蕨、算盘子各10g，水煎服。**3.治小便淋浊** 肾蕨、须须药、车前草各20g，水煎服。**4.治乳痈肿胀疼痛** 肾蕨20g，谷精草10g，水煎服。**5.治痔疮** 肾蕨30g，豆腐一块，煮吃。

【主要化学成分】块茎中含羊齿–9（11）–烯，里白烯，β–谷甾醇；地上部分含红杉醇等。

【现代研究】现代临床用于治疗发烧不退，崩漏，带下过多，痔疮和小便淋漓等。

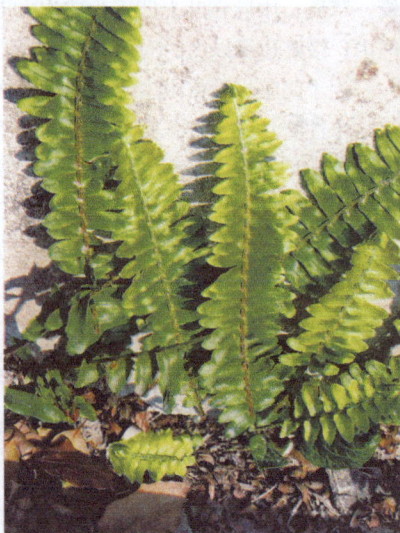

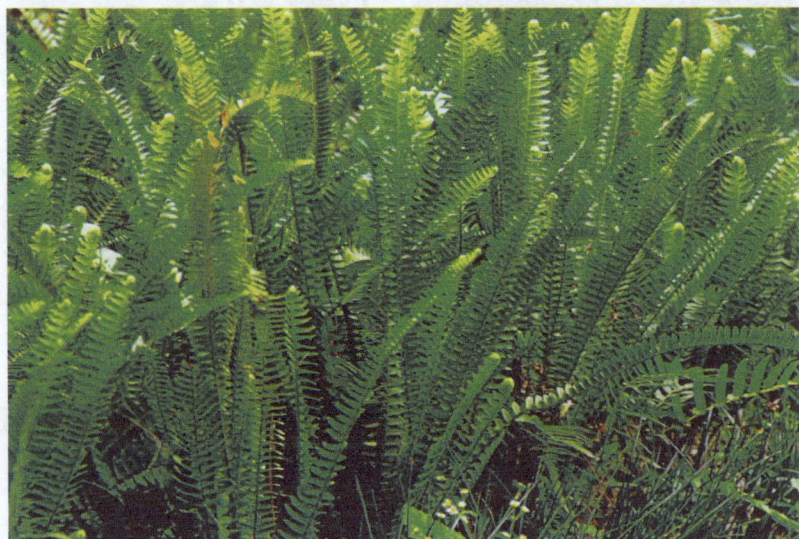

海花菜（海菜）

【来源及药用部位】水鳖科植物海菜花*Ottelia acuminata*（Gagnep.）Dandy的全草。

【本草论述】《贵州草药》："清热，解毒，利水，止咳。"

【形态特征】多年生沉水草本。茎短缩。叶基生；叶形变化较大，先端渐钝，基部心形，稍下延，全缘或有细锯齿。花单性，雌雄异株；佛焰苞无翅，有2～6条棱；雄株佛焰苞含40～50朵雄花，雌株佛焰苞内含2～3朵雌花，花在水面上开放，花后连同佛焰苞沉入水底；雄花萼片3，花瓣3，白色，雄蕊9～12；雌花的花萼、花瓣与雄花相似，花柱3，橙黄色，子房三棱形。果实三棱状纺锤形。种子多数，无毛。花、果期5～10月。

生于无污染的湖泊、池泽。分布于广东、海南、广西、贵州、四川、云南等地。

【性味功效】甘，平。清热止咳，利水消肿。

【常用配方】**1.治热咳**　海花菜30g，水煎服。**2.治淋证，小便不利**　海花菜30g，水煎服。**3.治水肿**　海花菜30g，煮糯米粥服。

【现代研究】现代临床用于治疗肺热咳嗽，小便淋漓涩痛及水肿等。

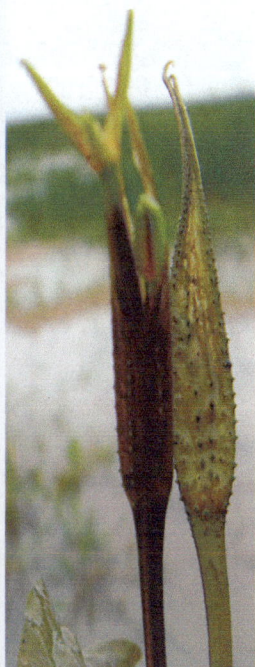

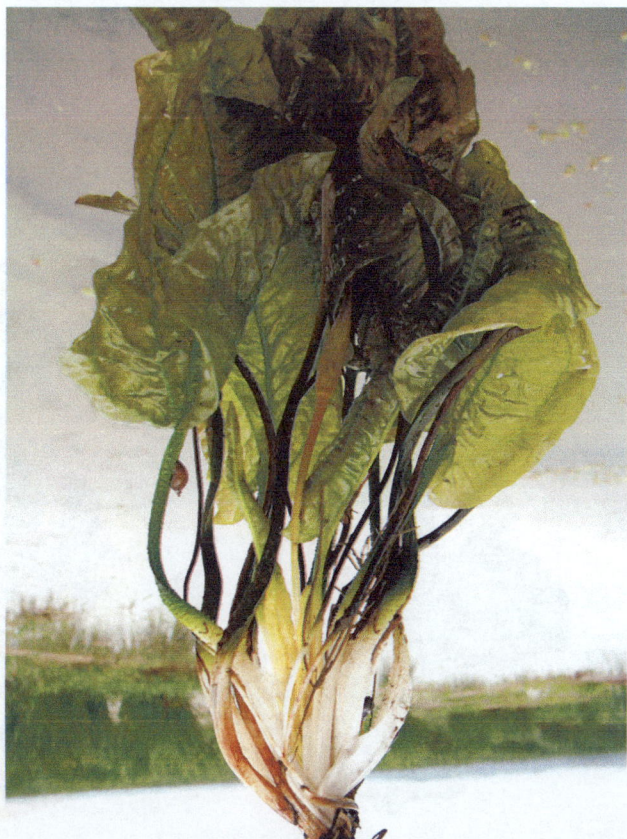

海白菜（石莼）

【来源及药用部位】石莼科植物石莼*Ulva lactuca* L.的藻体。

【本草论述】《本草拾遗》："下水，利小便。"

【形态特征】藻体淡黄绿色，高10～40cm。体膜质，由两层细胞组成，近似卵形，边缘常略有波状皱褶，或呈宽广的叶片状，中部厚约45μm左右，近基部厚为120～140μm。细胞不规则排列，直径10～20μm，切面为亚方形，每个细胞有一杯状叶绿体和1～3个淀粉核。

生长在海湾内中、低潮带的岩石上或石沼中。分布于浙江至广东、海南沿岸。

【性味功效】甘、咸，寒。利水消肿，软坚化痰，清热解毒。

【常用配方】**1.治水肿、小便不利**　海白菜、蛎菜、车前草各15g，水煎服。**2.治瘿瘤**　海白菜、大青叶、铁钉菜各15g，水煎服。**3.治疮疖**　海白菜、大青叶、蛇莓各12g，水煎服。

【主要化学成分】含杂多糖，糖蛋白，蛋白质，脂肪，粗纤维，甘露糖，半乳糖和碳、钠、钾、钙、镁、锶、铁、铜、镉、铅等。

【现代研究】现代临床用于治疗水肿，颈淋巴结肿大，喉炎，高血压病，喉炎和急、慢性胃肠炎等。

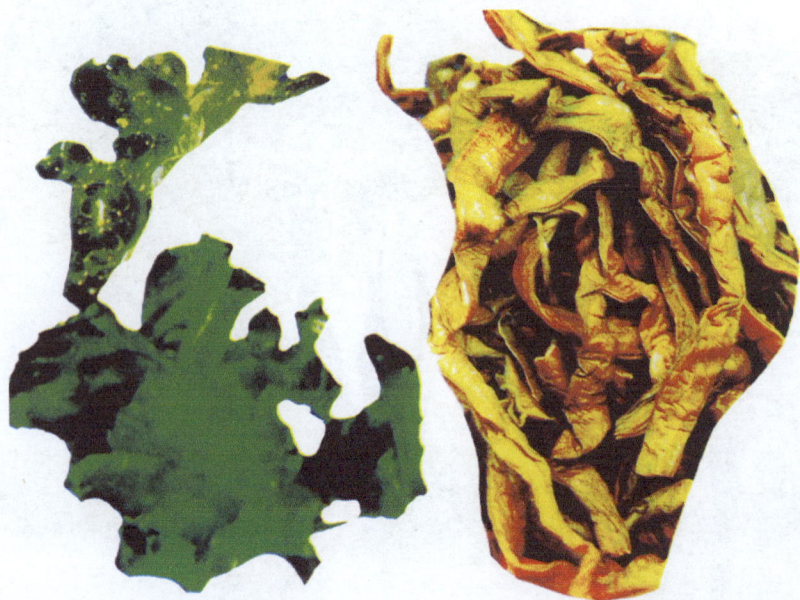

白折耳（水折耳）

【来源及药用部位】三白草科植物白苞裸蒴*Gymnotheca involucrate* Ｐéi.的茎叶或根茎。

【本草论述】《贵州民间药物》："治肺痨咳嗽，跌打损伤，腹胀水肿，白带，白浊。"

【形态特征】多年生匍匐草本。茎细弱，长30～50cm。叶互生，阔卵状肾形，全缘，基部心形，叶脉明显，基部扩大抱茎。穗状花序与叶对生，花穗下有苞片3～4，白色，花柄极短，花被缺，子房下位，心皮4，胚珠多数。

生于山坡阴湿处及水沟边。分布于贵州、四川等地。

【性味功效】甘、淡、平。行气化痰，化瘀利湿。

【常用配方】**1.治痰多咳嗽** 白折耳50～100g，炖肉吃；或白折耳、白及、矮地茶各30g，水煎服。**2.治水肿** 白折耳、毛蜡烛根各20g，水煎服。**3.治白带** 白折耳、三百草各20g，水煎服。**4.治跌打损伤** 白折耳、三角咪各30g，酒水各半煎服。

【主要化学成分】含有挥发油，黄酮等。

【现代研究】现代临床用于治疗肺结核咳嗽，妇女带下，跌打损伤，水肿和腹水等。

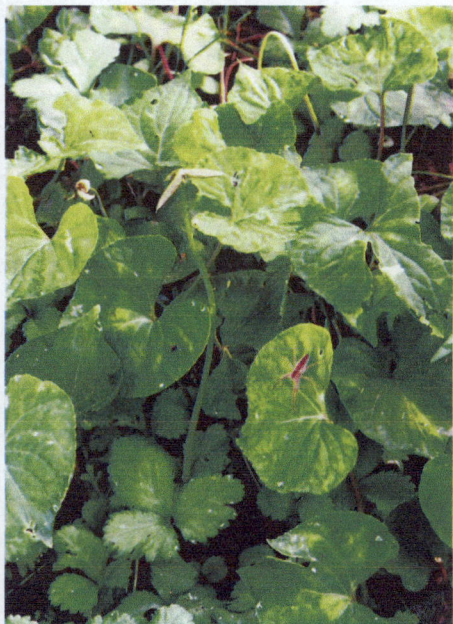

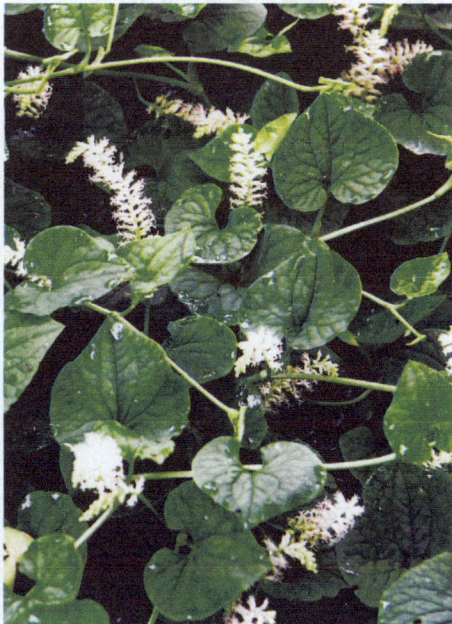

折耳根（蕺菜、鱼腥草）

【来源及药用部位】三白草科植物蕺菜*Houttuynia cordata* Thunb.的地上部分。

【本草论述】《滇南本草》："治肺痈咳嗽带脓血，痰有腥臭，大肠热毒，疗痔疮。"

【形态特征】多年生草本。高15～50cm，有特殊腥味。地下茎多节，色白，节上生须根。地上茎直立，紫红色。单叶互生，叶柄基部与托叶连生，叶片心形或阔卵形。穗状花序生于茎上部的叶腋，白色总苞片4枚，花瓣状，倒卵形。蒴果顶部开裂。

生于路旁、土坎、沟边或田野。也有大量栽种。

【性味功效】辛，凉。清热解毒，止咳，除湿利水。

【常用配方】**1.治肺热咳嗽、胸痛** 鱼腥草30g，桔梗12g，石膏9g，甘草6g，水煎服。**2.治咳嗽、痰多** 鱼腥草、虎杖、大毛香各10g，水煎服。**3.治妇女阴痒、带下** 鲜鱼腥草90g，苦参20g，水煎熏洗。**4.治泄泻、热痢** 鲜鱼腥草50～150g，水煎服，每日1剂；先嚼鲜叶20～40g，疗效更佳。

【主要化学成分】含鱼腥草素，挥发油，金丝桃苷，芸香苷，绿原酸，槲皮苷，β–谷甾醇，硬脂酸，油酸和亚油酸等。

【现代研究】药理研究显示有抗菌，抗病毒，增强白细胞吞噬功能，提高机体免疫力，利尿，镇痛，镇咳，止血和抗炎等作用。现代临床用于治疗小儿支气管肺炎，慢性气管炎，急性传染性黄疸型肝炎，慢性鼻窦炎，皮肤痈疽溃疡，肺结核和支气管扩张咯血等。

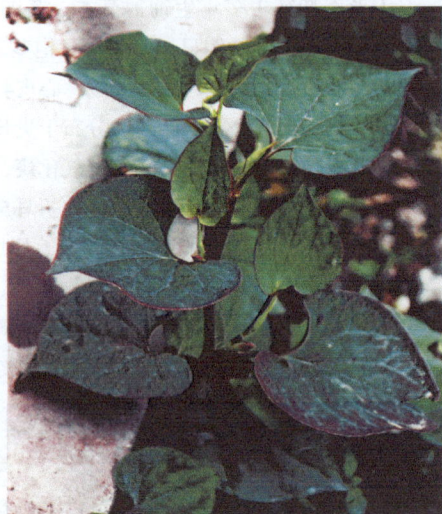

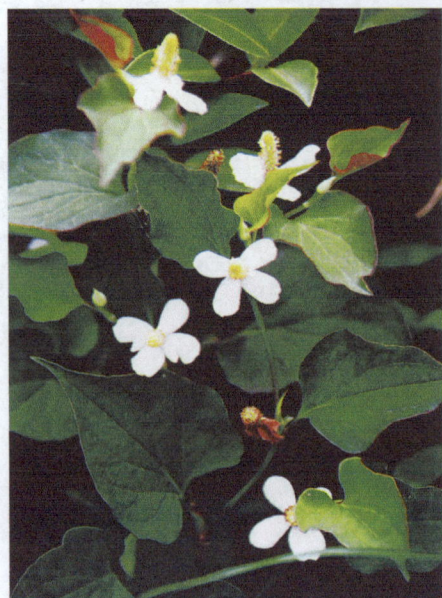

三白草

【来源及药用部位】三白草科植物三白草Saururus chinensis (Lour.) Baill. 根茎或嫩茎叶。

【本草论述】《新修本草》："主水肿，脚气，利大小便，消痰破癖，除积聚，消疔肿。"

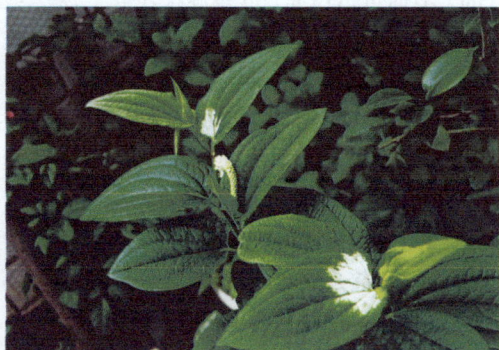

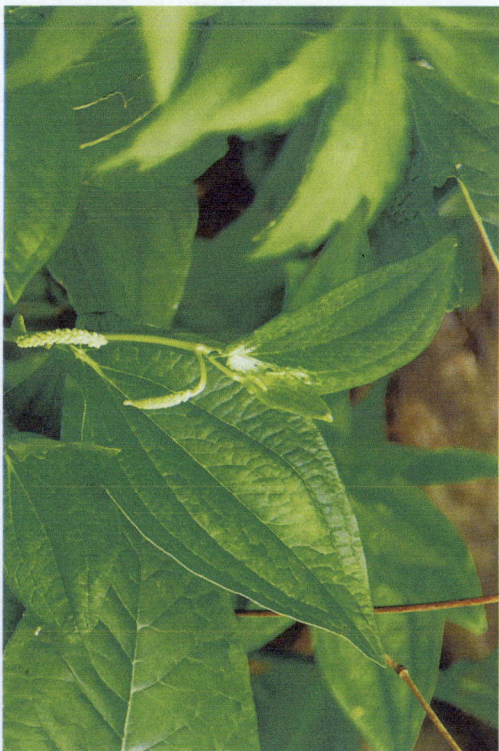

【形态特征】多年生草本，高20~100cm。根茎长，分节处有须根。茎直立。叶互生，叶片长椭圆形，先端渐尖，基部心形，全缘，有五大脉基在背面隆起。总状花序，花序下1~3片叶白色；花小，总苞片4。果实圆形，有皱纹，分裂为3~4个果片。

生于潮湿地、或近水边。分布于西南、华南等地。

【性味功效】辛、甘，寒。祛风利湿，解毒消肿。

【常用配方】1.治白带过多　三白草、白鸡冠花各20g，水煎服。2.治水肿　三白草、毛蜡烛根、水灯芯各20g，水煎服。3.治热淋，血淋　三白草、铜丝草各30g，水煎服。4.治乳汁不足　三白草、无花果各20g，炖猪蹄吃。

【主要化学成分】含挥发油，槲皮素，金丝桃苷，鞣质，芦丁，萹蓄苷和异槲皮苷等。

【现代研究】药理研究显示有抑制金黄色葡萄球菌、伤寒杆菌，较强止咳，抗炎和利尿等作用。现代临床用于治疗支气管炎或感冒咳嗽痰多，肝癌，高血压病，尿路感染或结石，肾炎水肿及蛇咬伤等。

三尖杉（土香榧、粗榧）

【来源及药用部位】三尖杉科植物中国粗榧*Cephalotaxus sinensis* (Rehd. et Wils.) Li. 的枝叶、种子。

【本草论述】《全国中草药汇编》："治疗慢性白血病和淋巴瘤有较为明显的疗效。"

【形态特征】常绿小乔本，高达2~5m，有时可达15 m。叶螺旋状着生，2裂，线形，通常直，稀微弯，先端微急尖或有短尖头，基部近圆形或宽楔形，近无柄。雄球花6~7聚生成头状，雄蕊4~11，花丝短，通常具3花药；雌球花通常2~5个胚珠发育成种子。种子椭圆状卵形、卵圆形或近长圆形。花期3~4月，种子10~11月成熟。

生于花岗岩、砂岩或石灰岩山地。分布于长江以南及河南、陕西、甘肃、四川和贵州等地。

【性味功效】苦、涩，寒。收敛止血，驱虫，消积，清热解毒，抗癌。

【常用配方】**1.治蛔虫、钩虫病**　三尖杉15~18g，水煎，早晚各服1次；或炒熟食。**2.治恶性肿瘤（淋巴肉瘤，肺癌）**　三尖杉注射液60~120ml，15~20天为1个疗程。间隔1周，化验白细胞正常后，可用第二个疗程。**3.治内脏出血**　三尖杉10g，大叶紫珠30g，水煎服。

【主要化学成分】含三尖杉碱，桥氧三尖杉碱，去甲基三尖杉酮碱，台湾三尖杉碱等。

【现代研究】药理研究显示有抗肿瘤作用，抗病毒作用，抑制体液免疫和细胞免疫作用。现代临床用于治疗白血病，恶性淋巴瘤，真性红细胞增多症，乳腺癌和银屑病等。

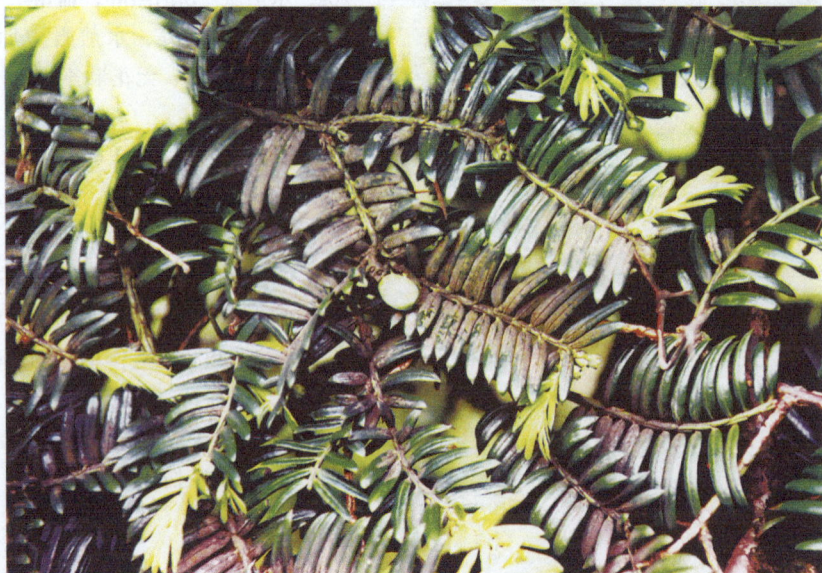

莳萝子

【来源及药用部位】伞形科植物莳萝*Anethum graveolens* L. 的果实。

【本草论述】《日华子本草》："健脾，开胃气，温肠，杀鱼肉毒，补水脏及壮筋骨，治肾气。"

【形态特征】一年生草本，高60～120cm。全株无毛，有强烈香气。茎单一，直立，无毛。基生叶有柄；叶片轮廓宽卵形，三至四回羽状全裂，末回裂片丝状。复伞形花序顶生，无总苞片；花瓣黄色，长圆形；萼齿不明显；花柱短。双悬果扁压卵形，成熟时褐色；背棱细而明显突起，侧棱狭扁带状。花期5～8月，果熟期7～9月。

生于山间疏林下及荒地、路边、沟坎等处。分布于贵州等地；东北和甘肃、广东、广西、四川等地有栽培。

【性味功效】辛，温。温脾肾，开胃，散寒行气，解鱼蟹毒。

【常用配方】**1.治胁痛** 莳萝子干品，研为末，糊丸如绿豆大，青皮适量，煎汤送下。**2.治疝气偏坠，女子瘕病** 莳萝子干品，研为末，酒调服。**3.治闪挫腰痛** 莳萝子干品，研为末，每次3～5g，酒调服。

【主要化学成分】果实含葛缕酮，柠檬烯，莳萝油脑，香柑内酯，伞形花内酯，金合欢醚，蜡和γ-谷甾醇等。

【现代研究】药理研究显示有抗真菌作用。现代临床用于治疗腰痛，胁痛和疝气肿痛等。

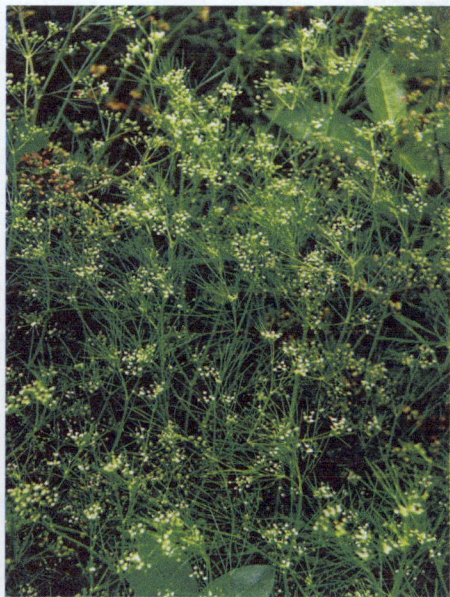

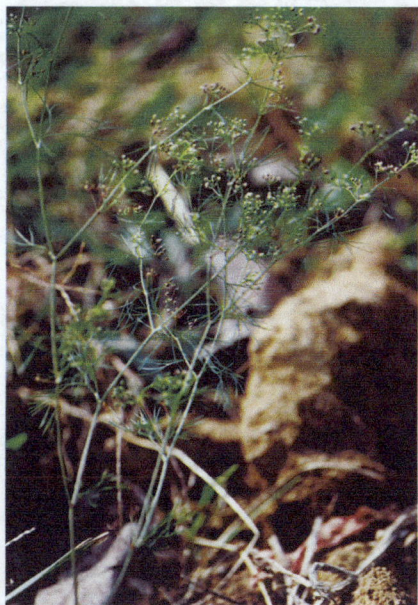

独 活

【来源及药用部位】伞形科植物重齿当归*Angelica biserrata* (Shan et Yuan) Yuan et Shan的根。

【本草论述】《本经》："主风寒所击，金疮止痛，贲豚，痫痓；女子疝瘕。"

【形态特征】多年生草本。茎直立，带紫色，有纵沟纹。根生叶和茎下部叶的叶柄细长，边缘膜质；叶片卵圆形，二回三出羽状复叶，小叶片3裂，先端渐尖，基部楔形或圆形，边缘有不整齐重锯齿，两面均被短柔毛。复伞形花序顶生或侧生，伞幅15~25；小伞形花序具花15~30朵；花白色；花瓣5；雄蕊5；子房下位。双悬果长圆形。花期7~9月，果熟期9~10月。

生于山谷、水沟草丛或灌木丛中。分布于湖北、四川及江西等地。

【性味功效】辛、苦，微温。祛风除湿，通痹止痛。

【常用配方】1.治久痹虚证，腰膝冷痛屈伸不利 独活、桑寄生、杜仲、防风各12g，水煎服。2.治风湿痹关节游走性疼痛 独活、防风各12g，制附子、制乌头各6g，泡酒饮服。3.治外感风寒挟湿表证 独活、羌活、防风、荆芥各12g，水煎服。

【主要化学成分】含挥发油，甲氧基欧芹素，二氢欧山芹素，伞形花内酯，东莨菪素，毛当归醇，佛手柑内酯，花椒毒素，欧芹酚甲醚及呋喃香豆精等。

【现代研究】药理研究显示有镇痛，催眠，解痉，抗惊厥，抗血小板聚集、抗血栓、抗凝血、降压，兴奋呼吸中枢，抑制大肠杆菌、痢疾杆菌、变形杆菌、伤寒杆菌、绿脓杆菌、霍乱弧菌和结核杆菌等作用。现代临床用于治疗风湿性关节炎，类风湿性关节炎，感冒身痛和银屑病等。

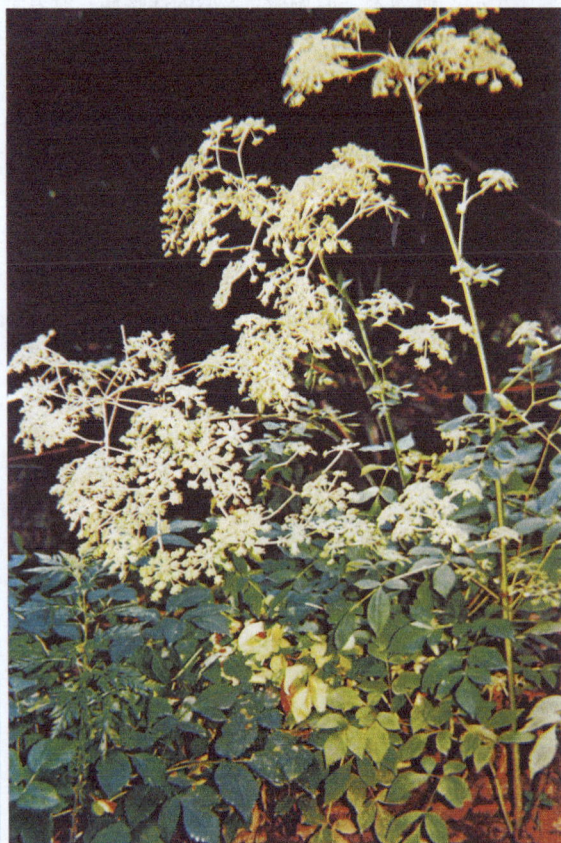

白 芷

【来源及药用部位】伞形科植物杭白芷*Angelica dahurica* (Fisch. ex Hoffm.) Benth. et Hook f. ex Franch.et Sav.以及同属近缘多种植物的根。

【本草论述】《本经》："治女人漏下赤白，血闭阴肿，寒热，风头侵目泪出，长肌肤，润泽，可作面脂。"

【形态特征】多年生草本，高达2.5m。根粗大，直生，有数条支根。茎粗大，近于圆柱形，中空，通常紫红色，基部光滑无毛，近花序处有短柔毛。茎下部的叶大；叶柄长，基部阔大成鞘状抱茎；叶片2～3回分裂，最终裂片卵形至长卵形，先端锐尖，边缘有尖锐的重锯齿，基部下延成小柄；茎上部叶较小，叶柄全部扩大成卵状的叶鞘。复伞形花序顶生或腋生，花瓣5，白色，卵状披针形；雄蕊5；子房下位，2室。双悬果扁平近椭圆形，分果具5果棱，侧棱成翅状。花期6～7月，果熟期7～9月。

全国各地多有栽培。

【性味功效】辛，温。祛风散寒，燥湿止带，消肿，止痛。

【常用配方】**1.治鼻渊头痛** 白芷、辛夷各9g，苍耳子6g，水煎服。**2.治感冒头痛、鼻塞** 白芷、苍耳子、防风各9～12g，葛根20～30g，每日1剂，水煎早晚分服。**3.治牙痛、头痛** 白芷、细辛等份，冰片少许，共研极细粉，瓶贮。用时以少许吹入患者鼻腔。**4.治风寒湿痹筋骨疼痛** 白芷、羌活、独活、威灵仙、防风、川芎各10g，水煎服。

【主要化学成分】含香豆精类化合物，有白芷素、白芷醚、氧化前胡素、欧前胡素和珊瑚菜素等。

【现代研究】药理研究显示有抑制多种致病性细菌和真菌，解热，抗炎，镇痛，解痉，抗肿瘤，降血糖，降血脂，兴奋中枢神经和升高血压等作用。现代临床用于治疗感冒，鼻窦炎，牙痛，头痛，带下，痈疽疮疡和乳腺炎等。

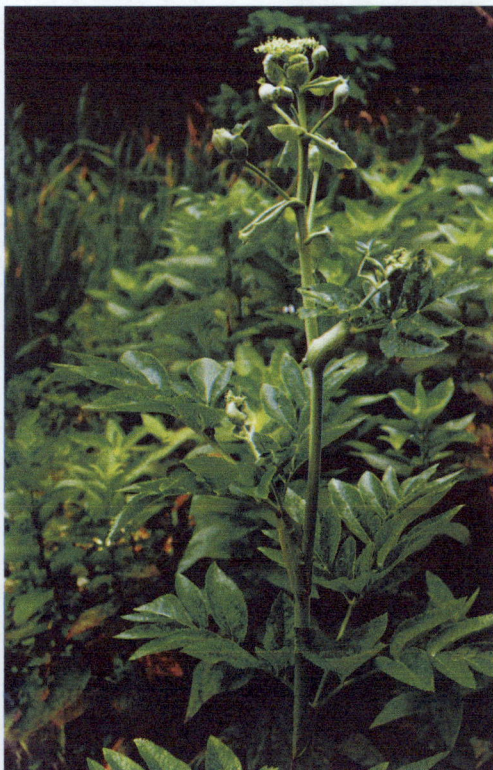

大叶川芎

【来源及药用部位】伞形科植物大叶当归Angelica megaphylla Diels的根茎。

【本草论述】《本经》："主中风入脑，头痛，寒痹，筋挛缓急，金疮，妇人血闭无子。"

【形态特征】多年生草本。根倒圆锥形，表面棕褐色。茎中空，带紫色，有细沟纹，上部分枝。基生叶及茎生叶三角状卵形，二回羽状分裂；叶片下表面灰绿色，末回裂片长圆形至长椭圆形，叶边缘有不规则的尖锯齿；茎顶部叶简化成具3小叶的、膨大的叶鞘。复伞形花序；花柄光滑或有疏毛，无萼齿，花瓣长圆状卵形，白色，具1脉，花柱基盘状，中央隆起，边缘波状。果实卵圆形至近圆形。花期7~9月，果熟期9~10月。

多种于庭院，分布于西南、华南地区。

【性味功效】辛、温。行气开郁，祛风燥湿，活血止痛。

【常用配方】1.治偏头痛 大叶川芎、甘菊花、石膏各9g，为末，每服3g，清茶调下。2.治月经不调、痛经 大叶川芎、当归各12g，益母草15g，地黄、芍药各9g，水煎服。3.治头晕欲倒、偏正头痛 大叶川芎60g，天麻15g，研末，炼蜜为丸，每丸5g，饭后服1丸。4.治风寒感冒 大叶川芎9g，防风15g，羌活9g，木贼9g，生姜水煎服。

【现代研究】现代临床应用与川芎基本相同。

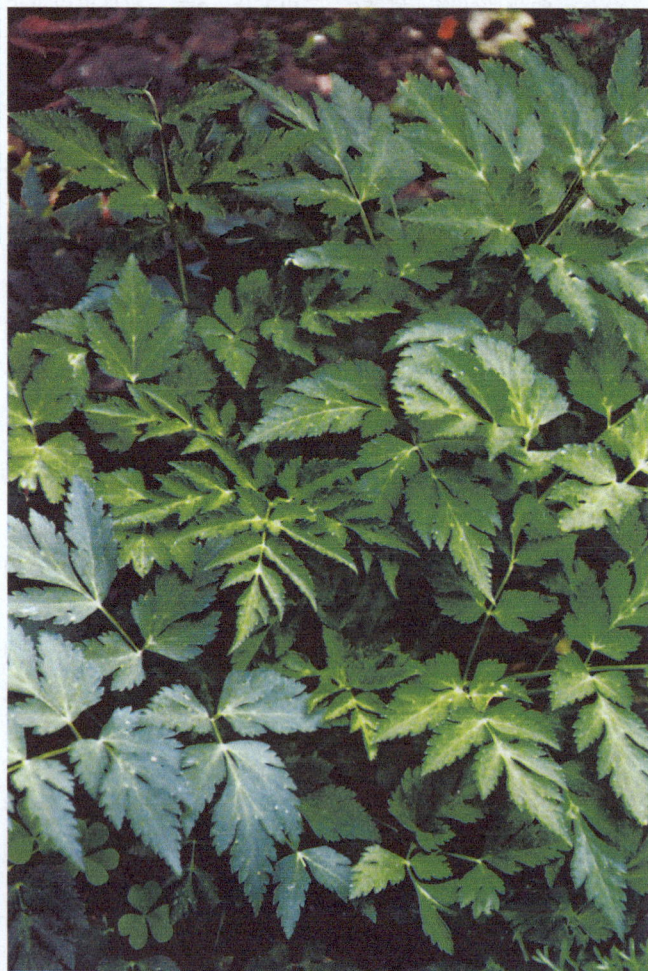

当 归

【来源及药用部位】伞形科植物当归Angelica sinensis (Oliv.) Diels 的根。

【本草论述】《本经》："主咳逆上气，温疟寒热，洗洗在皮肤中；妇人漏下绝子；诸恶疮疡、金疮。"

【形态特征】多年生草本。茎带紫色。基生叶及茎下部叶卵形，二至三回三出复叶，羽状全裂，最终裂片卵形或卵状披针形，3浅裂，叶脉及边缘有白色细毛；叶柄有大叶鞘；茎上部叶羽状分裂。复伞形花序；伞幅9～13；小总苞片2～4；花梗12～36，密生细柔毛；花白色。双悬果椭圆形，侧棱有翅。花、果期7～9月。

生于高寒多雨山区，多栽培。分布于产甘肃、云南、四川等地。

【性味功效】甘、辛，温。补血调经，活血止痛，润肠通便。

【常用配方】**1.治血虚萎黄** 当归、白芍、熟地各6～12g，川芎9g，水煎服。**2.治遗尿** 当归60g，车前子30g，炙麻黄10g，水煎至200ml，小于14岁者100ml，大于14岁者200ml，睡前1小时服。7日为1个疗程。**3.治跌打损伤，骨折或瘀血肿痛** 当归、桃仁、红花、乳香、没药各12g，水煎服；取药渣外敷伤处。**4.治习惯性便秘** 当归、莱菔子各20g，水煎服。

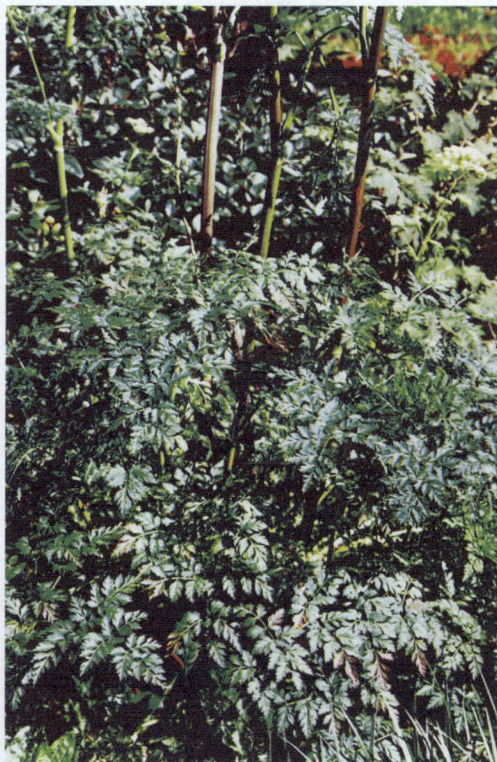

【主要化学成分】含挥发油，蔗糖，果糖，酸性多糖，多种氨基酸如缬氨酸、蛋氨酸和钾、钠、钙、镁、硅、硒等。

【现代研究】药理研究显示有双向子宫调节，改善心肌血流，抗心率失常，扩张外周血管，降低血管阻力，增加外周血红细胞、白细胞、血红蛋白及骨髓有核细胞数，增强体液免疫、细胞免疫、非特异性免疫，抗辐射损伤，镇静，镇痛，催眠，抗炎，抗菌，抗损伤等作用。现代临床用于治疗缺血性中风，血栓闭塞性脉管炎，心律失常，上消化道出血，习惯性便秘，遗尿，慢性肝炎，咳嗽，斑秃，脱发，急性乳腺炎，痛经和慢性附件炎等。

芹菜（旱芹）

【来源及药用部位】伞形科植物旱芹*Apium graveolens* L.的带根全草。

【本草论述】《新修本草》："捣汁，洗马毒疮。又涂蛇蝎毒及痈肿。"

【形态特征】一年生或多年生草本，高15～150cm。有强烈香气。根细圆锥形，土黄色。茎直立光滑，下部分枝，斜上开展。根生叶有柄；叶片长圆形至倒卵形，通常3裂；上部茎生叶片轮廓为阔三角形，常裂为3小叶，小叶倒卵形。复伞形花序顶生或与叶对生；小伞形花序有花7～29；花瓣白色或黄绿色。分生果圆形或长椭圆形，果棱尖锐。花期4～7月。

各地普遍作蔬菜栽种。

【性味功效】辛、甘、凉。清热解毒，祛风，平肝，利水，止血。

【常用配方】**1.防治高血压病** 鲜芹菜适量，捣烂取汁，每次50～100ml，每日1～2次饮服。**2.治尿血** 鲜芹菜30g，鲜山韭菜20g，捣烂取汁内服。**3.治疝气痛** 芹菜30g，小茴香根20g，水煎服。**4.治妇女崩漏下血** 鲜芹菜30g，茜草6g，六月雪12g，水煎服。

【主要化学成分】含芹菜苷，佛手苷内酯，挥发油，有机酸，胡萝卜素，维生素和糖类等。

【现代研究】药理研究显示有降压，镇静，收缩子宫，抗菌和利尿等作用。现代临床用于治疗高血压病，急性膀胱炎尿急、尿血，妇女月经不调、崩漏出血和皮肤痈疖肿痛等。

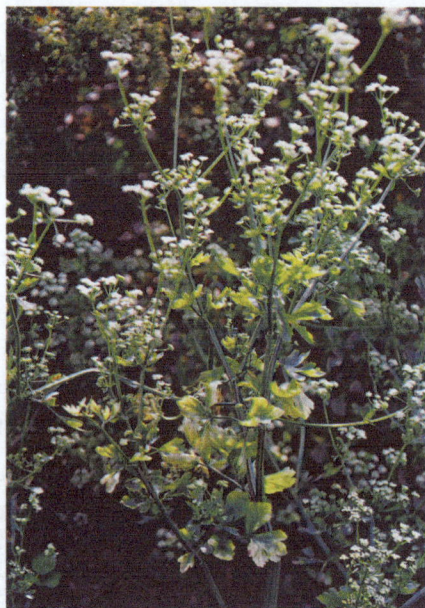

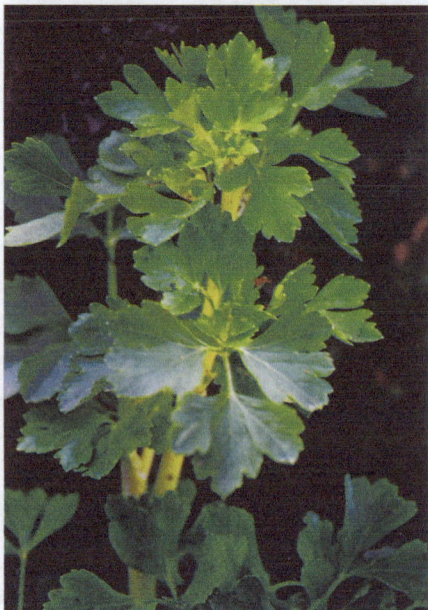

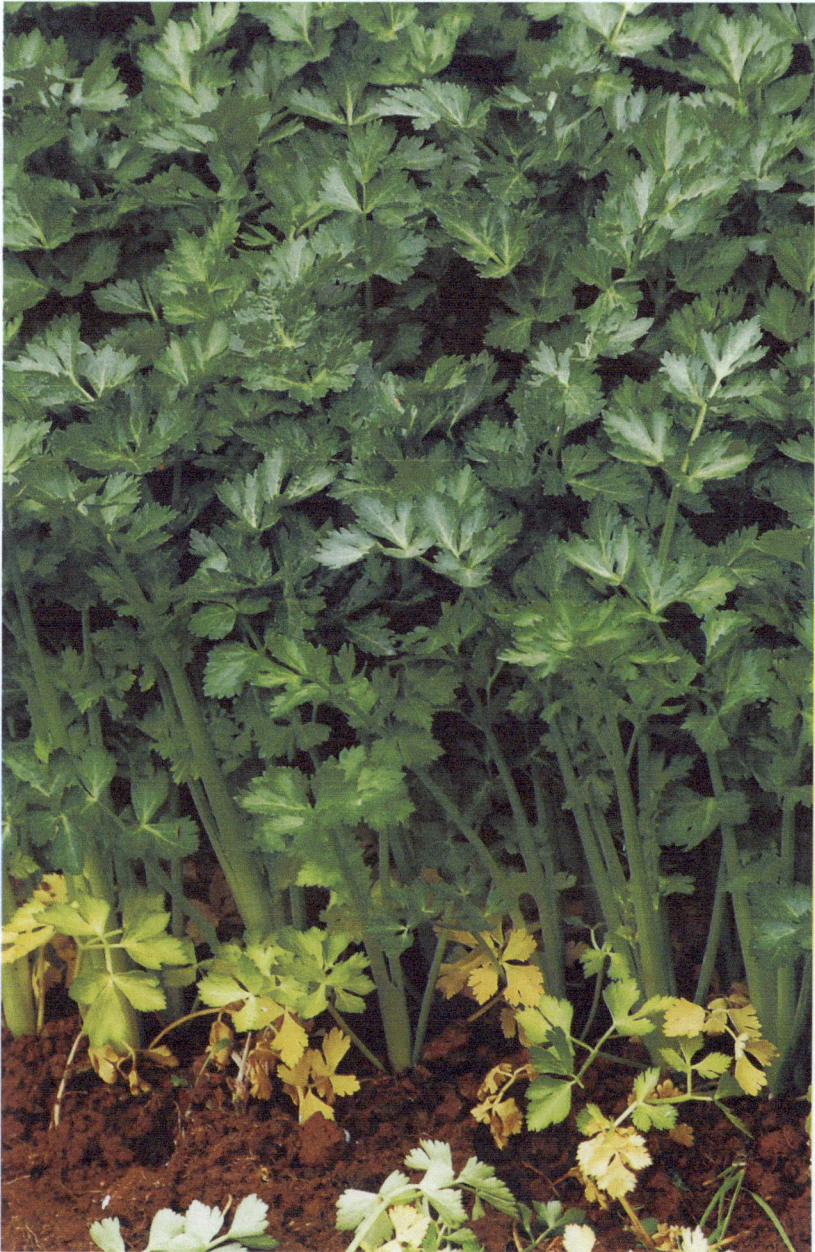

柴 胡

【来源及药用部位】伞形科植物柴胡*Bupleurum chinense* DC. 的根。

【本草论述】《本经》："主心腹肠胃中结气，饮食积聚，寒热邪气，推陈致新。"

【形态特征】多年生草本。主根较粗大，坚硬。茎直立，上部弯曲多分枝。单叶互生，狭披针形；基生叶倒披针形或狭椭圆形；中部叶倒披针形或宽条状披针形，有明显的平行脉。花小，黄色，形成顶生或腋生的复伞形花序。双悬果长椭圆形，棱狭翼状，成熟后褐色。花期7～9月，果熟期9～11月。

生于干燥草原、向阳山坡及灌木林缘等处。分布于东北、华北及陕西、甘肃、山东、江苏、安徽、广西等地。

【性味功效】苦，辛，微寒。疏散退热，疏肝解郁，升阳举陷。

【常用配方】**1.治感冒发热** 柴胡注射液单用；若发热甚，柴胡、黄芩各10g，葛根、石膏各20g，水煎服。**2.治月经不调** 柴胡、当归、白芍各12g，白术、茯苓、甘草各9g，生姜6g，水煎服。**3.治气虚下陷，神倦发热，食少便溏，久泻脱肛，或胃、子宫下垂** 柴胡、人参、黄芪、升麻各10g，水煎服。**4.治肝郁胁痛** 柴胡、香附、川芎各12g，水煎服。

【主要化学成分】含柴胡皂苷Ia、Ib及Ⅱ，微量挥发油，柴胡醇，春福寿草醇及脂肪油约2%等。叶、茎中尚含廿九烷-10-酮、α-菠菜甾醇、β-谷甾醇及芦丁等。

【现代研究】药理研究显示有镇静，安定，镇痛，解热，镇咳，抗脂肪肝，抗肝损伤，利胆，抗结核杆菌，抗炎，降低血浆胆固醇，抗感冒病毒和增强机体免疫力等作用。现代临床用于治疗感冒发热、月经不调、久泻、脱肛等。

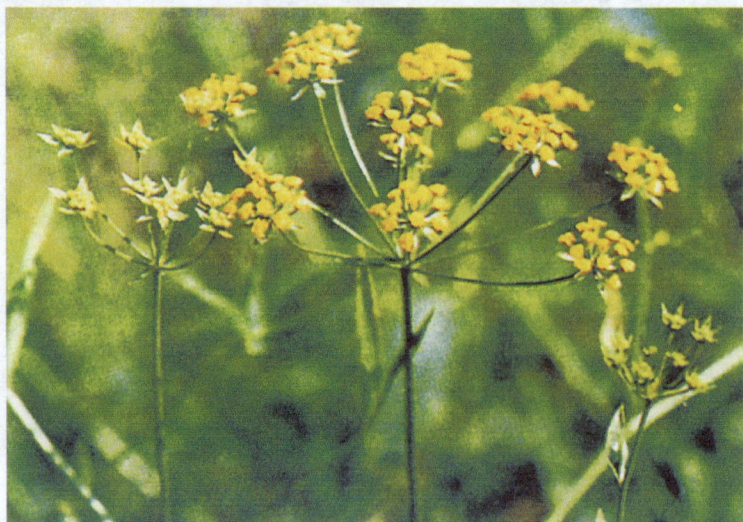

大马蹄草（崩大碗）

【来源及药用部位】伞形科植物积雪草 *Centella asiatica* (L.) Urban. 的全草。

【本草论述】《本经》："主大热，恶疮，痈疽，浸淫，赤熛，皮肤赤，身热。"

【形态特征】多年生匍匐草本。茎光滑、细长，无毛或稍被疏毛，节上生根。单叶互生，叶有长柄，柄长1.5~7cm。叶片圆形或肾形，直径 2~5cm，基部宽心形，边缘有钝齿，两面无毛或背面疏生柔毛。伞形花序单生，伞梗生于叶腋，每一花梗顶端有花3~6朵，常聚生为头状花序。双悬果扁圆形，光滑，主棱间有网状纹相连。花、果期4~11月。
生于山坡路旁。分布于全国大部分地区。

【性味功效】甘、辛，凉。清热利湿，活血止痛。

【常用配方】**1.治湿热黄疸** 大马蹄草、凤尾草、酢浆草各50g，水煎服。**2.治水肿** 大马蹄草50g，酢浆草10g，车前草15g，水煎服。**3.治跌打伤痛** 大马蹄草50g，酒水各半煎服。**4.治缠腰火疮** 鲜大马蹄草适量，捣烂取汁搽。**5.治指疔** 大马蹄草、半边莲各适量，捣烂外敷。

【主要化学成分】含积雪草酸，积雪草苷，羟基积雪草酸，参枯尼苷，马塔积雪酸，积雪草糖，肌醇，蜡，胡萝卜烃类，叶绿素以及山柰酚，槲皮素等。

【现代研究】药理研究显示有镇静，安定和抗菌作用，松弛回肠的张力及收缩幅度，轻度抑制乙酰胆碱，使心率减慢及中度降低血压等作用。现代临床用于治疗传染性黄疸型肝炎，胆道结石，泌尿道结石，外伤性疼痛等。

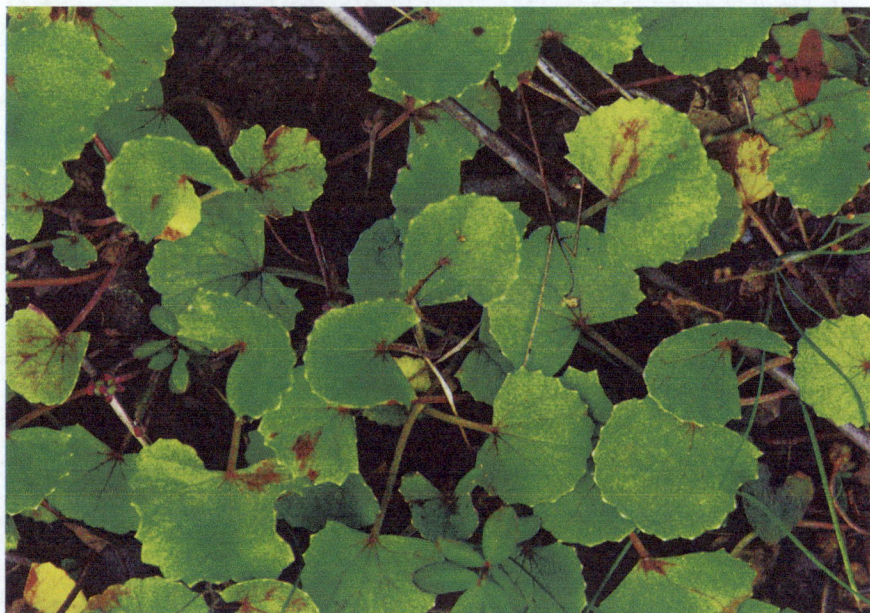

竹叶柴胡

【来源及药用部位】伞形科植物狭叶柴胡*Bupleurum scorzonerifolium* Willd.的根或全草。

【本草论述】《本经》："主心腹肠胃中结气，饮食积聚，寒热邪气，推陈致新。"

【形态特征】1～2年生草本，高30～70cm。茎单一，圆柱形，中空，不分枝或上部有少数分枝。下部叶线形，先端渐尖，基部稍宽，无柄抱茎；茎中部叶线状披针形，顶端渐尖，基部圆形或心形抱茎，叶缘有白色细边；茎上部叶卵形或卵状披针形，先端钝，有细小尖头，基部宽阔，深心形，抱茎。复伞形花序顶生和腋生；花瓣黄色。分生果红棕色，卵圆形，棱细。花期8月，果熟期9月。

生于山坡草丛中，分布于西南地区。

【性味功效】苦，微寒。疏散退热，疏肝解郁，升阳举陷。

【常用配方】**1.治感冒发热** 柴胡注射液单用；若发热甚，竹叶柴胡、黄芩各10g，葛根、石膏各20g，水煎服。**2.治月经不调** 竹叶柴胡、当归、白芍各12g，白术、茯苓、甘草各9g，生姜6g，水煎服。**3.治气虚下陷，神倦发热，食少便溏，久泻脱肛，或胃、子宫下垂** 竹叶柴胡、人参、黄芪、升麻各10g，水煎服。**4.治肝郁胁痛** 竹叶柴胡、香附、川芎各12g，水煎服。

【主要化学成分】含柴胡皂苷A、C、D，6″-O-乙酰柴胡皂苷A、D，挥发油，柴胡醇，油酸，亚油酸，棕榈酸和葡萄糖等。

【现代研究】药理研究显示有解热、抗脂肪肝、抗肝损伤、利胆、降转氨酶、镇静、镇痛、降温、降压、镇咳、抗炎、抑制溶血性链球菌、金黄色葡萄球菌、结核杆菌、流感病毒及牛痘病毒等作用。现代临床用于治疗上呼吸道感染、流行性腮腺炎、急性肾盂肾炎、无黄疸型肝炎、胃及十二指肠溃疡、渗出性中耳炎、心律失常、心绞痛、扁平疣、神经衰弱和癫痫等。

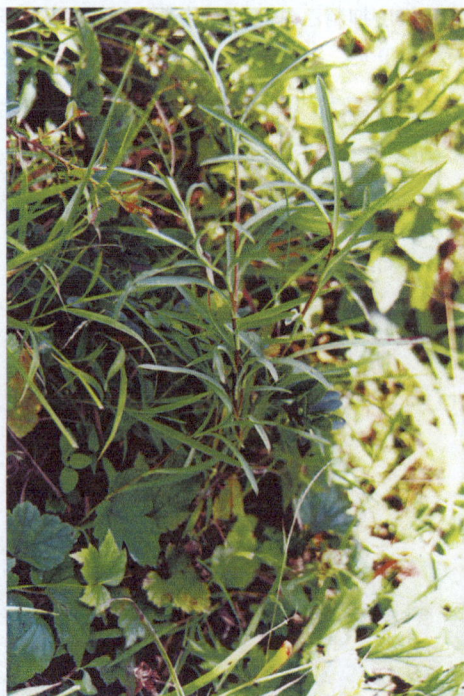

明党参

【来源及药用部位】伞形科植物明党参*Changium smyrnioides* Wolff 的根。

【本草论述】《本草从新》："补肺气，通下行，补气生津。"

【形态特征】多年生草本，高50～100cm。根粗壮，圆柱形或粗短纺锤形。茎直立，中空，上部分枝。根生叶具长柄，基部扩大成鞘状抱茎；叶片全形为广卵形三出状二至三回羽状分裂，小裂片披针形。复伞形花序顶生，花萼具5细齿；花瓣5，雄蕊5，子房下位，花柱2，双悬果广椭圆形。花期4～5月，果熟期5～6月。

多栽培于华东、华北地区。

【性味功效】甘、微苦，微寒。润肺化痰，养阴和胃，解毒。

【常用配方】**1.治肺热咳嗽** 明党参、桑白皮、枇杷叶各9g，生甘草3g，水煎服。**2.治妊娠呕吐** 明党参、竹茹、生白术各9g，黄芩5g，甘草3g，水煎服。**3.治脱力劳伤，贫血头晕** 明党参30g，鸡蛋2只，打碎和匀，饭锅上蒸熟吃。**4.治疗疮肿毒** 明党参9g，蒲公英、紫花地丁各15g，水煎服。

【主要化学成分】根含挥发油，游离脂肪油和结合脂肪油，磷脂，磷酯结合的脂肪酸，棕榈酸，辛酸，明党参多糖，赖氨酸等多种氨基酸和无机元素钙、钴、铜、铬、铁等。

【现代研究】药理研究显示有镇咳，祛痰，平喘，耐缺氧，抗高温和显著促进小肠蠕动等作用。现代临床用于治疗贫血头晕和高血压病等。

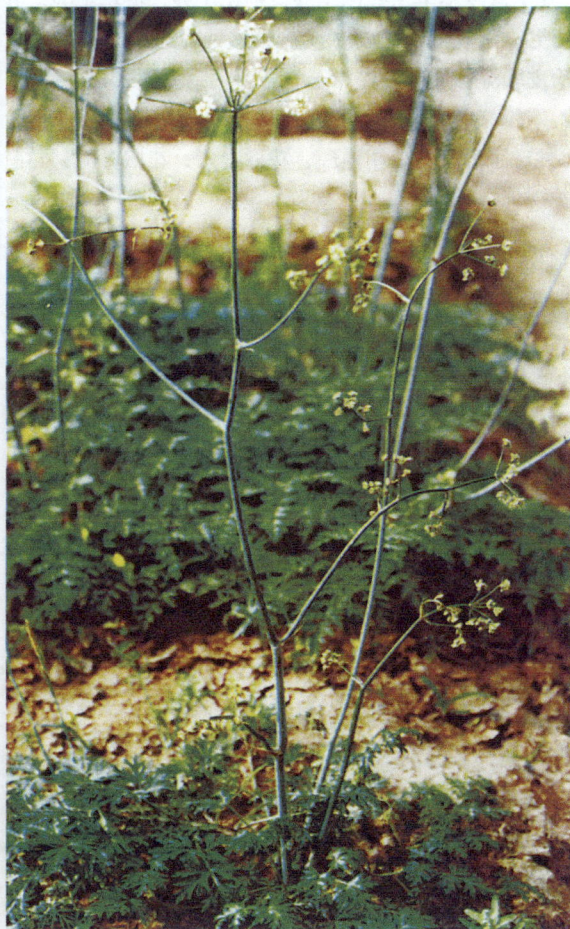

蛇床子

【来源及药用部位】伞形科植物蛇床子*Cnidium monnieri* (L.) Cuss.的果实。

【本草论述】《本经》："主妇人阴中肿痛，男子阴痿，湿痒，除痹气，利关节，癫痫，恶疮。"

【形态特征】一年生草本，高30～80cm。茎圆柱形，中空，疏生细柔毛。基生叶有短柄；茎上部叶具短柄；二至三回羽状分裂，最终裂片线状披针形，先端锐尖，基部鞘状。复伞形花序顶生或侧生；总苞片8～10，线形有长尖；花瓣5，白色；雄蕊5；子房下位，花柱2。双悬果圆形，果棱成翅状，无毛。花期4～7月，果熟期6～8月。

生于低山坡、田野、路旁。全国各地均有分布。

【性味功效】辛，苦，温；有小毒。温肾壮阳，燥湿杀虫，祛风散寒。

【常用配方】**1.治男子阳痿，女子宫冷不孕** 蛇床子3g，枸杞子9g，菟丝子6g，五味子12g，肉桂15g，水煎服。**2.治男子阴囊湿疹，女子阴痒带多** 蛇床子、苦参、黄柏各15g，明矾6g，煎汤熏洗。**3.治皮肤湿疹疥癣** 蛇床子、苦参、荆芥各20g，煎汤外洗；或蛇床子、枯矾、苦参、黄柏、硼砂等量研末，油调外搽。

【主要化学成分】含挥发油，蛇床子酚，欧前胡内酯，花椒毒素，花椒毒酚，异茴芹香豆素，棕榈酸和β-谷甾醇等。

【现代研究】药理研究显示有祛痰、平喘，抗心律失常，抗真菌、病毒、滴虫及杀精，抗变态反应，抗诱变，延缓衰老以及性激素样作用。现代临床用于治疗疥疮，头疮，滴虫性阴道炎，急性渗出性皮肤病，哮喘和阴囊、肛门湿疹瘙痒等。

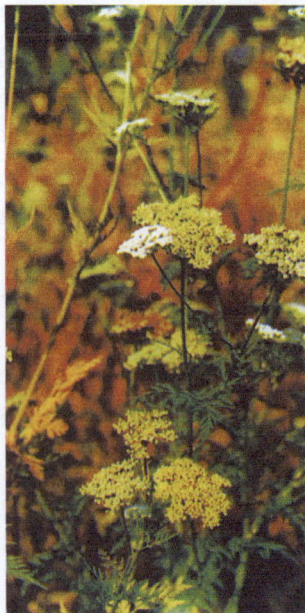

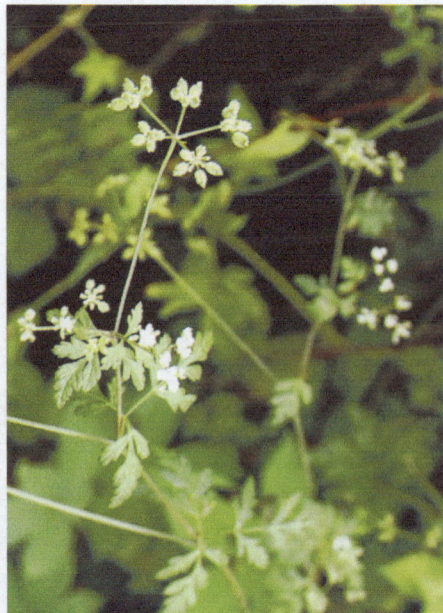

芫荽（胡荽、香菜）

【来源及药用部位】伞形科植物芫荽*Coriandrum sativum* L. 的全草。

【本草论述】《嘉祐本草》：“拔四肢热，止头痛，疗痧疹，豌豆疮不出，作酒喷之，立出。”

【形态特征】一年生草本，全株无毛，有香气。主根细，纺锤形，具多数支根。茎直立，中空，具细条棱。初生的根生叶具长柄，1～2回羽状分裂，裂片广卵形或扇形，基部楔形；茎生叶互生，叶柄较短，2～3回羽状分裂。复伞形花序顶生，或与叶对生，伞梗3～6；花小型，白色或淡红色；花萼先端5裂，花瓣5，雄蕊5；子房下位。果实近球形。花期4～7月，果熟期7～9月。

栽培为主。分布于我国各地。

【性味功效】辛，温。发表透疹，开胃消食。

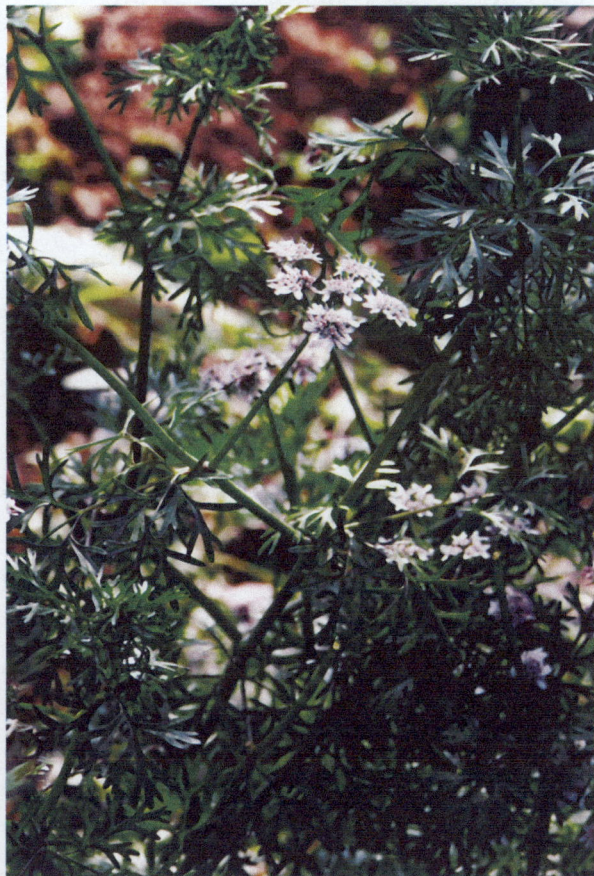

【常用配方】1.治风寒外感恶寒身痛　芫荽、葱白各12g，生姜3片，水煎服。2.治食积腹胀满闷　胡荽干品研末，每次3g，开水吞服。3.治风疹瘙痒或麻疹透发不畅　芫荽单用鲜品适量，水煎内服或熏洗；或芫荽、蝉蜕、薄荷、紫草各6g，水煎服。

【主要化学成分】全草和未成熟果实含癸醛，具有特殊香气；果实含有甘露醇，脂肪油蛋白质和黄酮苷类等。

【现代研究】药理研究显示有改善外周血液循环，微弱发汗，有助皮疹透发及减少病毒对内脏的损害等作用。现代临床用于治疗感冒，麻疹不透，消化不良和胆道蛔虫等。

鸭儿芹（鸭脚当归）

【来源及药用部位】伞形科植物鸭儿芹*Cryptotaenia japonica* Hassk.的全草。

【本草论述】《贵州本草》："发表散寒，温肺止咳。"

【形态特征】多年生草本，高30～90cm。根细长成簇。茎直立，呈叉式分枝。叶片广卵形，三出；中间小叶片菱状倒卵形，先端短尖；两侧叶片斜倒卵形，边缘锯齿状或有2～3浅裂；茎上部的叶无柄。复伞形花序圆锥状；小伞形花序有花2～4朵，花白色。果实线状长卵形。花期4～5月。

生于田边、沟坎及草地等处。全国大部分地区有分布。

【性味功效】辛、苦，平。止咳，解毒，消肿。

【常用配方】**1.治风寒咳嗽**　鸭儿芹、地蜂子各30g，水煎服。**2.治百日咳**　鸭儿芹、五匹风、石油菜各30g，水煎服。**3.治小儿肺热咳嗽**　鸭儿芹20g，一朵云10g，水煎服。**4.治湿疹**　鸭儿芹、苦瓜各30g，水煎服或外搽。**5.治皮肤瘙痒**　鸭儿芹适量，水煎洗。

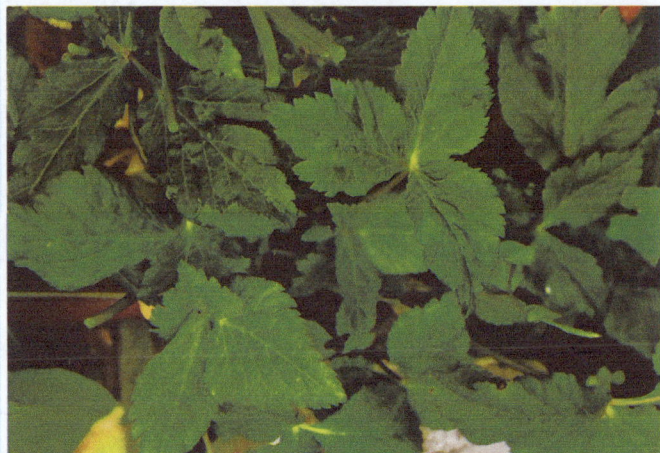

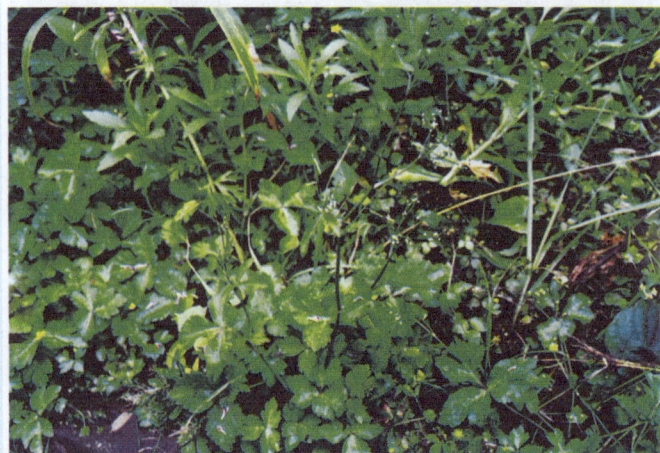

【主要化学成分】含挥发油，主要有鸭芹烯、凯加烯、凯加醇、莰烯和β–月桂烯等。

【现代研究】现代临床用于治疗小儿肺炎，百日咳，肺脓肿，流行性脑膜炎，痈疮肿痛等。

野胡萝卜（南鹤虱）

【来源及药用部位】伞形科植物野胡萝卜*Daucus carota* L.的果实和根。

【本草论述】《贵州本草》："杀虫，利湿。"

【形态特征】二年生草本，高20～120cm。茎直立，表面被白色粗硬毛。基生叶有长柄，基部鞘状；叶片2～3回分裂，最终裂片线形或披针形；茎生叶的叶柄较短。复伞形花序顶生或侧生，伞梗15～30或更多；小伞形花序有花15～25朵；花小，白色、黄色或淡紫红色；花萼5；花瓣5；子房下位。双悬果卵圆形。花期5～7月，果熟期6～8月。

生于山坡路旁、旷野或田间。分布于江苏、安徽、浙江、江西、湖北、四川和贵州等地。

【性味功效】甘，平。清热解毒，利湿杀虫。

【常用配方】**1.治斑秃** 野胡萝卜15%，生姜25%，生半夏25%，蜘蛛香35%，捣烂外敷。**2.治疮癣瘙痒** 野胡萝卜、鲜黄精、水芋头各适量，捣烂外搽。**3.治湿热泄泻** 野胡萝卜30g，水煎服。**4.治蛔虫腹痛** 野胡萝卜、肺筋草各20g，水煎服。

【主要化学成分】含挥发油，胡萝卜醇，胡萝卜烯醇，芹烯和蒎烯等。

【现代研究】药理研究显示有扩张心冠状动脉作用，种子有降压，抗惊厥等作用。现代临床用于治疗蛔虫病，钩虫病，蛲虫病，绦虫病，皮肤过敏性皮炎和湿疹等。

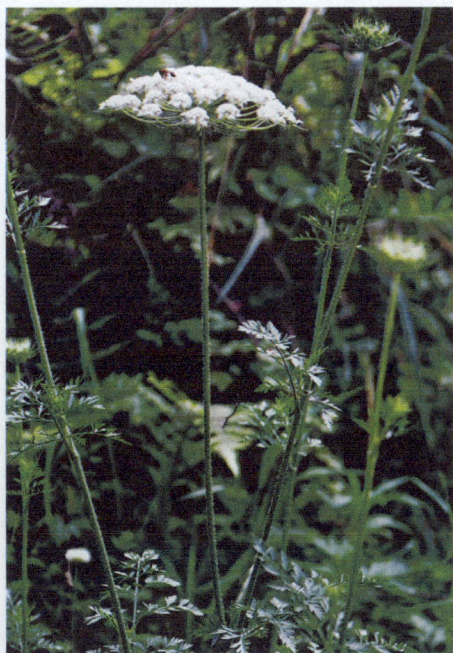

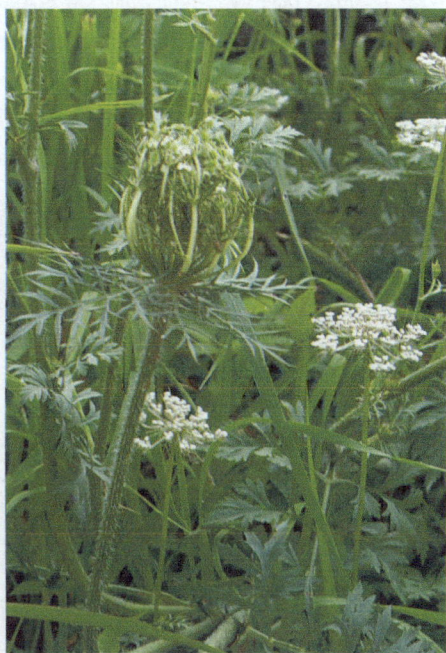

胡萝卜

【来源及药用部位】伞形科植物胡萝卜*Daucus carota* L.var. *sativa* Hoffm. 的嫩茎叶或根。

【本草论述】《本草纲目》："下气补中，利胸膈肠胃，安五藏，令人健食。"

【形态特征】一年生或二年生草本，多少被刺毛。根粗壮，肉质，红色或橘黄色。茎直立，高60～90cm，多分枝。叶具长柄，为2～3回羽状复叶，裂片狭披针形或近线形；叶柄基部扩大。复伞形花序，生于长枝顶端，花小，白色或淡黄色；总苞片叶状，细深裂；小伞形花序多数。果矩圆形，沿脊棱上面有刺。花期4月。

全国各地均有栽种。

【性味功效】甘，平。健脾化带，养肝明目。

【常用配方】**1.治肝虚目暗、夜盲**　胡萝卜适量，切薄片，加猪肝煮食。**2.治便秘**　鲜胡萝卜500g，洗净捣烂取汁，加入蜂蜜适量调服，每日2次。**3.治风疹、麻疹不透，发热**　胡萝卜茎叶、芫荽、荸荠各30g，水煎取汁饮服。**4.治食积不消**　鲜胡萝卜、鲜白萝卜各30g，捣汁饮服。

【主要化学成分】含胡萝卜素，维生素B_1、B_2，叶酸，纤维素，氨基酸，甘露醇，糖类和无机元素硼、钙、铁、铜、磷、氟和锰等。

【现代研究】药理研究显示有降血糖等作用。现代临床用于治疗老年眼花，维生素A缺乏症，干眼病，角膜软化，麻疹，风疹和消化不良便秘等。

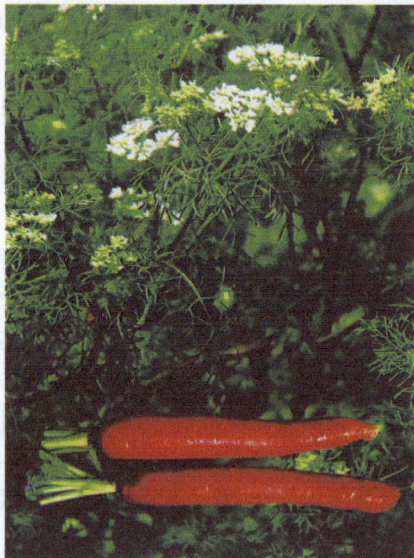

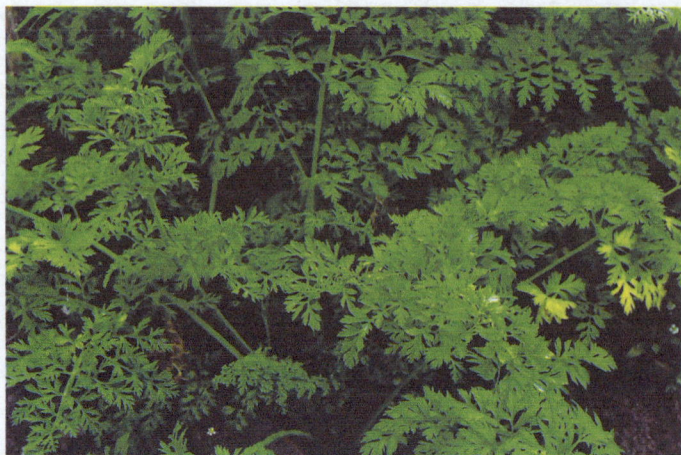

茴香（小茴香）

【来源及药用部位】伞形科植物茴香*Foeniculum vulgare* Mill. 的果实，茎叶。

【本草论述】《日华子本草》："治干、湿脚气并肾劳疝气，开胃下食，治膀胱痛，阴疼。"

【形态特征】多年生草本，有强烈香气。茎直立，圆柱形，高0.5～1.5m，上部分枝，灰绿色。茎生叶互生；叶片3～4回羽状分裂，最终裂片线形至丝形。复伞形花序顶生，小伞形花序有花5～30；花小，无花萼；花瓣5，金黄色；雄蕊5，花药卵形，2室；雌蕊1，子房下位，2室。双悬果卵状长圆形，外表黄绿色。花期6～9月，果熟期10月。

我国各地均有栽种。

【性味功效】辛，温。温肾暖肝，行气和胃，止痛。

【常用配方】**1.治疝气疼痛** 茴香、川楝子各10g，水煎服；或茴香嫩茎叶适量，绞汁，加热酒调匀，饮服。**2.治胆绞痛** 茴香20g，水煎吞白蛇胆粉2～3g。**3.治胃寒腹痛** 茴香、葱白各20g，酒水各半煎服。**4.治关节冷痛** 鲜茴香茎叶适量，捣烂加酒外包痛处。

【主要化学成分】果实含挥发油，脂肪油，豆甾醇，伞形花内酯，谷甾醇，花椒毒素，α-香树脂醇，欧前胡内酯，香柑内酯和维生素A样物质等。

【现代研究】药理研究显示有利胆，抗溃疡，松弛气管平滑肌，抗肿瘤，杀灭真菌孢子、鸟型结核杆菌、金黄色葡萄球菌等和中枢神经箭毒样作用。现代临床用于治疗疝气肿痛，小儿腹痛，十二指肠溃疡，风湿病关节疼痛和痛经等。

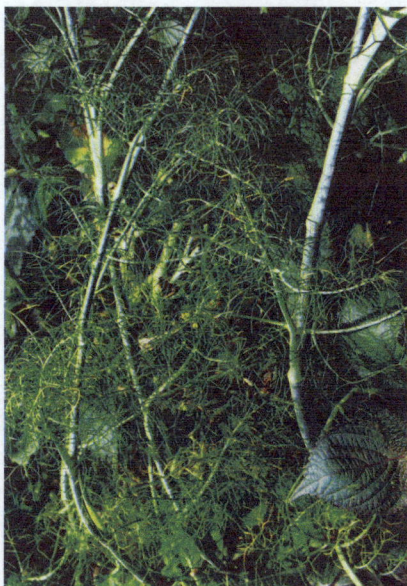

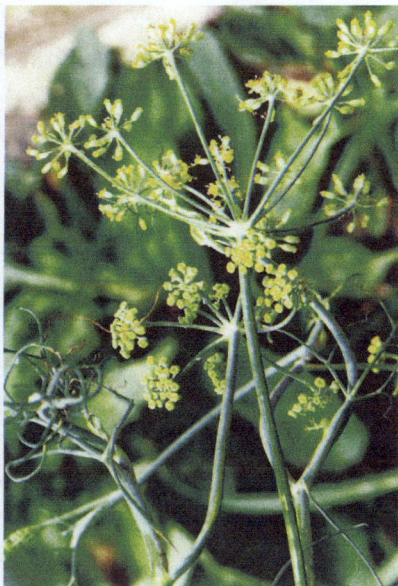

北沙参

【来源及药用部位】伞形科植物珊瑚菜Glehnia littoralis F. Schmidt ex Miq. 的根。

【本草论述】《本草从新》："专补肺阴，清肺火，治久咳肺痿。"

【形态特征】多年生草本，高15～35cm。主根细长圆柱形。茎大部埋在沙中，部分露出地面。叶基出，互生；叶柄长，基部鞘状，叶片卵圆形，三出分裂或2回羽状分裂，最后裂片卵圆形，先端圆或渐尖，基部截形，边缘刺刻；质厚。复伞形花序顶生，具粗毛；伞梗10～20条；花萼片5齿裂，疏生粗毛；花白色；花瓣5；雄蕊5；子房下位。果实近圆球形，具绒毛，果棱有翅。花期5～7月，果熟期6～8月。

生于海边沙滩，或有栽培。分布辽宁、河北、山东、江苏、浙江、广东、福建和台湾等地。

【性味功效】甘、微苦，微寒。养阴清肺，益胃生津。

【常用配方】**1.治肺痨久咳兼潮热、盗汗** 北沙参12g，麦冬、百合各15g，白芍10g，水煎服。**2.治热伤胃津口渴咽干** 鲜北沙参配鲜生地、鲜石斛、冰糖各适量，水煎服。**3.治咳嗽痰少** 北沙参12g，麦冬、贝母各9g，甘草6g，水煎服。

【主要化学成分】含珊瑚草素，佛手苷内酯，补骨脂素，花椒毒酚，8-牻牛儿补骨脂素，北沙参总多糖和磷脂等。

【现代研究】药理研究显示有抑制体液免疫，提高细胞免疫，促进支气管分泌，促进排痰并镇咳，降体温，强心和抗突变等作用。现代临床用于治疗外感发热，急、慢性支气管炎，肺结核咯血，小儿迁延性肺炎，冬令性皮炎，胃窦炎，萎缩性胃炎，慢性乙型肝炎合并糖尿病，慢性腹泻，声带小结，慢性咽炎和糖尿病等。

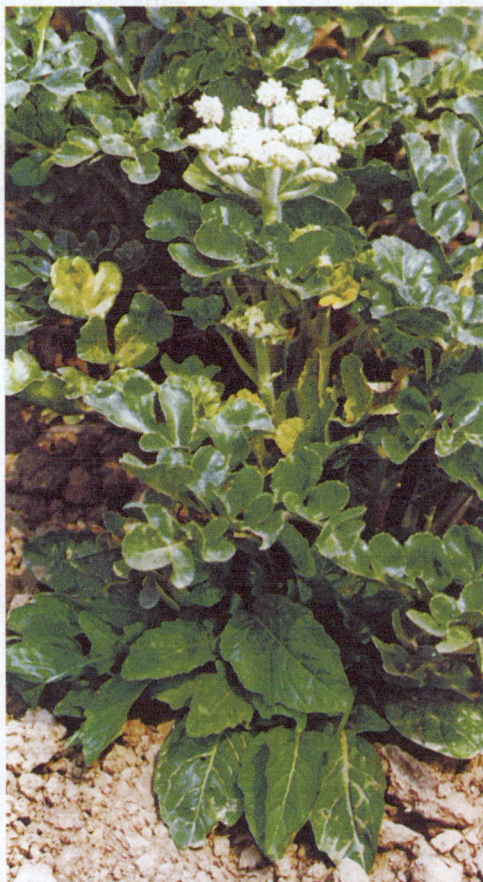

牛尾独活

【来源及药用部位】伞形科植物短毛独活*Heracleum moellendorffii* Hance 的根。

【本草论述】《中国药用植物图鉴》："祛风解湿。"

【形态特征】多年生草本，高1～2m。全株被柔毛。根圆锥形，粗大。茎直立，有纵槽，上部分枝展开。基生叶叶柄长；叶片宽卵形，3出分裂，裂片5～7，宽卵形至近圆形，不规则的3～5裂，边缘具粗大尖锐锯齿；茎上部叶与基生叶相似，有显著扩大叶鞘。复伞形花序顶生和侧生；伞幅12～35；总苞片5，线状披针形；萼裂不明显；花白色；花瓣5；子房下位。分生果长圆状倒卵形，先端凹陷，背部扁平，背棱和中棱线状突起有翅。花期7月，果熟期8～10月。

生于阴湿山坡、林下、沟边、林缘或草甸子。分布于东北和内蒙古、河北、陕西、山东、江苏、安徽、浙江、江西、湖北、湖南、四川、贵州和云南等地。

【性味功效】辛、苦、微温。祛风散寒，胜湿止痛。

【常用配方】1.治风寒感冒、全身酸痛 牛尾独活4.5g，石荠苎9g，四季葱5枚，水煎服。2.治风寒头痛 牛尾独活、防风、蔓荆子各4.5g，川芎3g，水煎服。3.治两脚风湿疼痛 牛尾独活9g，牛膝12g，薏苡仁、木瓜各15g，防己9g，水煎服。4.治牙痛 牛尾独活9g，水煎，加酒少量，含漱。

【主要化学成分】含异茴芹香豆精，茴芹香豆精，香苷内酯，氧化前胡素，欧前胡内酯和异欧前胡内酯等。

【现代研究】现代临床用于治疗外感发热，头痛，牙痛，风湿性关节炎，腰膝疼痛和疮疡痈肿等。

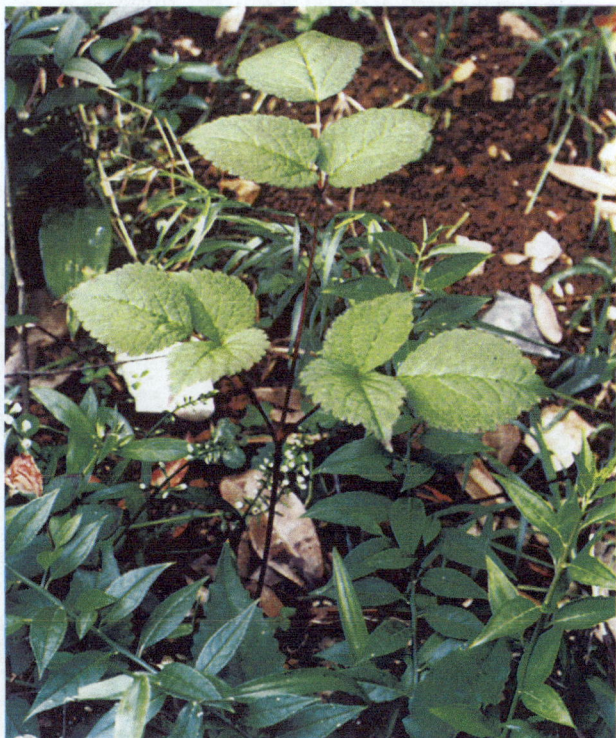

白云花根

【来源及药用部位】伞形科植物白云花*Heracleum rapula* Franch.的根。

【本草论述】《滇南本草》："疗诸风，角弓反张，表汗，除风寒湿痹，止周身筋骨疼痛，又治两胁、面寒疼痛。"

【形态特征】多年生草本，高80~120cm。茎圆筒形，直立，有沟纹或棱，幼时疏生长硬毛。茎下部叶片三出羽状分裂，裂片有柄，宽卵形，上面疏生细刚毛，下面淡绿色，基部心形，边缘有不显著细锯齿；茎上部叶渐简化，有短柄或仅有叶鞘。复伞形花序顶生和侧生；伞辐20~25；小总苞片4~6，线形；萼裂不明显；花白色，花瓣5；子房疏被短毛。果实倒卵状圆形，无毛，每棱槽内有油管1。花期8~9月，果熟期10月。

生于阴湿山坡、沟边或稻田边。分布于云南等地。

【性味功效】辛、苦，微温。祛风除湿，止咳平喘，散瘀止痛。

【常用配方】**1.治跌打损伤、风湿痹筋骨疼痛** 白云花根1.5~3g，生嚼；或姜汁炒后水煎服。**2.治背寒，心口痛** 白云花鲜根30~60g，猪肉适量，木香、生姜适量加入炖服。**3.治风寒外感、胃痛** 白云花根43~9g，水煎服。**4.治久咳虚喘** 白云花根研细末，每次1.5~3g，开水吞服。

【主要化学成分】含异欧芹酚甲醚，印度温梓素，异茴芹香豆精，独活属醇，香苷内酯，花椒毒素，欧前胡内酯和异独活内酯等。

【现代研究】药理研究显示有镇痛，平喘和抑制金黄色葡萄球菌、乙型链球菌、肺炎链球菌、绿脓杆菌等作用。现代临床用于治疗外感发热，头痛，牙痛，风湿性关节炎，腰膝疼痛，闭经，痛经，胃痛和跌打损伤肿痛等。

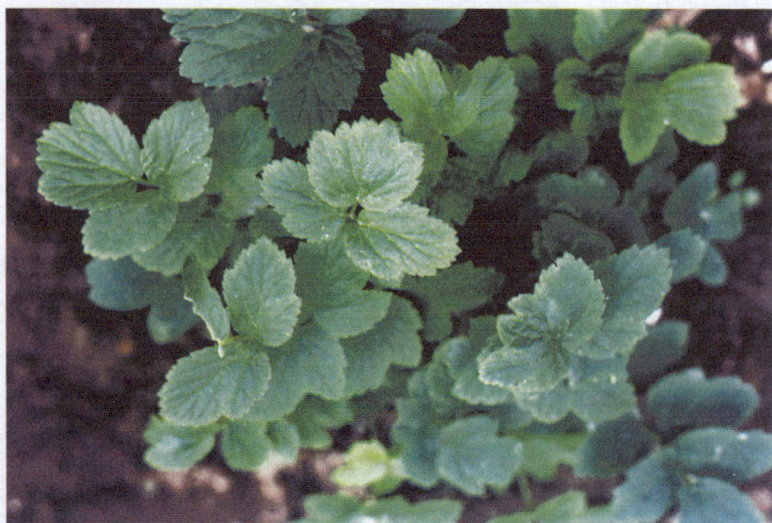

大铜钱菜（中华天胡荽）

【来源及药用部位】伞形科植物中华天胡荽Hydrocotyle chinensis (Dunn) Craib 的全草。

【本草论述】《贵州草药》："镇痛，清热，利湿。"

【形态特征】多年生匍匐草本，高8～30cm。除托叶、花柄、苞片外，全株均密或疏被反曲的柔毛，白色或紫色。叶片质薄，圆肾形，表面深绿色，背面淡绿色，掌状5～7浅裂，裂片边缘有不规则小锯齿，基部心形；托叶膜质，阔卵形。伞形花序单生于节上，小伞形花25～50；小苞片膜质，卵状披针形；花白色，花瓣5，卵圆形。果实近圆形，两侧扁压，侧面3棱明显隆起。花、果期5～7月。

生于河沟边、路旁草地阴湿处。分布于湖南和西南各地。

【性味功效】苦、辛，凉。清热利湿，解毒消肿。

【常用配方】1.治腹痛　大铜钱菜10g，水煎服。2.治小便不利　大铜钱菜、车前草各9g，水煎服。3.治带状疱疹、湿疹　鲜大铜钱菜适量，捣绒外搽患处。

【主要化学成分】含β-胡萝卜素等。

【现代研究】现代临床用于治疗传染性黄疸型肝炎，胆囊炎，胆结石，小便不利和湿疹等。

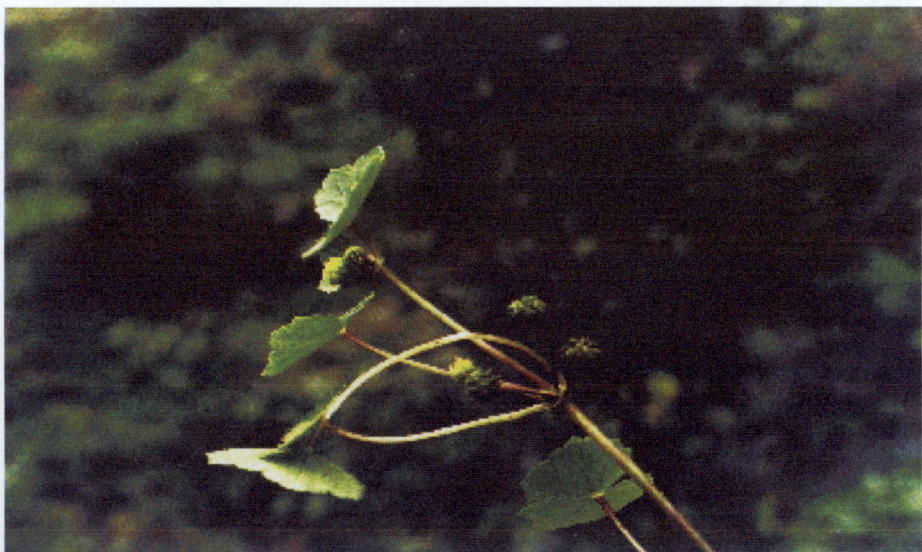

天胡荽（满天星、地星宿）

【来源及药用部位】伞形科植物天胡荽*Hydrocotyle sibthorpoides* Lam. 的全草。

【本草论述】《生草药性备要》："治癞，臭耳，鼻上头风，痘眼去膜，消肿，敷跌打大疮。"

【形态特征】多年生小草本。茎细长匍匐，节上生根。单叶互生，叶柄细长，有小托叶；叶片圆形、肾形或五角形，不分裂或具5～7裂，每裂片有2～3小锯齿；基部深心形，上面有光泽，背面有疏毛。伞形花序单生于节上，膜质苞片，倒披针形，小花白色或绿白色，花瓣5。双悬果圆形或椭圆形。

生于路旁草地较阴湿处。分布于辽宁至华中、华东、华南以及西南等地区。

【性味功效】苦、辛，凉。清热利湿，解毒消肿。

【常用配方】1.**治肝胆湿热黄疸**　天胡荽30～50g，白糖30g，水酒各半煎服；或配茵陈、柴胡各10g，水煎服。2.**治风火眼痛**　天胡荽、旱莲草各等分，水煎后，乘热熏眼，凉后内服。3.**治带状疱疹**　天胡荽鲜药适量，捣烂取汁，加雄黄末，涂于患处。4.**治跌打瘀肿**　天胡荽鲜药适量，捣烂，酒炒热，敷搽患处。

【主要化学成分】全草含黄酮苷，酚类，氨基酸，挥发油和香豆精等。

【现代研究】药理研究显示有抑制金黄色葡萄球菌、变形杆菌、福氏痢疾杆菌、伤寒杆菌，抗疟和降血糖等作用。现代临床用于治疗急性传染性黄疸型肝炎，胆囊炎，胆结石，带状疱疹，肾或膀胱结石等。

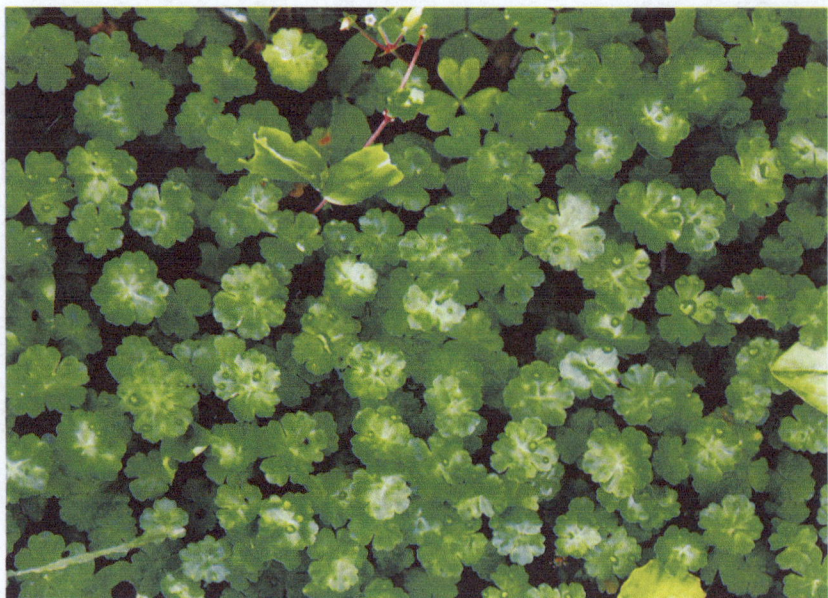

川 芎

【来源及药用部位】伞形科植物川芎*Ligusticum chuanxiong* Hort.的根茎。

【本草论述】《本经》：“主中风入脑，头痛，寒痹，筋挛缓急，金疮，妇人血闭无子。”

【形态特征】多年生草本。地下茎呈不整齐的结节状拳形团块。茎直立，圆柱形，中空。叶互生，二至三回单数羽状复叶，小叶3～5对，边缘羽状全裂或深裂，裂片先端渐尖，两面无毛；叶柄基部成鞘抱茎。复伞形花序生于分枝顶端；花小白色；萼片5；花瓣5，椭圆形，先端全缘；雄蕊5，与花瓣互生，花药椭圆形，2室，伸出于花瓣外；子房下位，2室，花柱2。双悬果卵形。

各地普遍栽种，尤以四川产为著名。

【性味功效】辛、温。行气开郁，祛风燥湿，活血止痛。

【常用配方】**1.治偏头痛、头风** 川芎、甘菊、石膏各9g，研末，每次服3g，清茶调下，每日3次。**2.治月经不调、痛经** 川芎、当归12g，益母草15g，地黄9g，芍药9g，水煎服。**3.治头晕欲倒、偏正头痛** 川芎60g，天麻15g，研末，炼蜜为丸，每丸5g，饭后服1丸。**4.治头痛久不愈** 川芎9g，板蓝根15g，天麻9g，蔓荆子13g，木贼9g，黑大豆30g（炒半熟），共研细末，每服9g，开水冲服。

【主要化学成分】根茎含多种内酯，酚酸类和挥发油类成分等。

【现代研究】药理研究显示有降低血小板表面活性，预防血栓形成，扩张外周血管、冠状动脉，对抗急性心肌缺血，降压，中枢抑制，增强免疫功能，保护血管内皮细胞和减轻脑水肿等作用。现代临床用于治疗心绞痛，缺血性中风，失代偿期慢性肺心病，慢性乳腺病，功能性子宫出血，血管神经性头痛以及早中期糖尿病性周围神经病变。

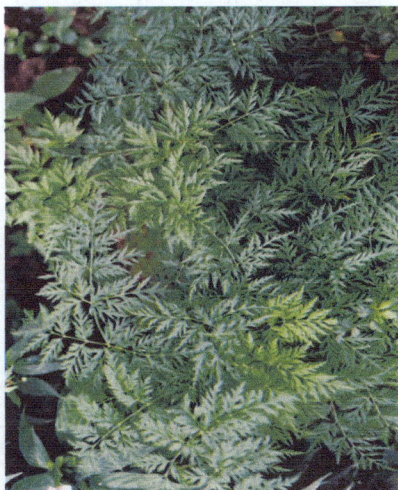

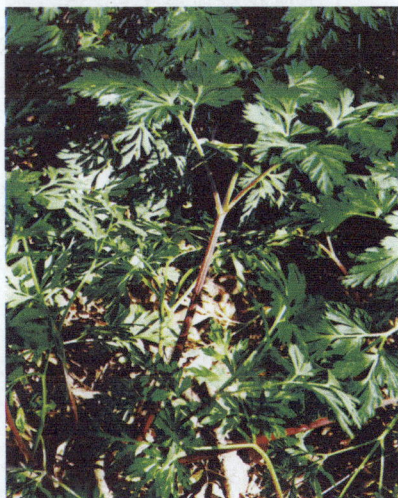

藁 本

【来源及药用部位】伞形科植物藁本*Ligusticum sinense* Oliv.或辽藁本*Ligusticum jeholense*（Nakai et kitap）Nakai et Kitag.的根及根茎。

【本草论述】《本经》："主妇人疝瘕，阴中寒腹、肿痛，腹中急；除风头痛；长肌肤，悦颜色。"

【形态特征】多年生草本。茎直立，中空，表面有纵直沟纹。叶互生，基生叶三角形，2回羽状全裂，最终裂片3～4对，卵形，先端渐尖；茎上部的叶具扩展叶鞘。复伞形花序顶生或腋生，总苞片羽状深裂；小伞形花序有花多数；花小，无花萼；花瓣5，白色；雄蕊5，花丝细软；子房卵形，下位，2室。双悬果广卵形。花期7～8月。果熟期9～10月。

生于向阳山坡草丛或润湿水边，有栽培。分布于山东、河南、陕西、甘肃、江西、湖北、湖南、四川、贵州和云南等地。

【性味功效】辛、苦，温。祛风，散寒，除湿，止痛。

【常用配方】1.治风寒头痛、巅顶痛　藁本、川芎、细辛各6g，葱白头5个，水煎服。2.治胃痉挛、腹痛　藁本15g，苍术9g，水煎服。3.治疥癣瘙痒　藁本10～15g，煎汤洗浴。4.治头屑　藁本、白芷等份，研末，夜掺发内，明早梳之。

【主要化学成分】含挥发油，油中有新蛇床酞内酯、蛇床酞内酯、柠檬烯、松油醇A、肉豆蔻醚、藁本内酯和甲基丁香酚等。

【现代研究】药理研究显示有抑菌，镇静，镇痛，解热，降压，抗炎及平喘等作用。现代临床用于治疗感冒头痛，胃痉挛疼痛和神经性皮炎等。

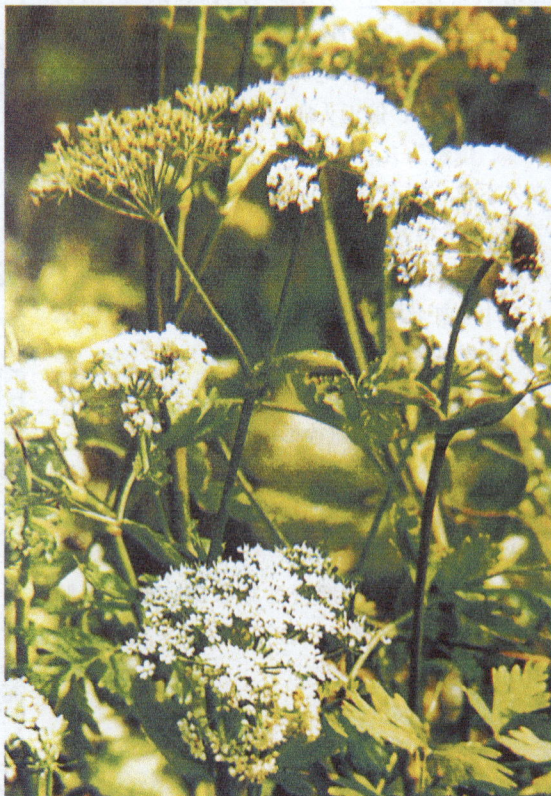

羌 活

【来源及药用部位】伞形科植物羌活*Notopterygium incisum* Ting ex H. T. Chang 或宽叶羌活*Notopterygium forbesii* Boiss. 的根及根茎。

【本草论述】《本草汇言》："条达肢体，通畅血脉，攻彻邪气，发散风寒风湿。"

【形态特征】多年生草本，高1m以上。根茎块状或长圆柱形，茎直立，表面淡紫色，中空，无毛。叶互生，茎下部叶为2～3回单数羽状复叶，基部抱茎，两侧鞘状；小叶3～4对，卵状披针形；茎上部叶基部阔大呈长卵形的鞘而抱茎；叶片薄。复伞形花序腋生或顶生，总伞梗10～15，小伞形花20～30；花瓣5，白色；雄蕊5；子房卵圆形，下位。双悬果卵圆形，背棱及中棱有翅。花期8～9月。

生于高山灌木林及草丛中。分布青海、四川云南和甘肃等地。

【性味功效】辛、苦，温。散寒祛风，除湿止痛。

【常用配方】**1.治外感风寒，头痛、肢体酸痛** 羌活、防风、苍术各10g，细辛3g，水煎服。**2.治外感风寒湿，头痛身重** 羌活、独活、藁本、川芎各10g，水煎服。**3.治风寒湿痹，肩臂疼痛** 羌活、防风、姜黄各10g，水煎服。

【主要化学成分】含β-谷甾醇，补骨脂内酯，异紫花前胡内酯，欧芹脑，紫花前胡苷元，紫花前胡苷和挥发油等。

【现代研究】药理研究显示有镇痛，解热，抑制皮肤真菌、布鲁杆菌，明显增加营养性血流量，对抗休克，抗炎，镇痛，解热和降温等作用。现代临床用于治疗流行性感冒，普通感冒，上呼吸道感染，慢性风湿性关节炎，扁桃体炎，室性早搏和病态窦房结综合征等。

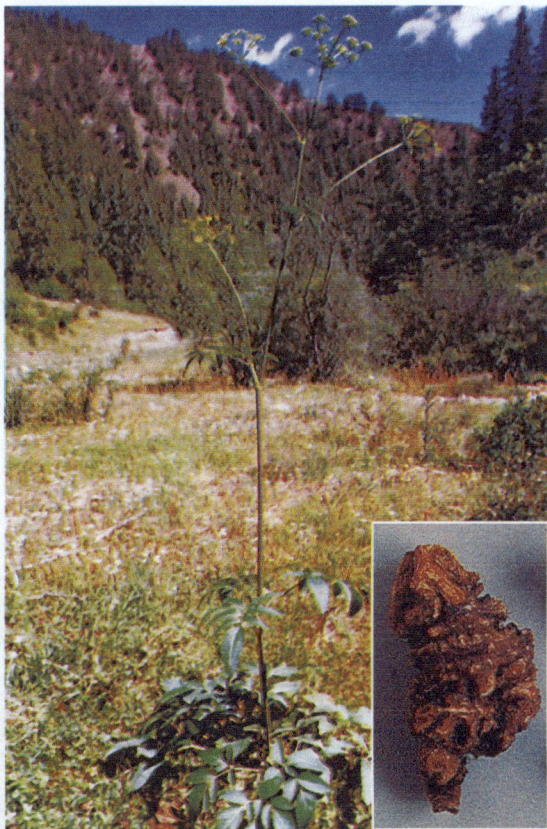

水芹（水芹菜）

【来源及药用部位】伞形科植物水芹Oenanthe javanica (Bl.) DC. 的全草。

【本草论述】《本经》："主女子赤沃，止血养精，保血脉，益气，令人肥健嗜食。"

【形态特征】多年生草本，高15～80cm。茎基部匍匐，节上生须根，上部直立，中空，圆柱形，具纵棱。基生叶丛生；有叶柄，基部呈鞘状；叶片1～2回羽状分裂，裂片卵形或菱状披针形。白色复伞形花序顶生，通常与顶生叶相对；花瓣5，倒卵形；雄蕊5；子房下位，5室。双悬果椭圆形或近圆锥形，果棱显著隆起。花期4～5月。

生于湿地或水沟中。分布于全国各地，部分地区也有栽种。

【性味功效】苦，凉。清热平肝，凉血解毒。

【常用配方】**1.治肝阳上亢头痛**　水芹菜30g，水煎服。**2.治大便下血**　水芹菜、地榆根各20g，水煎服。**3.治乳痈肿痛**　鲜水芹菜适量，加盐少许，捣烂外敷。**4.治疗疮**　鲜水芹菜、地丁草各适量，捣烂取汁外敷痛处。

【主要化学成分】含挥发油，其中有α-蒎烯、β-蒎烯、月桂烯、卞醇、水芹素、欧芹酸。另含有多种游离氨基酸等。

【现代研究】药理研究显示有保肝，抗心律失常，降血脂和抗过敏等作用。现代临床用于治疗高血压头痛、眩晕，痈疽，腮腺炎，痢疾，消化不良，带下和泌尿道感染等。

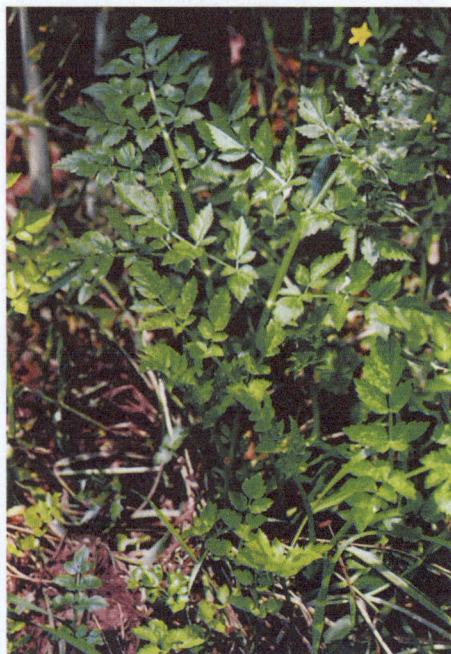

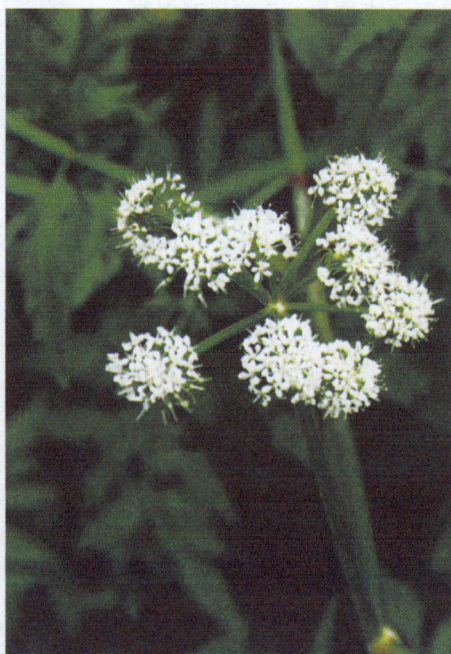

前胡（姨妈菜）

【来源及药用部位】伞形科植物白花前胡*Peucedanum praeruptorum* Dunn的嫩茎叶、根。

【本草论述】《名医别录》："主疗痰满，胸胁中痞，心腹结气，风头痛，去痰实，下气。治伤寒寒热，推陈致新，明目益精。"

【形态特征】多年生草本，高30～120cm。根圆锥形。茎直立，单一，上部分枝。基生叶和下部叶纸质，圆形至宽卵形，二至三回羽状分裂，基部有鞘；顶端叶片生在膨大的叶梢上。复伞形花序顶生或腋生，花萼5；花瓣白色；花柱2枚，极短。双悬果椭圆形或卵圆形。

生于山坡林缘、路旁或半阴性的山坡草丛中。南方各地均有分布。

【性味功效】苦、辛，凉。降气祛痰，散结，解表。

【常用配方】**1.治风热咳嗽**　前胡、折耳根各30g，水煎服。**2.治风寒感冒**　前胡、南布正、土柴胡各10g，水煎服。**3.治妇女血虚消瘦**　前胡、白毛芹各30g，蒸鸡吃。**4.治体虚头晕**　前胡、红姨妈菜各30g，水煎冲蛋花吃。

【主要化学成分】根含外消旋白花前胡素A、B，右旋白花前胡素C、D及E，右旋白花前胡素，北美芹素，白花前胡香豆精及前胡香豆精A、补骨脂素和左旋–白花前胡醇等。

【现代研究】药理研究显示有增强呼吸道分泌，祛痰，降低颈动脉压，减少冠脉阻力和心肌耗氧量等作用。现代临床用于治疗支气管哮喘，细菌性痢疾和小儿咳喘等。

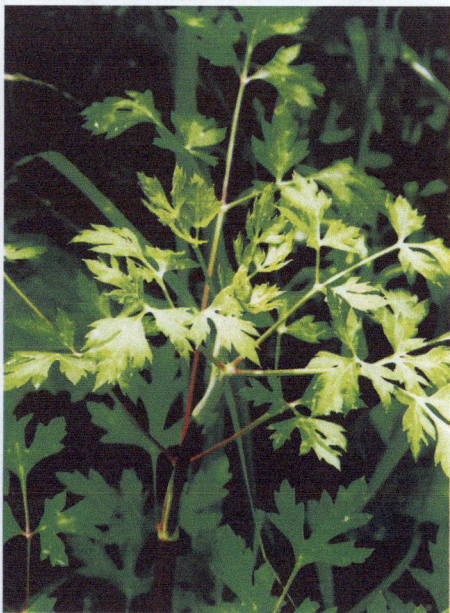

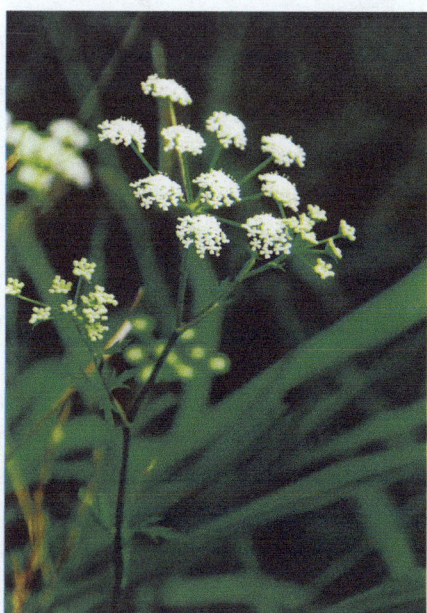

紫花前胡

【来源及药用部位】伞形科植物紫花前胡*Peucedanum decursivum* (Miq.) Maxim.的根。

【本草论述】《本草纲目》："清肺热，化痰热，散风邪。"

【形态特征】多年生草本，高1~2m。根圆锥形，表面黄褐色至棕褐色。茎直立，圆柱形光滑，紫色，上部分枝被柔毛。根生叶和茎生叶有长柄，基部膨大成圆形的紫色叶鞘；叶片三角形至卵圆形，坚纸质，一回三全裂片或和顶端叶片有基部联合；末回裂片卵形或长圆状披针形，先端锐尖，边缘有白色软骨质锯齿，上面深绿色，下面绿白色，主脉常带紫色。复伞形花序顶生和侧生；总苞片卵圆形，紫色；花深紫色，花瓣倒卵形或椭圆状披针形；花药暗紫色。果实长圆形至卵状椭圆形。花期8~9月，果熟期9~11月。

生于山坡林缘或杂木林灌丛中。分布于东北至华北、华中、华南、西南等地。

【性味功效】苦、辛，凉。降气祛痰，散结，解表。

【常用配方】**1.治风热咳嗽** 紫花前胡、折耳根各30g，水煎服。**2.治风寒感冒** 紫花前胡、南布正、土柴胡各10g，水煎服。**3.治妇女血虚消瘦** 紫花前胡、白毛芹各30g，蒸鸡吃。**4.治体虚头晕** 紫花前胡、红姨妈菜各30g，水煎冲蛋花吃。

【主要化学成分】根含紫花前胡素，紫花前胡苷元，香柑内酯，紫花前胡苷和紫花前胡总苷等。

【现代研究】药理研究显示有增强呼吸道分泌，祛痰，降低颈动脉压，减少冠状动脉阻力和心肌耗氧量等作用。现代临床用于治疗支气管哮喘，细菌性痢疾和小儿咳喘等。

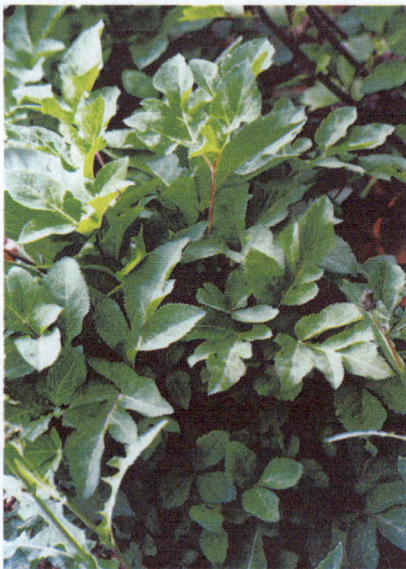

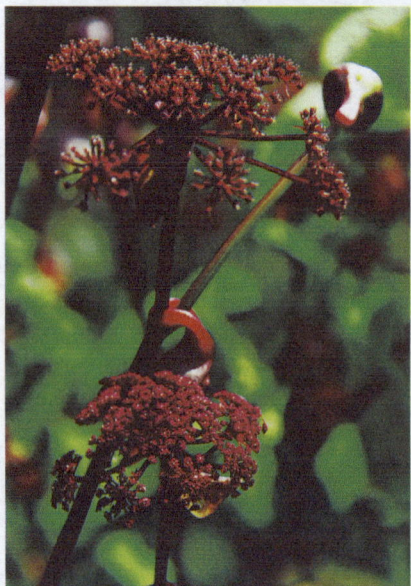

骚羊古（杏叶防风）

【来源及药用部位】伞形科植物杏叶茴芹 *Pimpinella candolleana* Wight et Arn 的根或全草。

【本草论述】《草木便方》："消瘰疬，散血破癥；疗蛇伤，肿毒，跌损。"

【形态特征】多年生草本，高 30~70cm。根细长圆锥形，肉质，棕黄色。茎直立，圆柱形，中空，上部有分枝，幼时被短柔毛。基生叶片心形，不分裂，长 2.5~4cm，宽2~3.5cm，边缘有圆齿，下面沿脉有短柔毛。茎生叶中下部者为单叶或三出复叶，小叶卵形，侧生小叶偏斜；上部叶较小，叶片3裂或一至二回羽状分裂，裂片披针形，边缘有锯齿。复伞形花序顶生或侧生；无总苞片或有1~5，线形；小伞形花序；无萼齿；花瓣白色或微带白色，倒心形，背面有毛；花柱圆锥形向两侧弯曲。双悬果卵球形，密生瘤状突起，果棱线形。花果期6~10月。

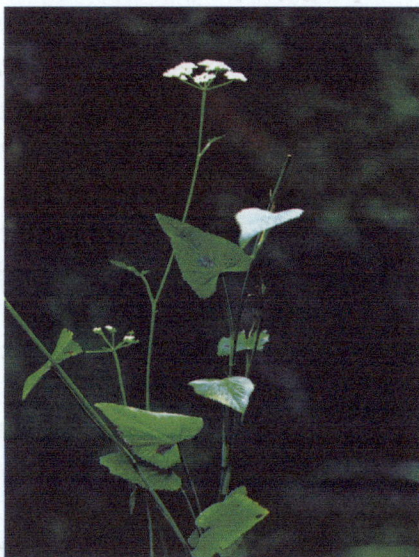

生于路旁、林下、沟边、草坡或灌丛中。分布于西南及广西等地。

【性味功效】苦、微辛，微温。行气温中，祛风除湿，活血消肿。

【常用配方】1.**治胃气胀痛** 骚羊古 15g，广木香6g，辰砂草12g，研末吞服，每次3g。2.**治阳痿** 骚羊古30g，炖肉吃。3.**治跌打损伤** 骚羊古30g，泡酒服。4.**治阴寒疝痛** 骚羊古3~5g，研末，开水或酒吞服。

【主要化学成分】含挥发油和香豆素类化合物等。

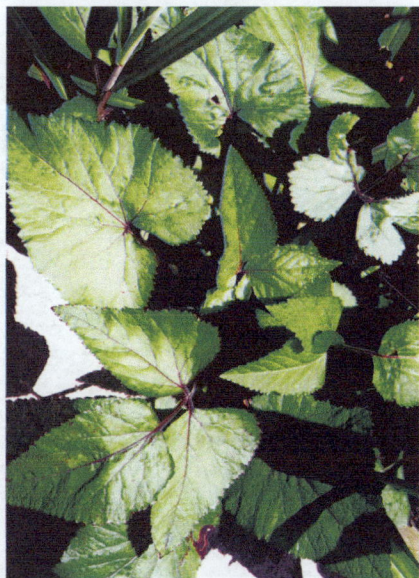

【现代研究】药理研究显示有抗真菌，促进胃肠运动和消化液分泌等作用。现代临床用于治疗消化不良性胃痛、腹痛、阳痿、跌打损伤肿痛和受寒腹痛等。

防 风

【来源及药用部位】伞形科植物防风*Saposhnikovia divaricata*(Tuncz.)Schischk.的根。

【本草论述】《本经》："主大风头眩痛，恶风，风邪目盲无所见，风行周身骨节疼痹，烦满。"

【形态特征】多年生草本，高30~60cm，全体无毛。根粗壮，茎基密生褐色纤维状的叶柄残基。茎单生，2歧分支。基生叶三角状卵形，二至三回羽状分裂，最终裂片条形或披针形，全缘；顶生叶简化，具扩展叶鞘。复伞形花序顶生，伞梗5~9，不等长，小伞形花序有花4~9；萼齿短三角形；花瓣5，白色，倒卵形；子房下位，2室，花柱2。双悬果卵形，分果有棱。花期8~9月，果熟期9~10月。

生于丘陵地带山坡草丛中，或田边、路旁、高山中下部。分布于东北、内蒙古、河北、山东、河南、陕西、山西和湖南等地。

【性味功效】辛、甘，温。解表祛风，胜湿止痛，止痉，止泻。

【常用配方】**1.治感冒头痛** 防风、白芷、川芎各9g，荆芥6g，水煎服。**2.治风疹瘙痒** 防风、苦参、荆芥、当归各12g，水煎服。**3.治风寒湿痹，肢节疼痛** 防风、羌活、桂枝、姜黄各10g，水煎服。

【主要化学成分】含3-O-当归酰基亥茅酚，5-O-甲基阿密茴醇，前胡素，色酮类，β-谷甾醇，甘露醇及挥发油等。

【现代研究】药理研究显示有解毒，镇痛，镇静，抗炎，抗惊厥，抗过敏，提高巨噬细胞吞噬百分率和吞噬指数，有抑制绿脓杆菌、金黄色葡萄球菌等作用。现代临床用于治疗风湿性关节炎，面神经麻痹，霉菌性阴道炎，扁平疣，过敏性皮炎，风疹、湿疹，麻疹不透，手术后肠胀气和慢性腰背痛等。

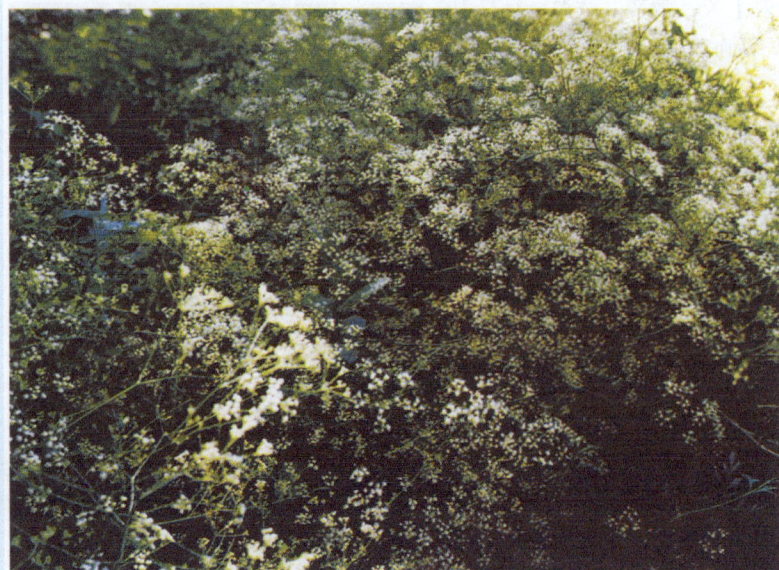

云防风

【来源及药用部位】伞形科植物云防风 *Seseli yunnanense* Franch. 的根。

【本草论述】《本经》："治大风头眩痛，恶风……目盲无所见，风行周身，骨节痛痹，烦满。"

【形态特征】多年生草本，高30~100cm。主根粗壮，圆柱形，具特殊香气。茎有细条纹。叶片二回或三回成三数分裂，裂片狭线性或线状披针形，中部以上茎生叶有叶鞘。伞形花序，花序柄延长，坚硬；无总苞或仅有叶状总苞1片；伞辐6~8，长短不一；萼缺，花冠黄色。果卵形。花期7~8月，果熟期8~10月。

生于山坡林带或草丛中。分布于云南、贵州。

【性味功效】辛、微甘，微温。祛风解表，止痉，胜湿，止痛。

【常用配方】1.治风邪伤表，恶寒身痛　云防风、荆芥、葛根各12g，水煎服。2.治风湿痹证　云防风、茜草、苍术、老鹳草各15g，白酒1kg，浸泡7日，每次10~15ml，每日3次。3.治口眼㖞斜　蜈蚣两条研末，云防风30g，煎水送服，每日1剂，晚饭后服，病程长者加当归、川芎，儿童酌减。药后避风寒。4.治偏正头风，头痛难忍　云防风、白芷各120g，研末炼蜜为丸如弹子大，食后服1丸。

【主要化学成分】含前胡素，色满酮苷，木醋酸为主的长链脂肪酸，β-谷甾醇，甘露醇及挥发油等。

【现代研究】药理研究显示有解热，解毒，镇痛，镇静，抗炎，抗惊厥，抗过敏和抑制绿脓杆菌、金黄色葡萄球菌等作用。现代临床用于治疗感冒头痛，风湿性关节炎，霉菌性阴道炎，面神经麻痹，扁平疣，手术后肠胀气，慢性腰背关节痛和皮肤瘙痒等。

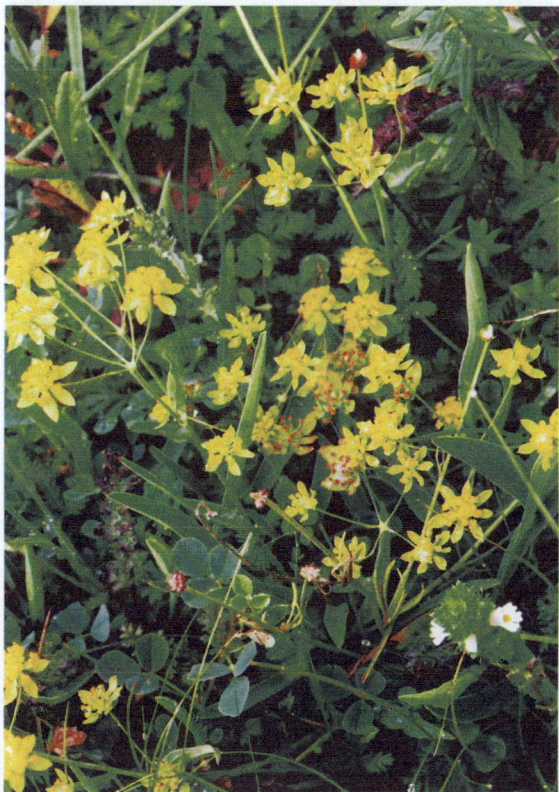

十萼茄（毛药）

【来源及药用部位】茄科植物十萼茄*Lycianthes biflora*(Lour.)Bitter的全草。

【本草论述】《贵州民间药物》："清热，解毒，止咳，补虚。"

【形态特征】一年或二年生草本，高60～100cm。茎直立，分枝，基部木质化，全株密被柔毛。单叶互生，有叶柄；叶片卵形，先端渐尖，基部突尖下延至柄，全缘。花单一或2～6朵聚生于叶腋；萼短，阔钟状；花冠白色，裂片5；雄蕊5，花药顶裂；子房二室。浆果球形，熟时红色。花期夏秋季。

生于荒野。分布于贵州、广东等地区。

【性味功效】淡，凉。清热解毒，止咳，补虚。

【常用配方】**1.治火燎肿痛**　鲜十萼茄叶适量，捣烂涂敷患处。**2.治犬咬伤**　鲜十萼茄250g，切碎，炒黄，酒75ml煮沸，成人尽量饮酒，取药渣涂搽伤口。

【现代研究】现代临床用于治疗痈肿热痛，支气管哮喘和犬咬伤等。

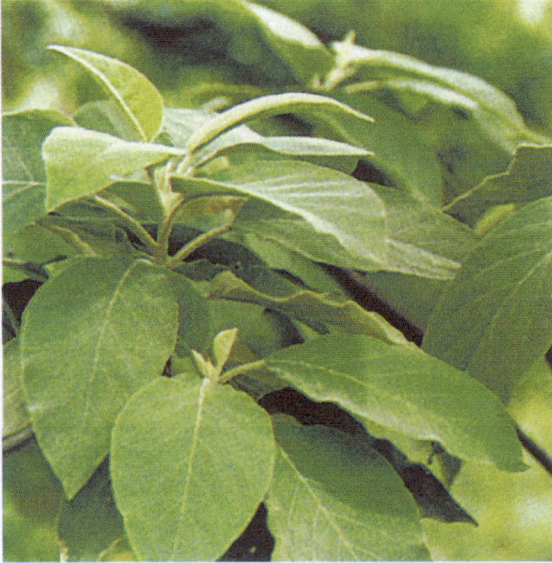

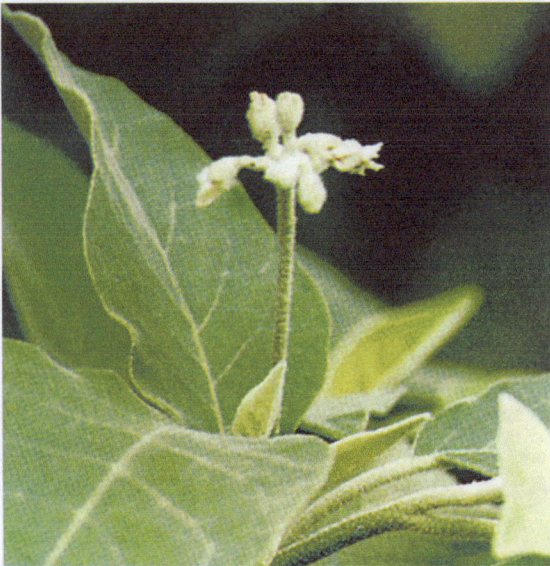

中文名笔画索引

拉丁学名索引

A

Abelia engleriana (Graebn.) Rehd. 短枝六道木（232）

Abelia parvifolia Hemsl. 小叶六道木（231）

Acer mono Maxim. 色木槭（96）

Acer palmatum Thunb. 鸡爪槭（97）

Aconitum carmichaeli Debx. 乌头（1）

Aconitum comanumi (Lévl.) Rapaics. 黄花乌头（2）

Aconitum hemsleyanum Pritz. 藤乌（4）

Aconitum kusnezoffii Reichb 北乌头（3）

Aconitum scaposum Franch. 花葶乌头（5）

Aconitum scaposum Franch. var. *vaginatum* (Pritz.) Rapaics 聚叶花葶乌头（5）

Aconitun sinomontanum Nikai 高乌头（6）

Adina pilulifera (Lam.) Franch. ex Drake 水团花（113）

Adina rubella Hance 细叶水团花（114）

Aesculus chinensis Bunge. 七叶树（81）

Agrimonia pilosa Ledeb. 龙牙草（139）

Akebia trifoliata (Thunb.) Koidz. 三叶木通（32）（33）

Akebia trifoliata (Thunb.) Koidz. var. *australis* (Diels) Rehd. 白木通（33）

Ampelopsis delavayana (Franch.) Planch. 三裂叶蛇葡萄（64）

Ampelopsis japonica (Thunb.) Makona 白蔹（65）

Ampelopsis sinica (Miq.) W. T. Wang. 蛇葡萄（66）（67）

Anacardium occidentale L. 腰果（98）

Anemone altaica Fisch. ex C. A. Mey. 阿尔泰银莲花（7）

Anemone rivularis Buch.-Ham. ex DC 草玉梅（8）

Anemone vitifolia Buch.-Ham. 野棉花（9）

Anethum graveolens L. 莳萝（273）

Angelica biserrata (Shan et Yuan) Yuan et Shan 重齿当归（274）

Angelica dahurica (Fisch. ex Hoffm.) Benth. et Hook f. ex Franch. et Saw. 杭白芷（275）

Angelica megaphylla Diels 大叶当归（276）

Angelica sinensis (Oliv.) Diels 当归（277）

Anisodus acutangulus C. Y. Wu et C. Chen ex C. Chen et C. L. Chen 三分三（199）

Apium graveolens L 旱芹（278）

Aquilaria agallocha (Lour.) Roxb. 沉木香（249）

Armeniaca mume Sieb. 梅（142）

Armeniaca mume Sieb. f. *viridicalyx* (Makino) T. Y. Chen 绿萼梅（143）

Asteropyrum cavaleriei (Lévl. et Vant.) Drumm.et Hutch. 裂叶星果草（10）

Averrhoa carambola L. 阳桃（92）

B

Begonia cavaleriei Lévl. 盾叶秋海棠（224）

Begonia evansiana Ardr. 秋海棠（225）

Begonia palmata D.Don 裂叶秋海棠（226）

Begonia pedatifida Lévl. 掌裂叶秋海棠 (230)

Begonia sinensis A. DC. 中华秋海棠(227)

Begonia wilsonii Gagnep. 一点血秋海棠 (228)

Begonia yunnanensis Lévl. 云南秋海棠 (229)

Boehmeria longispica Steud. 长叶苎麻(82)

Boehmeria nivea (L.) Gaud. 苎麻(83)

Bupleurum chinense DC. 柴胡(280)

Bupleurum scorzonerifolium Willd. 狭叶柴胡(282)

C

Capsicum annuum L. 辣椒(200)

Cayratia japonica (Thunb.) Gagnep. 乌蔹莓(68)

Centella asiatica (L.) Urban. 积雪草(281)

Cephalotaxus sinensis (Rehd. et Wils.) Li. 中国粗榧(272)

Chaenomeles sinensis (Thouin) Koehne 光皮木瓜(148)

Chaenomeles speciosa (Sweet) Nakai 贴梗海棠(149)

Changium smyrnioides Wolff 明党参(283)

Choerospondias axillaries (Roxb.)Burtt et Hill 南酸枣(99)

Cimicifuga foetida L. 升麻(11)

Cimicifuga heracleifolia Kom. 大三叶升麻 (12)

Cissus repens (Wight et Arn.) Lam. 白粉藤 (69)

Clematis apiifolia DC. 女萎(13)

Clematis armandii Franch. 小木通(17)

Clematis chinensis Osbeck 威灵仙(14)

Clematis chrvsocoma Franch. 金毛铁线莲 (18)

Clematis finetiana Lévl. et Vant. 山木通 (16)

Clematis florida Thunb. 铁线莲(15)

Clematis montana Buch.-Ham. ex DC 绣球藤(17)

Cnidium monnieri (L.) Cuss. 蛇床子(284)

Coffea arabica L. 小果咖啡(115)

Consolida ajacis (L.) Schur 飞燕草(22)

Coptis chinensis Franch. 黄连(19)

Coptis deltodea C. Y. Cheng et Hsiao三角叶黄连(19)

Coptis omeiensis (Chen) C. Y. Cheng 峨眉野连(21)

Coptis teeta Wall. 云连(19)

Coriandrum sativum L. 芫荽(285)

Cotinus coggygria Scop.var. *cinerea* Engl. 光叶黄栌(100)

Cotinus coggygria Scop. var. *pubescens* Engl. 毛叶黄栌(100)

Cotoneaster horizontalis Decne. *var. perpusillus* Schneid. 小叶平枝枸子(150)

Cotoneaster franchetii Bois 西南枸子(191)

Crataegus cuneata Sieb. et Zucc. 野山楂 (151)

Crataegus pinnatifida Bunge山楂(152)

Crataegus pinnatifida Bunge. var *major* N. E. Br. 山里红(152)

Cryptotaenia japonica Hassk. 鸭儿芹(286)

D

Damnacanthus indicus (L.) Gaertn.f. 虎刺 (116)

Daphne genkwa Sieb. et Zucc. 芫花(250)

Daphne odora Thunb. 瑞香(251)

Daphne odora Thunb.var. *atrocaulis* Rehd. 结香(252)

Datura metel L. 白花曼陀罗(201)

Daucus carota L. 野胡萝卜(287)

Daucus carot L.var. *sativa* Hoffm. 胡萝卜(288)

Debregeasia edulis auct.non (Sieb. et Zucc.) Wedd. 水麻(84)

Decaisnea fargesii Franch. 矮杞树(34)

Delphinium bonvalotii Franch川黔翠雀花(23)

Delphinium yunnanense Franch. 云南翠雀花(24)

Drynaria fortunei (Kunze) J.Smith. 槲蕨(256)

Duchesnea indica (Andr.) Forke 蛇莓(153)

E

Elatostema involucratum Franch. et Sav. 楼梯草(85)

Equisetum arvense L. 问荆(60)

Equisetum hiemale L. 木贼(59)

Eriobotrya japonica (Thunb.) Lindl 枇杷(154) (155)

F

Foeniculum vulgare Mill. 茴香(289)

Forsythia suspensa (Thunb.) Vahl 连翘(37)

Forsythia viridissima Lindl. 金钟花(38)

Fragaria ananassa Duch. 草莓(156)

Fragaria nilgerrensis Schlecht. ex Gay黄毛草莓(157)

Fraxinus chinensis Roxb. 白蜡树(39)

G

Galium aprine L. 猪秧秧(117)

Galium bungei Steud 四叶葎(118)

Gardenia jasminoides Ellis 栀子(119) (120) (121)

Geum aleppicum Jacq. 路边青(158)

Geum japonicum Thunb. var. *chinense* F. Bolle 柔毛路边青(159)

Girardinia cuspidate auct non Wedd.大钱麻(86)

Girardinia palmata (Forsk.) Gaud. 大蝎子草(87)

Glehnia littoralis F. Schmidt ex Miq. 珊瑚菜(290)

Gonostegia hirta (Bl.) Miq. 糯米团(88)

Gymnotheca involucrate Péi. 白苞裸蒴(269)

H

Hedyotis auricularia L. 耳草(122)

Hedyotis chrysotricha (Palib.) Merr. 黄毛耳草(123)

Hedyotis diffusa Willd. 白花蛇舌草(124)

Hedyotis uncinella Hook. et Arn. 长节耳草(125)

Heracleum moellendorffii Hance 短毛独活(291)

Heracleum rapula Franch. 白云花(292)

Houttuynia cordata Thunb. 蕺菜(270)

Hydrocotyle chinensis (Dunn) Craib 中华天胡荽(293)

Hydrocotyle sibthorpoides Lam. 天胡荽(294)

Hyoscyamus niger L. 莨菪(202)

I

Ixora chinensis Lam龙船花(126)

J

Jasminum floridum Bunge 探春花(40)

Jasminum grandiflorum L. 素馨花(41)

Jasminum lanceolarium Roxb. 清香藤(42)

Jasminum nervosum Lour. 青藤仔(43)

Jasminum nudiflorum Lindl. 迎春花(44)
(45)

Jasminum sambac (L.) Ait. 茉莉(46) (47)

K

Kerria japonica (L.) DC. 棣棠花(160)

Kerria japonica (L.) DC. f. *pleniflora* (Witte)
Rehd. 重瓣棣棠花(160)

L

Lagerstroemia indica L. 紫薇(110)

Laportea bulbifera (Sieb. et Zucc.) Wedd.
珠芽艾麻(90)

Lemmaphyllum microphyllum Presl伏石蕨
(257)

Lepidogrammitis drymoglossoides (Baker.)
Ching 抱石莲(258)

Lepisorus angustus Chine 狭叶瓦韦(259)

Leycesteria formosa Wall. 鬼吹箫(233)

Leycesteria formosa Wall. var. *stensepala*
Rehd. 狭叶鬼吹箫(233)

Ligusticum chuanxiong Hort. 川芎(295)

Ligusticum jeholense (Nakai et Kitag.)
Nakai et Kitag. 辽藁本(296)

Ligusticum sinense Oliv. 藁本(296)

Ligustrum japonicum Thunb. 日本女贞(48)

Ligustrum lucidum Ait. 女贞(49) (50)

Ligustrum quihoui Carr. 小叶女贞(51)

Ligustrum sinrnse Lour. 小蜡(52)

Lonicera confusa Sweet DC. 山银花(234)

Lonicera fragrantissima Lindl. et Pax.
subsp. *stadishii* (Carr.) Hsu et H. J. Wang
大忍冬(235)

Lonicera japonica Thunb. 忍冬(236) (237)

Lonicera maackii (Rupr.) Maxim. 金银忍冬
(238)

Lycianthes biflora(Lour.) Bitter 十萼茄(304)

Lycium barbarum L. 宁夏枸杞(203)

Lycium chinensis Mill. 枸杞(204) (205)

Lycopersicon esculentum Mill. 番茄(206)

Lythrum salicaria L. 千屈菜(111)

M

Malus asiatica Nakai 林檎(161)

Malus pumila Mill. 苹果(162)

Mangifera indica L. 杧果(101)

Marsilea quadrifolia L．萍(63)

Melaphis chinensis (Bell) Baker 五倍子蚜
(104)

Meliosma cuneifolia Franch. 泡花树(219)

Morinda officinalis How 巴戟天(127)

Mussaenda pubescens Ait. f. 玉叶金花(128)

Myristica fragrans Houtt. 肉豆蔻(248)

N

Neolepisorus ovatus (Bedd.) Ching 盾蕨
(260)

Nephrolepis auriculata (L.) Trimen 肾蕨
(266)

Nicandra physaloides (L.) Gaertn. 假酸浆
(207)

Nicotiana tabacum L. 烟草(208)

R

Ranunculus chinensis Bunge 回回蒜(26)

Ranunculus japonicus Thunb. 毛茛(27)

Ranunculus sceleratus L. 石龙芮(28)

Ranunculus sieboldii Miq. 扬子毛茛(29)

Rhus chinensis Mill. 盐肤木(103)(104)

Rhus potaninii Maxim. 青肤杨(106)

Rhus puniabcnsis Stew. var. *sinica* (Diels.)
Rehd. et Wils红肤杨(105)

Rosa chinensis Jacq. 月季(172)

Rosa cymosa Tratt. 小果蔷薇(174)

Rosa laevigata Michx. 金樱子(175)

Rosa multiflora Thunb. 多花蔷薇(173)
(176)

Rosa omeiensis Rolfe峨眉蔷薇(198)

Rosa roxburghii Tratt. 缫丝花(177)

Rosa rugosa Thunb. 玫瑰(178)

Rotala rotundifolia (Buch-Ham.ex Roxb.)
Koehne圆叶节节菜(112)

Rubia cordifolia L. 茜草(133)(134)

Rubia yunnanensis (Franch.) Diels 云南茜
草(135)

Rubus adenophorus Rolfe. 红毛刺(179)

Rubus chingii Hu 华东覆盆(180)

Rubus corchorifolius L. f. 山莓(181)(182)

Rubus coreanus Miq. 插田泡(183)

Rubus crataegifolius Bunge 山楂叶悬钩子
(184)

Rubus ellipticus Smith 椭圆叶悬钩子(185)

Rubus ellipticus Smith var. *obcordatus*
(Franch) Focke 栽秧泡(186)

Rubus ichangensis Hemsl. et O. Kuntze 宜
昌悬钩子(187)

Rubus innominatus S.Moore var. *kuntzeanus*

(Hemsl.) Bailey 无腺白叶莓(188)

Rubus multibractertus Lévl. et Vant. 大乌泡
(189)

Rubus parvifolius L. 茅莓(190)

Rubus phoenicolassius Maxim. 多腺悬钩子
(192)

Rubus setchuenensis Bur. et Franch. 川莓
(193)

S

Sabia japonica Maxim. 清风藤(220)

Sabia parviflora Wall. ex Roxb. 小花清风藤
(221)

Sabia schumanniana Diels. 四川清风藤
(222)

Sabia yunnanensis Franch. 云南清风藤
(223)

Sambucus chinensis Lindl 陆英(239)

Sambucus williamsii Hance 接骨木(240)

Sanguisorba officinalis L. 地榆(194)

Sanguisorba officinalis L. var. *longifolia*
(Bert.) Yu et Li 长叶地榆(194)

Saposhnikovia divaricata (Tuncz.)Schischk.
防风(302)

Sargentodoxa cuneata (Oliv.) Rehd. et Wils.
大血藤(35)

Saururus chinensis (Lour.) Baill. 三白草
(271)

Semiaquilegia adoxoides (DC.) Makino 天
葵(30)

Serissa japonica (Thunb.) Thunb. 六月雪
(136)

Serissa serissoides (DC.) Druce 白马骨
(137)

Seseli yunnanense Franch. 云防风(303)